일류 병원 인증 교과서

일류 병원 인증 교과서

조용구, 공혜연, 김광하 공저

한ㄴ

감사의 글

이 책을 기획하고 실제 출판이 되기까지는 상당한 시일이 소요되었다. 초기 기획과 달리 의료기관 인증 기준의 공지가 늦어졌고, 2주기로 전환됨에 따라 방대한 양의 내용이 추가되어 이에 대한 검증 과정에도 생각보다 많은 시간이 필요했다.

책을 통해 독자들에게 전달하고자 하는 궁극의 가치를 위해 저자, 그리고 한언출판사의 모든 임직원이 큰 인내로 작업에 임하였다. 그 소중한 결과가 오늘에서야 한 줄기 빛으로 나타난 것이라 생각한다. 책이 나오기까지 많은 분들이 도움을 주셨고 그 부분에 대해 진심을 담아 감사를 전한다.

먼저 (주)피플퀘스트의 방유성 대표님께 큰 감사를 드린다. 대표님께서 책이 시작되는 순간부터 출판될 때까지 집필 과정에서 코칭과 멘토링, 그리고 많은 격려를 해주셨기에 이 책이 빛을 볼 수 있었다고 생각한다.

지금 이 시간에도 의료기관에서는 많은 질 관리 담당자들의 노력이 계속되고 있다. 안전하고 질 높은 의료 서비스 제공을 위해 때로는 한숨 소리로, 때로는 기쁨의 소리로 현장을 격려하며 안전한 인증 의료기관으로 거듭나기 위해 열정을 다하고 있는 모든 분들께도 감사를 드린다.

이 책은 의료기관 평가 인증원의 2주기 급성기 인증 기준(상급 종합병원용)을 토대로 구성되었다. 한국의 의료기관 발전에 일익을 담당하고 있는 의료기관 평가 인증원에도 이 기회에 진심의 감사를 드린다.

여러 사람의 손을 거쳐 각 부분별로 저자들의 생각과 표현이 조금 다를 수 있다. 또한 인증조사의 범위와 내용이 방대하기 때문에 수록된 내용이 모든 상황을 설명하기에는 부족할 수도 있을 것이다. 하지만 의료기관의 발전을 위해 고민하는 분들에게 좋은 지침서가 되기를 기대한다.

의료기관 인증을 어떻게 이해할 것인가?

과거 수십 년 전에 비해 인간의 수명은 괄목할 수준으로 길어졌다. 수명 연장의 원인에는 소득 수준의 향상과 의료 기술의 발전, 건강과 의료에 관한 다양한 정보 습득 등 여러 가지가 있을 것이다. 그러나 인간은 근본적으로 질병을 막을 수 없으며, 사회가 발전함에도 불구하고 국민 의료비는 가파른 증가 추세를 보이고 있다.

다양한 배경에 의해 의료 서비스에 대한 국민의 관심과 요구는 나날이 증가하고 있으며, 정부가 강제하던 의료기관 평가 제도는 2010년도 의료법 개정을 통해 자율적인 인증제로 변화했다. 시간이 흘러, 현재는 다양한 이해관계자의 요구가 추가로 반영된 2주기 인증제 시행을 맞이하게 되었다.

정부는 '안전한 사회 구축'을 위해 의료기관 인증을 보건 의료 시스템 관리의 핵심 도구로 활용하고 있으며 지속적으로 양적 및 질적 규모를 키워나가고 있다. 그러나 최근 국내 병원들이 대형화·첨단화되어 감에 비해 기존의 병원 시스템은 정부가 추진하는 저비용-고효율 의료를 감당하기 힘든 수준이다. 이러한 맥락에서 의료기관 인증은 의료 체계와 설비를 효율화하며, 환자들에게는 의료의 질에 대한 보증 수준을 제시하는 것이기도 하다.

의료기관 인증은 급성기 의료기관에서 시작되어 요양 병원, 정신 병원, 한방 병원, 치과 병원으로 인증 평가의 범위를 키워가고 있으며, 요양 병원과 정신 병원은 2013년부터 의무 인증을 하도록 의료법에 명시되어 있다. 즉 의료기관 인증에 대한 이해는 이제 선택에서 필수가 되었다.

의료기관에게 요구되는 기관의 목적, 서비스 대상, 서비스 형태를 정의하고, 이를 통해 서비스 프로세스, 서비스 운영 체계, 서비스 전달 주체의 마인드를 표준화하여 실천함으로써 환자안전에 최선을 다하고 의료의 질을 향상시키는 것이 인증 제도의 목적이며, 이를 이해하는 것이 의료관계자의 새로운 미션이 된 것이다.

본 책은 의료기관의 운영 지침서이다. 의료기관 운영에 대한 핵심 내용을 담고 있는데, 그 구성으로는 첫 번째로 의료기관의 기본 가치,

즉 의료기관의 안전 보장 활동에 대한 지속적인 질 향상을 다루고 있다. 두 번째는 환자 진료에 대한 내용으로, 진료 전달 체계와 평가, 환자 진료, 수술 및 마취 진정 관리, 의약물 관리, 환자 권리 존중 및 보호 등에 대해 인증 기준을 중심으로 구체적인 설명을 하고 있다. 세 번째는 의료기관의 지원 체계로, 경영 및 조직 운영, 인적 자원 관리, 감염 관리, 안전한 시설 및 환경 관리, 의료 정보 관리 등에 대해 기술하고 있다. 끝으로, 성과 관리를 통해 지속적으로 개선을 수행하는 효율적 운영 체계 구축에 대해 설명하고 있다.

이제는 의료기관들이 체계적 경영 방식을 도입해야 할 것이다. 의료기관은 전략 체계를 균형적으로 수립하고 서비스의 프로세스를 효율적으로 개선하여, 구성원들이 열정을 가지고 조직에 몰입할 수 있도록 제도와 정보 시스템을 갖추어야 한다. 그리고 의료기관의 성과를 주기적으로 평가하고 관리하는 프로세스를 체계적으로 운영해야 할 것이다.

목차

PART 1

의료기관 인증의 개요

PART 2

의료기관 인증 - Ⅰ [기본 가치와 환자 진료 체계]

제1장. 기본 가치 체계

제2장. 환자 진료 체계

PART 3

의료기관 인증 - Ⅱ [지원과 성과 관리]

제3장. 지원 체계

제4장. 성과 관리 체계

PART 1

의료기관 인증의 개요

1. 조사 기준의 틀

의료기관 인증 조사 기준의 틀은, 의료기관이라면 마땅히 '환자안전 보장과 질 향상'을 위해 노력해야 한다는 전제하에 만들어졌다. 환자의 입장에서 진료의 전 과정을 추적 조사할 수 있도록 구성하였고, 양질의 환자 진료를 지원하는 기능과 조직의 전문성을 강조하였다. 더나아가 기존의 인증에서 끝나는 것이 아니라 지속적으로 측정이 가능하도록 지표를 통한 성과 관리 측면을 포함하였다.

기본 가치 체계	환자 진료 체계	지원 체계	성과 관리 체계
1. 안전 보장 활동	3. 진료 전달 체계와 평가	8. 경영 및 조직 운영	13. 성과 관리
2. 지속적인 질 향상	4. 환자 진료	9. 인적 자원 관리	
	5. 수술 및 마취 진정 관리	10. 감염 관리	
	6. 의약품 관리	11. 안전한 시설 및 환경 관리	
	7. 환자 관리 존중 및 보호	12. 의료 정보 및 의무 기록 관리	

이를 그림으로 도식화하여 나타내면 다음과 같다. 그림과 같이, 조사 기준의 가장 기본이 되는 큰 축은 '기본 가치 체계'와 '환자 진료 체계', '지원 체계' 등 3개의 체계가 유기적으로 상호 교류하면서 균형적인 의료의 질을 향상시키고, 나아가 의료기관이 성과를 도출해내도록 유도하는 것을 목표로 하고 있다.

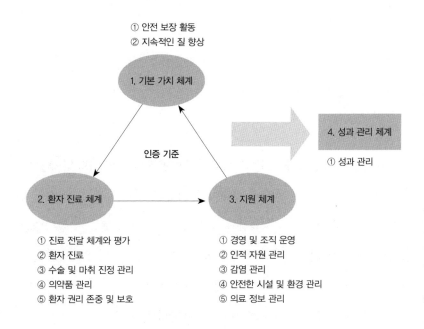

2. 기준의 구성

장(Chapter)		범주(Category)	기준(Standard)		ME	등급
I. 기본 가치 체계		8	12		72	
1	안전 보장 활동	환자안전	1.1.1	정확한 환자 확인	5	정규－필수
			1.1.2	의료진 간 정확한 의사소통	5	정규－필수
			1.1.3	수술/시술의 정확한 수행	5	정규－필수
			1.1.4	낙상 예방 활동	8	정규－필수
			1.1.5	손 위생 수행	6	정규－필수
		직원 안전	1.2	직원 안전 관리 활동	8	정규－필수
		환경 안전	1.3	화재 안전 관리 활동	7	정규－필수
2	지속적인 질 향상	질 향상 운영 체계	2.1	질 향상과 환자안전 운영 체계	5	정규－필수
		질 향상 활동	2.2	질 향상 활동	6	정규
		환자안전 보고 체계 운영	2.3	환자안전 보고 체계 운영	7	정규－필수
		지표 관리 체계	2.4	지표 관리	5	정규
		진료 지침 관리 체계	2.5	진료 지침 개발 및 관리	5	정규
II. 환자 진료 체계		17	47		265(1)	
3	진료 전달 체계와 평가	진료 전달 체계	3.1.1	입원 수속 절차	4	정규
			3.1.2	외래 및 응급 환자 등록 절차	5	정규
			3.1.3	중환자실/특수 치료실 입실 절차	6	정규
			3.1.4	환자 담당 의료진 변경 시 정보 공유	4	정규
			3.1.5	퇴원 및 전원 절차	6	정규

		환자 평가	3.2.1	외래 환자 초기 평가	4	정규
			3.2.2	입원 환자 초기 평가/재평가	8	정규
			3.2.3	응급 환자 초기 평가	5	정규
		검사 체계	3.3.1	검체 검사 과정 관리	8	정규
			3.3.2	검체 검사 결과 보고 절차	6	정규
			3.3.3	검체 검사실 안전 관리 절차	6	정규
			3.3.4	혈액 제제 관리	5	정규
			3.3.5	영상 검사 과정 관리	8	정규
			3.3.6	영상 검사 결과 보고 절차	5	정규
			3.3.7	방사선 안전 관리 절차	6	정규
4	환자 진료	환자 진료 체계	4.1.1	입원 환자 치료 계획	8(1)	정규
			4.1.2	협의 진료 체계	4	정규
			4.1.3	통증 관리	5	정규
			4.1.4	영양 관리	5	정규
			4.1.5	영양 집중 지원 서비스	5	정규
			4.1.6	욕창 관리	6	정규
			4.1.7	말기 환자 관리	7	정규
		고위험 환자 진료 체계	4.2.1	중증 응급 환자 진료 체계	6	정규
			4.2.2	심폐 소생술 관리	5	정규
			4.2.3	수혈 환자 관리	4	정규
			4.2.4	항암 화학요법	9	정규
			4.2.5	감염성 질환 및 면역 저하 환자 관리	6	정규
			4.2.6	신체억제대 및 격리, 강박	4	정규

5	수술 및 마취 진정 관리	수술/시술 관리	5.1.1	수술 계획	5	정규
			5.1.2	수술 중 환자안전 보장	5	정규
			5.1.3	시술 계획, 시술 중 환자안전 보장	8	정규
		마취 진정 관리	5.2.1	진정 치료	4	정규
			5.2.2	마취 진료	5	정규
			5.2.3	환자 상태 모니터링	3	정규
6	의약품 관리	의약품 관리 체계	6.1	의약품 관리 체계	5	정규
		구매 선정 및 보관	6.2.1	구매 선정 및 보관	4	정규
			6.2.2	의약품 보관	7	정규
		처방 및 조제	6.3	처방 및 조제	8	정규
		투약 및 모니터링	6.4.1	투약 및 모니터링	6	정규
			6.4.2	의약품 부작용 모니터링	5	정규
7	환자 권리 존중 및 보호	환자 권리 존중	7.1.1	환자 권리 존중 및 사생활 보호	7	정규
			7.1.2	취약 환자 권리 보호	5	정규
		불만 고충 처리	7.2	불만 고충 처리	6	정규
		의료 사회복지 체계	7.3	사회복지 체계	4	정규
		동의서	7.4	동의서	6	정규
		임상 연구 관리	7.5	임상 연구 관리	8	정규
		장기 이식 관리	7.6	장기 이식 관리	4	정규
Ⅲ. 지원 체계	**19**			**28**	**166(2)**	
8	경영 및 조직 운영	경영 관리 체계	8.1	합리적인 의사결정	8	정규
		의료기관 운영	8.2	의료기관 운영 방침	4	정규
		부서 운영	8.3	부서 운영	4	정규
		의료 윤리 경영	8.4	윤리위원회 운영	2	정규

9	인적 자원 관리	인적 자원 관리	9.1.1	인사 관리 체계	7	정규
			9.1.2	의사(전문의)의 진료 권한 승인과 평가	5(2)	정규
			9.1.3	전문의를 제외한 직원의 직무 확인과 평가	5	정규
			9.1.4	인사 정보 관리	4	정규
		직원 교육	9.2	직원 교육	6	정규
		의료인력 적정성	9.3	의료인력 법적 기준	6	정규
10	감염 관리	감염 관리 체계	10.1.1	감염 관리 체계	7	정규
			10.1.2	감염 발생 감시 프로그램	5	정규
			10.1.3	의료 기구 감염 관리	7	정규
			10.1.4	소독/멸균 및 세탁물 관리	7	정규
		부서 감염 관리	10.2.1	부서별 감염 관리	9	정규
			10.2.2	수술장 감염 관리	6	정규
			10.2.3	시술장 감염 관리	5	정규
			10.2.4	조리장 감염 관리	5	정규
11	안전한 시설 및 환경 관리	시설 환경 안전 관리 체계	11.1	시설 및 환경 안전 관리	8	정규
		설비 시스템	11.2	설비 시스템 안전 관리	5	정규
		위험 물질 관리	11.3	위험 물질 관리	4	정규
		보안 관리	11.4	보안 관리	3	정규
		의료 기기 관리	11.5	의료 기기 관리	8	정규
		재난 관리	11.6	재난 관리	3	정규
12	의료 정보/ 의무 기록 관리	의료 정보/ 의무 기록 관리	12.1	의료 정보/의무 기록 관리	11	정규
		의무 기록 완결도 관리	12.2	퇴원 환자 의무 기록 완결도 관리	11	정규

		의료 정보 수집 및 정보 공유 활용	12.3	의료 정보 수집 및 활용	5	정규
		개인 정보 보호 및 보안	12.4	개인 정보 보호 및 보안	6	정규
IV. 성과 관리 체계		4		4(1)	34(10)	
13	성과 관리	환자안전 지표	13.1	환자안전 지표 관리	9(9)	시범
		질환 영역 지표	13.2	질환 영역 지표 관리	6(1)	정규
		진료 영역 지표	13.3	진료 영역 지표 관리	12	정규
		관리 영역 지표	13.4	관리 영역 지표 관리	7	정규
계		48		91(1)	537(13)	

3. 기준의 이해

✚ 대상

종합 병원을 대상으로 적용한다.

✚ 등급 분류

의료기관 인증 조사 기준에서 등급의 의미는 다음과 같다.

등급 기준 분류
정규	인증 등급 결정을 위한 조사 항목
시범	의료기관의 수용성을 고려하여 단계적으로 정규 문항에 포함될 예정인 문항
필수	정규 항목 중 인증을 위해 필수로 충족해야 하는 항목으로, 1장의 '모든 항목'과 2장의 '질 향상 운영 체계', '환자안전 보고 체계' 운영에 포함된 조사 항목이 해당되며, '무' 또는 '하'가 없어야 함

✚ 규정/지침/내규 및 절차

- '규정'이란 의료기관에서 내부적으로 정하는 업무 표준을 총칭한
  다. 합리적인 과정을 통해 의료기관의 운영에 대한 원칙과 의료
  서비스 제공에 대한 원칙, 업무 지침 등을 정의한 내부 준칙이라
  고 할 수 있다. 먼저, 의료기관 전반에 걸쳐 공통적으로 일관성
  있게 적용되어야 하는 규정들은 관련 법규나 국제 표준 또는 공
  인된 지식 체계에 따라 제정 또는 개정되어야 한다. 또한, 이들 규
  정의 제정이나 개정은 반드시 검토, 승인, 공표하는 과정을 거쳐
  야 한다.

다음으로, 부서 혹은 개별 프로세스 차원의 규정들은 의료기관이
정하는 과정에 따라 제정 또는 개정될 수 있다. 규정은 중요한 업무 표
준을 정의한 것이므로 해당 의료기관 직원 모두가 준수하도록 노력해
야 하며 의료기관의 상황과 선택에 따라 규정, 내규, 지침 등의 용어를
사용할 수 있다.

- '절차'는 업무 혹은 서비스 과정(프로세스)을 정의한 것으로, 해당
  프로세스가 변경됨에 따라 수정 및 공유되어야 한다.
- '규정'에는 '필수적인 요소'와 '비필수적인 요소'를 구분해 표기되어
  야 하며, 만약 해당 규정(지침, 내규 등) 및 절차가 없는 경우, 이하
  조사 항목은 시행하지 않은 것으로 간주한다.

4. 조 사 방 법

- 조사는 기준을 토대로 현장에서 다수의 조사 위원이 '의료기관에서 정한 규정의 내용과 그에 따른 수행 과정, 수행 결과, 결과에 따른 개선 활동 등'에 대해 추적 조사 방법을 적용하여 진행한다.
- 인증의 핵심 가치는 '환자의 안전, 질 향상'이다. 조사 위원은 의료 기관이 이 원칙을 바탕으로 기본적인 원칙과 절차를 갖추고 전 직원 이 일관되게 수행하고 있는지, 질 향상을 위한 기관 차원의 지속적 인 노력을 하고 있는지를 의료 소비자인 환자의 시각으로 조사한다.
- 추적 조사 방법은 직원 면담, 환자(보호자) 면담, 현장 관찰, 경영진 인 터뷰, 의무 기록 및 관련 근거 자료 검토 등의 다양한 방법을 활용하 며, '환자에게 제공하는 서비스의 실제 경로'를 따라 (추적) 조사한다.
- 추적 조사 방법은 크게 2가지로 구분할 수 있다.
  - 개별 환자 추적 조사: 환자가 의료기관에서 제공하는 서비스를 겪게 되는 경로를 따라 '서비스 제공 직원 면담, 환자(보호자) 면담, 의무 기록 검토, 수행 과정 관찰 등'을 통해 조사하는 방법이다.
  - 시스템 추적 조사: 질 관리와 안전을 요하는 주요 영역에 대해 의 료기관 차원의 체계를 갖추고 있는지 확인하기 위해 '담당자 면 담, 관련 자료 확인, 관련 영역에 대한 현장 확인 등'을 통해 조사 하는 방법이다.

*지속적인 질 향상, 의약품 관리, 인적 자원 관리, 안전한 시설 및 환경 관리, 감염 관 리, 의료 정보/의무 기록 관리

5. 조사 항목 구분

조사 항목(S, P, O)		지표 설명
S	System	구조: 규정, 절차, 체계, 계획의 수립
P	Process	과정: 개별 교육 숙지, 인지, 수행 정도 확인
O	Outcome	결과(성과): 성과지표를 선정하고 결과에 따라 관리

6. 제공된 자료 및 정보의 신뢰성

의료기관은 인증 과정의 모든 단계에서 정확하고 신뢰성 있는 자료 및 정보를 제공해야 하며, 현장 조사 시 제공된 자료 및 정보가 허위임이 발견되면 조사를 중단하거나 인증심의위원회에서 인증을 거절할 수 있다. 인증이 결정된 이후에 의료기관이 고의 또는 누락으로 인증 관련 허위 정보를 제공하였음이 발견될 경우에는 「의료법」 제58조 9항에 의거하여 수여된 의료기관 인증 또는 조건부 인증이 취소되며, 취소된 날부터 1년 이내에는 인증을 신청할 수 없다.

PART 2

의 료 기 관 인 증 - I

[기 본 가 치 와 환 자 진 료 체 계]

| 제1장 |

기 본 가 치 체 계

1. 안 전 보 장 활 동

범주	조사 기준	
[환자안전]	1.1.1	환자안전을 위해 정확하게 환자를 확인한다.
	1.1.2	의료진은 안전 사고 예방을 위해 정확하게 의사소통한다.
	1.1.3	수술/시술 전 환자안전을 위해 정확하게 확인한다.
	1.1.3	환자안전을 위해 낙상 예방 활동을 수행한다.
	1.1.4	의료 관련 감염을 예방하기 위해 손 위생을 철저히 수행한다.
[직원 안전]	1.2	직원의 건강 유지와 안전을 위해 관리 활동을 수행한다.
[화재 안전]	1.3	화재의 위험으로부터 환자, 직원 및 방문객을 보호할 수 있는 화재 안전 관리 활동을 수행한다.

1.1.1 환자안전

조사 개요

■ 조사 기준: 환자안전을 위해 정확하게 환자를 확인한다.

- 조사 목적: 발생할 수 있는 환자 확인 오류를 예방하기 위해 의료기관은 규정을 개발하여 정확하게 수행한다.

조사 항목

조사 항목	구분	조사 결과
1 정확한 환자 확인에 대한 규정이 있다.	S	□상　□중　□하
2 의약품 투여 전에 환자를 정확하게 확인한다.	P	□상　□중　□하
3 혈액 제제 투여 전에 환자를 정확하게 확인한다.	P	□상　□중　□하
4 검사 시행 전에 환자를 정확하게 확인한다.	P	□상　□중　□하
5 진료 및 처치, 시술 전에 환자를 정확하게 확인한다.	P	□상　□중　□하

조사 개념

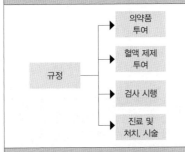

- 환자 확인 요소
  - 환자 이름, 생년월일, 등록 번호 등 최소한 두 개 이상의 지표로 확인(개방형 질문)
- 입원 시(병동, 응급실, 수술실)
  - 환자를 인식할 수 있는 관련 표나 팔목 밴드(각 병원마다 상이)를 활용하여 확인
- 외래 시
  - 환자 인식 관련 표나 진료 카드, 신분증, 이름, 등록 번호로 확인

주목할 요소

- 의약품 투여, 혈액 제제 투여, 검사 시행, 진료, 처치 및 시술 시, 환자가 검사실에 도착하면 간호사(또는 약사, 의료 기사)는 환자 인식 관련 표나 환자명, 등록 번호 등 두 개 이상의 지표를 활용하여 해당 환자와 일치하는지 확인한다. 만약 환자가 미성년자이거나 정확한 의사소통이 어려운 경우, 환자의 보호자를 통해 확인한다. 환자를 확인하는 방법이 병원 내규나 절차에 확실히 명시되어 있어야 하며, 환자의 병실 호수나 침상 번호 등은 확인 용도로 사용될 수 없다.
- 정확한 환자 확인 절차에 따라 수행해야 한다. 단, 수술 및 시술 중 전산 장애가 발생한 경우, 또는 외부에 있어 전산 입력이 곤란한 경우나 응급 시 처방이 불가능한 상황에서는 구두 혹은 전화 처방을 수행할 수 있다. 만약 구두 혹은 전화 처방을 시행할 시 지켜야 할 주요 절차는, 정확한 환자 확인을 위한 받아쓰기 ⇨ 되읽어 확인하기 ⇨ 처방의가 재확인하기 ⇨ 24시간 이내에 처방의가 수기 처방 내기이다.

[정리요약]

환자 이름, 생년월일, 등록 번호 등 두 개 이상의 지표로 환자 확인			
의약품 투여	혈액 제제 투여	검사 시행	진료, 처치 및 시술

1.1.2 정확한 의사소통

조사 개요

- 조사 기준: 의료진은 안전 사고 예방을 위해 정확하게 의사소통해야 한다.
- 조사 목적
  1. 정확한 의사소통은 안전한 진료를 위해 매우 중요하다.
  2. 구두 처방, 필요시처방, 혼동하기 쉬운 부정확한 처방 등은 별도의 절차를 두어 안전하게 관리한다.

조사 항목

	조사 항목	구분	조사 결과
1	의료진의 정확한 의사소통을 위한 규정이 있다.	S	□상　□중　□하
2	구두 처방을 수행한다.	P	□상　□중　□하
3	필요시처방의 의미를 관련 직원이 동일하게 이해한다.	P	□상　□중　□하
4	필요시처방 관련 절차를 수행한다.	P	□상　□중　□하
5	혼동하기 쉬운 부정확한 처방 관련 절차를 수행한다.	P	□상　□중　□하

조사 개념

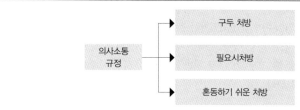

- 의료진은 서로 협업하며 수많은 의사소통을 실시한다. 특히, 처음하는 환자 확인부터 구두 시 처방, 필요 시처방, 혼동하기 쉬운 부정확한 처방 시까지 별도의 절차를 두어 혼란을 최소화하며, 정확한 의사소통이 필요하다.
  - 구두 처방(환자 확인-받아 적기-되읽어 확인-양자 확인)
  - 필요시처방(처방 가능 유무에 따른 의약품 목록 분리-수행 시 명확한 실시 기준 기록)
  - 부정확한 처방(수기 처방 글씨체나 불명확한 전자 처방 의미 확인, 유사 코드나 이름의 약품 확인)

주목할 요소

- 구두 처방
  - 의사가 수술 및 시술 중인 상황, 응급 상황 등
  - 아래와 같이 지표를 이용해 환자를 확인한다.
  - 의사는 처방을 정확히 말하고 간호사 및 처방을 받는 사람은 내용을 메모한 후 반복해 읽어 의사에게 확인한다.
  - 의사는 가능한 즉시 처방을 입력해야 하고, 불가피한 경우는 24시간 이내에 입력해야 한다.

〈구두 또는 전화 처방 4단계〉

1단계	정확히 환자 확인하기	환자 이름, 생년월일, 등록 번호 등 최소한 두 가지 이상의 지표를 사용한다.
2단계	받아쓰기 (Write-down)	구두 지시를 받는 사람은 지시 내용을 받아 적는다(구두 지시 기록지를 활용한다).
3단계	되읽어 확인하기 (Read-back)	구두 지시를 받는 사람은 받아쓴 지시 내용을 다시 지시자에게 정확하게 읽어준다.
4단계	처방 의사가 정보의 정확성 확인하기 (Repeat-back or Confirm)	구두 지시자는 지시를 받은 사람이 읽어준 내용이 지시한 처방과 맞는지 확인한다.

  - 구두 지시를 받는 사람은 메모지에 지시 내용을 받아 적으며, 메모에는 처방 일시와 환자 정보, 약품명(Full Name)과 용량, 투약 경로, 투약 시간, 구두 또는 전화 처방하는 사람의 소속 및 이름, 구두 지시 및 전화 처방을 받는 사람의 소속 및 이름 등을 기록해야 한다. 기록을 마친 후, 내용을 지시자에게 정확하게 다시 읽어주어 잘못되었거나 누락된 정보가 있는지 확인한다. 그러나 기록을 할 수 없는 응급 상황 시에는 구두 지시를 받는 즉시 반복하여 정보를 확인한다. 처방 후, 의사가 구두 처방 내용을 24시간 이내에 전산에 입력하였는지 확인해야 한다.

- 필요시처방
  - 필요시처방이란 환자의 상태 변화에 맞춰, 시간 계획에 따라 투약하는 약품을 추가하여 필요시 안전하고 적절하게 환자에게 약을 투여하기 위한 처방을 말한다.
  - 필요시처방 시 처방이 시행되어야 하는 상황을 정확히 알 수 있도록 실시 조건을 명시하고, 실시 횟수를 제한한다.
  - 의사 또는 간호사에게 의사 지시를 보면서 필요시처방의 의미를 질문할 때는 필요시처방의 실시 조건, 실시 가능 횟수를 설명한다.
  - 필요시처방 가능 목록은 주기적으로(예: 매년) 처방 모니터링과 임상 현장의 요구를 반영하여 약물 관련 위원회가 승인한다(예: 질향상위원회, 약사위원회 등).
  - 필요시처방 목록 변경이 필요한 경우는 관련 위원회에서 검토, 결정, 승인을 한다. 경우에 따라, 〈필요시처방 적용 사유 및 실시 기준〉을 명시하여 직원들이 동일하게 의사소통한다.
  - 예시로, 필요시처방 시에는 임상 적응증과 시기 등을 명확히 기재하고 1회 용량으로 처방하며, 처방 실행 횟수는 1일 3회, 투효 기간은 이틀로 제한한다. 하지만 고농도 전해질, 백신, 제한 항균제 등은 처방하지 않고, 간호사가 적응증에 해당하는 경우에만 처방을 수행한다.

- 혼동하기 쉬운 부정확한 처방
  - 처방이 불완전하거나 처방 내용에 의문사항이 있을 경우, 지체 없이 처방한 의사에게 물어, 확인된 후에 수행한다. 예를 들어, 수기 처방 시 알아볼 수 없는 글씨체 또는 조제 및 투여 과정에서 처방의 의미가 명확하지 않은 경우에는 처방 의사에게 물어 확인한다.
  - 특히 유사한 외관과 발음, 약품 코드, 함량이 다양한 약물일 경우, 간호사가 처방 의사에게 재확인 절차를 거친 후 이를 해당 부서에 명시하여 주의하도록 당부하며, 해당 부서는 조제 시에 이를 필히 확인한다.
  - 유사 코드나 유사 발음 약물의 경우 약물명을 끝까지 읽어 확인하며, 이해하기 어려운 처방이 발생한 경우는 처방 의사에게 질문하여 확인한다.
  - 확인된 처방 내용은 기록한다.

*혼동하기 쉬운 처방에 따르는 발음 및 코드 등에 대한 별도의 표를 마련한다.

[정리요약]

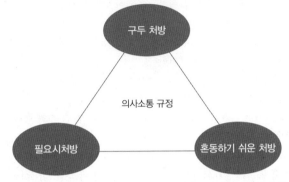

환자 확인 ➡ 받아 적기 ➡ 되읽어 확인 ➡ 양자 확인

구두 처방

의사소통 규정

필요시처방

혼동하기 쉬운 처방

의약품 목록 분리 ➡ 실시 기준 기록 　　수기 처방 글씨체, 유사 코드 및 유사 이름 확인

1.1.3 수술/시술 전 확인

조사 개요

- 조사 기준: 수술/시술 전 환자안전을 위해 정확하게 확인한다.
- 조사 목적
  1. 수술이나 치료/검사 목적의 침습적 시술 전 잘못된 과정을 확인한다.
  2. 팀원 간의 비효과적인 의사소통을 방지한다.
  3. 환자 참여 부족 등으로 발생할 수 있는 잘못된 수술/시술명, 수술/시술을 확인한다.
  4. 다른 환자에 대한 수술/시술을 예방한다.

조사 항목

	조사 항목	구분	조사 결과		
1	정확한 환자 확인, 정확한 수술/시술명, 수술/시술 부위 확인을 위한 규정이 있다.	S	□상	□중	□하
2	수술/시술 부위 표시에 환자가 참여한다.	P	□상	□중	□하
3	수술/시술 부위를 표시한다.	P	□상	□중	□하

4	수술/시술 전 확인을 수행한다.	P	□상 □중 □하
5	수술/시술 시작 직전, 수술/시술 팀원 간에 정확한 환자, 부위, 수술/시술 확인 절차를 수행한다.	P	□상 □중 □하

조사 개념

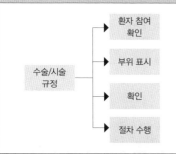

- 규정상에 필수적인 포함사항
  - 수술/시술 표시 대상, 제외 대상
  - 환자 참여(의사소통이 가능할 시)
  - 수술/시술 표시 방법
  - 수술/시술 표시 시행자
  - 수술/시술 전 확인 절차
  - 수술/시술 시작 직전 확인 절차

조사 개념

- 표시 대상: 좌/우 구분이 되어 있는 부위, 다중 구조(손가락, 발가락), 다중 수준(척추)에 대한 모든 수술/시술에 표시한다.
- 표시 시행자: 의사 또는 의사가 위임한 자
- 표시 방법의 예
  - 수술 대상 환자를 이름, 등록 번호로 확인한다.
  - 환자 참여하에 O표 안에 집도의의 한글 혹은 영문 이니셜을 작성, 표시하며 의료기관 원내 규정을 따른다.
  - 스티커 등을 붙이는 방법은 사용하지 않는다.

주목할 요소(환자가 이동하는 각각의 단계마다 확인 절차를 수행)

수술/시술 전 확인	수술 직전 확인
- 정확한 수술/시술 부위 확인 과정은 스케줄링부터 시작하며 수술/시술을 하는 간호사는 환자(이름, 등록 번호)와 수술 부위 표시를 확인한다. - 환자가 수술/시술실 환자 확인 지역에 도착하면, 수술/시술실 간호사, 마취통증의학과, 해당 진료과가 환자에게 환자명, 수술명, 집도의, 성별/나이, 수술 부위 표시를 확인하고 '보드'에 각자가 확인한 내용을 기재한다.	- 수술 및 시술이 시작되기 직전에 담당 간호사가 환자명, 수술/시술명, 수술/시술 부위, 집도의/의사에게 구두로 알린다. 이의가 없으면 진료과, 마취통증의학과, 소독 간호사는 "예"라고 답하고, 담당 간호사는 기록지에 참여한 의료진의 성명을 수술 간호 기록지에 기록한다.

[정리요약]

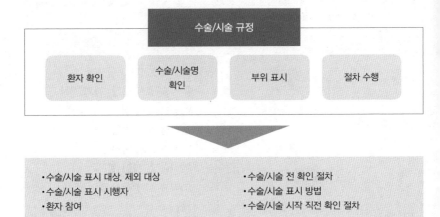

수술/시술 규정

| 환자 확인 | 수술/시술명 확인 | 부위 표시 | 절차 수행 |

- 수술/시술 표시 대상, 제외 대상
- 수술/시술 표시 시행자
- 환자 참여
- 수술/시술 전 확인 절차
- 수술/시술 표시 방법
- 수술/시술 시작 직전 확인 절차

1.1.4 낙상 예방 활동

조사 개요

- ■ 조사 기준: 환자안전을 위해 낙상 예방 활동을 수행한다.
- ■ 조사 목적: 낙상으로 인한 환자의 상해를 줄이기 위해 환자의 특성과 의료기관의 시설, 환경 등을 고려한 낙상 예방을 위한 규정을 개발하여 적용한다.

조사 항목

	조사 항목	조사 방법	조사 결과		
1	낙상 예방을 위한 규정이 있다.	S	□상	□중	□하
2	낙상 위험 평가 도구를 이용하여 초기 환자 평가를 수행한다.	P	□상	□중	□하
3	낙상 위험 평가 결과에 따라 고위험 환자에 대한 낙상 예방 활동을 수행한다.	P	□상	□중	□하
4	낙상 위험 평가 도구를 이용하여 초기 환자 평가를 수행한다.	P	□상	□중	□하
5	낙상 발생 가능한 장소 또는 부서에서 낙상 예방 활동을 수행한다.	P	□상	□중	□하

6	낙상 예방 활동의 성과를 지속적으로 관리한다.	O	□상 □중 □하
7	낙상 예방 활동의 성과를 경영진에게 보고한다.	P	□상 □중 □하
8	낙상 예방 활동의 성과를 관련 직원과 공유한다.	P	□상 □중 □하

조사 개념

STEP 1	입원 환자 대상 초기 평가	• Morse Fall Scale 등 평가 도구를 사용한 고위험 환자군 분류 • 낙상 고위험 환자 분류
STEP 2	분류를 통한 예방 활동	• 환자 및 직원 교육 • 직원 간 정보 공유 • 낙상 위험도 재평가
STEP 3	시설물 관리	• 침대 및 화장실 복도 앞 물 등 용액 유무 점검 • 휠체어 바퀴 점검 • 낙상 주의 표지판 부착
STEP 4	환자 상태 점검 및 낙상 보고서 작성 (낙상 환자 발생 시)	• 기록자에 환자의 상태와 처치, 교육 내용 등을 기록
STEP 5	예방 활동과 평가 반복	• 낙상 보고서를 바탕으로 개선 활동 수행

- 낙상 위험 평가의 절차는 초기 평가로, 입원 환자를 대상으로 'Morse Fall Scale 평가 도구(Bobath Memorial Hospital Fall Risk Assessment Scales, Huhn 등 병원의 다양한 낙상 평가 도구 이용)'를 이용해 입원 24시간 이내에 초기 평가를 시행한다. 낙상 위험도 평가 점수에 따라 중등도를 저위험군과 고위험군으로 분류한다.
- 낙상 저위험 환자의 경우 특이한 변화가 없으면 6개월마다 재평가한다. 그러나 낙상 고위험 환자의 경우는 '낙상 위험 감소'를 위해 낙상 예방 활동을 시행하고 낙상 위험도 재평가를 월 1회 이상 실시한다. 단, 다음과 같이 주된 환자 상태 변화나 낙상 위험을 초래할 수 있는 약물 사용 시에는 환자 평가를 월 1회 시행할 수 있다. 예를 들어 간성 혼수, 알코올 섬망, 발작, 최면 진정제(주사) 사용 환자, 낙상 발생 환자, 갑작스런 보행 장애, 혼미, 현기증을 호소하는 경우 등과 같이 환자 상태가 급격히 악화되어 담당 간호사가 재평가가 필요하다고 판단하는 경우 등이다.

- 만약 병원이 Morse Fall Scale 평가 도구를 사용하는 병원인 경우, 낙상 고위험 환자의 분류 기준은 낙상 위험성 평가 점수에 따라 중증도를 분류한다. 정상은 0~24점, 저위험군은 25~50점, 고위험군은 51~125점의 기준으로 낙상 고위험 환자를 분류한다(Morse, 1997).
- 낙상 고위험 환자의 예방 활동은 먼저 환자 및 보호자에게 입원 생활 안내 중 '주의사항'을 교육하며, 이들뿐 아니라 간병인과 환자 접점에 있는 직원에게 평가 결과와 낙상 위험성 및 예방 교육을 숙지시킨다. 위험성과 예방에 대한 부분은 직원 간에 서로 내용을 공유하며, 인수 인계 시에는 낙상 고위험 환자의 정보 역시 교환한다. 또한 침상에 낙상 주의 표지판을 부착하고, 필요시 침상 난간을 올려두는 등의 예방 활동을 시행한다. 낙상 고위험 환자는 수면 전에 화장실을 다녀오게 하여 위험성을 감소시킨다.
- 낙상 예방을 위한 시설물 관리는 병실이나 복도, 화장실, 샤워실 앞의 물이나 기타 용액에 의해 미끄러지지 않게 하고, 낙상 위험이 있는 장소인 공용 화장실, 샤워실 등에 낙상 주의 표지판을 부착한다. 야간에는 침상이나 병실 입구 조명을 사용하여 어둡지 않게 해, 환자의 시야를 확보해야 한다. 휠체어, 이동 침대에는 낙상 주의 표지판을 부착하고 침대 및 휠체어, 보육기의 바퀴, 침상 난간을 점검하여 고장이 없는지 확인하는 것으로 낙상 사고를 예방한다.
- 낙상 환자 발생 시에는 환자 상태를 먼저 살펴보고 의식 여부, 활력 상태, 동통 여부와 손상 부위 등을 파악하여 담당의와 수간호사(부서장)에게 보고한다. 환자 상태에 따라 적절한 조치를 취하며, 기록지에 환자의 상태와 처치, 교육 내용 등을 기록한다. 또한 '낙상 위험도 평가의 재평가'를 통해 그에 알맞은 예방 교육을 환자 및 보호자에게 재실시한다. 모든 조치가 이루어진 후 간호사는 환자안전 보고 체계에 따라 '낙상 보고서'를 작성한다.
- '낙상 예방 활동에 대한 평가'는 연 1회 이상 실시하며, 평가 내용에는 낙상 발생 건수, 발생 장소, 상해의 심각성, 낙상 유형 등이 포함되어야 한다. 이와 같은 내용을 바탕으로 낙상에 대한 원인 분석 및 현황 파악을 하고, 개선 활동과 직원 교육 등을 수행하며, 평가를 낙상 사고 예방 중재 전략에 활용한다.
- 낙상 예방 활동의 성과를 지속적으로 관리하며 경영진에게 보고하고, 이를 직원들과 공유함으로써 예방 활동의 성과가 향상될 수 있도록 노력한다.

주목할 요소	
입원 환자	외래 및 검사실

• 낙상 위험도 평가 도구 및 고위험 환자 분류
• 낙상 위험도 평가 주기: 입원 시와 주기적 재평가(환자 특성에 따라)
• 고위험 환자의 낙상 예방 활동
  - 낙상 고위험 환자 표식 적용
  - 침상에 낙상 주의 팻말 부착
  - '낙상 예방 교육 자료'를 이용한 환자, 보호자 교육
  - 필요시 의사의 지시에 따라 억제대 사용
  - 낙상 예방 간호 및 교육 내용 기록
• 낙상 발생 시 대처
  - 간호사는 환자 상태를 사정해 주치의 또는 담당 의사에게 알린다.
  - 의사는 환자 상태 확인 및 필요한 진료를 수행한다.
	• 낙상 고위험 환자 분류 기준
	  - 보행 장애 환자, 휠체어나 침대 이동 환자, 어지럼증 및 전신 허약 호소 환자, 허약한 환자, 특수한 처치나 검진을 위해 처치대 또는 진찰대에 누워 있거나 오르내리는 허약한 환자
	• 낙상 고위험 환자의 낙상 예방 활동
	  - 낙상 주의 안내 및 기록, 보호자 교육, 보호자 부재 시 직원이 환자 이동 지지, 침상 난간이 있는 경우 항상 난간을 올림
	• 낙상 발생 시 대처
	  - 최초 발견 직원은 간호사에게 알림, 간호사는 환자 상태를 사정해 담당 의사에게 알린다.
	  - 의사는 환자 상태를 확인한 뒤 필요한 진료를 수행하고 필요시 기록, 직원은 낙상 경위 및 중재, 처치 등을 가능한 채널을 통해 보고한다.

낙상 위험도 평가 도구와 평가 주기	낙상 고위험 환자의 분류 기준
- 모든 입원 환자는 낙상에 대한 위험이 기본적으로 존재한다. 그러므로 환자가 입원한 후 24시간 이내에 낙상 위험 초기 평가가 이루어져야 한다. 낙상 위험도 평가는 신뢰도와 타당도가 입증된 도구(예: Morse Fall Scale, St. Thomas Risk Assessment Tool, Hendrich II Fall Risk Assessment Tool, Bobath Memorial Hospital Fall	- 낙상 고위험 환자의 분류 기준은 병원에서 사용하는 낙상 평가 도구의 기준에 따라 이루어져야 한다. 일반적으로, Morse Fall Scale의 경우는 6세 이상 성인 기준으로 51점 이상이 고위험 환자로 구분된다. 그러나 실제 임상에서 낙상 위험도 평가 결과가 고위험 환자로 분류되지 않더라도 낙상이 발생할 수 있다는 점

Risk Assessment Scales 등)를 사용해야 하며, 병원 규정에 사용하는 평가 도구를 명시해야 한다. 또한 환자 상태 변화나 투약 변경 등에 따라 낙상 위험 재평가를 위한 절차가 명시되므로 이에 따라 수행되어야 한다.

을 유의해야 한다. 보행 및 균형 검사(예: Berg Balance Scale, Tinetti Balance Scale 등)가 보조적으로 사용될 수 있다.

[정리요약]

입원 환자 대상 초기 평가
• Morse Fall Scale 등 평가 도구를 사용한 고위험 환자군 분류 • 낙상 고위험 환자 분류

분류를 통한 예방 활동
• 환자 및 직원 교육 • 직원 간 정보 공유 • 낙상 위험도 재평가

시설물 관리
• 침대 및 화장실 복도 앞 물 등의 용액 유무 점검 • 휠체어 바퀴 점검 • 낙상 주의 표지판 부착

환자 상태 점검 및 낙상 보고서 작성
• 환자의 상태, 처치, 교육 내용을 기록

예방 활동과 평가
• 낙상 보고서를 바탕으로 개선 활동 수행

환자안전 사고 발생 보고서(낙상)

보고자	부서 책임자	부서장	QI팀장

병동/진료과	병동/ 과	**발 견 자**	□간호사 □간병인 □보호자 □기타
이름/나이/성별	/ 세/ □남 □여	**발생 일시**	
등록 번호		**확인 일시**	
진단명		**작성 일시**	
주치의/전문의		**작 성 자**	(서명)

낙상 교육 유무	□유 □무	낙상 위험 사정 점수		체중/ 신장	kg/ cm

의식 상태	□명료(Alert)	□졸음(Drowsy)	□혼돈(Stupor)	□반혼수(Semicoma)	□혼수(Coma)

활동 및 기능	□독립적	□부분적 도움(보조 기구 사용)	□항상 도움 필요	□Bed-ridden 상태

휠체어나 보행 보조 기구 사용 여부	□사용함(종류:) □사용 안 함

환자 관련 위험 요인 (해당되는 것은 모두 선택)	□흥분	□어지럼증	□전신 쇠약	□마비	□시력 장애	□체위성 저혈압
	□평형 장애	□보행 장애	□수면 장애	□낙상 과거력(1년 이내)	□기타( )	

투약 관련 위험 요인(낙상 발생 시점에서 24시간 이내 투여된 항우울제, 항불안제, 항정신 치료제, 최면 진정제, 이뇨제 등 약품명 모두 기록)
약품명:

낙상 유형		간호 중재
□침대에서	□의료 장비에서	□의사에게 보고하였는가? □예 □아니오
□의자에서	□보행 시	□보고 시간: 시 분(PM, AM)
□기타:		□의사의 환자 상태 및 확인 시간:
낙상 장소		□의사의 검진 소견 및 처치:
□병실 □화장실 □샤워실 □복도		
□응급실 □중환자실 □검사실 □기타		

침대 낙상 시	□ 검사:
□ 보조 난간은 올려져 있었는가? 　□ 예 □ 아니오 □ 침대 바퀴는 고정되어 있었는가? 　□ 예 □ 아니오 □ 침상 위의 물건에 걸려 넘어졌는가? 　□ 예 □ 아니오 □ 억제대를 사용하고 있었는가? 　□ 예 □ 아니오	□ 낙상 위험을 예측한 기록이 있는가? 　□ 예 □ 아니오 □ 환자 및 보호자에게 낙상 예방 교육을 하였는가? 　□ 예 □ 아니오 □ 낙상 시 보호자나 의료진이 옆에 있었는가? 　□ 예 □ 아니오 □ 낙상 후 간호 활동을 서술하여 주십시오.
□ 기타:	

미끄러지거나 넘어진 경우	
□ 바닥에 수액이나 물이 있었는가? 　□ 예 □ 아니오 □ 주변의 물건에 걸려 넘어졌는가? 　□ 예 □ 아니오 □ 신발은 발에 맞는 것을 신고 있었는가? 　□ 예 □ 아니오	

낙상 결과	
□ 손실 없음	□ 환자의 신체적 손상
□ 환자의 경제적 손실 :	□ 병원의 경제적 손실 :

낙상 발생 상황을 간략하게 기록하여 주십시오.	환자의 신체적 손상 및 치료	
	1. 신체 손상 　□ No Injury 　□ Abrasion/Braising 　□ Hematoma 　□ Laceration 　□ Fracture 　□ Head Injury 　□ 기타:	2. 치료 내용 　□ Observation 　□ Simple Dressing 　□ Suture 　□ Cast 　□ Operation 　□ 기타:

보고 일자: 20　　년　　월　　일

간호사 인계 체크 리스트와 워크시트
(각각의 환자에 대해 지식이 필요함)
참고: 건강보험 심사평가원

환 자	문제/기관 사정
(이곳에 환자 라벨을 부착한다) 주치의 이름: 컨설트 의사 이름: 진단명: 과거력: 알러지: 낙상 위험 여부? □ 아니오　□ 예　이유＿＿＿＿ 중재: □ **손목 밴드**　□ **병실 문에 표시** 　　　□ **침상 알람** 그 외: ＿＿＿＿＿＿＿＿＿＿＿ 상해의 고위험 대상자인가? 1. 환자의 나이가 85세 이상 2. 환자가 출혈 위험성이 있음 3. 환자가 골다공증이 있음 4. 낙상이나 고관절 골절 과거력이 있음 중재: ＿＿＿＿＿＿＿＿＿＿＿ 억제대 여부?　□ 아니오　□ 예 격리 여부?　□ 아니오　□ 예 의식 상태: ＿＿＿＿＿＿＿＿ 활력 징후&체중: ＿＿＿＿＿＿	**신경계** □ 의식의 단계　　□ 신경학적 손실 □ 통증 점수/도구 □ 현재/기대하는 진정 점수 □ Glasgow coma score □ 혈액 검사 결과 **실험 관계** □ 혈액 검사 결과　□ PRN 약 □ 원격 측정　　　□ 리듬 □ 튜브/배액관　　□ 말초 맥박/부종 □ 정맥 주사 사정/위치/약물 투입 속도 □ 심박동기 세팅/속도 □ **IABP(Intra-Aortic Balloon Pump, 　대동맥 내 풍선 펌프)** □ **알림 지표** **호흡기** □ 혈액 검사 결과　□ 필요시처방 약 □ 산소포화도/장비　□ 호흡음 □ 기관 절개관/흉관/배액관 □ 객담 양상 □ **인공호흡기 셋팅/이탈(Weaning)** **위장관** □ 혈액 검사 결과　　□ 필요시처방 약 □ 장음/운동/변비 여부　□ 영양 □ 직장관 삽입/배실장/장루 □ 구강 간호

*굵은 글씨로 표시된 것은 중환자실 지표와 연관된 지표임

[별첨 3] 낙상 위험 환경 사정

낙상 위험 환경 사정

날짜: _____ 병원: _____ 병동: _____

병실 사정: _____ (병실의 최소한 10% 사정)

개별 조사: _____

아이템	고려해야 할 환경 요인	네	아니오	해당 없음	병실 번호/발견된 장소/부족한 점	코멘트
환자 병실						
	환자 병실에 적절한 조명이 있는가(조명의 밝기-전구의 그을음 여부)?					
	환자의 침대에 야간 조명이 기능/작동되는가?					
	환자가 장애물에 방해받지 않고 화장실로 갈 수 있는가?					
	환자 병실의 가구들은 안전하게 배치되어 있는가?					
	침상 옆 가구의 모서리가 날카롭지 않은가?					
	침상 옆 가구가 견고한가?					
	침대/이동 침대가 가능한 가장 낮은 위치로 설정되어 있는가?					
	침대/이동 침대의 바퀴가 잠겨져 있는가?					

	침대의 침상 난간이 올려져 있는 상태에서 침대 조절 리모컨이 환자의 손에 닿을 위치에 있는가?				
	환자의 방에 Bedcheck 시스템이 있는가? *Bedcheck: 침대, 휠체어 등에 사용할 수 있는 낙상 모니터링 기계				
	환자의 개인 소지품이나 콜벨이 환자의 손에 닿는 위치에 있는가?				
	환자의 욕실에 손잡이가 있으며 그것은 안전한가?				
	환자의 욕실에 응급 호출 버튼/코드가 있고 제대로 작동하는가?				
	환자 샤워실 바닥에 미끄럼 방지 시설이 제공되고 있는가?				
	욕실로 들어가는 문의 넓이가 보조 기구들이 통과할 수 있을 정도로 적절한가?				
	환자의 장비들이 이동하기 쉽도록 문과 바닥이 수평인가?				
장비					
	이동 장비(ex: 수액 폴대)들을 환자들이 밀고 다닐 수 있도록 견고하고 수리가 잘되어 있는가?				
	병동에 이동식 변기를 사용할 수 있도록 준비되어 있으며, 미끄러지지 않도록 변기의 다리에 고무 패킹이 되어 있는가?				

	워커/지팡이/목발들에 적절한 고무 패킹이 되어 있는가?				
	휠체어가 움직이지 않을 때는 잠겨져 있는가?				
	고장난 의료 장비들을 사용하지 않도록 안내하는 적절한 표시가 붙여져 있는가?				
기타 환경 고려사항					
	바닥의 표면/카펫이 균열이나 낙상 위험성으로부터 안전한가?				
	복도는 환자 보행에 방해되지 않도록 깨끗하게 유지되어 있는가?				
	바닥이 젖어 있을 때와 특정 물질이 유출되었을 때, 이를 피하도록 안내 표시를 해놨거나 즉시 치우는가?				
	주차장은 포장이 고르지 않아 패어 있는 곳이 있거나, 보행 시 넘어질 위험성이 있는가?				
	인도가 고르지 않거나 패어 있는 곳이 있거나, 보행 시 넘어질 위험성이 있는가?				
	입구는 막혀 있지 않으며 깨끗한가?				
	주차장/입구는 잘 표기되어 있는가?				
	주차장은 잘 표시되어 있는가?				

[별첨 4] 낙상 위험 환경 사정 후 재점검 리스트

낙상 위험 환경 사정 후 재점검 리스트

아이템	수정 활동	시행 날짜	책임자	예상되는 완료 날짜

[별첨 5] 낙상 위험 사정 및 중재 감시

낙상 위험 사정 및 중재 감시

주의사항

1. 테스트 샘플로 10명의 환자 차트를 검토한다. 환자 차트는 무작위로 선택한다.
2. 낙상 기록 감시 기록지의 각 양식마다 환자의 라벨을 부착한다.
3. 책임 간호사와 담당 간호사에게 입원 기간 동안 낙상이 염려되는 환자가 있는지 물어본다. 무작위로 선택한 환자 중에 해당 환자가 포함되어 있는지 확인한다.
4. 무작위로 추출된 환자 차트 중에 낙상 예방을 지지하거나 부정적인 영향에 대한 정보가 있는지에 대해 주의 깊게 검토한다.
   a) 낙상 위험 사정은 입원 시에 시행되었는가?
   b) 낙상 사정 점수에서, 이 환자가 낙상 중재 활동(FP, Fall Prevention)에 적절한가?
   c) 표준 운영 절차를 활용하여 적절한 낙상 중재 활동(FP)이 완료되었는가?
5. 만약 환자가 낙상을 하였다면:
   a) 낙상 예방을 위한 적절한 의료 장비를 갖추고 있었는가?
   b) 낙상 기록은 완전하게 기록되어 있는가?
6. 낙상에 대해 기록된 양식을 팀 리더에게 전송한다.
7. 다음 회의에 샘플 결과를 가져간다.
   a) 낙상 위험 사정이 되어 있는 환자의 비율(%)
   b) 낙상으로 인한 손상 위험성에 대해 사정이 되어 있는 환자의 비율(%)
   c) 낙상 예방 중재가 완료된 환자의 비율(%)
   d) 낙상한 환자 중 예상되는 모든 중재를 완료했던 환자의 비율(%)
   e) 각 항목에 대한 비율을 요약하여 제시한다.
   (또한 조사 과정 중 신뢰도를 저해시키는 요인이나 항목이 있으면 기록한다)

날짜: _____ 병원/병실: _____

1. 사정과 중재의 신뢰성

a) 환자에게 낙상 위험성이 사정되었는가? □ 예 □ 아니오

상해의 위험이 있는가? □ 예 □ 아니오

b) 입원 시 낙상 사정 점수:

c) 환자 입원 시 낙상 예방(FP) 중재가 제공되었는가? □ 예 □ 아니오 □ 해당 없음

d) 환자에게 낙상 예방 중재 시

	예	아니오	해당 없음	코멘트
간호 중재 행위의 기록 여부				
낙상 위험 등록 팔찌 착용				
환자 차트에 고위험 환자 스티커 부착				
병실 문에 낙상 중재 사인 부착/표시				
환자가 바로 사용할 수 있도록 주변에 빨간색 슬리퍼 제공				
환자와 보호자들에게 낙상 교육-간호 제공, 입원 시				
인수 인계 시 위험성에 대한 의사소통				
전체 또는 해당 없음 점수 -1 or 0				

2. 만약 확인된 낙상이 있을 경우

	예	아니오	해당 없음	코멘트
낙상 전에 낙상 예방(FP) 중재가 제공되었는가?				
낙상 후에 낙상 예방(FP) 중재가 제공되었는가?				
인수 인계 시 낙상과 관련된 의사소통이 있었는가?				
간호 처방에 낙상 위험/사정 기록이 되어 있는가?				
낙상 위험 등록 팔찌를 착용하고 있는가?				
차트에 낙상 예방 스티커가 부착되어 있었는가?				
환자와 보호자에게 낙상 교육이 시행되었는지에 대한 근거가 있는가?				
병실 문에 낙상 중재 사인이 부착/표시되어 있는가?				
환자가 빨간색 슬리퍼를 착용했거나 근처에 슬리퍼가 있었는가?				
침상 내 알람은 현재 사용 중인가?				
전체 또는 해당 없음 점수 −1 or 0				

3. 재사정

a) 새로운 환자의 보호자가 올 때마다 환자를 재사정하였는가(지난 7일간을 돌아본다)?

☐예 ☐아니오

언제 그것이 이루어지지 않았는지 날짜/시간, 이유를 기록하시오.

: _____

b) 이동: 환자의 이동이 많아질 때 낙상 예방(FP) 중재들이 재사정되었는가?

☐예 ☐아니오 ☐해당 없음

c) 낙상 후: 낙상 후에 환자의 낙상 예방(FP) 중재들이 재사정되었는가?

☐예 ☐아니오 ☐해당 없음

[별첨 6] 낙상 예방을 위한 인계 형식

낙상 예방을 위한 인계 형식

		날짜: _____
교대: 3번째	교대: 1번째	교대: 2번째
낙상 주의 환자 TOP3	낙상 주의 환자 TOP3	낙상 주의 환자 TOP3
1. _____	1. _____	1. _____
2. _____	2. _____	2. _____
3. _____	3. _____	3. _____
환자/가족 간의 문제	환자/가족 간의 문제	환자/가족 간의 문제
1. _____	1. _____	1. _____
가장 불안정한 환자	가장 불안정한 환자	가장 불안정한 환자
1. _____	1. _____	1. _____
가장 예민한 환자	가장 예민한 환자	가장 예민한 환자
1. _____	1. _____	1. _____

[별첨 7] 환자의 교육을 재디자인하기 위한 Teach Back 사용 팁

환자의 교육을 재디자인하기 위한 Teach Back 사용 팁

- 환자에게 Teach Back 사용 시 다음에 대한 이해를 향상시켜준다.
  - 환자가 낙상 그리고/또는 부상의 위험성이 있는 이유
  - 낙상 예방이 중요한 이유
  - 환자의 안전을 유지하기 위해 취할 수 있는 동작
  - 환자가 욕실로 갈 때 의료진에게 도움을 요청해야 하는 일의 중요성
  - 간호사 호출 버튼의 사용과 위치
  - 미끄럼 방지 신발 사용의 중요성
- Teach Back을 사용할 때, 간호사는 환자 또는 보호자에게 필요한 정보를 설명하고, 개개인에게 어렵지 않은 방법으로 그들이 이해한 것에 대해 물어보고 확인해야 한다.
- 예를 들어, "병원에서 교육을 잘했다고 생각하십니까? 혹시 낙상 예방을 어떻게 할 수 있는지 말씀해주실 수 있나요?"라고 묻는다.
- 만약 환자가 잘못 이해하고 있는 경우, 추가적으로 교육과 설명을 제공하고 이어서 Teach Back을 시행한다.
- '설명을 들은 사람이 이해한 내용을 다시 설명하는 것(Return Demonstration)' 또는 '다시 보여주기(Show Back)'는 정보 제공의 마무리를 위한 또 다른 방법이다.
- 이러한 방법으로 호출 버튼 사용법을 환자들이 잘 이해하도록 한다.
- 한 내과·외과 병동의 보고에 의하면, 호출 버튼에 대한 설명을 제대로 이해했던 환자의 20%가 30분에서 60분이 지난 후에는 호출 버튼을 더 이상 사용하지 않는 것으로 나타났다.
- 팀은 이 환자들을 보호하기 위한 중재에 더 적극적으로 개입을 시행한다.
- 환자의 교육에 직원을 도와줄 수 있는 "Ask Me 3"를 포함한, 다른 환자와의 의사소통과 교육 방법에 유용한 방법들을 사용한다.
- "Ask Me 3"는 간단하지만 중요한 질문으로, 환자는 의료 제공자에게 매번 건강 관리에 대한 상호 작용을 할 때마다 물어보아야 한다.
  1. 나의 가장 큰 문제는 무엇인가?
  2. 내가 (이 문제에 대해) 무엇을 할 수 있는가?
  3. 그것은 왜 중요한가?
- "Ask Me 3"는 또한 환자에게 질문을 함으로써 그들의 간호에 대한 정보를 제공받고 확인하도록 해준다.

• 더 많은 "Ask Me 3" 방법은 http://www.npsf.org/askme3 홈페이지에서 확인할 수 있다.

1. 내용은 간단하게 2~4개로 나누어, '알 필요'가 있는 개념에 대해 "Ask Me 3"를 사용하도록 한다.
2. 환자를 가르친다.
3. 환자에게 Teach Back을 위해 내용을 물어본다.
4. 다음의 질문을 통해 당신의 결과를 분석한다.
   - 환자가 정보의 몇 퍼센트(%)를 Teach Back하였는가?
   - 당신은 무엇을 배웠는가?
   - 무엇이 당신을 놀라게 하였는가?
   - 지금 당신이 궁금한 것은 무엇인가?
   - 발견된 결과를 본 뒤 다음 단계의 어떤 것을 계획하려는가?

[별첨 8] 변화를 위한 데이터 샘플

변화를 위한 데이터 샘플

환자	교육 포인트 #1	교육 포인트 #2	교육 포인트 #3	점수	교육을 통해 배운 점

Sample)

환자(나이/성별/진단명)	교육 포인트 #1	교육 포인트 #2	교육 포인트 #3	점수	교육을 통해 배운 점
67/P 왼쪽 관절 치환술	무릎 수술로 인하여 낙상 위험 있음.	도움을 어떻게 요청하는지, 응급 호출 시스템에 대해 교육함.	도움을 요청하는 것이 중요한 것임을 교육함. 진통제는 어지러움과 혼돈을 유발할 수 있으므로 낙상의 위험성이 상승함.	0%	도움 요청을 하지 않아, 낙상 주의가 증가함.
72/M 근 위약과 호흡곤란	근 위약과 호흡 곤란으로 낙상 위험이 있음.	도움을 어떻게 요청하는지, 응급 호출 시스템에 대해 교육함.	도움을 요청하는 것이 중요한 것임을 교육함, 의료진들이 환자가 낙상과 부상의 위험성이 있는 것에 대해 고려하고 있음을 설명: 의료인은 환자 상태를 안전하게 유지하길 원함을 알림.	100%	환자는 교육 포인트를 모두 말할 수 있음. 환자에게 낙상 예방 조치가 시행되었음(Morse Fall Score > 45).
27/M 교통사고로 왼쪽 팔 골절	진통제로 인하여 어지러움과 혼돈이 발생하고 왼쪽 팔의 기동력이 감소함.	도움을 어떻게 요청하는지, 응급 호출 시스템에 대해 교육함.	도움을 요청하는 것이 중요한 것임을 교육함, 어지러움과 팔의 허약함으로 넘어지거나 다치는 것에 대해 의료진이 걱정하고 있음을 설명함. 욕실은 바닥이 견고하며 쉽게 넘어질 수 있음.	100%	환자는 교육 포인트를 모두 받을 수 있음. 환자에게 낙상 예방 조치가 시행되진 않음(Morse Fall Scale < 45). 그러나 간호사들은 혼돈이 발생할 수 있음을 걱정함.

*Morse Fall Scale 낙상 위험 사정 도구

1.1.5 손 위생

- 조사 기준: 의료 관련 감염을 예방하기 위해 손 위생을 철저히 수행한다.
- 조사 목적
  1. 의료기관은 의료기관 내 미생물의 주된 전파원인 손을 통한 의료 관련 감염을 예방해야 한다.
  2. 손 위생 수행과 관련된 규정을 개발하여 직원들이 이를 철저히 준수하도록 함으로써 의료 감염 발생을 최소화한다.

조사 항목

	조사 항목	구분	조사 결과
1	손 위생 수행을 위한 규정이 있다.	S	□상 □중 □하
2	올바른 손 위생을 수행한다.	P	□상 □중 □하
3	손 위생 수행을 돕기 위한 자원을 지원한다.	P	□상 □중 □하
4	손 위생 증진 활동의 성과를 지속적으로 관리한다.	O	□상 □중 □하
5	손 위생 증진 활동의 성과를 경영진에게 보고한다.	P	□상 □중 □하
6	손 위생 증진 활동의 성과를 직원과 공유한다.	P	□상 □중 □하

조사 개념

- '손 위생(Hand Hygiene)'은 (소독) 비누와 물 혹은 손 소독제를 이용하여 손을 청결하게 하는 과정을 말한다. 손 위생 수행 시점은 환자에게 접촉하기 전후와 투약 전후, 수실 및 시술 전후, 청결 및 무균 처치 작업 전후, 체액 및 분비물에 노출될 위험이 있는 행위를 하고 난 후 등이 있으며, 의료기관은 이에 대한 규정을 마련해야 한다(각 의료기관은 질병관리본부, 세계보건기구, 미국 질병관리본부 및 공인된 감염 관련 학회 등에서 제시하는 지침을 참고하여 의료기관의 상황에 적합한 규정을 마련한다).
- 의료기관은 손 위생을 돕기 위한 자원을 지원한다(손 소독제 구비 여부, 세면대 접근의 수월성).
  - 환자 접촉 전(투약 시, 시술 및 수술 시 필수)
  - 청결/무균적 시술 전(필수)
  - 체액/분비물에의 노출 위험 후(필수)
  - 환자 접촉 후(필수)

- 환자의 주변 환경과 접촉한 후, (권장)사항으로 위의 경우 행위 직전/직후에 반드시 손 위생을 시행한다.
- 손 씻기: 혈액, 체액 등 눈에 보이는 오염이 있을 경우 손 소독 대신 손 씻기를 시행한다(15초 이상).
- 손 소독: 눈에 보이는 오염이 없을 경우 손 소독은 손 씻기와 같은 효과로 손의 일시적 상재균을 제거한다(마를 때까지).
- 장갑은 손 위생을 대신할 수 없다.
- 손 위생 활동의 성과를 지속적으로 관리하며 경영진에게 보고하고, 이를 직원들과 공유하며 예방 활동의 성과가 향상될 수 있도록 노력한다(손 위생 증진 활동에 대한 관리란 손 위생 수행도 등의 성과지표로 관리하는 것이다).

주목할 요소	
손 위생 수행 시점 – 환자 접촉 전/후	**시술 및 체액에의 노출 위험 후**
– 투약 전/후(개별 포장된 경구 약물 투약 시 제외 가능) – 환자 부축 전/후 – 환자 검진 전/후 – 장갑을 벗거나 화장실을 다녀온 후	– 점막 접촉(구강 간호)이나 상처 드레싱, 침습적(정맥 천자, 카테터 삽입) 시술을 한 환자의 체액에 노출된 후 다른 환자나 환경 표면에 접촉하기 전 – 체액, 분비물, 점막, 손상된 피부, 상처 드레싱에 접촉한 후

[정리요약]

올바른 손 위생 수행 방법

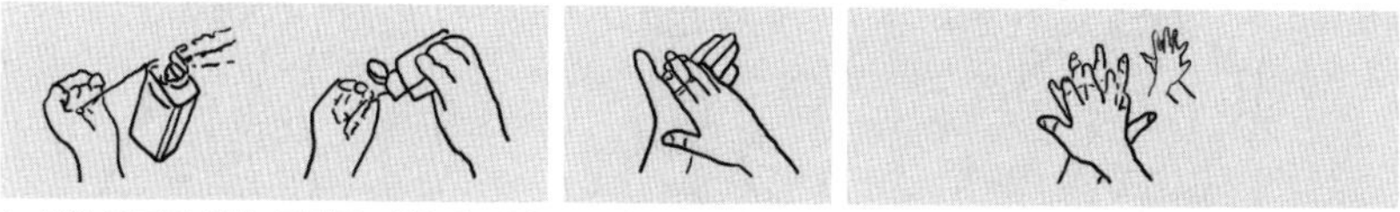

1. 손을 오므려 양손 전체를 바를 수 있을 정도의 알코올 젤을 배출시켜 받는다.

2. 양 손바닥을 서로 비빈다.

3. 오른 손바닥을 왼손 등에 겹쳐 문지르고 손가락 사이 역시 문질러준다. 손을 바꿔 반복한다.

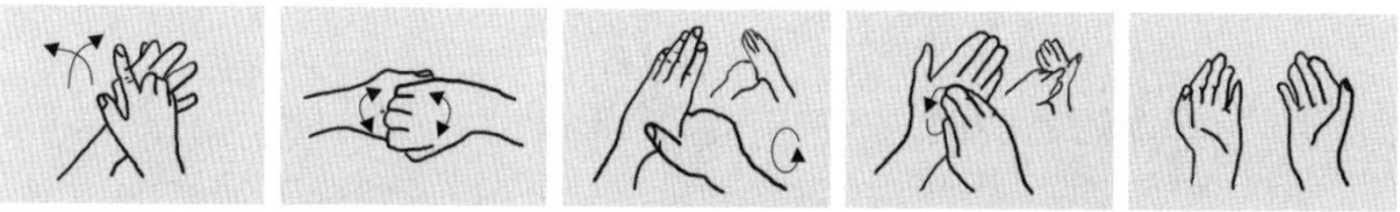

4. 손가락을 깍지 낀 후 양 손바닥을 서로 비빈다.

5. 양쪽 손가락들을 모은 후 서로 반대편 손바닥을 비빈다.

6. 왼쪽 엄지손가락을 오른 손바닥에 돌려 문질러준다. 손을 바꿔 반복한다.

7. 오른손 손가락의 끝을 모아 왼 손바닥에 비빈다. 손을 바꿔 반복한다.

8. 손이 마르면 손 위생 완료.

[별첨 1] 알코올 젤을 이용한 손 위생 방법(20~30초 소요)

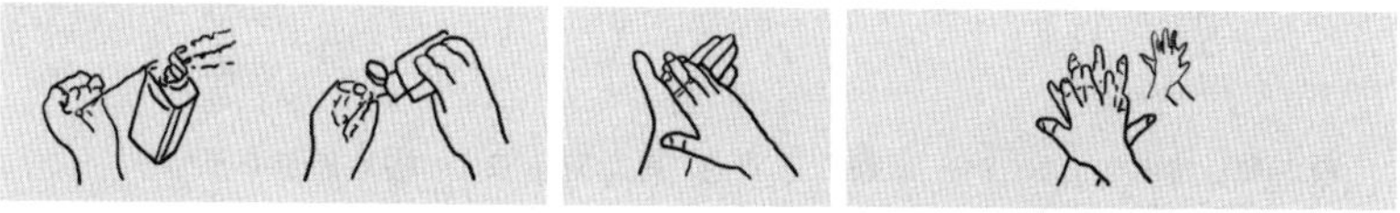

1. 손을 오므려 양손 전체를 바를 수 있을 정도의 알코올 젤을 배출시켜 받는다.

2. 양 손바닥을 서로 비빈다.

3. 오른 손바닥을 왼손 등에 겹쳐 문지르고 손가락 사이 역시 문질러준다. 손을 바꿔 반복한다.

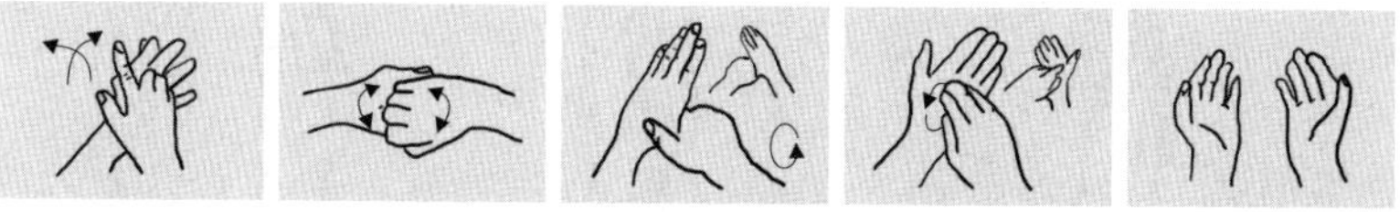

4. 손가락을 깍지 낀 후 양 손바닥을 서로 비빈다.

5. 양쪽 손가락들을 모은 후 서로 반대편 손바닥을 비빈다.

6. 왼쪽 엄지손가락을 오른 손바닥에 돌려 문질러준다. 손을 바꿔 반복한다.

7. 오른손 손가락의 끝을 모아 왼 손바닥에 비빈다. 손을 바꿔 반복한다.

8. 손이 마르면 손 위생 완료.

[별첨 2] 물과 비누를 이용한 손 위생 방법(40~60초 소요)

❶ 손에 물을 충분히 적신다.

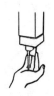

❷ 적당량의 비누를 손 전체에 묻힌다.

❸ 손바닥을 서로 비빈다.

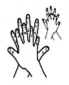

❹ 오른손 바닥을 왼손 등에 겹쳐 문지르고 손가락 사이 역시 문질러준다. 손을 바꿔 반복한다.

❺ 손가락을 깍지 끼운 후 양 손 바닥을 서로 비빈다.

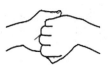

❻ 양쪽 손가락들을 모은 후 서로 반대편 손바닥을 비빈다.

❼ 왼쪽 엄지손가락을 오른 손바닥에 돌려 문질러준다. 손을 바꿔 반복한다.

❽ 오른쪽 손가락의 끝을 모아 왼쪽 손바닥에 비빈다. 손을 바꿔 반복한다.

❾ 손을 물로 씻는다.

❿ 1회용 타월을 이용해 손을 말린다.

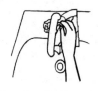

⓫ 사용한 타월로 수도꼭지를 잠근다.

⓬ 손 위생 완료.

1.2 직원 안전

- 조사 기준: 직원의 건강 유지와 안전을 위한 관리 활동을 수행한다.
- 조사 목적
  1. 의료기관은 직원의 건강 유지와 업무와 관련된 직원의 안전 사고를 최소화하기 위하여 안전 관리 활동을 계획한다.
  2. 직원 건강 관리에 대한 요구도 파악 및 감염성 질환 노출 등 직원 안전 사고를 조사 및 상담한 후 추후 관리를 통해 직원 건강을 유지한다.
  3. 직원의 감염성 질환 전파 위험을 최소화하기 위한 활동을 수행한다.

조사 항목

	조사 항목	유형	조사 결과
1	직원 건강 유지 및 안전 관리 활동에 대한 규정이 있다.	S	□상 □중 □하
2	직원 건강 유지 및 안전 관리 활동을 계획한다.	S	□상 □중 □하
3	직원 건강 유지 및 안전 관리 활동을 수행한다.	P	□상 □중 □하
4	직원 안전 사고 관리 규정이 있다.	S	□상 □중 □하
5	직원 안전 사고 발생 시 보고 체계에 따라 보고한다.	P	□상 □중 □하
6	직원 안전 사고를 분석하여 지속적으로 관리한다.	O	□상 □중 □하
7	직원 안전 사고 분석 및 개선 활동 결과를 경영진에게 보고한다.	P	□상 □중 □하
8	직원 안전 사고 분석 및 개선 활동 결과를 관련 직원과 공유한다.	P	□상 □중 □하

조사 개념

- 직원 건강과 직원 안전 관리 활동은 건강 검진, 예방 접종, 안전 및 보건 유지, 증진, 유해 물질 및 유해 환경 관리, 건강 증진 프로그램 운영 등이 있다.
  - 건강 검진: 신규 및 재직 직원
  - 안전 및 보건 유지, 증진: 신체적 피로 및 정신적 스트레스 등으로 인한 건강 장해 예방, 폭언 및 폭행 금지, 성희롱 금지 등의 내용으로 구성
  - 건강 증진 프로그램 운영: 금연, 절주, 영양, 운동 등

직원 건강과 직원 안전 관리 활동				
직원의 건강 검진 · 신규 · 재직 · 특수 부서 · 부서 배치 시	**직원의 예방 접종** · 예방 접종	**직원의 안전 및 보건 유지, 증진** · 신체적 피로 · 정신적 스트레스 · 폭언 및 폭행 금지 · 성희롱 금지	**유해 물질 및 유해 환경 관리** · 직업 환경 관리 측정	**건강 증진 프로그램 운영** · 금연 · 절주 · 영양 · 운동

주목할 요소

직원의 건강 검진

종류	대상자	장소 및 횟수	필수 검진 내용 및 보고	사후 관리	비용
사전 건강 검진	· 신규 채용에 응시하여 서류 전형에 합격한 지원자	· 자율적으로 병원 방문 · 입사 전 1회	· 혈액 검사(SGOT, SGPT B형 간염의 항원/항체 검사), 소변 검사 및 흉부 X선 촬영	· 인사 기록 카드 및 개인 신상 서류와 함께 보관	병원에서 50% 부담
정기 건강 검진	· 건강 보험 공단에 병원 직원으로 등록된 자 · 직장 건강 보험 자격 미취득자	· 사무직 연 2회 · 비 사 무 직 연 1회	· 공단 지정 항목 · 검진 결과는 병원장에게까지 보고	· 건강관리과에서 검진 결과 통보서 발송 · 소견서를 바탕으로 특별 관리 대상은 개별 연락 및 건강 상담	전액 건강 보험 공단 부담
정기 특수 건강 검진	· 작업 환경 측정 대상 부서 근무자	· 외부 특수 건강 진단 기관 · 연 1회	· 문진 및 각 유해 인자별 검사 항목 · 검진 결과는 병원장에게까지 보고	· 특수 건강 진단 기관에서 개별적으로 검진 결과 통보서를 발송 · 소견서를 바탕으로 특별 관리 대상은 개별 연락 및 건강 상담	전액 병원 부담
배치 전 특수 건강 검진	· 작업 환경 측정 대상 부서 배치 전 근무자	· 부서 배치 전 1회	· 문진 및 각 유해 인자별 검사 항목 · 검진 결과는 병원장에게까지 보고	· 특수 건강 진단 기관에서 개별적으로 검진 결과 통보서를 발송 · 소견서를 바탕으로 해당 업무의 배치 가능 여부 검토	전액 병원 부담

방사선 종사자 건강 검진	·방사선 관계 종사자 ·방사선 작업 종사자	·특수 건강 진단 기관 ·연 1회	·문진 및 혈액 검사 (혈액 소량 등) ·검진 결과는 병원장에게까지 보고	·특수 건강 진단 기관에서 개별적으로 건진 결과 통보서를 발송 ·소견서를 바탕으로 특별 관리 대상은 개별 연락 및 건강 상담	전액 병원 부담
급식 종사자 건강 검진	·영양팀 영양사, 조리사, 조리원	·관할 보건소 ·연 1회	·장티푸스, 폐결핵, 감염성 피부 질환 등 ·이상이 있을 경우에 병원장에게까지 보고	·보건소에서 영양팀장에게 결과 전달 ·이상 소견 있을 시 직원 면담 후 추가 검사	전액 병원 부담

- 직원 건강 검진의 경우, 크게 부서 배치 전 '사전 건강 검진'와 '정기 건강 검진', '정기 특수 건강 검진', '배치 전 특수 건강 검진', '방사선 종사자 건강 검진', '급식 종사자 건강 검진' 등으로 나뉜다.
- 부서 배치 시 고려해야 할 '사전 건강 검진'은 채용 전 검진을 의미하며, 이와 관련된 규정은 인사 규정에 명시되어 있어야 한다. 대상자는 신규 채용에 응시하여 서류 전형에 합격한 지원자이며, 제출 기한까지 검진을 마쳐야 한다. 검진 장소는 자율적이나, 혈액 검사(SGOT, SGPT B형 간염의 항원/항체 검사)와 소변 검사, 흉부 X선 촬영은 반드시 받아야 한다. 검진 결과에 이상이 없을 시 최종 합격 발표를 하고, 입사 후 인사 기록 카드 및 개인 신상 서류와 함께 보관하여 관리한다. 이에 발생된 비용의 50%는 병원에서 부담하여 처리한다.
- '정기 건강 검진'은 「산업안전보건법」 제43조 건강 진단과 인사 규정에 명시되어 있으며, 대상자는 건강보험공단에 병원 직원으로 등록되어 있는 자와 공단에 직장건강보험자격을 미취득한 자(국가유공자)이다. 사무직의 경우 연 2회, 비사무직은 연 1회 검진을 받아야 하며, 해당 연도 입사자는 채용 검진으로 대체가 가능하다. 검진 시 공단에서 지정한 항목들은 반드시 검사를 받아야 하며, 검진 결과는 병원장에게까지 결과가 보고되어야 한다. 이후 건강관리과에서 검진 결과 통보서를 발송하고, 사업장 사후 관리 소견서를 토대로 보건 관리자가 특별 관리가 필요한 대상에게 개별 연락 및 건강 상담을 진행한다. 이 과정에서 발생하는 비용은 전액 건강보험공단에서 부담한다.
- '특수 건강 검진'은 정기 특수 건강 검진과 배치 전 특수 건강 검진으로 나뉜다. 정기 건강 검진의 경우, 「산업안전보건법」 제43조 건강진단 및 동법 시행규칙 제98조에 따라 작업 환경 측정 대상 부서 근무자를 대상으로 연 1회 시행된다. 이 검진은 외부 특수 건강 진단 기관에서 이뤄지며, 문진 및 각 유해 인자별

검사 항목을 검진받아야 한다. 검진 결과는 병원장에게까지 결과가 보고되며 해당 특수 건강 진단 기관에서 개별적으로 검진 결과 통보서를 발송한다. 또한 사업장 사후 관리 소견서를 토대로 보건 관리자가 특별 관리가 필요한 대상자에게 개별 연락 및 건강 상담을 실시한다. 이에 따르는 비용은 전액 병원이 부담하나, 의증 판정으로 인해 정밀 검사를 해야 하는 경우는 그 결과가 정상일 때 50%만 병원이 부담하며, 이상 소견 발견 시 전액 병원이 부담한다. 직원의 '부서 배치 전 특수 건강 검진'의 경우 정기 특수 건강 검진과 같이 「산업안전보건법」 제43조 건강 진단 및 동법 시행규칙 제98조에 의거하여 작업 환경 측정 대상 부서 배치 전 근무자를 대상으로 이뤄진다. 이들은 외부의 특수 건강 진단 기관에서 부서 배치 전에 검진을 마쳐야 하며, 문진 및 각 유해 인자별 검사 항목을 검진받아야 한다. 이후의 결과 보고는 병원장에게까지 보고되고 사후 관리는 해당 특수 건강 진단 기관에서 개별적으로 검진 결과를 통보서로 발송한다. 사업장 사후 관리 소견서를 토대로 보건 관리자가 해당 업무에 배치가 가능한지 여부를 검토하고, 해당 부서장에게 통보하여 관리한다. 이에 따르는 모든 비용은 전액 병원에서 부담한다.

- '방사선 종사자 건강 검진'은 「원자력법」 제97조, 동법 시행령 제299조, 동법 시행규칙 제115조, 「진단용 방사선 발생 장치의 안전관리에 관한 규칙」 제13조에 의거하여 방사선 관계 종사자와 작업 종사자들에게 매년 외부의 특수 건강 진단 기관에서 시행한다. 검진 시 문진 및 혈액 검사(혈액 소량 등)는 반드시 검사 받아야 하며, 검진 결과는 병원장에게까지 보고되며 해당 특수 건강 진단 기관에서 개별적으로 검진 결과 통보서를 발송한다. 사업장 사후 관리 소견서를 토대로 보건 관리자가 특별 관리가 필요한 대상자에게 개별 연락 및 건강 상담을 하여 관리한다. 검사에 발생하는 비용은 전액 병원이 부담하지만, 의정 판정으로 인해 정밀 검사가 발생하는 경우는 결과가 정상일 경우 50%만 병원이 부담하고, 이상 소견이 발견되었을 때는 전액 병원이 부담한다.
- '급식 종사자 건강 검진'은 「식품위생법」 제26조, 동법 시행규칙 제34조와 「위생 분야 종사자 등의 건강진단규칙」 제4조에 의거하여 영양팀 영양사, 조리사, 조리원을 대상으로 매년 관할 보건소에서 이뤄진다. 검진 시 장티푸스, 폐결핵, 감염성 피부 질환은 반드시 검진받아야 하며, 검진 결과는 영양팀장에게 결과를 전달한 후 이상이 있을 경우에 병원장에게까지 보고한다. 관할 보건소에서는 영양팀장에게 검진 결과 통보서를 전달한 후 이상 소견이 있는 직원은 보건 관리자와 면담하여 추가 검사를 실시함으로써 사후 관리를 한다. 이와 같은 과정에서 발생하는 비용은 전액 개인이 부담한다.

직원의 예방 접종

종류	B형 간염	인플루엔자
적용 대상자	신입 간호사, 의사, 보건직 중 B형 간염 항원/항체 미보유 직원	전 직원 (협력업체, 자원봉사자 포함)
접종 시기	1차 접종 - 분기당 실시 2차 접종 - 1차 접종 1개월 후 3차 접종 - 2차 접종 6개월 후	9월~11월 경
절차	대상자 확인 ➡ 접종 관련 사항 ➡ (일정·장소 등) 통보 ➡ 접종 실시 ➡ 접종 결과 보고	접종 일정, 필요 백신 수량 계획 ➡ 백신 구입 ➡ 접종 관련 사항 공지 ➡ 접종 실시 ➡ 접종 결과 보고
주요 금기 사항	과거 B형 간염 백신에 아나필락시스 쇼크가 있었던 환자 빵, 이스트 과민 반응이 있는 경우 예외	계란 단백질 알러지 환자, 고열 환자는 접종 금기
비용 부담	병원에서 전액 비용 부담 *병원마다 상이함	병원에서 전액 비용 부담 *병원마다 상이함
비고	분기당 실시(1. 4. 7. 10월)	연 1회 인플루엔자 유행 전 실시

- 직원들의 예방 접종의 경우 크게 B형 간염과 인플루엔자 관련 병으로 나뉜다. B형 간염의 경우, 채용 전 B형 간염 항체 유무를 검사하여 B형 간염 항체가 음성인 신규 직원을 대상으로 예방 접종을 권고하고, 입사 후 계획에 따라 예방 접종을 실시한다. 인플루엔자의 경우, 매년 9~10월 병원 직원들과 용역들을 대상으로 인플루엔자 예방 접종을 실시한다.

안전 및 보건 유지, 증진

안전 보건 관리 조직도

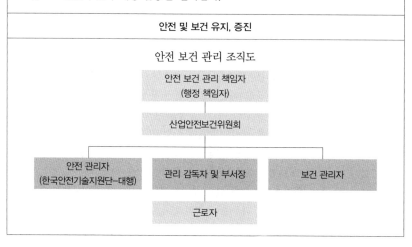

역할	주요 업무
안전 보건 관리 책임자	• 산업 재해 예방 계획의 수립에 관한 사항 • 안전 보건 관리 규정의 작성 및 변경에 관한 사항 • 안전 보건 교육에 관한 사항 • 근로자의 건강 진단 등 건강 관리에 관한 사항 • 산업 재해의 원인 조사 및 재발 방지 대책의 수립 사항 • 근로자의 유해 위험 예방 조치에 관한 사항 • 작업 환경의 측정 등 작업 환경 점검 및 개선 사항 • 기타 안전 및 보건에 관한 사항
안전 관리자	• 시설 장비의 안전 점검 및 이상 유무 확인 • 산업 재해에 관한 보고 및 대처 • 작업장 정리 정돈 및 통로 확보에 대한 확인 감독 • 불완전한 행동 및 작업 방법의 개선과 시정 지도 • 안전 수칙의 준수 지도 • 안전 보건 교육 실시
관리 감독자	• 안전 예방책 강구 및 업무 계획의 수립 • 소관 부서의 시설 장비에 대한 안전 보건 점검 및 이상 유무 확인 • 산업 재해에 관한 응급 조치 및 보고 • 작업장의 정리 정돈 및 통로 확인 감독 • 안전 관리자, 보건 관리자의 지도 조언에 대한 협조 • 불안전한 행동 및 작업 방법의 개선과 시정 지도
보건 관리자	• 직원들의 예방 접종 • 일반 건강 검진, 특수 건강 검진 • 특수 부서 건강 검진, 혈액 및 체액 노출 시 관리 • 기타 감염성 질환 노출 시 관리 • 유해 화학 물질 관련 건강 관리

유해 물질 및 유해 환경 관리

• 유해 물질 및 유해 환경 관리
  – 해당 병원은 〈의료 폐기물 관리 규정〉, 〈방사선 안전 관리 규정〉, 〈유해 화학 물질 안전 관리 규정〉 등을 마련하고 관련된 부서 직원 전원이 이에 대해 이해하고 적용할 수 있어야 한다. 위의 규정 및 관련 법에 의거하여, 유해 인자 노출 부서의 업무 환경을 관리하기 위해 작업 환경 측정을 실시한다. 작업 환경 측정은 상·하반기로 나누어 실시하는 것을 원칙으로 하되, 해당 병원의 작업 환경 상태를 고려하여 측정 주기를 조정할 수 있다. 작업 환경 측정은 유해 인자 및 유해 환경에 노출되어 있는 부서가 대상이며, 해당 위원회의 의결을 거쳐 작업 환경 측정 실시 부서를 추가할지, 중단할지를 결정할 수 있다. 유해

인자 노출 부서는 위에서 언급한 특수 건강 진단의 대상이며, 이는 '중앙 공급실', '진단 검사실', '내시경실', '약제과(산제 조제실)' 등을 포함한다. 유해 인자 노출 부서는 또한 물질안전보건자료(MSDS)를 비치하고 안전하게 관리해야 한다.

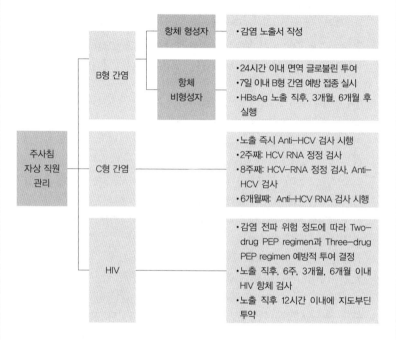

• 주사침 자상 직원 관리
  - 위의 그림과 같이 세 가지 질병에 노출되었을 때로 나누어 생각해볼 수 있다. 먼저 B형 간염 감염원에 노출되었을 경우에는 노출된 직원의 B형 간염 항체 여부를 확인한 후, 항체 형성자일 경우 별도의 치료나 추적 검사 없이 감염 노출 보고서만 작성한다. 항체 미보유자일 경우 노출 24시간 이내에 면역 글로불린(Hepatitis B Immunoglobulin: HBIG)을 투여받고 B형 간염 예방 접종을 7일 이내에 시행한다. 이후에는 노출 직후, 3개월, 6개월 후에 HBsAg 검사를 시행하여 관리한다.
  - C형 간염 감염원에 노출되었을 경우에는 감염원의 상태와 노출 정도에 따라 담당의가 투약 여부를 결정한다. 이후에는 노출 즉시 기본 검사로 Anti-HCV 검사를 시행한다. 노출 후 2주째에는 HCV RNA 정정 검사를 시행하고, 8주째에는 HCV RNA 정정 검사와 Anti-HCV 검사를 시행한다. 6개월째에는 Anti-HCV RNA 검사를 시행한다.

- 마지막으로 HIV 감염원에 노출되었을 때는 미국 질병 통제 예방 센터 가이드라인에 따라, 의료 종사자들의 HIV 노출 후 감염 전파 위험 정도에 따른 Two-drug PEP regimen과 Three-drug PEP regimen 예방적 투약 여부를 감염내과 의사가 결정한다. 검사는 노출 직후, 6주, 3개월, 6개월 이내에 HIV 항체 검사를 진행한다. 사후 관리는 노출된 후 12시간 이내에 지도부딘(Zidovudin) 투약을 시작한다. 12시간 이내에 400mg(1T=100mg)을 우선적으로 복용하며, 4시간마다 200mg씩 3~4주간 복용하여 관리한다.

• 직원이 결핵에 노출 되었을 시
  - 직원이 활동성 결핵 환자에게 보호 조치 없이 노출된 경우, 즉시 호흡기내과 진료를 받고 객담 검사와 흉부 검사를 시행한 후 결과에 따라 추후 관리를 한다. 감염된 직원의 경우, 이중 증상이 있는 폐결핵이나 후두 결핵이 있는 직원으로 객담이 양성인 경우는 치료 후 객담 도말 검사를 3회 실시해 음성일 때까지 근무를 제한한다. 항결핵제를 임의로 중단한 의료인은 근무를 제한한다. 기타 감염성 질환에 노출된 직원 관리는 해당 병원 〈감염 관리 지침서〉의 직원 감염 관리에 따른다.
  - 감염 질환에 대한 직원의 근무 제한에서 부서장(또는 해당 직원의 관리자)의 역할은 다음과 같다. 먼저, 감염 질환 직원일 경우 병원의 〈감염 관리 지침서〉에 따라 절차를 이행하며 필요시 보건 관리자와 상의하여 근무 제한을 결정하고, 근무 제한 시 직원에게 불이익이 없도록 고려한다. 보건 관리자의 역할은 부서장 또는 해당 직원의 관리자에게서 보고받은 감염성 질환에 감염된 직원의 근무 제한 및 추후 건강 관리 부분에 대한 사항 관리, 근무 제한 시 직원의 불이익이 없도록 부서장 또는 관리자와 상의, 감염 질환의 보균 상태에 대한 근무 제한이며, 이는 해당 병원 〈감염 관리 지침서〉의 직원 감염 관리에 따른다.

• 직원 건강 및 직원 안전 문제 발생 시 제공하는 치료와 보고 절차
  - 직원이 업무 중 감염에 노출되었을 시에는 관리를 위해 먼저 노출 부위에 1차 조치를 취하고, 즉시 수간호사와 감염 관리실에 보고한 후 노출 보고서를 작성한다. 또한 원무팀 접수 후 내과 진료 및 필요한 검사, 투약을 실시하고 마지막으로 감염 관리실에서 확인한다. 추후 관리는 보건 관리자와 연계하여 감염 관리실에서 관리하며, 이곳에서 해당 직원에게 추후 진료 및 관리에 대해 안내하고 월별 보고서를 작성한 후 병원장에게까지 보고한다. 감염 노출자는

〈예기 손상(Sharp Injury) 후 관리 지침〉에 의거하여 병원 자체 공상으로 처리
한다. 하지만 감염 노출 처리 중 예방 차원의 검사 및 진료는 요양 신청 대상
이 아니며, 감염 노출이 원인이 되어 해당 상병이 발병된 경우에만 요양 신청
대상이 될 수 있다. '업무 중 감염 노출을 제외한 업무상 재해 관리'는 직원 재
해 보상을 공무상 부상, 재해 발생 시 공상 및 산업 재해 보상 보험으로 처리
한다. 또한 정기 안전 보건 교육은 아래와 같이 실시한다.

- 감염성 질환에 노출된 직원에 대한 예방 및 관리
  - 응급 처치, 보고, 추후 관리 절차를 마련하여 감염성 질환(예시: 혈액 및 체액
    매개 질환, 결핵, 결막염, 급성 위장 관계 감염, 홍역, 유행성 이하 선염, 풍진 등)에 노
    출된 직원을 관련 규정에 따라 관리한다. 질환에 노출된 경우 보고하는 절차
    를 마련하고, 이러한 절차는 모든 직원이 알 수 있도록 공지한다. 담당 직원은
    감염성 질환에 노출된 직원의 현황과 처리 결과를 절차에 따라 경영진에게 보
    고한다.
  - 감염 노출을 포함한 직원 안전 사고 발생 시 보고 체계는 전 직원이 알 수 있
    도록 공지하고, 직원 안전 사고 발생 시 절차에 따라 보고한다. 또한 직원 안
    전 사고를 분석하여 분석된 결과에 따라 개선 활동을 수행하고, 이를 경영진
    에게 보고하며 직원들과 공유한다.

정기 안전 보건 교육

구분	안전 보건 관리 책임자	보건 관리자	관리 감독자	신규 채용자	전체 근로자
대상	행정(부)원장	1명 보건 관리자	작업 환경 측정 부서 관리 감독자	신규 직원	전 인원
교육 시간	연간 6시간 이상	연간 신규 34시간	연간 16시간	채용 시 8시간	매월 2시간
주관	대한산업(보건)안전협회			- 교육연구팀 - 간호부 - 부서 자체	부서 자체 전달 교육
교육 방법	위탁 교육 이수			자체 교육 이수	

- 직원 건강 및 직원 안전 문제 발생 시 제공하는 치료와 보고 절차는 다음과 같
  다. 먼저, 직원이 업무 중 감염에 노출되면 관리를 위해 노출 부위에 1차 조치를
  취하고, 즉시 수간호사와 감염 관리실에 보고한 후 노출 보고서를 작성한다.

또한 원무팀 접수 후 내과 진료 및 필요한 검사, 투약을 실시하고 마지막으로 감염 관리실에서 확인한다. 추후 관리는 보건 관리자와 연계하여 감염 관리실에서 관리하며, 이곳에서 해당 직원에게 추후 진료 및 관리에 대해 안내하고 월별 보고서를 작성한 후 병원장에게까지 보고한다. 감염 노출자는 〈예기 손상(Sharp Injury) 후 관리 지침〉에 의거하며 병원 자체 공상으로 처리한다. 하지만 감염 노출 처리 중 예방 차원의 검사 및 진료는 요양 신청 대상이 아니며, 감염 노출이 원인이 되어 해당 상병이 발병된 경우에만 요양 신청 대상이라고 볼 수 있다. '업무 중 감염 노출을 제외한 업무상 재해 관리'는 직원 재해 보상을 공무상 부상, 재해 발생 시 공상 및 산업 재해 보상 보험을 통해 처리한다. 또한 정기 안전 보건 교육은 위와 같이 실시한다.

[정리요약]

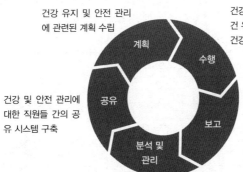

건강 유지 및 안전 관리에 관련된 계획 수립

계획

건강 검진, 예방 접종, 안전 및 보건 유지, 유해 물질 및 환경 관리, 건강 증진 프로그램 운영

수행

건강 및 안전 관리에 대한 직원들 간의 공유 시스템 구축

공유

보고

안전 보건 관리 책임자, 안전 관리자, 보건 관리자, 관리 감독자 등 보고 체계에 따라 담당자에게 보고

분석 및 관리

원인 분석 및 보고서 작성, 개선 활동 실행 및 예방 계획 수립

[별첨 1] 특수 건강 검진 실시 부서 및 공정 현황

해당 부서 및 공정	유해 인자	검진 방법	비고
중앙 공급실-소독	산화에틸렌	CBC, LFT	
수술실-조직 고정	포름알데히드	X-ray 검사, 청진	
진단검사의학과	포름알데히드	X-ray 검사, 청진	
외래 내시경실	포름알데히드	X-ray 검사, 청진	
검진 센터 내시경실	포름알데히드	X-ray 검사, 청진	
일반 외과 외래2	포름알데히드	X-ray 검사, 청진	
치과, 영상의학과	전리방사선	CBC	
분석실	질산, 이황화탄소	X-ray 검사, 청진, CBC, 치과, 요검사, LFT	
고위험 부서	결핵 노출 위험 부서	X-ray 검사	추가 검진
	혈액 매개 위험 부서	HIV, HCV, HBV	

*참고사항: X-ray 검사(흉부), CBC는 화학 분석에 의해 결과 처리, 특수 검진은 연 1회
*배치 전 검진: 특수 검진 부서 채용 시 배치 전 검진을 받으며, 작업자가 해당 부서로 작업 전환 또는 업무 변경 시에도 해당

[별첨 2] 직원의 건강 및 안전 문제 발생 처리 절차

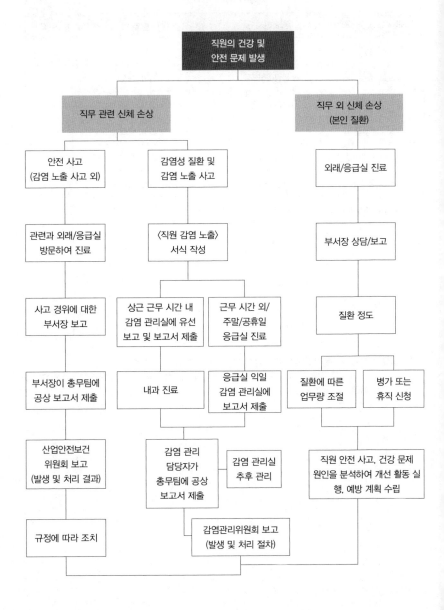

[별첨 3] 공상 처리 보고서

결재	담당	부서장	행정부장	병원장

소 속		직 위		성 명	
발생 일시					
발생 장소					
발생 경위	(구체적으로 명시)				

*필요시 진단서 및 관련 자료 제출

위의 기재사항이 사실임을 확인합니다.

20 년 월 일

사고자: (인)

소속장: (인)

[별첨 4] 감염 노출 보고서

1. 노출자의 인적사항

성명		주민번호			
부서/직위		경력/연월일		입사일	

2. 노출 현황

발생일/ 보고일		발생 장소		노출된 신체 부위	
노출 시 업무	□ 주사	□ 처치 및 검사	□ 체혈과 관련		□ 의료 행위 후 정리
	□ 기타(구체적 진술):				
노출 경로	□ 사용한 바늘	□ 사용한 칼날	□ 혈액		□ 체액
	□ 접촉	□ 호흡한 공기	□ 호흡기 분비물		□ 기타
	양, 시간, 깊이, … (			)	

3. 노출 원인 제공자(환자)의 상태

성명		성별/나이		병록 번호	
진료과			병실 호수		
진단명					
감염 상태	□ HBV(+)		□ HCV(+)		□ HIV(+)
	□ VDRL(+)		□ AFB(+)		□ CHICKEN POX
	□ Rubella		□ 모름		□ 기타

4. 노출자의 처치 내용

노출 감염에 대한 직원의 면역력 상태		
검사		기타
투약		
추후 관리 계획		

5. 노출자의 검사 결과

검사 종류	발생 당시 결과 (.)	1차 F/U (. .)	2차 F/U (. .)	3차 F/U (. .)
HBs Ag				
HBs Ab				
Anti– HCV				
HIV				
VDRL				

확인자 진료과장: (인)

노출 시 목격자: (인)

1.3 화재 안전

조사 개요

■ 조사 기준: 화재의 위험으로부터 환자, 직원 및 방문객을 보호할 수 있는 화재 안전 관리 활동을 수행한다.
■ 조사 목적
 1. 환자와 직원을 화재로부터 보호한다.
 2. 인화성 위험 물질 등을 관리하여 화재 예방과 조기 탐지, 진압을 하고 안전한 대피로를 확보하며, 안전한 의료 서비스 환경을 제공한다.

조사 항목

	조사 항목	유형	조사 결과		
1	화재 안전 관리를 위한 규정이 있다.	S	□상	□중	□하
2	화재 안전 관리 계획이 있다.	S	□상	□중	□하
3	화재 예방 점검을 수행한다.	P	□상	□중	□하
4	소방 훈련을 실시한다.	P	□상	□중	□하
5	직원은 소방 안전에 대해 교육을 받고, 그 내용을 이해한다.	P	□상	□중	□하

| 6 | 금연에 대한 규정이 있다. | S | □ 상 □ 중 □ 하 |
| 7 | 금연에 대한 규정을 준수한다. | P | □ 상 □ 중 □ 하 |

조사 개념

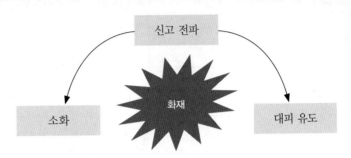

• 화재 상황 발생 시 안전 관리 활동 계획 및 기본 행동 요령은 신고 및 전파, 소화, 대피 및 피난 단계로 이루어진다.
  - 첫 번째는 신고 및 전파 단계로, 누구든지 화재 발생이 의심되면 화재 상황의 유무를 정확히 판단한다. 확실히 화재라고 판단되면 즉시 발신기의 누름판(비상 버튼)을 누르고 화재 사실을 모든 사람에게 알린다.
  - 다음은 소화 단계로, 최초 발견자가 1차, 화재 발생 지역의 주변 근무자가 2차로 소화기를 이용하여 소화를 실시한다.
  - 마지막은 대피 및 피난 단계로, 직원은 화재 상황 발생 시 환자(내원객)의 대피를 우선으로 실시한다.

• 화재 발생 시 신고 계획

업 무 분 담 내 용	5인	4인	3인	2인
[통보 연락반] 화재 경보벨 누르기, 해당 관련과 연락	직원 1	직원 1	직원 1	직원 1
[소화반] 먼저 화재를 발견한 직원이 소화기로 초기 진화	직원 2 직원 3	직원 2	직원2	직원 2
[대피 유도반] 환자 유형별로 대피 유도	직원 4 직원 5	직원 3 직원 4	직원 3	직원 1

- 직원은 화재 상황이 발생되면 당황하지 말고 자체적으로 설치된 화재 경보기 버튼을 눌러 화재 사실을 통보함과 동시에, 해당 과의 시설 관리팀에 즉시 신고해야 한다. 화재 신고를 할 때는 침착하게 장소와 위치를 정확히 알려줘야 하며, 신고자의 소속도 정확히 알려준다. 신고 후에는 화재 진압 출동팀이 도착할 때까지 자체 소화기 및 소화전을 이용하여 초기 진화에 임한다. 만약 2인 이상이 화재 현장에 있으면 반드시 1인은 화재 경보기를 누른 후 해당 과에 연락하고, 나머지 1인은 즉시 소화기 또는 소화전을 이용해 초기 진화에 임하도록 한다.

• 화재 유형별 조치 방법

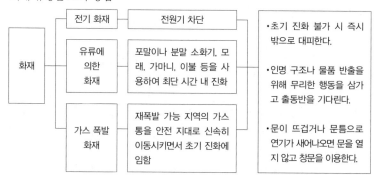

- 화재 상황에 따라 직원은 우선적인 안전 조치를 취해야 한다. 전기에 의한 화재라면 우선 전원을 차단(차단기)해야 한다. 유류에 의한 화재라면 포말이나 분말 소화기, 모래, 가마니, 이불 등을 사용하여 최단 시간 내에 진화한다. 가스 폭발에 의한 화재라면 재폭발 가능 지역의 가스통을 안전지대로 신속히 이동시키면서 초기 진화에 임한다.

• 화재 발생 시 대응 계획(화재 진압 출동팀 조직도)

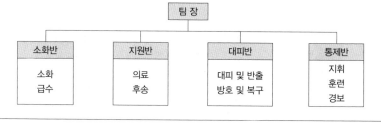

– 화재 진압 출동팀 편성이 기본으로 이루어져야 하며, 화재 진압 출동팀은 소화반, 지원반, 대피반, 통제반을 기본적으로 편성해 운영한다.

• 환자 및 직원 등의 대피 장소에 대한 배치 계획
– 환자 및 직원 등의 대피 장소에 대한 배치 계획은 다음과 같다. 먼저 각 병동 자위 소방대의 대피 유도반을 지정한다. 각 병동(층)은 중앙 계단 및 비상 계단으로 대피할 수 있는 대피 계획을 세운다. 각 층별 대피 장소에는 각 병동(층)의 수간호사 및 부서장이 책임자가 되어 인원의 배치 계획을 통솔한다. 대피 시 대피 장비로는 들것, 매트리스, 침대 시트 커버 등을 사용한다.

STEP 1	대피 유도반 지정	• 각 병동 자위 소방대의 대피 유도반 지정
STEP 2	대피 계획 수립	• 각 병동(층)별 중앙 계단 및 비상 계단으로의 대피 계획 수립
STEP 3	각 층별 책임자가 인원의 배치 계획 통솔	• 각 층별 대피 장소에는 각 병동의 수간호사 및 부서장이 책임자가 되어 인원 배치 계획을 통솔
STEP 4	대피 시 이용하는 장비	• 들것, 매트리스, 침대 시트 커버 사용
STEP 5	대피 우선순위에 맞는 대피 유도	• 화재 발생 층의 인원 • 화재 발생 층의 지상 층 인원 • 화재 발생 층의 상층부 인원 • 1순위 대피자 우선 대피 후 시간 차를 두고 방송 및 유도반의 지시에 맞춰 대피

• 환자의 분류에 따른 후송 계획

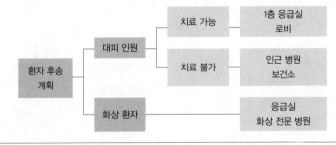

- 계획에 따라 대피한 인원은 1층 응급실 로비에서 자체 구호반과 진료진의 지시에 따라 치료를 받는다. 치료가 어려운 경우는 119 구조 대원과 해당 병원 후송 요원의 공조로 인근 병원이나 보건소로 후송한다. 그러나 화재에 기인된 환자(화상 환자)는 응급실로 후송 처치하고, 심한 경우 화상 전문 병원으로 후송한다.

• 예방과 시설 점검
- 화재 위험 감소를 위한 절차로 화재 예방 점검을 수행하며, 자체 소방 시설 점검은 분기별로 월 1회 실시한다. 소방 대상물별 소방 시설 점검 및 정비 계획은 종합 정밀 점검, 작동기증 점검을 연 1회 실시한다.
- 소방 계획은 「소방시설 설치유지 및 안전관리에 관한 법률」 및 동법 시행규칙 제14조 등 관련 법령에 의거하여 작성하고, 법정 기준에 따라 소방 점검을 받는다.
- 화재 상황을 위한 소방 훈련과 교육은 연 1회 이상 병행 실시하고 기록하여, 2년간 보관한다. 소방 훈련과 관련이 있는 소방 시설의 종류 및 사용 방법은 〈소화기 및 소화전 사용 지침〉에 따른다.
- 화재 복구 시에는 복구 후 조치로 인적 및 물적 피해가 있는지 확인한 후, 장비의 전원을 넣고 가동 상태를 체크한다. 장비에 보관되어 있는 정보를 확인하며, 장비에 문제가 있을 시 관련 부서 및 관련업체에 연락하며 모든 상황을 부서장에게 보고한다.
- 직원 교육의 경우, 소방 교육 및 훈련은 연 1회 이상 전 근무자에게 실시하고 훈련 결과 기록부를 작성, 보관한다. 또한 각 해당 팀은 모의 훈련 결과 자료, 소화기 점검 자료, 이행 모니터링 자료, 직원 교육 후 발견한 보완사항, 프로그램 목표 검토, 프로그램/정책 및 직원 교육 내용 수정에 대한 권고사항 등 각종 자료를 이용하여 연간 화재 안전 계획을 평가하고, 차기 교육·훈련 계획에 반영한다. 본 규정의 경우 2년마다 최소 1회 검토를 원칙으로 한다.

주목할 요소

전파

신고, 전파	상세 행동 요령
발견	타는 냄새, 연기, 불꽃, 누군가가 외치는 소리
신고	구내전화를 이용하여 담당 부서 혹은 119에 신고, 화재 발신기 버튼을 누름
전파	가까이 있는 직원에게 알림

소화	
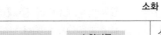	소화기 사용법 1. 소화기 봉인줄을 당겨 끊는다. 2. 안전핀을 뽑는다. 3. 호스를 불이 난 곳으로 향하게 한다. 4. 소화기의 손잡이를 힘껏 움켜쥔다. 5. 비로 쓸듯이 가까운 곳부터 좌우로 뿌려 나간다.

환자 유형별 대피 유도

피난 시점	소방대 지휘자의 지시, 방송(벨, 사이렌), 임의 판단
우선순위	화재실 〉 인접실 〉 경환자 〉 중환자 〉 직원 순
피난 경로	화재로부터 반대 방향으로 유도등을 따라 피난 계단으로 이동
피난 장소	건물 밖, 피난 층, 3층 이상 아래, 지상 층, 지정 층
환자 피난	유형별 피난 유도 계획에 따름

유형	유도 방법
자력으로 피난이 가능한 경우	노약자를 보호하고 소리를 지르거나 뛰지 않도록 질서를 유지하면서 계단을 이용하여 이동한다.
도움 시 보행이 가능한 환자	휠체어, 침대를 이용하여 옆 구역으로 수평 이동한 후 비상용 승강기를 이용하여 이동한다.
검사나 시술 중인 경우	의사의 판단하에 검사, 시술을 중지하고 비상용 승강기를 이용하여 이동한다.
보조 장비가 필요한 경우	산소, 의료 기기 등 적절한 조치를 취한 후 옆 구역으로 이동해 비상용 승강기를 타고 대피한다(외부, 응급).

분류	환자 상태	의사	간호사	대피 유도원	보호자	자력
A급	중환자, 독립 보행이 어려운 환자, 소아	○	○	○	○	
B급	약간의 도움으로 보행이 가능한 환자		○	○	○	
C급	독립 보행이 가능한 환자		○	○	○	○
D급	노약자, 어린이, 보호자, 방문객 등			○	○	○

각 층별 피난 계획 및 대피 방법		
피난 계획	**대피 방법**	**대피 유도 요령**
• 피난층의 위치를 각 층의 위치 배치도에 설치 • 복도 통로에 비상 유도등 및 통로 유도등 설치 • 층별 안전도에 따라 피난 경로 표시 • 방열복 및 안전 구조 장비 준비 • 1차 안전 구획 위치: 복도 • 2차 안전 구획 위치: 계단	• 화재 발생 시 자위 소방대 및 근무자는 즉시 준비 • 유도 책임자는 대피 요령을 원내 방송과 육성을 통해 전달 • 유사시 근무자는 각자 자위 소방대 조직에 맞는 역할을 수행	• 엘리베이터 사용 금지 • 유도 요원의 상황 판단하에 비상 계단, 구조대 등으로 피난 유도 • 대피 유도 시 2인 1조로 활동 • 반목 유도를 통한 혼란성 방지 • 분산 대피 유도 • 노약자, 어린이 우선 대피

• 각 층별 피난 계획 및 대피 방법은 해당 병원의 〈소방 계획서〉에 따른다.

화재 예방 점검에 포함될 사항

• 우선적으로는 소방 시설 점검이 있으며 유도등, 대피 경로 안내 표지판, 대피로 및 비상 탈출구, 비상 전원 감지 스위치 작동 여부에 대해 점검한다. 또한 대피로 점검을 통해 불필요한 장애물(예시: 린넨 보관, 쓰레기통, 의료 기기, 스트레처[Stretcher] 등)이 없는지 확인한다. 마지막으로 비상 탈출구를 점검하면서 비상시 내부에서 비상 탈출구 개방이 가능한지 여부를 확인한다.

금연 관련 규정

• 흡연 구역: 진료 구역 외의 장소로 지정된 장소에서만 가능
• 환자 및 내원객이 금연 지역에서 흡연을 할 경우, 흡연 구역으로 적극 유도
  – 금연 구역은 별도의 흡연 구역을 제외한 병원의 모든 구역을 의미한다. 해당 구역의 환경에 맞는 '금연 표지판'을 부착하여 적용 대상자들이 쉽게 알아볼 수 있게 만든다. 금연 구역의 관리는 해당 구역 부서의 부서장이 맡으며, 전체적인 관리는 해당 관리팀에서 한다. 흡연 구역은 1층 외부의 휴게 공간 구역으로 지정하며, 상기 장소 이외의 구역에서 흡연 장면을 목격했을 때는 적발한 직원이 지정 흡연 구역으로 안내하도록 한다. 두 차례 이상 적발될 경우 관련 규정에 따라 처벌될 수 있음을 공지한다. 또한 금연 교육 및 홍보를 위해 직원 및 환자 금연 교육, 포스터 부착, 금연 캠페인을 수행해야 한다.
  – '환자에 대한 금연 교육'은, 입원 환자일 경우 입원 수속 시 1차로 금연에 대해 설명하고 병동에서 2차로 설명을 진행한다. 외래 환자 및 보호자의 경우 각 외래 진료과에서 수시로 진행하며, 안내 등을 통해 지정 구역에서 흡연하도록 설명한다.

[정리요약]

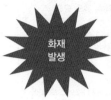

화재 발생	신고 및 전파	소화	대피 및 피난
	• 화재 상황 유무 판단 • 비상 버튼 사용 • 화재 사실 알림	• 1차 소화: 최초 발견자 • 2차 소화: 주변 근무자	• 환자 및 내원객의 대피 우선적 실시

[별첨 1] 화재 시 대처 방법

화재 시 대처 방법

• 화재 발생 시 신고 체계

① 1단계: "불이야!"를 외침

② 2단계: 화재 신고(원내 0번 신고)

③ 3단계: 발신기 누름

④ 4단계: 소화기를 이용하여 초기 진화

⑤ 화재 신고를 받은 자는 24시간 응급 센터 접수 창구에서 원내 비상 암호 방송을 연속 3회 실시

화재 신고를 받은 자는 원내 비상 암호 방송을 연속 3회 실시

"000(층, 위치) + 코드 레드!"

업무 분담
• 지휘반: 부서 책임자, 화재 지휘, 통제 • 통신 연락반: 119 신고, 건물 내 화재 발생 통보, 관계 기관 및 관계자에게 통보 연락 • 소화반: 초기 소화 활동, 소화전으로 화재 진압 활동 • 대피반: 피난 경로에 따라 대피 유도, 환자 유형에 따라 대피 유도 및 이송 • 반출반: 중요 물품 및 중요 서류 발출 • 응급 구조반: 환자 응급 조치

대피 경로 및 대피 요령
1. 비상 계단을 통해 건물 밖(옥상, 1층)으로 대피(엘리베이터 이용 금지) 2. 비상 계단이 어려운 경우 옥상으로 대피, 연기 속에서는 젖은 수건으로 입과 코를 막고 낮은 자세로 비상구를 확인하며 대피

환자 유형별 대피 방법
1. 거동 가능자: 비상 계단을 통해 걸어서 대피할 수 있도록 피난 유도 2. 거동 불편자: 부축하거나 휠체어, 목발, 워커 등의 기구를 이용하여 대피 유도 3. 거동이 불가능한 중환자: 등에 업거나 안아서 이송, 침대 시트를 이용하여 이송

• 소화기 사용법

1. 소화기를 바닥에 놓은 후 안전핀을 제거한다.

2. 피난구를 등진 채 노즐을 화점으로 향하게 잡고 손잡이를 움켜쥔다.

3. 빗자루를 쓸듯이 골고루 방사한다.

• 소화기 사용법(2인 1조)

1. 소화전함 호스를 꺼내 꼬이거나 꺾이지 않게 편다.

2. 화점까지 전개 후 소화전 밸브를 연다.

3. 노즐 손잡이를 잡고 시계 반대 방향으로 돌려 방수한다.

• 구조대 사용법

1. 구조대함을 연다.

2. 유도선을 내리고 활강포를 내린다.

3. 입구 틀을 세운다.

4. 발부터 입구 틀 안으로 들어가고, 양발을 벌려 속도를 조절하며 내려간다.

2. 지속적인 질 향상

범주	조사 기준
질 향상 운영 체계	2.1 의료기관 차원의 질 향상과 환자안전을 위한 운영 체계가 있다.
질 향상 활동	2.2 의료기관의 질 향상 및 환자안전 활동 계획에 따라 개선 활동을 수행한다.
환자안전 보고 체계 운영	2.3 환자안전 보고 체계 운영을 위한 계획을 수립하고 관리한다.
지표 관리 체계	2.4 의료기관 차원의 지표 관리를 위한 계획을 수립하고, 이를 수행한다.
진료 지침 관리 체계	2.5 진료 지침 개발과 적용을 위한 계획을 수립하고, 이를 수행한다.

2.1 질 향상 운영 체계

조사 개요

- 조사 기준: 의료기관 차원의 질 향상과 환자안전을 위한 운영 체계가 있다.

■ 조사 목적
1. 의료기관 전반의 서비스 질 향상과 환자안전 활동의 활성화를 유도한다.
2. 의료기관 차원의 질 향상 활동을 기획, 통합, 조정, 지원하기 위한 체계를 운영한다.
3. 지속적인 조직 문화의 변화를 지향한다.

조사 항목

	조사 항목	구분	조사 결과
1	의료기관 차원의 질 향상과 환자안전을 위한 조직을 운영한다.	P	□상　□중　□하
2	적격한 자가 의료기관 차원의 질 향상과 환자안전 활동을 관리한다.	P	□상　□중　□하
3	의료기관 차원의 질 향상과 환자안전 활동 계획을 수립한다.	S	□상　□중　□하
4	질 향상과 환자안전 교육 계획을 수립한다.	S	□상　□중　□하
5	질 향상과 환자안전 활동을 위해 필요한 자원을 지원한다.	P	□상　□중　□하

조사 개념

위원회 구성	• '질관리향상위원회'가 활동하고 이를 'QI위원회'(이하 '위원회'라 칭함)라 규정 • 각 부서의 QI 위원을 선정하여 위원회를 통해 의견을 집결하고 결정된 사항을 정리

↓

교육 및 전체 관리	• 질향상위원회는 질 향상에 대한 절차를 개발하고 모니터링하여 신뢰받는 치료 서비스 제공 환경을 제공, 병원의 비전, 미션, 핵심 가치를 실현

↓

활동 계획 수립	• 위원회는 연간 병원 차원의 질 향상과 환자안전을 위한 프로그램을 계획하고 실행하며, 수행도를 모니터링하고 평가함

↓

교육 계획 수립 및 각종 지원 활동	• 질 향상을 위한 교육은 병원 직원들이 질 향상과 환자안전 활동 관련 교육을 연 1회 이상 받는 것을 의미함 • 위원회가 직원들과 협력하여 질 향상과 환자안전 활동을 하도록 검토하며 필요시 인적·기술적·행정적 지원을 제공

질 향상과 환자안전을 위한 자원 지원

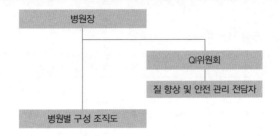

- 연간 의료의 질 향상과 환자안전 활동 계획 수립
  - 질 향상과 활동 계획은 우선순위에 따른 질 향상과 환자안전 활동을 선정한다.
  - 활동 내용: 질 향상과 활동 방법, 환자안전 보고 체계 운영, 지표 선정 및 측정, 진료 지침 개발 및 관리, 교육 계획, 질 향상과 환자안전 활동을 위한 의료기관 차원의 지원
  - 계획에 따른 성과를 평가한다.
  - 질 향상과 환자안전위원회의 검토 및 승인, 경영진 보고를 한다.
- 질 향상 활동은 내·외부 고객을 대상으로 병원에서 제공되는 모든 서비스에 적용되며, 모든 직원은 질 향상 활동 계획에 참여해야 할 책임이 있다. 질 향상을 위한 활동 계획의 우선순위를 기초로 위원회를 통해 선정되며, 병원장을 비롯하여 QI위원회, QI팀 등은 각자의 책임과 의무를 다한다.
- 병원장
  - QI 활동 수행 과정에 대한 포괄적인 감독과 실행에 대한 최종적인 권한, 책임, 질 향상과 활동 계획을 승인한다.
  - QI 활동의 활성화를 위해 분야별 전문성과 기술력을 갖춘 직원 확보 및 질 향상을 위해 필요한 지지와 자원을 제공한다.
  - 위원회를 통해 수행하는 병원의 질 향상 활동에 대한 모든 보고를 받는다.
- 위원회
  - 각 부서의 QI 위원으로 이루어지며, 다음과 같은 책임과 의무를 지닌다.
  - 질 향상과 환자안전 활동을 자문하고 의사결정을 지원한다.
  - 위원회는 병원장이 위원장이 되며, 위원은 위원장이 임명하되 진료과장, 행정 책임자는 당연직으로 하고 간호부장, 감염 관리 책임자, 시설 관리 책임자 등을 포함하여 구성한다.

- 위원의 임기는 1년으로 하되 중임이 가능하고, 위원장의 역할은 위원회를 대표하여 회의를 총괄하며 회의를 소집하고 위원회의 의장을 하는 것이다.
- QI 활동 수행 과정과 포괄적인 감독, 실행에 대한 권한, 책임을 보유한다.
- QI 활동 지표 중 우선순위를 선정해 QI 활동 내용을 의결한다. 병원 단위 및 부서 단위에서 시행하는 질 향상 개선 활동 및 모니터링 결과에 대해 보고받은 후 회의 결과를 부서 단위에 전달하고 공유한다.
- 위원회는 연간 정기적으로 개최하나, 위원장이 필요하다고 인정할 때는 수시로 소집이 가능하다.
- 위원회 회의는 재적 2/3 출석으로 개최하고, 출석 위원의 과반수 찬성으로 의결하는 원칙으로 운영한다.
- 위원회에 부의할 안건은 사전에 위원회로 제출한다.
- 위원회의 위원은 위원장의 동의를 얻어 즉석 제안을 할 수 있다.
- 부의할 안건은 간사가 설명함을 원칙으로 하되, 필요한 경우에는 관계자를 참석시켜 설명하게 할 수 있다.
- 위원회의 보고서, 회의록 및 토의 내용은 외부에 공개하지 않음을 원칙으로 하고 위원회의 위원은 이를 준수한다.
- 직원들에게 공유할 내용은 따로 발췌하며 진료 위원회 및 해당 부서에 공지하여 공개한다.
- 규정의 개폐는 위원회의 심의를 거쳐 운영 회의 의결을 통하여 결정한다.
- QI팀
  - QI 활동의 계획, 수행, 결과를 위원회에 보고한다.
  - QI 활동을 위한 자료의 수집, 분석, 개선 활동에 참여한다.
  - 병원에서 측정하는 모든 지표를 파악한다.
  - 병원 단위 및 부서 단위에서 시행하는 질 향상 활동을 위원회 산하 관련 소위원에게 보고한다.
  - 질 향상 활동에 대한 피드백 및 평가를 지원한다.
  - 매년 질 향상 활동 결과를 QI 경진 대회를 통해 전 교직원과 공유하며 보상한다.
  - QI 활동 후 업무로 전환한 내용에 대해 최소 연 1회 모니터링을 실시하며 모니터링 결과에 따라 개선이 필요한 경우에는 이에 대한 개선 활동을 하거나 동일 주제로 QI 프로젝트를 재시행하도록 요청한다.
  - QI 팀장 또는 팀원은 위원회 및 산하 소위원회의 위원 또는 간사로 역할을 수행한다.
  - 전 직원이 질 향상 활동을 훈련할 수 있도록 필요한 교육을 실시하며 질 관리 및 향상과 관련된 정보를 전 직원이 공유할 수 있도록 지원한다.

질 향상과 환자안전을 위한 자원 지원	질 향상을 위한 교육 계획
• 위원회는 필요시 인적·기술적·활동성 지원금 및 포상금 등의 행정적 지원을 제공한다. 　- 인적 지원; 질향상위원회 위원, 각 부서별 담당자 등을 지원 　- 기술적 지원: 교육 및 정보 공유, 외부 학회 등록, 활동 지원 　- 행정적 지원: 원내 경진대회 포상, 외부 교육비 지원	• 직원이 질 향상과 환자안전 활동을 수행할 수 있도록 필요한 교육 계획을 수립한다. 　- 교육 대상: 경영진, 신규, 재직 직원 　- 교육 주제 및 일정에 대한 계획 수립 • 병원 직원들은 질 향상과 환자안전 활동 관련 교육을 연 1회 이상 받는다. 　- 교육 방법: 강의법, 토의법, 이-러닝(E-Learning), 시청각 자료 활용법, 경진 대회, 학회 등 　- 정보 공유는 질 향상과 환자안전 활동이 효과적으로 시행될 수 있도록 부서 내 구성원들과 공유하게 조치함 　- 교육, 원내 메신저, 공유 폴더, 홈페이지, 소식지 등 다양한 채널을 통해 공유

질 향상 운영 계획 및 프로그램 계획

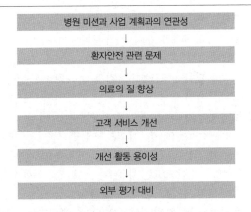

- 병원 미션과 사업 계획과의 연관성
- 환자안전 관련 문제
- 의료의 질 향상
- 고객 서비스 개선
- 개선 활동 용이성
- 외부 평가 대비

• 환자안전 활동 프로그램은 첫 번째로 병원의 미션과 사업 계획과의 연관성, 그 다음은 환자안전과 관련 있는 문제, 의료의 질 향상, 고객 서비스 개선, 개선 활동의 용이성, 각종 외부 평가 대비의 순으로 이루어진다.

- 질 향상과 환자안전 활동 프로그램의 계획은 연간 질 향상과 환자안전 활동의 계획, 수행, 평가와 병원 차원의 임상 질 지표 선정 및 측정에 관한 사항, 부서 차원의 질 향상과 환자안전 활동 선정 및 지원에 관한 사항, 고객 서비스 활동에 대한 사항, 질 향상과 환자안전 교육에 관한 사항 등을 포함한다. 질 향상과 환자안전 활동 프로그램은 위원회에서 의결되며 병원장의 승인을 받는다. 질 향상과 환자안전 활동 결과, 개선 효과, 직원 참여도 등은 병원장에게 보고한다. 이때, 질 향상 활동 방법론은 PDCA, FOCUS-PDCA, 6시그마 및 관련 학회에서 권고하는 방법에 의한다.

[정리요약]

위원회 구성	• QI위원회 규정 • 각 부서의 QI 위원 선정 • 의견 집결 및 결정사항 정리
교육 및 전체 관리	• 질 향상에 대한 절차 개발 및 모니터링 • 치료 서비스 환경 제공
활동 계획 수립	• 프로그램 계획 및 실행 • 수행도 모니터링 및 평가
교육 계획 수립	• 교육 계획 수립 • 교육 연 1회 이상 실시
자원 지원	• 직원 협력 및 활동 지원 검토 • 인적·기술적·행정적 지원 제공

[별첨 1] 질 지표 개선 활동 계획서

질 지표 개선 활동 계획서

결 재	QI팀장	적정진료 관리실장	병원장(위원장)

■ 팀명(부서명):   제출자: 부서 지표 담당 ooo

제출일: 20   년   월   일

주제명 (지표명)		
활동의 필요성		
개선 측정 지표의 정의	지표의 설명	
	지표의 정의	분자:
		분모:
		제외 대상:
개선 활동 기타사항	목표치	
	참고값 (비교 자료)	
	자료 수집 방법	☐ 전산 자료 ☐ 의무 기록 ☐ 기타
	표본 크기	☐ 전수 조사 ☐ 표본 조사 ☐ 기타
	모니터링 주기	☐ 월 ☐ 4/4분기 ☐ 상/하반기 ☐ 년
	보고 대상	☐ QI팀: 매월 보고 ☐ 질향상위원회: 4/4분기 보고 ☐ 병원장(경영진): 상/하반기 보고

팀 구성	역할	성 명	직 종	소속 부서	연락처
	팀장				
	(부팀장)				

	간사 (주요 연락)				
	팀원 1				
	팀원 2				
	팀원 3				
	팀원 4				
	팀원 5				
문제 분석					
활동 내용 및 추진 일정	원인 분석	월			
	대책 수립/ 실시	월			
	효과 파악 (평가)	월			
	부서 업무화 (지침화)	월			
	사후 관리 (담당자)	월			

[별첨 2] 안전 관리 코드(Safety codes)

안전 관리 코드(Safety codes)

코드(CODE)	안내	행동 지침
코드 레드 (Code Red)	화재	1. "불이야!"를 외치고 비상벨(발신기) 누름 2. 화재 발생 신고 및 방송 요청 3. 화제 진압 및 환자 대피 *소화기 작동: 안전핀 제거 후 ⇨ 노즐(호스 끝)을 화점의 바닥 방향으로 비를 쓸듯이 방사한다.
코드 블루 (Code Blue)	심정지	1. 심폐 소생술이 필요한 즉시 원내에 연락하여 방송 요청 2. 응급 센터로 유선 연락(119) 3. 기본 심폐 소생술 시행, 제세동기 준비 4. 심폐 소생술팀 도착
코드 퍼플 (Code Purple)	폭탄 위협	의심스러운 물건을 만지거나 움직이지 않고 신고한다.
코드 그린 (Code Green)	감염병, 자연 재난	재난 시작일: 1일 3회 "코드 그린(현재 상황 설명 및 행동 지침)" 방송 재난 종료일: 상황 종료 방송(재난 내용 요약) 〈재난 관리 규정〉 참조
코드 오렌지 (Code Orange)	유해 물질 살포	원내 번호로 신고하고, 물질안전보건자료(MSDS)를 참조한다.
코드 핑크 (Code Pink)	아동 유괴	의심되는 행동을 신고한다(아동의 특징과 유괴 용의자 인상 착의 등). 〈취약 환자의 권리 보호 규정〉 참조
코드 화이트 (Code White)	전산 장애	전산팀에서 통합하여 상황을 관리한다. ⇨ 장애 4단계로 구분하여 전산팀에서 방송 요청
코드 그레이 (Code Gray)	위험 인물 출현	위협적인 말이나 행동을 하는 위험 인물을 통제하고 현장 도움 필요시 원내에 신고한다.

2.2 질 향상 활동

조사 개요

■ 조사 기준: 의료기관의 질 향상 및 환자안전 활동 계획에 따라 개선 활동을 수행한다.
■ 조사 목적
1. 의료기관은 지속적이고 효율적인 질 향상을 위해 적합한 활동 방법, 주제를 선택한다.
2. 질 향상과 환자안전 활동 수행을 통해 얻은 성과에 대한 지속적인 개선 활동을 유지, 관리한다.

조사 항목

조사 항목	구분	조사 결과		
1	우선순위에 입각한 질 향상 활동 주제를 선정한다.	P	□상	□중	□하
2	의료기관에서 선정한 질 향상 활동 방법을 사용한다.	P	□상	□중	□하
3	선정된 주제에 따른 통계적 기법과 도구를 사용하여 자료를 분석한다.	P	□상	□중	□하
4	질 향상 활동을 통해 얻은 성과를 지속적으로 관리한다.	O	□상	□중	□하
5	질 향상 활동 성과를 경영진에게 보고한다.	P	□상	□중	□하
6	질 향상 활동 성과를 관련 직원과 공유한다.	P	□상	□중	□하

조사 개념

질 향상 활동 계획 수립	• 의료기관 차원의 질 향상 활동과의 일관성 • 주제별 질 향상 활동 계획: 문제 개요, 핵심 지표, 자료 수집 및 분석, 개선 전략, 개선 활동 등 성과 관리
↓	
질 활동 방법 사용	• PDCA, FOCUS-PDCA, 6시그마 및 관련 학회에서 권고하는 방법을 사용
↓	
통계적 기법 및 자료의 수집, 분석	• 통계적 기법과 도구의 예시: 런 차트, 관리도, 히스토그램, 파레토도 등 • 근거 비교란 타 유사 기관, 선진 사례 또는 문헌에 근거한 비교를 의미
↓	
지속적 모니터링 및 개선, 재계획 수립	• 얻은 성과를 지속적으로 모니터링하여 결과에 따라 개선이 필요한 경우에는 이에 대한 개선 활동을 진행하거나 개선 활동에 대한 재계획을 수립하며, 성과를 경영진에게 보고하고 관련 직원과 공유

PDCA

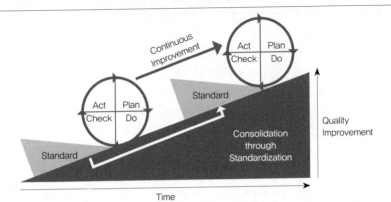

- 계획-실행-검토-개선 활동의 지속적 수행을 통해 질을 꾸준히 높이는 활동을 의미한다.

Focus-PDCA

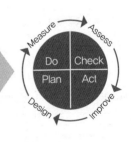

FOCUS-PDCA
Find a process to improve
Organize a team that understands the process
Clarify current knowledge of the process
Uncover root cause(s) of variation or poor quality
Select a part of the process to improve

- 개선을 위한 프로세스를 찾고, 그것을 이해하는 팀을 조직한다. 현 상태를 명확히 이해한 후 질을 낮추는 원인을 규명해 프로세스를 개선한다.

6시그마

- 발생하는 결함을 통계적으로 측정 및 분석해 원인을 제거함으로써 6시그마 수준의 품질을 확보하려는 활동이다. DMAIC(Define, Measure, Analyze, Improve, Control 단계의 줄임말)는 6시그마 문제 해결 과정에 사용되는 로드맵이다. 문제 해결의 합리적인 접근 방식으로 구성된 DMAIC는 기존 프로세스의 개선에 주로 사용되며, 철저한 데이터 중심의 체계적인 개선 전략으로 프로세스를 개선한다. 이는 전사적 차원의 6시그마 경영 혁신을 수행하는 데 핵심이 된다.

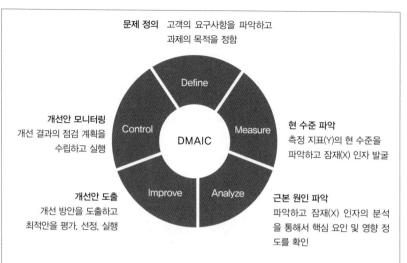

문제 정의　고객의 요구사항을 파악하고
　　　　　　　과제의 목적을 정함

개선안 모니터링
개선 결과의 점검 계획을
수립하고 실행

현 수준 파악
측정 지표(Y)의 현 수준을
파악하고 잠재(X) 인자 발굴

개선안 도출
개선 방안을 도출하고
최적안을 평가, 선정, 실행

근본 원인 파악
파악하고 잠재(X) 인자의 분석
을 통해서 핵심 요인 및 영향 정
도를 확인

- Define 정의: 고객과 핵심 품질 특성(CTQ, Critical to Quality), 핵심 비즈니스 프로세스를 정의한다.
  - 누가 고객이며, 제품과 서비스에 대한 고객의 요구사항이 무엇인지, 그들이 제품 및 서비스에 거는 기대는 어떠한지 정의
  - 프로젝트의 범위(프로세스의 처음과 끝) 정의
  - 프로세스 흐름을 파악하여 개선해야 할 프로세스 정의
- Measure 측정: 프로세스의 측정 지표를 정의하고 잠재 원인을 도출한다.
  - 프로세스의 출력 변수 Y에 대한 데이터 수집 계획을 수립, 데이터 수집
  - Y에 영향을 미치는 잠재적인 X 인자 도출
  - 도출된 X 인자를 우선순위화하고 분석할 X 인자 선정
- Analyze 분석: 결함의 근본적인 원인과 개선 기회를 파악하기 위한 핵심적인 X 인자를 분석하고 도출한다.
  - 잠재된 X 인자에 대한 데이터 수집
  - X가 Y에 미치는 영향을 정량적·정성적 분석 기법을 활용하여 분석
  - 핵심적인 X 인자 선정
- Improve 개선: 문제를 고치고 미리 예방하기 위해 해결책을 설계하여 목표 프로세스를 개선시킨다.
  - 프로세스의 개선안 도출
  - 수행(Implementation) 계획 수립 및 실행

- Control 관리: 개선 프로세스의 성과를 지속적으로 관리한다.
  - 다시 예전의 방식으로 돌아가지 않도록 관리
  - 지속적인 관리 계획을 수립, 문서화하여 실행
  - 시스템과 구조를 조정함으로써 개선 활동을 제도적으로 뒷받침함
- DMAIC가 기존 프로세스의 개선에 사용되는 반면, DFSS는 새로운 제품이나 서비스의 초기 설계, 재설계 단계에 사용된다. DMAIC만을 사용하여 개선할 수 있는 제품/서비스의 품질 수준은 4.5시그마(제품 1천 개당 1개의 결함) 정도가 한계라고 알려져 있으며, 6시그마 수준의 달성을 위해서는 프로세스를 근본적으로 고치는 DFSS를 적용해야 한다.

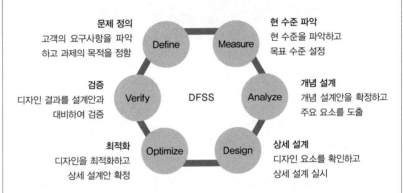

- DFSS 방법론은 DMADOV로 구성되며, 각 단계는 Define, Measure, Analyze, Design, Optimize, Verify로 이루어져 있다.
  - Define 정의: 프로젝트 목표와 고객(내·외부)의 요구를 정의한다.
  - Measure 측정: 고객의 니즈를 측정한다.
  - Analyze 분석: 고객의 니즈를 충족시킬 수 있는 프로세스 대안들을 분석하고 컨셉을 개발한다.
  - Design 설계: 고객의 니즈 및 컨셉 달성을 위한 세부적인 프로세스를 설계한다.
  - Optimize 최적화: 설계된 프로세스의 최소 비용, 최소 자원 등을 분석하고 프로세스를 최적화한다.
  - Verify 검증: 설계에 대한 성과를 검증한다.

[정리요약]

질 향상 활동 계획 수립	• 의료기관 차원의 질 향상 활동과의 일관성 • 주제별 질 향상 활동 계획 수립
질 향상 활동 방법 사용	• PDCA, FOCUS-PDCA, 6시그마 및 관련 학회에서 권고하는 방법 사용
통계적 기법 및 자료의 수집 및 분석	• 통계적 기법 및 도구: 런 차트, 관리도, 히스토그램, 파레토도 등 • 타 유사 기관, 선진 사례, 문헌에 근거한 비교 진행
지속적인 모니터링 및 개선	• 지속적인 성과 모니터링 • 개선 활동 진행 또는 재계획 수립
정보 공유	• 성과에 대한 보고 및 관련 직원과 공유

2.3 환자안전 보고 체계 운영

조사 개요

- 조사 기준: 환자안전 보고 체계 운영을 위한 계획을 수립하고 관리한다.
- 조사 목적
  1. 의료기관은 잘못된 부위 시술 및 수술, 투약 오류, 자살, 낙상, 수혈 부작용 등의 환자안전 관련 사건을 예방하기 위해 적절한 보고 체계를 수립한다.
  2. 환자안전 관련 사건에 대한 원인 분석 및 개선 활동을 효율적으로 수행할 수 있도록 관리한다.

조사 항목

	조사 항목	구분	조사 결과		
1	의료기관 차원의 환자안전 보고 체계 운영 계획이 있다.	S	□상	□중	□하
2	직원은 환자안전 보고 절차에 따라 보고한다.	P	□상	□중	□하
3	적신호 사건을 관리한다(근본 원인 분석: RCA).	O	□상	□중	□하
4	근접 오류를 관리한다(오류 유형 및 영향 분석: FMEA).	O	□상	□중	□하
5	위해 사건 개선 활동을 한다.	O	□상	□중	□하
6	보고된 환자안전 사건에 대한 결과를 경영진에게 보고한다.	P	□상	□중	□하
7	보고된 환자안전 사건에 대한 결과를 관련 직원과 공유한다.	P	□상	□중	□하

조사 개념

- 환자안전 보고 체계 운영을 위해서는 다음의 내용을 포함하여 계획을 수립한다.
  1) 보고 대상 정의
     ① 고위험, 고주의 약품 관련
        : 헤파린, 항암제 도파민, 마약, 디곡신(Digoxin) 등
     ② 일반 의약품 관련: 고위험, 고주의 약품을 제외한 약품
     ③ 혈액 관련
     ④ 낙상
     ⑤ 수술 관련
     ⑥ 검사/시술/치료 관련
     ⑦ 환경: 화재, 장비, 비품, 시설물, 폐기물 관련, 화상
     ⑧ 보안: 자살/자해(시도), 탈원, 폭행/강간/살인
     ⑨ 산소아 관련: 주산기 사망, 신생아 뒤바뀜, 신생아 유괴, 산모 사망

⑩ 기타 환자안전에 영향을 주는 사항
2) 대상에 따른 보고 절차로 보고자, 시기, 방법 명시
 ① 관련 직원은 지체 없이 환자안전 사고의 내용과 발생 경위를 해당 채널을
  통해 보고한다.
 ② 부서의 환자안전 담당자는 사고의 원인을 조사하고 개선안을 수립하여 해
  당 조직에 제출한다.
 ③ 해당 조직은 수립된 개선안을 재평가하고 개선 활동을 수행한다.
3) 보고 대상에 따른 분석 및 보고에 따른 적신호 사건, 근접 오류 및 위해 사건

• 환자안전 보고 체계 활동의 목적은 환자의 안전을 위협하는 요인이나 사고 및 손
 상 가능성을 조기에 발견하여 제거함으로써, 환자안전 사고의 감소 및 예방은 물
 론 병원 손실을 최소화하기 위함이다. 환자안전 사고의 경우는 '근접 오류(아차 사
 고, Near Miss)', '위해 사건(Adverse Event)', '적신호 사건(Sentinel Event)'으로 나뉜다.

	안전 사고 분류	사고의 정의	직원의 대응
1	적신호 사건	– 환자안전 사고 발생으로 인해 영구적 손상을 입거나 사망하는 경우	사건 발생 부서의 관련 직원은 응급 처치 등으로 적절히 사고 처리, 사고 보고서 작성은 24시간 이내
2	근접 오류	– 환자에게 해를 끼치진 않았지만 재발 시 중대한 위해를 초래할 수 있는 프로세스 오류	문제 발견 직원은 자발적으로 보고, 사고 보고서 작성은 7일 이내
3	위해 사건	– 환자 치료 과정 중 발생한 사망이나 상해, 낙상, 투약 오류, 중대한 사고	사건 발견 직원은 응급 처치 등 적절한 방법으로 사고 처리, 사고 보고서 작성은 48시간 이내

주목할 요소

환자안전 관리 분석과 활동 과정

STEP 1	위험의 발견	• 근접 오류 보고서 • 위해 사건 보고서 • 적신호 사건 보고서 및 자료 수집
STEP 2	위험 평가	• 위험의 유형, 발생 빈도 및 추이 등을 평가
STEP 3	위험 관리	• 문제의 원인 공략 및 개선 • 적신호 사건 시 30일 이내에 RCA 시행

- 환자안전 관리 분석과 활동 과정은 '위험의 발견'과 '위험 평가', '위험 관리'로 나뉜다.
  - 위험의 발견 단계는 의료 서비스를 제공하는 과정에서 발생하는 위험을 발견하는 단계
  - 위험 평가 단계는 발생하는 위험의 유형, 발생 빈도 및 추이가 예상되는 상황 등을 평가하는 단계
  - 위험 관리 단계는 문제를 발생시키는 근본적이고 일반적인 원인을 공략하여, 문제의 재발을 방지하고 예방하기 위한 개선안을 마련, 적용하는 단계
  - 원인 분석을 마친 후, 개선 활동과 예방 활동 시행
  - 분석과 활동 과정이 끝난 뒤의 재평가는 개선안 적용 후의 효과를 주기적으로 모니터링하고, 발생 빈도 및 추이를 평가하는 단계

환자안전 사고의 종류	환자안전 사고 발생 시 보고 체계
• 수술/시술 관련: 잘못된 부위, 감염, 합병증, 마취 관련, 수술적 오류, 낙상 • 의약품 관련: 보관, 처방, 조제, 투약, 모니터링 • 검사/치료 관련: 진단, 처치, 검사, 지연된 치료, 억제대 관련, 식이요법 관련 • 환경 관련: 화재, 시설물, 폐기물, (비)의료 장비, 비품 관련, 화상 • 혈액 관련: 혈액 보관, 수혈, 혈액 반납, 혈액 폐기 • 보안: 자해 및 자살, 탈원, 폭행, 강간, 살인 • 산부 및 소아 관련: 산모 관련, 신생아 및 소아 관련	• 사고를 목격한 직원은 환자와 가장 가까운 병동에 즉시 연락하고, 주치의 및 간호부에 보고한다. • 주치의의 지시에 따라 응급 조치 및 문제를 해결한다. • 환자안전 사고 발생 경위서 및 환자안전 사고 보고서를 작성한다. • 결과 분석 및 개선 활동을 수행한다. • 환자안전 사고 재발 방지를 위한 정보 공유 및 재평가를 실시한다.

환자안전 관리 활동 방법	
환자안전 관리 활동	환자안전 관리 활동 방법
- 환자에게 손상을 입힐 수 있는 사고의 가능성을 발견하여 위험을 예방하거나 감소시키기 위한 조치를 취해, 안전하고 질 높은 의료 시스템과 환경을 만들기 위한 활동	1. 근본 원인 분석(Root Cause Analysis, RCA) 2. 오류 유형 및 영향 분석(Failure Mode and Effects Analysis, FMEA)

FMEA의 정의

- Failure
  - 시스템이나 시스템의 일부분이 의도하지 않거나 원하지 않는 방법으로 행해지는 것
- Mode
  - 고장(Failure)이 일어날 수 있는 수단 또는 방법
- Effect
  - 고장 유형(Failure Mode)의 결과 또는 결론
- Analysis
  - 프로세스 요소나 구조에 대한 세부적인 조사

FMEA 도입 배경 및 개념

도입 배경	FMEA 개념	FMEA 목적
• 생산품의 신뢰도를 평가하고 개선하기 위해 생산품의 라이프 사이클 동안 사용된 개념(미항공우주공학-미해군-자동차업계) • 최근에는 의료에도 적용	오류가 발생하기 전에 문제를 산출하고 예방하기 위해 사용하는 팀 기반의 체계적이고 전향적인 기술	사건이 발생하기 전에 문제를 일으킬 수 있는 프로세스를 찾아 이를 예방하기 위함

FMEA의 전제 및 목적

전제	목적
• 지식이 많고 신중한 사람이더라도 어떤 상황에서는 실패할 수 있다고 가정함 • 초점은 '누가'보다 '무엇'이 실패를 일으키는가에 있음	• 실패를 야기할 수 있는 행동을 방지하기 위함 • 특정 실패를 예방할 수 없다면 실패가 환자에게까지 미치지 않도록 해야 하고, 영향을 미치는 경우라면 그 영향을 최소한으로 줄일 수 있는 방안을 모색하기 위함

- FMEA 목표
  - 프로세스 내에서 발생할 수 있는 모든 사건 유형을 찾아 그 원인과 영향을 분석하고 우선순위화하여, 개선 계획을 실행 및 결과를 측정하는 것
    ① 진료 과정이나 장비, 업무 프로세스 내에서 가능한 고장 유형(Failure Mode) 확인
    ② 각각의 고장 유형에 따른 영향(Effect)을 사정하고 분석(Analysis)
    ③ 프로세스 내에서 가장 변화가 필요한 부분 확인(Risk Priority)

FMEA 적용 방법
1. 고위험 프로세스 선택 및 팀 구성
2. 프로세스 검토 및 도식화 작업
3. 잠재적 고장 유형에 대한 브레인스토밍 및 영향 확인
4. 고장 유형의 우선순위 정하기
5. 고장 유형의 근본 원인 확인하기
6. 프로세스 재설계
7. 새로운 프로세스 분석 및 검토
8. 재설계한 프로세스 실행 및 모니터링

FMEA 8단계

1. 고위험 프로세스 선정 및 팀 구성

↓

2. 프로세스 검토

↓

3. 잠재적 고장 유형을 브레인스토밍하고 고장 유형의 영향을 정리

↓

4. 고장 유형의 우선순위 선정

↓

5. 고장 유형의 근본 원인 확인

↓

6. 프로세스 재설계(Redesign)

↓

7. 새로운 프로세스 분석 및 검증

↓

8. 새로운 프로세스 실행과 모니터링

RCA 단계에 따른 접근		
근본 원인 분석 준비	1단계	팀 구성하기
	2단계	문제 정의하기
	3단계	문제 연구하기
근접 원인 찾기: 무엇이, 왜 일어났는지를 정의	4단계	무엇이 일어났는지 확인하기
	5단계	절차적 기여 요인 확인하기
	6단계	다른 기여 요인 확인하기
	7단계	측정-근접 원인과 기반 원인에 대한 데이터 수집과 평가
	8단계	임시 변화 설계와 수행
근본 원인 확인	9단계	관련된 시스템 확인-근본 원인
	10단계	근본 원인 목록 추리기
	11단계	근본 원인 확인 및 상호 관계 강조
	12단계	위험 감소 전략의 탐색 및 규명
	13단계	개선 행위 개발
	14단계	제안된 개선 행위 평가
	15단계	설계 개선
개선 활동 설계 및 도입	16단계	활동 계획이 받아들여지도록 보장
	17단계	개선 계획의 적용
	18단계	효과 측정 개발 및 성공 보장
	19단계	개선 노력에 대한 수행 평가
	20단계	추가 활동 시행
	21단계	결과 공유

	RCA와 FMEA의 조사 – 지속적인 질 향상 시스템 추적 조사 –
목적	– 의료기관 차원의 질 향상 및 환자안전 보고 체계, 지표 관리 체계를 조사하고, 의료기관의 질 관리 체계를 확립하여 지속 적인 활동을 유도한다.
절차	– 조사 위원은 지속적인 질 향상 시스템 추적 조사의 목적에 대해 참석자에게 설명한다. – 의료기관에서 참석자를 소개한다. – 소그룹 토의를 진행한 후, 관련 서류를 확인하고 현장 확인을 한다. – 13장의 각 지표 정의서와 지표 모니터링 결과 자료를 토대로, 지표 담당자들과 토의한다.
참석 대상	– 질 향상과 환자안전 관련 위원회 위원장 및 진료 부서, 간호 부서, 지원 부서의 위원 – 질 향상과 환자안전 전담 부서의 책임자 및 담당자(필요시 지 표 관리 부서 담당자, 진료 지침 관리 부서 담당자도 가능)
장소	– 병원 참석자와 조사팀이 마주 보고 앉을 수 있는 장소
준비 서류	– 위원회 운영 자료 등 의료기관 차원의 질 향상과 환자안전 활 동 결과에 대한 관련 자료 – 분석 자료(환자안전, 진 향상 지표별 관리 자료) – RCA&FMEA 자료 – 질 향상 활동 계획 수행, 성과 관리 관련 자료(의료기관 전체, 부 서별) 등

[정리요약]

사고 보고	• 사고 목격 시 가장 가까운 병동에 즉시 연락 • 주치의 및 간호부에 보고
응급 조치 및 문제 해결	• 주치의의 지시에 따라 문제 해결
보고서 작성	• 환자안전 사고 발생 경위서 작성 • 환자안전 사고 보고서 작성
결과 분석 및 개선 활동	• 문제 발생 원인 공략 및 분석 • 예방을 위한 개선안 마련 및 적용
정보 공유 및 재평가	• 재발 방지를 위한 정보 공유 • 재평가 실시

[별첨 1] 환자안전 사고 보고 체계

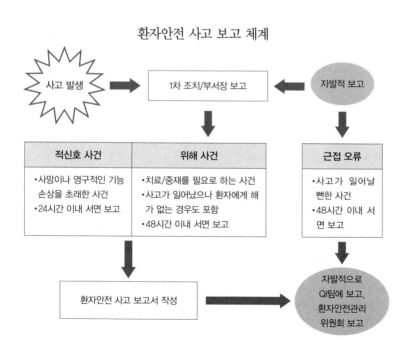

[별첨 2] 환자안전 사고 발생 보고서 1(낙상 제외)

환자안전 사고 발생 보고서 1(낙상 제외)

작성자	부서 책임자	부서장	QI팀장

보고일: 20   년   월   일

• 진료과/병동 _____ 과/ ____ 병동	• 진 단 명: _____
• 등록 번호: _____	• 확인 일시: ___월___일___시___분(AM, PM)
• 성명: _____	• 발생 일시: ___월___일___시___분(AM, PM)
• 성별: □ 남 □ 여 • 나이: _____세	• 발생 장소: _____
• 주치의: _____	• 발생 직원: _____

[문제의 종류]

투 약		기 타	
오류 유형	투약 후 발견된 오류의 원인		
• 투약 전 발견 □ 조제 오류 □ 처방 오류 □ 전산 오류 • 투약 후 발견 □ 다른 환자 □ 다른 약품 □ 다른 시간 □ 다른 경로 □ 다른 용량 □ 투약 부작용 □ 일혈/침윤 □ 투여하지 않아 　야 하는 상황에 　서 투약 □ 기 타(　　)	□ 처방을 확인하지 않음 □ 투약 직전 환자를 확인하 　지 않음 □ 투약 직전 투약 카드를 확 　인하지 않음 □ 처방을 잘못 해석함 □ 투약 카드를 잘못 해석함 □ 약품 라벨을 확인하지 않음 □ 용량 계산 오류 □ 약국의 오류 □ 약품의 전달 지연 □ 의사의 처방 오류 □ 잘못된 주사 용해액 사용 □ 인퓨전 펌프 작동 오류 □ 수액 세트 주입 속도를 잘 　못 맞춤 □ 기 타(　　　)	• 수술 관련 □ 환자 점검표 확인 오류 □ 환자 확인 오류 □ 수술 부위 오류 □ 환자 사정 파악 미흡 □ 기 타(　　) • CPR 관련 □ 환자 사정 지연 □ Call time 지연 □ 의료진 도착 지연 □ 기구 준비 미흡 □ 약품 준비 미흡 □ CPR 훈련 미흡 □ 기 타(　　)	• 치료/진료 관련 □ 체내 침습적 시술 □ 기타 진료 • 의료 장비/기구 관련 □ 산소 탱크 □ 제세동기 □ 인공 호흡기 □ 기 타(　　) □ 수량 부족 □ 작동/준비 불량 □ 작동 능력 부족 • 검사 관련 □ 검사 지연 □ 검사 과정 오류 □ 검사 결과 오류

• 문제 내용을 객관적으로 기록하여 주십시오.	• 수혈 관련
	□ 검사용 혈액 오류
	□ 혈액 불출 오류
	□ 환자 확인 오류
	□ 투여 방법 오류
	□ 기 타( )
	
	• 에어웨이(Airway) 관련
	□ 에어웨이 관찰 미흡
	□ 석션(Suction)으로 인
	  한 기도 출혈
	□ 질식(Asphyxia)
	□ 기도 유지 기구 불량
	□ 기 타( )
		□ 마취 관련
		□ 화상
		□ 육체적 구속 및 안
		  정 조치
		□ 환자의 자살/자해
		□ 진료 재료 오염/불량
		□ 자료 분실
		□ 식사 관련
		□ 간호 관련
		□ 전산 장애
		□ 기 타( )

• 문제 발생에 따른 중재 활동을 기록하여 주십시오.	• 본인이 생각하는 문제 원인과 개선 방안을 기록 하여 주십시오.	

• 문제의 결과	• 환자의 신체적 손상
□ 손실 없음 □ 업무 지연/추가 □ 환자의 신체적 손실 □ 환자의 경제적 손실 □ 병원의 경제적 손실	□ 특별한 이상 없음 □ 치료 후 후유증 없이 회복 □ 영구적인 신체 장애 □ 즉각적인 생명의 위협을 □ 사망 받음

[별첨 3] 근접 오류(Near Miss) 보고서

근접 오류(Near Miss) 보고서

사고 일시	
사고 종류	
사고 장소	
내 용	육하원칙에 의해 간단히 기입해 주시면 됩니다.
근접 오류 분석	
개선사항 요약	

년   월   일

수신 부서: QI팀 (   ) (서명)

[별첨 4] 환자안전 사고 분석 보고서

환자안전 사고 분석 보고서

QI팀장	환자안전위원장	병원장

단 계	항 목	내 용	비 고
1. 문제 확인	발생 일시		
	발생 장소		
	사고 내용 요약		
2. 원인 파악	의사 측 요인	☐ 의사의 표준 미시행으로 인한 과오 과실 ☐ 지식 및 기술 부족 ☐ 부적절한 의사소통 ☐ 불친절	
	간호사 측 요인	☐ 간호사의 표준 미시행으로 인한 과오 과실 ☐ 지식 및 기술 부족 ☐ 의료 기기의 관리 불량과 조작 미숙 ☐ 부적절한 의사소통 ☐ 불친절	
	환자/보호자 (간병인) 측 요인	☐ 병원의 지시에 따르지 않는 자의적인 행동 ☐ 병원의 설명, 교육에 따르되 예기치 않은 불상사 발생 ☐ 질병 상태에 대한 이해 부족	
	병원 환경, 시설 및 제도상의 요인	☐ 병원 건물 또는 병동 구조상의 결함 ☐ 예상하지 못한 시설의 파손 ☐ 제도 운영상의 기술 부족 ☐ 의료 기기 오작동	
	의료팀 상호 간의 문제	☐ 이해 부족으로 인한 개인, 집단, 조직 상호 간의 갈등 ☐ 기타 직원의 표준 업무 미시행	
	불가항력적 요인	☐ 의약품의 불가항력적인 부작용 ☐ 환자의 특이 체질 ☐ 기타	
3. 개선 활동	추후 조치사항 및 예방 대책	☐ 직원 교육 ☐ 환자/보호자 교육 ☐ 제도 개선 ☐ 시설 개선 ☐ 불가항력 ☐ 시말서 제출 ☐ 기 타:	
4. 결과 평가			

작성일:　　　년　　월　　일

[별첨 5] 환자안전 사고 보고 평가 요약지

환자안전 사고 보고 평가 요약지

부서장	QI팀장	환자안전위원장	병원장

부서 책임자:

날짜: 20   년   월   일

1. 발생 원인에 대한 구체적인 이유와 재발 방지를 위한 개선 방안을 기록하여 주십시오.

* 발생 원인:

_____

_____

* 개선 방안:

_____

_____

2. 해당 직원에 대한 피드백 내용을 기록하여 주십시오.

인적 사항	구체적 내용
소속: 성명: 발령일: 현 부서 근무 시작일:	
소속: 성명: 발령일: 현 부서 근무 시작일:	
소속: 성명: 발령일: 현 부서 근무 시작일:	

[별첨 6] 사례 요약 기록지

사례 요약 기록지

환자 정보	등록 번호		이름		성별/ 나이	
	병실		입원일		수술 여부	
	주 진료과		주치의		수술명	
	주 진단명		수술의		수술일	
경과 요약	※ 경과 요약지는 원내 민원 담당자가 보호자를 상대로 상담 시 사용될 수 있기 때문에 환자 또는 보호자가 이해할 수 있을 정도로 쉽게 작성되어야 하며, 경찰서, 검찰 등에서 요구 시 제출용으로 사용될 수 있으므로 의학 용어 사용 시에는 되도록 한국어로 풀어서 사용하고, 필히 영어를 사용해야 할 경우는 한국어 설명을 첨부하여 주시기 바랍니다.					

작성 일시: 20 .   .

작성과(팀):   작성자: _____

[별첨 7] 근본 원인 분석 및 개선 활동 보고서

근본 원인 분석 및 개선 활동 보고서

보고자	QI팀장	환자안전위원장	병원장

ID		주 진단명			
환자 이름		수술/시술명			
주치의		수술의		마취의	
입원일		수술일		퇴원/사망일	
입원과		퇴원과			
문제 확인	발생 일시		발생 장소		
	문제 유형				
	문제 요약				
문제 발생 시점/개선 포인트 (Critical Control Point)					
관련 요인 분석	인적 자원	개인			
		교육			
	System	프로세스			
		장비			
		의사소통			
		기타			
문제의 근본 원인					

개선 활동	인적 자원	
	System	
	기타	
	개선 불가능한 문제	
개선 활동 책임자	개선 활동 기간/완료일	개선 활동 평가 방법/시기
참석자		
Peer reviewer		

[별첨 8] 환자안전 보고 체계 운영

환자안전 보고 체계 운영(시스템 추적 조사 시 질문 예시)

• 환자안전 사건 보고 체계에 대해 설명해주세요.

• 적신호 사건 처리 절차를 말씀해주세요. 개선한 사례에 대해 말씀해주세요.
➡ RCA 사례 검토

• 근접 오류 분석 자료를 보여주세요. 분석 결과에 따른 개선 사례가 있습니까?
➡ 근접 오류 분석 자료, FMEA 사례 검토

• 직원들과 보고 결과는 어떻게 공유하나요? 경영진 보고 절차를 설명해주세요.
➡ 보고 체계 자료, 사건 보고서 자료, 사건 보고 통계 자료, 공유 자료 확인

[별첨 9] 환자안전 사건 보고와 관리 플로우

환자안전 사건 보고와 관리 플로우(Flow)

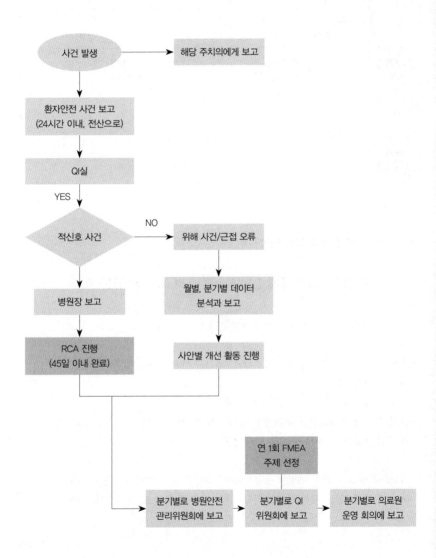

[별첨 10] FMEA 활동 중 RCA

FMEA 활동 중 RCA

FMEA	RCA		
1. 고위험 프로세스 선정 및 팀 구성	근본 원인 분석 준비	1단계	팀 구성하기
↓		2단계	문제 정의하기
2. 프로세스 검토		3단계	문제 연구하기
↓		4단계	무엇이 일어났는지 확인하기
3. 잠재적 고장 유형을 브레인스토밍하고 고장 유형의 영향을 정리	근접 원인 찾기: 무엇이, 왜 일어났는지를 정의	5단계	절차적 기여 요인 확인하기
		6단계	다른 기여 요인 확인하기
		7단계	측정-근접 원인과 기반 원인에 대한 데이터 수집과 평가
↓		8단계	임시 변화 설계와 수행
4. 고장 유형의 우선 순위 선정	근본 원인 확인	9단계	관련된 시스템 확인 – 근본 원인
↓		10단계	근본 원인의 목록 추리기
5. 고장 유형의 근본 원인 확인		11단계	근본 원인 확인 및 상호 관계 강조
		12단계	위험 감소 전략의 탐색 및 규명
↓		13단계	개선 행위 개발
6. 프로세스 재설계 (Redesign)		14단계	제안된 개선 행위 평가
↓		15단계	설계 개선
7. 새로운 프로세스 분석 및 검증	개선 활동 설계 및 도입	16단계	활동 계획이 받아들여지도록 보장
		17단계	개선 계획의 적용
↓		18단계	효과 측정 개발 및 성공 보장
8. 새로운 프로세스 실행과 모니터링		19단계	개선 노력에 대한 수행 평가
		20단계	추가 활동 시행
		21단계	결과 공유

2.4 지표 관리 체계

조사 개요

- 조사 기준: 의료기관 차원의 지표 관리를 위한 계획을 수립하고, 이를 수행한다.
- 조사 목적
  1. 질 향상과 환자안전 활동에 관한 자료를 수집한다.
  2. 의료기관의 미션(사명), 환자의 요구, 제공되는 의료 서비스 등을 고려하여 의료기관의 요구에 맞는 지표를 선정하여 관리하고, 그 결과를 공유한다.

조사 항목

	조사 항목	구분	조사 결과		
1	의료기관 차원의 지표 관리 계획이 있다.	S	□상	□중	□하
2	의료기관 차원의 지표를 관리한다.	P	□상	□중	□하
3	지표 관리를 위한 방법을 교육하고, 담당 직원은 이를 이해한다.	P	□상	□중	□하
4	지표 관리 성과를 경영진에게 보고한다.	P	□상	□중	□하
5	지표 관리 성과를 직원과 공유한다.	P	□상	□중	□하

조사 개념

지표 관리 계획	– 우선순위를 고려한 지표 선정 – 지표 관리 – 지표 관리 담당 직원의 교육 – 경영진 보고 및 관련 직원 공유
지표 관리	– 지표의 정의 및 측정 방법 – 지표 모니터링 주기 – 지표 모니터링 결과 분석 – 결과 분석에 따른 개선 활동 – 개선 활동 성과의 지속적 관리
교육 및 이해	– 지표 관리를 위한 방법을 교육하고, 담당 직원이 이해
결과의 공유	– 결과를 경영진에게 보고하고 관련 직원과 공유

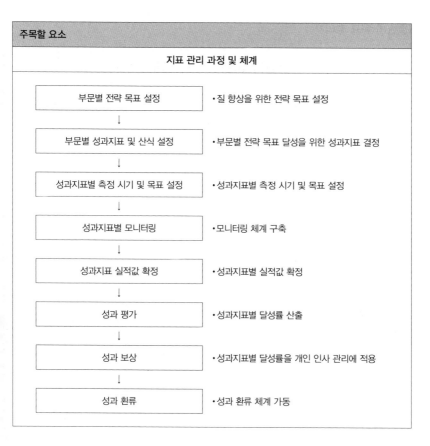

주목할 요소	
지표 관리 과정 및 체계	
부문별 전략 목표 설정	•질 향상을 위한 전략 목표 설정
↓	
부문별 성과지표 및 산식 설정	•부문별 전략 목표 달성을 위한 성과지표 결정
↓	
성과지표별 측정 시기 및 목표 설정	•성과지표별 측정 시기 및 목표 설정
↓	
성과지표별 모니터링	•모니터링 체계 구축
↓	
성과지표 실적값 확정	•성과지표별 실적값 확정
↓	
성과 평가	•성과지표별 달성률 산출
↓	
성과 보상	•성과지표별 달성률을 개인 인사 관리에 적용
↓	
성과 환류	•성과 환류 체계 가동

[정리요약]

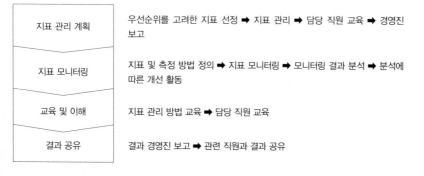

지표 관리 계획	우선순위를 고려한 지표 선정 ➡ 지표 관리 ➡ 담당 직원 교육 ➡ 경영진 보고
지표 모니터링	지표 및 측정 방법 정의 ➡ 지표 모니터링 ➡ 모니터링 결과 분석 ➡ 분석에 따른 개선 활동
교육 및 이해	지표 관리 방법 교육 ➡ 담당 직원 교육
결과 공유	결과 경영진 보고 ➡ 관련 직원과 결과 공유

[별첨 1] 지표 정의서

지표 정의서(Indicator Definition Sheet)

관리 부서 및 위원회		결재	부서 담당	QI팀장

지표명		
정의	◆ 지표 정의	
	◆ 분　　자	
	◆ 분　　모	
	◆ 포함 대상	
	◆ 제외 대상	
선정 근거		
목표 (비교 자료)		
분석 방법	◆ 산출 방법	
	◆ 표본 크기	
	◆ 분석 주기	
	◆ 보고 주기	
	◆ 보고 대상	
Feedback	◆ 홍보 및 Feedback 방법:	
	◆ Feedback 대상 부서:	

[별첨 2] 질 지표 개선 활동 중간 보고서

질 지표 개선 활동 중간 보고서

결 재	QI팀장	적정진료 관리실장	병원장(위원장)

▣ 팀명(부서명):   제출자: 제출일:

주제명 (지표명)					
활동의 필요성					
개선 측정 지표의 정의	지표의 설명				
	지표의 정의	분자:			
		분모:			
		제외 대상:			
팀 구성	역 할	성 명	직 종	소속 부서	비고
	팀장				
	부팀장				
	간사(주요 연락)				
	팀원 1				
	팀원 2				
	팀원 3				
	팀원 4				
	팀원 5				
문제 분석					
활동 내용 및 추진 일정	원인 분석	월			
	대책 수립/실시	월			
	효과 파악(평가)	월			
	부서 업무화 (지침화)	월			
	사후 관리(담당자)	월			

[별첨 3] 질 지표 개선 활동 중간 보고서

질 지표 개선 활동 중간 보고서

기대 효과 및 활동 목표		
개선 활동		
자료 수집 과정		
개선 활동 후 효과 분석		
지표 관리의 전산화 방안		
개선 활동 중 미비점		
부서 업무화 및 재평가 계획	부서 업무화 계획	
	재평가 계획	
	추진 담당자	
결론		

2.5 진료 지침 관리 체계

- 조사 기준: 진료 지침 개발과 적용을 위한 계획을 수립하고, 이를 수행한다.
- 조사 목적
  1. 의료기관은 질 향상과 환자안전의 목표를 달성하기 위해 진료 절차를 표준화한다.
  2. 자원을 효율적으로 사용하고, 시의적절한 임상 진료를 제공한다.

조사 항목

	조사 항목	구분	조사 결과		
1	진료 지침 개발과 관리 계획이 있다.	S	□상	□중	□하
2	진료 지침에 따라 환자 진료를 수행한다.	P	□상	□중	□하
3	진료 지침의 활용 성과를 지속적으로 관리한다.	O	□상	□중	□하
4	진료 지침 활용 성과를 경영진에게 보고한다.	P	□상	□중	□하
5	진료 지침 활용 성과를 관련 직원과 공유한다.	P	□상	□중	□하

조사 개념

진료 지침

- 임상 진료 지침(Clinical Practice Guideline), 개발 표준 진료 지침(Clinical Pathway)
  - 의료기관이 제공하는 진료의 다빈도, 주요 질환 등 기관의 필요에 따라 선정
  - 진료 지침을 개발하기 위한 팀(관련 진료부, 진료 지원부, 행정부 등 필요한 부서의 관련 직원을 포함하여 구성)
  - 근거에 기반한 지침 개발
  - 진료 지침 수행에 필요한 정보 및 내용에 대한 직원 교육
  - 수행 및 일관성, 유효성 모니터링
  - 모니터링 결과에 따른 주기적인 내용 개선
  - 경영진 보고 및 관련 직원 공유

주목할 요소

진료 지침(진료 지침 개발 및 제작 과정: 예시)

- 진료지침위원회(Committee of Clinical Practice Guideline)의 구성
  - 진료 지침서를 위해 병원장 직속의 한시적인 진료지침 특별 위원회 구성(TFT)이 필요하다.

- 특정 분야의 진료부, 관련 지원부를 통한 특별 위원회가 중심이 되어 적정 진료팀, 진료 개선팀에서 실무적인 지원과 출판 및 교육을 담당하는 조직을 구성한다.
- 총무 및 수련, 교육, 진료 지원뿐 아니라 여러 위원을 참여시키고(진단, 치료, 처방), 관련 질환에 대한 기초 통계 및 자료를 검토한다.
- 각 위원들은 문헌 검색, 자료 정리, 진료 지침의 개발을 진행한다.
- 수차례의 워크샵을 통해 진료 지침의 구체적인 항목을 하나하나 검토하고 수정, 보완한다.
- 최종 검토(자문)를 거쳐 해당 주요 질환의 진료 지침을 출간한다.
• 진료 지침의 양식 및 원고 작성
- 진료 지침 양식은 기존 진료 지침을 충분히 검토한 후 위원회 회의를 거쳐 결정한다.
- 전체적으로 4개의 부로 구성되어 있다(예를 들어 제1부 총론, 제2부 당뇨병의 관리, 제3부 당뇨병과 합병증, 제4부 당뇨병의 특수 상황으로 구성, 최근 이슈가 되는 문제들과 1차 진료 현장에서 쉽게 사용될 수 있는 좀 더 실용적인 내용으로 구성할 필요 있음).
- 각 장은 권고안-배경-참고 문헌 순으로 기술한다.
- 주제별로 권고안을 나열하고, 권고 내용마다 권고 수준을 결정하여 근거의 강도와 권고의 타당성을 부여한다.
- 근거가 되는 배경을 기술하고, 중요한 참고 문헌을 나열하여 좀 더 상세한 이해가 필요한 경우 도움이 되도록 한다.
- 진료지침위원회에서 회의를 거쳐 원고 집필진을 추천 또는 구성하고, 최근에 수정된 사항이나 이슈가 된 부분, 우리나라에서 시행된 연구 결과들을 위주로 내용을 첨삭한다.

〈진료 지침 예시〉

• 제1부 총론
- 당뇨병의 진단과 분류, 선별 검사와 예방법, 대사 증훈군의 진단 기준 등 총 6장으로 구성
• 제2부 당뇨병의 관리
- 혈당 조절 목표와 모니터링 및 평가, 임상 영양요법 및 운동요법, 당뇨병 치료, 자가 관리 교육, 백신 접종, 특별한 상황에서의 관리 등 10장으로 구성
• 제3부 당뇨병과 합병증
- 심혈관 질환 위험 인자의 평가 방법, 이상지질혈증, 고혈압의 치료, 항혈소판제의 사용, 금연, 그리고 당뇨병의 합병증(신증, 신경병증, 발 관리, 망막병증) 등 9장으로 구성

- 제4부 당뇨병의 특수 상황
  - 발병 연령에 따른 특수한 상황인 소아·청소년 당뇨병, 임신성 당뇨병, 노인 당뇨병을 7장으로 구성
- 근거 탐색 방법
  - 문헌 검색은 의학 문헌의 데이터 베이스인 MEDLINE 및 국내 문헌 검색 KoreaMed와 개별 의학 잡지를 추가로 이용 가능하다.
  - 기존에 개발되어 있는 해외 진료 지침의 최신판 참고, 기존에 개발된 진료 지침의 공개 사이트를 참고한다.
- 권고 수준의 결정 방법
  - 권고 수준은 아래 표에 입각하여 각 권고 항목별로 결정한다.
  - 결정 과정에서 타 학회 등의 진료 지침 권고 수준을 참고한다.
  - 국내 근거(임상 데이터)의 유무를 고려하여 최종 결정이 가능하다.
  - 국내 근거가 부족하여 외국의 권고 수준을 그대로 반영하기 어려운 경우는 진료 지침 TFT의 워크샵을 통해 권고 수준을 최종 결정한다.

권고 수준	정의
A	• 권고 사항에 대해 명확한 근거가 있는 경우 　- 충분한 검정력을 가지고 잘 수행되어 일반화가 가능한 다기관 　- 무작위 조정 임상 연구(RCT) 　- 결과 혹은 메타 분석을 통해 명확하게 입증된 경우
B	• 권고 사항에 대해 신뢰할 만한 근거가 있는 경우 　- 잘 수행된 코호트 연구 혹은 환자 　- 대조군 연구를 통해 이를 뒷받침할 만한 근거가 있는 경우
C	• 권고 사항에 대해 가능한 근거가 있는 경우 　- 신뢰할 수는 없으나, 소규모 기관에서 수행되어 무작위화된 임상 연구 　　결과 혹은 관찰 연구 및 증례 보고 등을 통한 관련 근거가 있는 연구
E	• 전문가 권고사항 　- 권고사항에 대해 뒷받침할 만한 근거는 없으나, 전문가의 의견(Expert Opinion) 혹은 임상 경험에 의해 권고되는 사항

- 외부 자문 단체 및 유관 학회의 검토
  - 진료 지침 제정에 관련된 여러 전문 단체로부터 자문을 받기 위해 수차례의 워크샵(질병관리본부, 한국보건의료 연구원, 건강보험 심사평가원)과 공청회를 개최하여 의견 수렴의 과정을 거쳐야 한다. 이를 토대로 진료 지침 제작 과정을 꾸준히 점검해야 하며, 원고 작성 후에는 관련된 각종 유관 학회와 함께 해당 내용을 검토하여 완성도를 높일 필요가 있다.

[정리요약]

진료 지침 선정 및 팀 구성	기관의 필요에 따른 지침 선정 ➡ 지침 개발을 위한 팀 구성 ┌ 특별 위원회 ├ 실무적 지원 └ 출판 및 교육
지침 개발	기존 지침 검토 ➡ 권고 수준 결정 ➡ 지침 개발
모니터링 및 교육	수행, 일관성, 유효성 모니터링 ➡ 담당 직원 교육
결과 공유	결과 경영진 보고 ➡ 관련 직원과 결과 공유

[별첨 1] 지표 관리 Meeting Record Sheet

지표 관리 Meeting Record Sheet

1. 프로젝트명:
2. 장   소:
3. 일   시:
4. 팀원(참석자 체크)

☐＿＿＿＿＿＿   ☐＿＿＿＿＿＿   ☐＿＿＿＿＿＿   ☐＿＿＿＿＿＿

☐＿＿＿＿＿＿   ☐＿＿＿＿＿＿   ☐＿＿＿＿＿＿   ☐＿＿＿＿＿＿

☐＿＿＿＿＿＿   ☐＿＿＿＿＿＿   ☐＿＿＿＿＿＿   ☐＿＿＿＿＿＿

☐＿＿＿＿＿＿   ☐＿＿＿＿＿＿   ☐＿＿＿＿＿＿   ☐＿＿＿＿＿＿

분류	내 용	비 고
회의 안건		
토의사항 요약		
결정사항/다음 단계		
다음 모임일/준비		

| 제2장 |

환자 진료 체계

3. 진료 전달 체계와 평가

범주	조사 기준	
진료 전달 체계	3.1.1	입원 수속에 대한 절차를 갖추고 있다.
	3.1.2	외래 및 응급 환자에 대한 등록 절차가 있다.
	3.1.3	중환자실, 특수 치료실 입실 절차가 있다.
	3.1.4	진료의 연속성을 확보하기 위하여 환자 담당 의료진 변경 시 정보를 공유한다.
	3.1.5	진료의 연속성을 유지하기 위해 퇴원, 전원 및 의뢰 서비스를 제공한다.
환자 평가	3.2.1	적절한 진료 서비스를 제공하기 위해 외래 환자의 요구를 확인하고 초기 평가를 수행한다.
	3.2.2	적절한 진료 서비스를 제공하기 위해 입원 환자의 요구를 확인하고, 초기 평가 및 재평가를 수행한다.

	3.2.3 적절한 진료 서비스를 제공하기 위해 응급 환자의 요구를 확인하고, 초기 평가를 수행한다.
	3.3.1 안전한 검체 획득과 정확한 검사 결과를 위하여 운영 과정을 관리한다.
	3.3.2 정확하고 안전한 검체 검사 결과를 제공한다.
	3.3.3 검체 검사실 안전 관리 절차를 확립하고, 이를 준수한다.
검사 체계	3.3.4 환자에게 혈액 제제를 안전하고 적시에 제공하기 위해 관리한다.
	3.3.5 안전한 영상 검사를 적시에 제공하기 위한 검사 과정을 관리한다.
	3.3.6 정확하고 안전한 영상 검사 결과를 제공한다.
	3.3.7 방사선 안전 관리 절차를 확립하고, 이를 준수한다.

3.1.1 진료 전달 체계(입원 수속 절차)

조사 개요

- 조사 기준: 입원 수속에 대한 절차를 갖추고 있다.
- 조사 목적: 의료기관은 입원 수속에 대한 표준화된 절차를 수립하고, 이를 담당하는 직원이 절차를 숙지하고 준수한다.

조사 항목

	조사 항목	구분	조사 결과		
1	입원 수속 절차가 있다.	S	□상	□중	□하
2	입원 순서 배정 절차에 따라 입실 관리를 한다.	P	□상	□중	□하
3	입원이 지연되는 환자 관리 절차를 준수한다.	P	□상	□중	□하
4	입원 시 환자에게 입원 생활 안내와 진료 비용에 대한 내용을 설명한다.	P	□상	□중	□하

조사 개념

입원 상담	• 입원 수속 절차는 입원 상담에서 시작되며, 입원 상담 후 환자나 보호자가 입원을 원할 때 소견서를 요청하여 받은 뒤 진료부에 검토 요청
입원 수속	• 진료부에서 입원이 결정되면 원무 담당자는 환자 및 보호자와 연락해 입원일 및 병실을 정하고 입원 순서 배정 • 입원 순서 배정은 입원 예약 순서대로 하되, 환자 증상, 진료과, 병실 현황에 따라 변동 가능 • 입원 환자는 내원 동기나 진료 형태에 따라 외래와 응급실 환자로 구분되며, 담당 의사의 입원 지시가 있는 환자의 경우는 원무 창구에서 병실 배정 • 입원 환자는 입원 우선순위, 병실 배정 기준에 따라 병실 배정 • 입원 시설 부족으로 입원이 지연되는 환자에게는 그 이유를 설명하고, 환자 상태에 따른 적절한 방법으로 관리
입원과 관련된 제반사항 설명 (사생활 보호 요청)	• 입원 수속 창구(원무팀)에서는 입원 사실 공개 여부를 확인하고 입원에 관련된 제반사항(입원 생활 안내, 환자 보험 종류에 따른 본인 부담금, 비급여, 상급 병실 차액, 진료비 내역에 대한 정보를 제공, 개인 정보 수집 및 활용에 대한 동의 절차, 환자 권리와 책임, 제 증명 서류, 불만 및 고충 처리 절차 등에 대한 안내 등)을 설명하고, 필요한 검사 후 해당 병동으로 안내 • 병동(간호팀)에서는 〈입원 생활 안내문〉을 제공하고, 〈입원 생활 안내문〉에 준해 추가 설명(환자의 권리와 책임, 면회 시간, 식사 시간, 주치의 회진 시간, 전화 사용 안내, 편의 시설, 응급 시 호출 방법, 화재 시 주의사항, 병동 배치 안내 등) 실시
입원 수속 완료	• 모든 과정이 완료되었을 시, 입원실 배정 후 수속 완료

주목할 요소

입원 순서 배정

우선순위	대 상 환 자	비고
1 순위	응급 또는 중환자 중 긴급 진료가 필요한 환자	
2 순위	입원 예약 환자	
3 순위	입원 예약 환자 중 전일 병실이 없어 입원하지 못한 환자	
4 순위	당일 입원이 결정된 환자	

- 입원 순서 배정은 위와 같으며, 입원이 지연되는 환자의 경우 적절한 조치를 취하도록 한다. 환자의 질병, 재정 상태, 보증인 유무, 종교, 인종 및 언어적 장애 등의 사유로 입원을 거부해서는 안 된다. 단, 입원할 병실이 없는 경우는 예외로 하며, 입원 판단은 환자와 보호자의 동의를 받아 결정한다.

신원 미상 환자 관리

- 응급 진료가 가능하도록 등록 번호를 생성한다.
  - 환자의 성별을 확인하고 나이를 추정하여 등록 번호 생성
  - 남자의 경우 '무명 남자', 여자의 경우 '무명 여자'로 등록
  - 관련 부서에 사실을 통보
- 환자 소지품을 확인한다.
  - 경찰 또는 구급 대원의 입회하에 신원 확인
  - 경찰, 구급 대원이 없는 경우는 의사 또는 응급 간호사, 보안 요원 입회하에 신원 확인
- 소지품 확인으로 신원 확인 시, 인적사항 수정 후 보호자에게 연락한다.
- 신원 확인이 되지 않을 경우는 관할 경찰서(112)에 신고 후 인적사항 및 보호자 수배를 요청한다.
- 경찰의 환자 지문 채취 및 인적사항 파악에 협조하며, 경찰의 도움으로 신원 확인 시 인적사항을 수정한다.
- 재진 환자일 경우 전산실에 요청하여 등록 번호를 합본한다.

[정리요약]

입원 상담	소견서 요청 ➡ 진료부 검토 요청
입원 수속	입원 순서 배정 ➡ 병실 배정 ➡ 입원 지연 환자 관리
제반사항 설명	제반사항 설명 ➡ 병동 안내 ➡ 〈입원 생활 안내문〉 제공
수속 완료	입원실 배정 ➡ 수속 완료

3.1.2 진료 전달 체계(외래 및 응급 환자 등록 절차)

조사 개요
■ 조사 기준: 외래 및 응급 환자의 등록 절차가 있다. ■ 조사 목적: 의료기관은 외래 및 응급 환자의 등록에 대한 표준화된 절차를 수립하고, 이를 담당하는 직원은 절차를 준수한다.

조사 항목

	조사 항목	구분	조사 결과		
1	외래 환자 등록 절차가 있다.	S	□상	□중	□하
2	외래 환자 등록 절차를 준수한다.	P	□상	□중	□하
3	응급 환자 등록 절차가 있다.	S	□상	□중	□하
4	응급 환자 등록 절차를 준수한다.	P	□상	□중	□하
5	진료 일정 및 서비스에 대한 정보를 제공한다.	P	□상	□중	□하

제공되는 서비스에 대한 공지	• 의료기관에서 제공되는 서비스의 범위에 대한 전달(진료과 및 진료 의사 선택 등) 　－ 진료 일정표를 매월 병원 내 게시판에 게시 　－ 온라인을 통한 실시간 공지 　－ 병원 내 이용 안내 책자에 공지(원내 창구와 셔틀버스 등에 비치)
외래 환자 등록	• 신환의 개인 정보(이름, 주민등록번호, 주소, 전화번호 등)를 전산 등록하고 등록 번호를 생성하는 과정
진료 예약 방법	• 병원을 접할 수 있는 각종 On/Off line 채널 　－ On-line: 전화 예약, FAX 예약, 인터넷 예약 　－ Off-line: 방문 예약, 건강 검진 후 예약, 병동 퇴원 예약, 응급실 예약, 진료 의뢰 센터 예약, 진료과 예약
외래 진료 절차	• 예약 없이 당일 방문한 환자의 진료 절차 　－ 당일 진료가 가능한지 해당 진료과에 확인하여 당일 진료 예약 　－ 당일 진료가 어려운 경우는 가장 빠른 일정으로 진료 예약
대기 환자 관리	• 원무과와 외래 부서의 협업으로 관리 • 외래 진료 혹은 검사가 지연될 때는 외래에서 환자와 보호자에게 지연 이유와 대기 순번을 설명 • 오후 진료 마감 시간 전 대기 환자가 많이 발생하였을 때, 외래 부서에서 접수 마감에 대한 연락이 오면 창구에서는 마감을 공지하고 해당 진료과장의 향후 진료 일정을 안내하여 다시 내원하도록 안내 • 대기 환자에 대한 동선 안내 및 진료 절차에 대한 안내
외래 등록 시 환자에게 주는 정보	• 환자에게 주어야 하는 정보 　－ 개인 정보 보호 및 동의 절차 　－ 선택 진료 및 일반 진료 　－ 요양 급여 및 의료 급여 의뢰서 지참 　－ 진료비 확인 방법 등

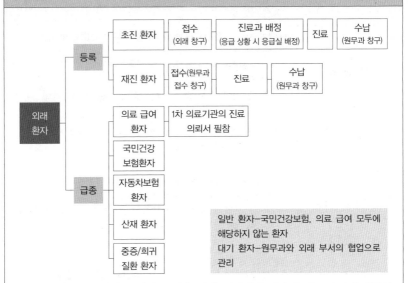

- 외래 환자 등록 절차는 환자를 처음 접한 시점에서 환자의 진료 요구가 병원의 진료 범위와 자원에 적합한지 확인한 후 진료를 시행한다. 모든 진료는 당일 접수 및 예약을 원칙으로 한다. 외래 환자는 초진 환자와 재진 환자로 분류하여 등록하며, 급종에 따라 국민건강보험 환자, 의료 급여 환자, 산재 환자, 자동차 보험 환자, 중증/희귀 질환 환자 및 일반 환자로 분류하여 등록한다.

초진 환자	재진 환자
• 초진 환자(신환) 등록은 당일 내원하여 접수하는 것을 의미한다. - 환자에게 필요한 의료진 및 진료과 안내는 접수 창구의 안내를 받아 접수한다. - 상담 결과가 응급 환자로 판명될 경우, 신속히 응급실로 연계해 적절한 치료를 진행한다. - 등록 시에는 환자 인적사항을 환자 인적 정보에 등록하고 보험 자격 확인 후 접수한다.	- 원무과 접수 창구에 방문하여 접수 후 각 진료과에서 진료를 받는다. 직원은 환자에게 진료과 사정에 의해 진료과장 선택에 있어 제한 또는 변경이 가능함을 안내한다. - 당일 전화 접수자는 원무과 접수 창구에 방문하여 각 진료과에 접수한다.

- 환자가 본인 질병에 대해 진료과를 지정하지 못하고 내원했을 경우, 접수 전 진료과에 의뢰하여 진료과를 지정한다.
- 외래 진료 절차는 제일 먼저 병원 외래 창구에서 접수하며, 보호 환자 의뢰서 지참 여부 확인 등을 통하여 진료 가능 여부를 파악한다.
- 직원은 진료과 사정에 의해 진료과장 선택의 제한 또는 변경이 가능함을 안내한다.
- 수납은 진료과에서 진료 후 원무 창구에서 수납한다.

- 외래 진료 절차는 원무과 접수 창구에 방문하여 접수한 후 각 진료과에서 진료를 받는 것이며, 수납은 진료과에서 진료를 받은 후 원무 창구에서 한다.

외래 접수 절차

외래 환자 등록	• 신환의 개인 정보(이름, 주민등록번호, 주소, 전화번호)를 전산 등록하고 등록 번호를 생성하는 과정
예약 일시 확정	• 내원 목적에 적합한 진료 부서와 진료 의사를 선택하고 예약 일시 확정
예약사항 안내	• 내원에 대한 진료과, 진료 의사 시간 등을 안내
진료 부서 접수	• 환자 이름과 등록 번호 혹은 환자 이름과 생년월일로 정확히 환자 확인 후 진료 전 준비사항 안내

응급 환자 등록

응급 환자 등록	• 응급 환자 등록 우선순위 ① CPR 환자 ② 의료진의 응급 등록 요청 환자 ③ 접수 순번 대기 환자 • 신환 등록 ① 진료 신청서 작성/개인 정보 동의 서명 ② 상병 발생 경위 확인(자보, 산재 등 처리 절차 설명) ③ 등록 번호 생성 후 등록 ④ 요양 급여 의뢰서 등록

	• 초진 및 재진 등록 ① 등록 번호 및 성명, 주민등록번호 확인 후 접수 ② 상병 발생 경위 확인(자보, 산재 등 처리 절차 설명) ③ 등록 번호 생성 후 등록
내용 설명	• 응급 의료 관리료 부과 설명 • 신환 등록인 경우 요양 급여 의뢰서 지참 안내(미지참 시 환불 절차 설명) • 자보, 산재, 상해, 자해 등 처리 절차 안내
추후 관리 및 방문 절차	• 의사: 진료가 종결되어 귀가 결정을 전산 처방에 입력 • 간호사 ① 귀가 수속 과정과 〈퇴원 후 건강 관리 계획지〉를 출력하여 설명 ② 퇴원약 수령 안내 　－ 원내 처방약: 진료비 수납 후 영수증에 첨부된 교환권으로 약 수령 　－ 원외 처방약: 수납 후 원외 처방전을 발급받아 원외 약국에서 약을 　　사도록 설명 ③ 외래 예약 또는 검사가 있는 경우 시간을 확인하고 설명 • 원무 직원: 진료비를 수납받고, 외래 예약 의뢰 시 외래 예약을 실시한 후 영수증을 발급하고 귀가 안내

환자 급종에 따른 분류

• 국민건강보험 환자는 「국민건강보험법」의 적용 대상자를 말하고 의료 급여 환자
는 「의료급여법」의 적용 대상자를 말한다.
 － '의료 급여 환자'의 경우 1차 의료기관(병, 의원급)의 진료 의뢰서를 반드시 지
참하며, 환자가 자의로 타 과 진료를 받고자 하는 경우는 진료를 보고자 하는
과에 대한 1차 의료기관의 의뢰서가 있어야 의료 급여가 적용 가능하다.
 － '산재 환자'는 「산업재해보상보험법」의 적용 대상자를 말하며, 4일 이상 요양이
필요한 경우는 산업 재해 요양 신청서 3부를 병원에 확인(소견서) 받아 근로복
지공단에 제출한 후 업무상 재해로 인정받아야 한다.
 － '자동차보험 환자'는 병원과 계약된 보험 취급 회사의 자동차보험에 가입된 차
량에 의한 피해자로, 종합보험 및 책임보험 적용 대상자여야 한다.
 － '중증/희귀 질환 환자'는 담당 의사가 전산으로 중증 진료 신청서를 작성한 후
제증명계 담당자가 건강보험 관리공단 EDI로 작성해 신청한다.

[정리요약]

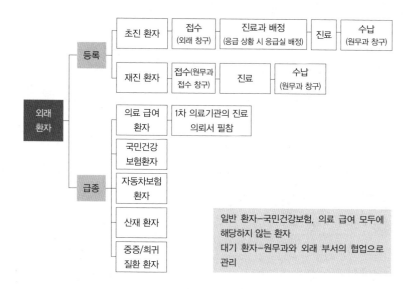

3.1.3 진료 전달 체계(중환자실, 특수 치료실 입실 절차)

조사 개요

- 조사 기준: 중환자실, 특수 치료실 입실 절차가 있다.
- 조사 목적: 의료기관은 중환자실이나 특수 치료실 입실의 표준화된 절차를 수립하고, 이를 필요로 하는 환자에게 적절한 의료 서비스를 제공한다.

조사 항목

	조사 항목	구분	조사 결과		
1	중환자실 입실을 위한 절차가 있다.	S	□상	□중	□하
2	중환자실 입실 전 환자 또는 보호자에게 필요성을 설명한다.	P	□상	□중	□하
3	절차에 따라 중환자실에 입실한다.	P	□상	□중	□하
4	특수 치료실 입실을 위한 절차가 있다.	S	□상	□중	□하
5	특수 치료실 입실 전 환자 또는 보호자에게 필요성을 설명한다.	P	□상	□중	□하
6	절차에 따라 특수 치료실에 입실한다.	P	□상	□중	□하

조사 개념

- 절차에 대한 규정 공유

입실 전	입실 동의서	- 입실 전 환자 및 보호자에게 필요성을 설명하고 입실 동의서를 받는다.
입실	입실 기준 제시 및 필요성 설명	- 입실 동의서에 입실 기준을 제시한다.
퇴실	입실~치료 후 퇴실 안내	- 퇴실은 퇴실 기준에 따라 전담 의사의 결정에 따른다.

주목할 요소

중환자실	특수 치료실
• 입실 기준 - 생리학적 지표를 이용해 설정 • 대한중환자의학회 입실 기준 권고안 등 참고 • 입실 필요성에 대한 설명과 동의 • 입실 시점의 환자 평가 기록 • 중환자실 입실 시의 절차	• 특수 치료실: 방사선 동위원소 치료실, 뇌졸중 집중 치료실, 조혈모세포 이식 치료실 등 • 입실 기준 • 입실 필요성에 대한 설명과 동의 • 입실 시점의 환자 평가 기록 • 특수 치료실 입실 시의 절차

중환자실 입실 기준	
등급	**내용**
1	- 중환자실 이외의 장소에서는 할 수 없는 집중적인 치료와 감시를 필요로 하는 환자군 - 인공 호흡기 치료를 받거나 지속적으로 심혈관 약물을 정주 투입받는 환자 - 치료 범위의 제한을 두지 않음 - 수술 후 인공 호흡기를 필요로 하는 호흡부전, 쇼크, 심혈관계 불안정으로 심혈관 약물을 지속적으로 정주하면서 침습적 모니터링을 하는 환자
2	- 적극적인 감시를 필요로 하는 환자군으로, 언제든지 즉각적인 치료를 할 수 있는 환자 - 치료 범위의 제한은 없음 - 만성 질환이 있는 환자 중 내·외과적인 문제가 발생한 경우의 환자
3	- 치료 범위의 제한을 두고 있는 환자(예: 기도 삽관, 심폐 소생술, 인공 환기기 등을 하지 않으며 일시적 치료를 원하는 환자 및 말기 암 환자)
4	- 가벼운 질환으로, 중환자실에 있어도 아무 이득이 없는 환자(예: 말초혈관 수술, 심혈관계가 안정된 케토아시도시스(Ketoacidosis), 가벼운 심부전, 수면제 과다 복용 환자)
5	- 회복할 수 없는 중증 질환으로 인해 소생 가능성이 없는 환자, 비가역적 뇌 손상 환자, 화학적 방사선 치료에 반응이 없는 말기 암 환자, 호흡기 치료를 하지 않으며 지속적으로 식물인간 상태인 환자

중환자실 퇴실 기준
• 입실 사유가 해결된 경우
• 혈역학 및 제반사항이 안정된 경우
• 의료진 판단에 의해 적극적인 치료가 더 이상 필요치 않다고 판단된 경우

특수 부서와 입/퇴실 기준
• 특수 부서의 경우 입실 전 환자 및 보호자에게 입실 필요성을 설명하며, 특수 부서 입실 및 퇴실 기준을 반영한 의사의 결정에 따른다. 의료진은 입·퇴실 시점에서 환자 평가 내용에 대해 기록을 남긴다.

[정리요약]

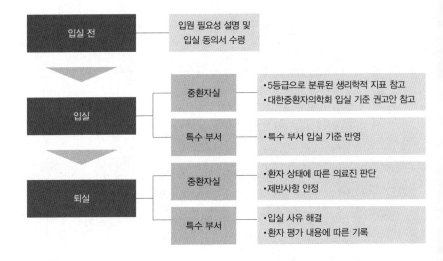

[별첨 1] 중환자실 입실 결정 체계

중환자실 입실 결정 체계

- 응급실 또는 병실에서 환자 발생 시 -

중증환자 환자 발생 입실 적정성 평가(주치의)

↓

중환자실 입실 결정

↓

환자 및 보호자에게 중환자실 입실 필요성 설명 입실 동의서 받음(3일 이내)

↓

원무과 혹은 전산으로 병실 이동

↓

중환자실 입실

↓

중환자실 안내문 설명 및 작성(간호사)

중환자실 입실 동의서

등록 번호:	환자명:	진단명:
성별/나이:	진료과:	설명 의사: (서명)

중환자실은 상태가 위중한 환자에게 집중적인 감시와 치료를 제공하는 특수 병동입니다. 중환자실은 환자의 상태에 따라 동맥혈관 내 도관 삽입, 중심정맥관 내 도관 삽입, 기관 내 삽관 및 인공 호흡기와 진경 치료, 기관 절개술, 심부정맥 혈전증 예방기기 적용 등 적극적인 치료를 시행하게 됩니다.

따라서 환자를 중환자실로 옮기기 전에 환자 또는 보호자에게 다음의 사항을 설명드리고 동의를 받고자 합니다.

- 다   음 -

1. 환자에게 필요한 검사나 처치, 시술에는 불가항력적이거나 예기치 않은 합병증과 후유증이 발생할 수 있습니다.
2. 치료를 위하여 환자를 약물로 진정시키거나 팔다리에 억제대를 사용할 수 있습니다.
3. 환자가 갑자기 위급해지면 먼저 응급 처치를 한 뒤 보호자에게 설명하는 경우가 있습니다.
4. 의료진이 더 이상 중환자실에서의 치료가 필요하지 않다고 판단했을 때 환자를 일반 병실로 옮기거나 퇴원을 지시할 수 있습니다.

본인(또는 환자)의 상태와 중환자실의 치료가 필요한 이유, 그리고 중환자실의 특수 사항에 대해 의사에게 충분한 설명을 듣고 이해하였으며, 이에 따라 중환자실에 입실할 것을 동의합니다.

중환자실 입실 기준: 중환자실 입실 적정성 판단 기준입니다. 해당 난에 ✓표해 주십시오.
(우선순위 모델)

□ 중환자실 이외의 장소에서는 할 수 없는 집중적인 치료와 감시를 필요로 하는 환자군, 인공 호흡기 치료를 받거나 지속적인 심혈관 약물을 정주 투입받는 환자(치료 범위의 제한을 두지 않음)   수술 후 인공 호흡기 치료를 필요로 하는 호흡부전, 쇼크, 심혈관계 불안정으로 심혈관 약물을 지속적으로 정주하면서 침습적 모니터링을 해야 하는 환자

□ 적극적인 감시를 필요로 하는 환자군으로, 언제든지 즉각적인 치료를 할 수 있는 환자, 치료 범위의 제한은 없음, 만성 질환 환자 중 내·외과적인 문제가 발생한 경우의 환자

□ 치료 범위의 제한을 두고 있는 환자(예: 기도삽관, 심폐 소생술, 인공 환기기 등을 하지 않으며 일시적인 치료를 원하는 환자 및 말기 암 환자)

(생리학적 기준)

□ 혈압: 수축기 〈 90 or 평균 〉 60mmhg	□ 맥박수: 〉 120 or 〈 60회/min
□ 호흡수: 〉 35회/min	□ 의식 수준: GCS 〈 12
□ 소변량: 〈 5㎖/시간	□ 나트륨: 〈 110mEq/L or 〉 170 mEq/L
□ 칼륨: 〈 3.0mEq/L or 〉 7mEq/L	□ 산소 분압: 〈 50torr
□ PH: 〈 7.2 or 〉 7.5	□ 기타: 생의학적 기준에는부합하지 않으나 집중 관찰을 요함

20   년   월   일 (오전 /오후)   시   분

환자명: (서명 또는 날인)   전화:
주민등록번호: 주소:
대리인(환자의   ):   (서명 또는 날인)   전화:
주민등록번호: 주소:

〈대리인이 서명하게 된 사유〉

□ 환자가 신체적·정신적 장애로 인해 약정 내용에 대해 이해하지 못함
□ 미성년자이므로 약정 내용에 대하여 이해하지 못함
□ 이에 대한 설명이 환자의 심신에 중대한 나쁜 영향을 미칠 것이 명백함
□ 환자 본인이 승낙에 관한 권한을 특정인에게 위임함
□ 기타

[별첨 3] 대한중환자의학회 입실 기준 권고안

* 중환자실 입실 적정성 판단 기준입니다. 해당 난에 ✓표해 주십시오.

기준명	구분	해당사항	내용
우선순위 모델 (Priority Model)	Priority 1		*중환자실 이외의 장소에서는 할 수 없는 집중적인 치료와 감시를 필요로 하는 환자군. 인공 호흡기 치료를 받거나 지속적인 심혈관 약물을 정주 투입받는 환자, 치료 범위의 제한을 두지 않음 수술 후 인공 호흡기 치료를 필요로 하는 호흡부전, 쇼크, 심혈관계 불안정으로 인해 심혈관 약물을 지속적으로 정주하면서 침습적 모니터링을 받는 환자
	Priority 2		*적극적인 감시를 필요로 하는 환자 군으로, 언제든지 즉각적인 치료를 할 수 있는 환자, 치료 범위의 제한은 없음. 만성 질환이 있는 환자 중 내·외과적인 문제가 발생한 경우의 환자
	Priority 3		*치료 범위의 제한을 두고 있는 환자(예: 기도 삽관, 심폐소생술, 인공 환기기 등을 하지 않으며 일시적인 치료를 원하는 환자 및 말기 암 환자)
	Priority 4	*중환자실에 오지 말아야 할 환자	
		Priority 4A	*가벼운 질환으로 중환자실에서 아무 이득도 없는 환자 (예: 말초혈관 수술, 심혈관계가 안정된 케토아시도시스 (Ketoacidosis), 가벼운 심부전, 수면제 과다 복용 환자)
		Priority 4B	*회복할 수 없는 중증 질환으로 소생 가능성이 없는 환자, 비가역적 뇌 손상 환자, 화학적 방사선 치료에 반응이 없는 말기 암 환자, 호흡기 치료를 하지 않으며 지속적 식물인간 상태인 환자

3.1.4 진료 전달 체계(정보 공유)

조사 개요

■ 조사 기준: 진료의 연속성을 확보하기 위하여 환자 담당 의료진 변경 시 정보를 공유한다.

■ 조사 목적: 진료과 간, 부서 간 전과/전동 및 직원의 근무 교대 시 표준화된 의사소통 과정을 통해 정보를 공유하여 진료의 연속성을 유지한다.

조사 항목

	조사 항목	구분	조사 결과		
1	환자 담당 의료진 변경 시 정보 공유를 위한 규정이 있다.	S	□상	□중	□하
2	전과 시 의료진 간 필요한 정보를 공유하기 위해 의무 기록을 작성한다.	P	□상	□중	□하
3	전동 시 의료진 간 필요한 정보를 공유하기 위해 의무 기록을 작성한다.	P	□상	□중	□하
4	근무 교대 시 환자 상태에 대한 정보를 공유한다.	P	□상	□중	□하

조사 개념

• 전과란 진료과–진료과 간 옮기는 것을 말하고, 전동이란 재원 환자에게 이루어지는 병동–병동 간, 병동–중환자실 간 이동을 말한다. 환자의 '진료 연속성'을 유지하기 위한 것으로, 상황 변동 시 즉각적인 정보 제공으로 연속적인 진료가 가능하게 하기 위함이다.

담당 의료진 변경	변경 사항(예시)	– 전과, 전동, 진료과 내 주치의 변경, 근무 교대 등
의사소통 필요	의무 기록을 통한 기록	– 환자 기본 정보 – 인계 시점에서의 환자 상태 및 치료 경과 – 필요시 제공되는 장비 및 기구 등
필요시 동반	전동 시 의료진 동반 필요	– 전동 시 의료진의 동반이 요구되는 환자 상태

주목할 요소	
전동이 이루어지는 경우	**전과가 이루어지는 경우**
- 환자가 원할 경우 - 환자의 상태를 고려하여 담당 의사가 진료 효율상 전동이 필요하다고 판단하는 경우 - 응급 환자에 대하여 적절한 응급 의료를 행할 수 없다고 판단할 경우 - 격리/역격리 환자의 1인용 이동 등 의사가 병원에서 시행하지 않는 시술, 약물요법, 수술 등의 치료가 필요하다고 판단하는 경우 - 심폐 소생술을 시행 중인 환자와, 활력 징후가 정상 범위를 크게 벗어나 이를 유지하기 위해 이동 중에도 의료진의 도움이나 즉각적인 처치가 필요한 환자의 경우는 전동 시 의료진 동반을 필요로 함	- 환자의 요구도에 맞는 적절한 진료를 위해 필요시 적용함 - 전과 지시는 각 과의 주치의에 의해서만 이루어짐 - 주치의는 환자와 보호자에게 전과에 대한 충분한 설명 제공 - 전과 시 원활한 의사소통 및 환자 진료의 연속성을 확보하기 위하여, 주치의는 환자의 기본 정보 및 병력, 전과의 이유가 되는 임상적 소견 및 근거, 전과 시점에서의 환자 상태 및 문제 목록, 향후 치료 계획 사항을 의무 기록에 기록할 필요가 있음

주의할 점
- 진료의 효율성을 위하여 담당의가 환자의 기본 정보 및 병력, 투약력, 전동의 이유가 되는 환자의 정보 및 유의사항의 정보를 공유한다. - 진료에 대한 부분으로는 최근 투약, 입원 및 수술 경험, 알러지 등의 정보를 공유한다. - 환자의 신체에 대한 부분으로는 의식 상태, 영양 상태, 계통 문진, 수면 장애 여부, 통증, 배변·배뇨 습관, 정서 상태를 공유한다. - 이동 시 필요사항(필요한 장비 및 기구 등)들 역시 의무 기록에 남긴다. - 근무 교대의 경우는 환자의 상태에 대한 정보를 공유해야 한다. 의사는 근무 교대 시 정확한 의사소통을 통해, 환자에 대한 진료 연속성을 유지하기 위해 경과 기록지나 온/오프 의무 기록지(OFF/ON-duty Note) 등으로 환자 상태에 대한 정보를 공유한다. - 간호사는 근무 교대 시 환자 인수 인계 기록지를 이용하여 다음 번 근무 간호사에게 환자 상태에 대한 정보를 인수 인계한다.

[정리요약]

전동	• 환자가 원할 경우 • 환자 상태에 따른 의사의 판단이 있는 경우 • 적절한 응급 의료를 행할 수 없다고 판단한 경우 • 병원에서 시행하지 않는 치료가 필요하다고 판단하는 경우
전과	• 주치의의 지시가 있는 경우 • 환자 요구도에 맞는 적절한 진료가 필요한 경우

환자의 진료 연속성을 유지하기 위해
상황 변동 시 정보 제공 및 공유 필요

3.1.5 진료 전달 체계(의뢰 서비스 제공)

조사 개요

■ 조사 기준: 진료의 연속성을 유지하기 위해 퇴원, 전원 및 의뢰 서비스를 제공한다.
■ 조사 목적
1. 진료의 연속성을 유지하기 위해 퇴원 및 전원, 의료 결정 과정에 환자가 참여한다.
2. 환자에게 퇴원 계획 수립, 퇴원 설명, 퇴원 후 추후 관리 정보를 제공한다.
3. 환자가 가정 간호 및 전원 서비스, 의뢰 서비스 등을 필요로 할 시 이를 제공한다.

조사 항목

	조사 항목	구분	조사 결과		
1	퇴원 및 전원 절차가 있다.	S	□상	□중	□하
2	퇴원 결정 과정에 환자가 참여한다.	P	□상	□중	□하
3	퇴원 전에 퇴원 요약지를 작성한다.	P	□상	□중	□하
4	퇴원 시에는 진료의 연속성을 유지하기 위해 필요한 정보를 제공한다.	P	□상	□중	□하

5	퇴원 시 가정 간호가 필요한 경우에는 관련 안내를 제공한다.	P	□상	□중	□하
6	전원 및 의뢰 서비스를 제공한다.	P	□상	□중	□하

조사 개념

퇴원 절차	– 퇴원 예고 시기와 방법, 퇴원 요약지 작성, 퇴원 요약 정보 제공 등
전원 절차	– 환자의 요구와 일치하는 전원 기관 선정, 전원할 기관의 수용 능력, 이송 수단, 의료진 동반의 필요성, 질병 상태와 치료에 대한 정보, 전원 사유 등이 기재된 환자의 퇴원 요약지 혹은 환자 진료 정보 요약지 – 완화 의료 서비스 제공을 위한 전원 절차: 환자 또는 보호자의 요구와 일치하는 완화 의료 전문 기관의 선정, 수용 능력, 이송 수단, 의료진 동반의 필요성, 말기 환자의 상태와 치료에 대한 정보, 전원 사유 등이 기재된 환자의 퇴원 요약지 혹은 환자 진료 정보 요약지
의뢰 절차	– 의뢰 병원 평가 및 선정 절차, 의뢰 병원으로의 의뢰 절차, 정보 제공에 대한 환자의 요구를 확인하고 동의를 구하는 절차, 진료의 연속성을 유지하기 위한 의뢰서 및 회신서 제공 등

주목할 요소

퇴원 절차

STEP 1	퇴원 계획 수립	• 입원 시 환자 평가를 바탕으로 수립
STEP 2	치료 진행	• 치료 중 의사 판단으로 필요시 퇴원 계획 수정
STEP 3	퇴원 예고	• 환자, 보호자와 상의 • 간호사는 원무팀과 정보 공유
STEP 4	퇴원 절차 교육	• 〈퇴원 절차 안내문〉을 통해 퇴원 수속 절차 설명 • 필요시 의무 기록 발급 신청서 작성
STEP 5	퇴원	

- 퇴원 절차를 위한 규정은 다음과 같다. 의료인은 환자의 평가를 바탕으로 입원 시 적절한 퇴원 계획을 수립하고, 담당의는 환자의 상태 변화에 따라 퇴원 계획을 수정한다. 필요시에는 가정 간호 서비스가 연계될 수 있도록 정보를 제공한다.
  - 퇴원 계획은 담당의가 환자 입원 시 환자를 평가하고, 환자와 함께 초기 퇴원 계획을 세우고 기록한다. 경과에 따라 퇴원 계획이 수정될 수 있으며, 퇴원일 은 환자/보호자의 참여를 통해 결정한다. 퇴원일이 정해지면 이에 따른 준비사 항에 대해 설명하고, 환자 요청 시 예상 진료비에 대한 정보를 제공한다. 의료 인의 판단에 반하여 퇴원을 요구하는 경우, 환자와 서약서를 작성한다.
  - 퇴원 예고는 담당 의사가 환자 및 보호자와 상의한 후 퇴원 예정일이 정해지 면, 간호사는 퇴원 예고를 등록하고 원무팀과 정보를 공유한다. 만약 정규 퇴 원 시간 외에 발생한 사망, 전원 환자는 퇴원이 가능한 원무과와 상의하여 결 정한다.
  - 퇴원 시 환자 교육 및 정보 제공을 위한 절차는 다음과 같다. 퇴원 전일 또는 퇴원이 결정된 이후 간호사는 〈퇴원 절차 안내문〉을 통해 퇴원 수속 절차에 대해 설명하고 필요한 서류 및 증명서를 확인한다. 필요시 의무 기록 발급 신 청서를 작성하고 필요한 서류 및 증명서를 준비한다. 이후, 입원 치료 내용과 지속적 치료의 내용, 투약, 주의사항, 내원할 날짜, 접수하는 방법에 대해 퇴 원 교육지를 통해 환자와 보호자에게 설명한다. 만약 가정 간호 서비스가 필 요한 경우 타 병원이나 재가 서비스를 연계하여 가정 간호 서비스를 받을 수 있도록 정보를 제공한다.

전원 절차

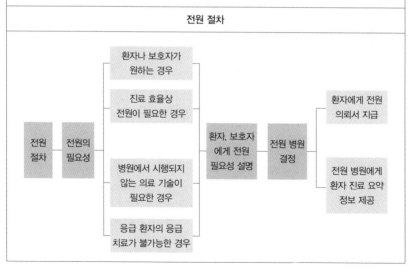

- 전원 절차는 환자 상태 및 환자 요구와 일치하는 전원 기관이 선정해야 한다. 전원이 이루어지기 전, 전원을 의뢰할 기관의 수용 능력이 우선적으로 확인된 다음 환자의 상태, 진료 경과, 전원 사유 등에 관한 정보를 제공해야 한다. 만약 상태가 위급하거나 위험 가능성이 높다면 의료진의 동반 전원이 필요하다. 중요한 점은 전원 시 진료의 연속성을 보장하기 위해 필요한 진료 정보(질병 상태에 대한 소견서, 의무 기록 복사본, 영상 검사 기록 등)를 제공해야 한다는 점이다.
  - '전원이 이루어지는 경우'는 환자나 보호자가 요청하는 경우, 환자 상태의 악화로 인해 상급 병원으로 전원해야 하는 경우, 담당 병원에서 시행하지 않는 시술, 약물요법, 수술 등의 치료가 필요하다고 판단하는 경우이다. 만약 심폐 소생술을 시행 중인 환자와, 활력 징후가 정상 범위를 크게 벗어나 이를 유지하기 위해 이동 중에도 의료진의 도움이나 즉각적인 처치가 필요한 환자의 경우는 전원 시 의료진이 동반되어야 하며 응급 상황 시 담당 의료진은 전원할 병원에 연락하여 진료 협조를 요청해야 한다.
  - 전원을 할 때 주로 고려해야 할 부분은 환자의 상태 또는 환자의 요구와 일치하는 전원 기관의 선정 유무, 전원할 기관의 수용 능력, 이송 수단 및 의료진 동반의 필요성 등이다.
  - 전원 시 중요한 점은 다음과 같다. 전원이 결정된 뒤 간호사는 환자 또는 보호자에게 전원 준비 및 주의사항과 같은 절차를 설명해 주어야 한다. 그리고 환자의 상태와 진료 경과, 전원 사유 등에 관한 정보를 전원할 기관에 제공한다. 환자의 요청이 있을 경우, 연속 진료가 가능하도록 전원을 가는 시점에 즉시 정보(진료 의뢰서, 소견서 등)를 제공하고, 진료 기록 사본 발급 신청서를 작성하여 검사 결과지, 영상 검사 CD 등을 제공한다. 필요시 차량 운행 신청을 통해 구급차를 이용하여 이송한다. 구급차 이송 중 환자 상태가 악화될 위험이 있는 경우는 필요한 장비를 준비하여 의료진이 동행한다.

퇴원 결정 과정

퇴원 결정 과정	- 환자가 참여함으로써 퇴원 예정일, 퇴원 후 거주 장소, 가능하다면 예상 진료비 내역과 퇴원 준비사항 등도 알 수 있다.
퇴원 전	- 진단명, 수술/처치명, 입원 사유 및 경과 요약, 퇴원 시 환자 상태, 추후 관리 계획 등을 포함한 퇴원 요약지를 작성한다.

퇴원 시 1	- 투약, 주의사항, 의료기관에 문의를 요하는 증상, 가정 간호 연계를 포함한 추후 관리 등이 포함된 자료를 제공하고 설명한다.
퇴원 시 2	- 가정 간호가 필요한 경우, 의료기관에서 직접 가정 간호 서비스를 제공하거나 가정 간호 서비스를 제공하는 타 기관으로 연계하는 것을 포함한다.
전원 및 의뢰 절차	- 전원 및 의료기관의 선정, 이송 방법 및 진료 정보의 제공 여부 등을 결정하는 과정에 환자가 참여할 수 있고, 환자의 요청이 있을 경우에는 연속 진료가 가능하도록 전원 및 의료 시점에 즉시 정보 (소견서 등)를 제공해야 한다.

[정리요약]

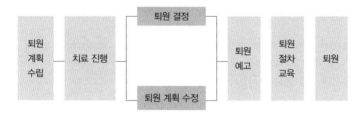

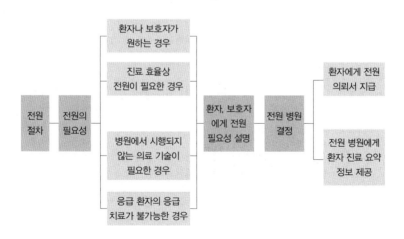

3.2.1 환자 평가(외래 환자)

조사 개요

■ 조사 기준: 적절한 진료 서비스를 제공하기 위해 외래 환자의 요구를 확인하고 초기 평가를 수행한다.
■ 조사 목적: 의료기관은 환자의 요구에 맞는 서비스를 제공하고, 적합한 진료 과목을 선정한다. 적절한 치료 계획을 수립하기 위해 환자를 평가한다.

조사 항목

	조사 항목	구분	조사 결과
1	외래 환자 초기 평가 규정이 있다.	S	□상 □중 □하
2	타 의료기관에서 의뢰된 경우, 진료 관련 정보를 확인한다.	P	□상 □중 □하
3	의사는 초기 평가를 수행하고 기록한다.	P	□상 □중 □하
4	의사는 특수 환자의 초기 평가를 수행하고 기록한다.	P	□상 □중 □하

조사 개념

• 외래 신환 또는 초진 환자의 필요를 파악한다. 적절한 진료 서비스를 제공하기 위해 외래 진료 의사는 초기 평가를 수행하고 초진 기록을 작성하며, 초기 평가 내용은 진료에 참여하는 직원들과 공유되어야 한다.

초기 평가 내용	– 병력: 주 호소 or 현 병력 or 과거력 – 신체 검사: 신체 검진 or 계통 문진 – 진단 ※ 주 호소, 신체 검진, 진단은 필수 입력 항목, 한 항목이라도 미작성 시 저 　장 불가
타 병원 의뢰 환자	– 환자가 지참한 진료 기록, 검사 결과, 영상 기록물, 의사 소견서 등의 정보를 확 인하여 초진 기록을 작성하고, 필요한 경우 스캔하여 조회할 수 있도록 한다.
특수 환자 초기 평가	– 특수 환자란, 소아청소년과, 산과, 정신건강의학과로 입원한 환자이다. – 환자의 요구와 특성에 맞는 개별화된 서식을 통해 초기 평가 과정을 따른다. – 특수 환자 초기 평가 내용은 진료에 참여하는 직원들과 공유한다.

주목할 요소	
외부 기록 제출 방법	초기 평가 내용
• 영상 기록물 　- 진료 30분 전에 해당 부서에 제출 　　한다. • 의사 소견서, 진료 기록, 검사 결과 　지 등 　- 진료과 상황에 따라 해당 직원에 　　게 주거나 진료 시 진료 의사에게 　　제출한다. • 조직 슬라이드 　- 진료 후 처방에 따라 결과지와 함 　　께 병리과로 접수한다. • 전자 진료가 의뢰된 환자는 통합 뷰 　내 [타 병원 차트] 조회를 통해 의뢰 　서 내용, 영상 기록 조회	• 입원 목적 • 의사 입원 기록의 주 호소 • 현 병력 • 과거력 • 신체 검진 • 계통 문진 • 진단 • 진료 계획 • 간호 정보 조사 일반 정보 • 알러지 등

[정리요약]

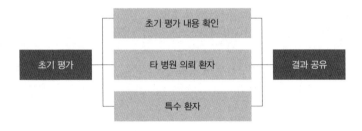

3.2.2 환자 평가(입원 환자)

조사 개요

- 조사 기준: 적절한 진료 서비스를 제공하기 위해 입원 환자의 요구를 확인하고, 초기 평가 및 재평가를 수행한다.
- 조사 목적
  1. 의료진은 정확한 치료를 신속히 제공하기 위해 초기 평가를 수행하고 치료에 대한 반응을 파악한다.
  2. 지속적인 치료와 퇴원을 계획하기 위해 환자 상태와 치료를 정기적으로 재평가하여 기록하고, 진료 담당 직원과 공유한다.

조사 항목

	조사 항목	구분	조사 결과		
1	입원 환자 초기 평가 규정이 있다.	S	□상	□중	□하
2	의학적 초기 평가를 24시간 이내에 수행하고 기록한다.	P	□상	□중	□하
3	간호 초기 평가를 24시간 이내에 수행하고 기록한다.	P	□상	□중	□하
4	영양 초기 평가를 수행하고 기록한다.	P	□상	□중	□하
5	특수 환자 초기 평가를 수행하고 기록한다.	P	□상	□중	□하
6	입원 환자의 의학적 재평가 규정이 있다.	S	□상	□중	□하
7	입원 환자의 의학적 재평가를 수행하고 기록한다.	P	□상	□중	□하
8	환자 평가 기록은 환자 진료를 담당하는 직원과 공유한다.	P	□상	□중	□하

조사 개념

- 초기 평가는 병원에서 환자에게 검사 및 치료, 의료 서비스를 제공할 때마다 확인해야 하는 의무로, 병원의 전사적 서비스 수행 조직 및 인력이 시행하고 관리해야 할 필수적 요소이다.

초기 평가	•담당 의사와 병동 간호사가 환자 입원 후 24시간 이내에 실시하고 기록 •입원 환자 초기 평가 규정 포함 사항 – 초기 평가 종류 – 초기 평가 시기 – 초기 평가 시행자 – 초기 평가 내용 – 초기 평가 정보 공유

의학적
초기 평가
	• 담당 의사가 24시간 이내에 환자 평가를 실시하고 입원 기록지 등에 기록
	  - 주말 및 공휴일 등 일상 진료가 가능하지 않을 때는 제외한다.
	  - 환자 평가 시에는 사용 가능한 모든 자료와 정보를 이용한다.
	  - 의학적 평가 내용은 병력 및 투약력 확인, 이학적 검사 및 환자의 주소(Chief
	    Complain) 청취, 심전도 및 방사선학적 검사, 혈액학적 검사 및 뇨화학적 검
	    사, 추정 진단의 확인 및 향후 치료 방침의 수립 등이 포함된다.

간호
초기 평가
	• 병동 간호사가 24시간 이내에 환자 평가를 실시하고 입원 간호 기록지 등에
	  기록
	  - 간호 평가 시에는 사용 가능한 모든 자료와 정보를 이용한다.
	  - 내용은 일반 정보, 입원 정보, 환자 과거력 및 가족력이며, 진료 정보상의
	    평가 내용은 최근 투약, 입원 및 수술 경험, 알러지 등이다.
	  - 신체 검진상으로 의식 및 영양 상태, 계통 문진, 수면 장애 여부, 통증, 연
	    하 장애 여부, 배변·배뇨 습관, 정서 상태, 일상생활 수행 능력 등을 포함
	    한다.
	  - 사회 및 경제 상태, 문화적, 종교적 특수성을 포함한다.
	  - 초기 평가 시 통증 평가는 〈통증 관리 지침〉, 낙상 위험도 평가는 〈낙상
	    예방 지침〉, 욕창 위험도 평가는 〈욕창 예방 지침〉을 따른다.

영양
초기 평가
	• 입원 후 의료진이 필요하다고 판단되면 '영양 평가지' 작성
	  - 영양 초기 평가는 키, 몸무게, 체중 감소, 연하 곤란 등을 근거로 양호 혹
	    은 불량을 판정한다.
	  - 임상 검사 소견을 근거로 영양 상태를 확인한다.
	  - 영양 상태 불량으로 판정이 되면(예시적: 영양 불량 환자 자동 검색 시스
	    템) 담당 의사 및 영양팀은 영양 관리를 지속적으로 제공한다.

결과 공유	• 입원 환자 진료를 직접적으로 담당하는 의사와 간호사 간 입원 환자 초기
	  평가 기록을 OCS, EMR 등을 통해 공유
	• 환자 진료와 관련 있는 타 부서 또는 타 직종의 직원들도 필요시 해당 환자
	  의 초기 평가 기록을 의무 기록 권한 안에서 공유

주목할 요소

특수 환자 초기 평가

• 신생아
  - 의학적 평가: 산모력, 주산기력, 신체 검진(전신 모습, 원시 반사 등)
  - 간호 평가: 신생아 관련 정보, 입원 정보, 신체 검진

- 소아
  - 의학적 평가: 예방 접종력, 발달 연령, 두위
  - 간호 평가: 분만 형태, 출산 시 체중, 현재 체중, 신장, 흉위, 두위, 예방 접종 등
- 산모
  - 의학적 평가: 산과력, 산전 검사 내용, 내원 시 산과적 증상
  - 간호 평가: 체중, 키, 최종 월경기(LMP, Last Menstrual Period), 임신주수, 산과력, 임신 합병증, 임신 중 위험 인자, 분만 관련 정보
- 정신과 질환자
  - 의학적 평가: 정신 상태, 인지 기능, 정신과적 과거력, 지지 체계, 자해/타해의 위험성
  - 간호 평가: 태도, 행동 장애, 정서, 언어, 사고 장애, 지식 및 인지 상태, 인지 기능, 언어 상태, 성장 발달, 자해/타해 사고

재평가

- 입원 환자 의학적 재평가 규정 포함 사항
  - 의학적 재평가 대상
  - 의학적 재평가 주기
  - 의학적 재평가 내용
  - 의학적 재평가 정보 공유
- 규정에 따라서 의사는 환자를 재평가하고 기록한다.

[정리요약]

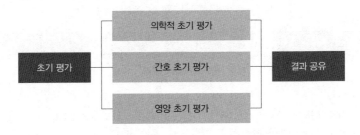

3.2.3 환자 평가(응급 환자)

조사 개요

- ■ 조사 기준: 적절한 진료 서비스를 제공하기 위해 응급 환자의 요구를 확인하고, 초기 평가를 수행한다.
- ■ 조사 목적: 적시에 적합한 진료를 제공하기 위하여 응급 환자를 분류하고, 그에 따른 초기 평가를 수행하며 환자 진료를 담당하는 직원과 공유한다.

조사 항목

	조사 항목	구분	조사 결과		
1	응급 환자 초기 평가 규정이 있다.	S	□상	□중	□하
2	응급 환자 분류 체계를 수행하고 기록한다.	P	□상	□중	□하
3	응급 환자의 의학적 초기 평가를 수행하고 기록한다.	P	□상	□중	□하
4	응급 환자의 간호 초기 평가를 수행하고 기록한다.	P	□상	□중	□하
5	환자의 초기 평가 기록을 환자 진료를 담당하는 직원과 공유한다.	P	□상	□중	□하

조사 개념

〈응급 환자 초기 평가〉

환자 내원 정보	• 내원 일시, 발병 일시, 내원 사유(질병 여부, 의도성 여부, 손상 기전), 내원 경로, 전원 보낸 의료기관 종류, 내원 수단, 교통사고 손상 당사자, 교통사고 보호 장구
환자 초기 평가	• 환자 반응, 내원 시 활력 징후(혈압, 맥박, 호흡, 체온)
진료 내용 결과	• 주 진료과, 응급 진료 결과, 퇴실 일시, 전원 보낼 의료기관 종류, 퇴실 진단 코드

- • 응급 환자에 대한 초기 평가의 경우, 응급실 방문 환자에 대한 분류 체계, 치료의 우선순위, 초기 평가의 실시가 있을 수 있으며, 환자 진료와 관련이 있는 타 부서 또는 타 직종의 직원들도 필요시 해당 환자의 초기 평가 기록을 의무 기록 접근 권한 안에서 공유한다.

주목할 요소	
응급 환자 분류 체계	**우선순위에 따른 처치**

• 긴급도에 따라 분류
  - 긴급
  - 응급
  - 준응급
  - 비응급
• 긴급도 분류는 환자의 의식, 혈압, 체온, 호흡수, 심박수, 산소포화도, 주증상 등에 의거하여 예진실 간호사 또는 응급의학과 의사가 시행
	• 긴급: 예진실에서부터 즉각적인 처치를 시행하고, 응급의학과 전문의나 전공의에게 구두로 통보
	• 응급: 배정된 주치의에게 구두나 유선으로 통보(단, 예진실에서의 판단에 따라 응급의학과 전문의나 전공의에게 우선적으로 구두로 통보할 수 있다)
	• 준/비응급: 전산 시스템에 배정된 주치의에게 통보

[정리요약]

환자 분류	긴급도	내원 사유	전원을 실시한 의료기관 종류
초기 평가	치료 우선순위	환자 반응	내원 시 활력 징후
결과 공유	진료 결과	퇴실 일시 및 퇴실 진단 코드	전원 보낼 의료기관 종류

3.3.1 검사 체계(운영 과정 관리)

조사 개요
■ 조사 기준: 안전한 검체 획득과 정확한 검사 결과를 위해 운영 과정을 관리한다. ■ 조사 목적: 안전하고 정확한 검체 검사를 위하여 절차를 준수하고 관리한다.

조사 항목			
조사 항목	구분	조사 결과	
1	검체 검사 운영 규정이 있다.	S	□상 □중 □하
2	적격한 자격을 갖춘 자가 검체 검사를 수행한다.	P	□상 □중 □하

3	적격한 자격을 갖춘 자가 검체 결과를 판독한다.	P	□상	□중	□하
4	검체를 안전하게 획득하는 절차를 준수한다.	P	□상	□중	□하
5	정확한 검체 검사를 위해 사전 정보와 검체 적합성을 확인하는 절차를 준수한다.	P	□상	□중	□하
6	검사 결과를 재확인할 수 있도록 검체 보관 절차를 준수한다.	P	□상	□중	□하
7	정도 관리를 수행하고 관리한다.	P	□상	□중	□하
8	검체 검사 외부 의뢰 체계를 적절하게 활용한다.	P	□상	□중	□하

조사 개념

검체 채취	• 환자 확인 및 전 처치 　– 원내 환자 확인 절차에 따라 검체 채취 전 두 가지 이상의 정보를 활용하여 환자를 확인한다. 　– 검체를 획득하기 위한 준비를 하는데 있어, 우선적으로 검사 항목에 따라 채혈 전 금식이 이루어졌는지 확인한다. 　– 채혈 시 채혈을 위한 전 처치를 시행한다. • 검체 획득 　– 안전 사고를 사전에 방지하기 위해 정확히 환자를 확인하고 압박대를 1분 이상 사용하지 않는다. 화상, 흉터 부위, 손상 부위, 부종, 혈종 등은 채혈이 불가하다. 　– 채혈 시 혹은 채혈 후에는 과도한 압력으로 인해 용혈되지 않게 주의해야 하며, 마지막으로 채취된 모든 검체는 바로 검사실로 보낸다.
검체 접수	• 검체 접수 　– 검체 요청서에 있는 검사 의뢰 목적, 등록 번호, 환자명, 검사 의뢰 부서(병동), 검사 요청일 등의 내용을 확인한다. 　– 만약 상세 정보 기록에 이상이 있을 시 간호사 또는 담당자에게 연락하고 후속 조치를 취해야 하지만, 이상이 없는 경우는 접수한다.
검사 (조직 병리/ 세포 병리)	• 각종 검사 　– 매일 실시되는 대부분의 통상적인 검사는 검사실에 접수되는 대로 처리한다. 　– 응급 검사 종목은 접수 후 신속하게 검사 결과를 보고한다. 　– 특정 요일에만 실시하는 혈청 및 요 검사일 경우에는 즉시 접수하여 보관하였다가 검사 시행 요일 또는 그 다음날에 결과를 보고한다. 　– 혈액 은행의 혈액형, 교차 시험 등은 24시간 수시로 접수·처리하며 당일 수혈할 혈액 제제(혈소판 농축액, 세척 적혈구 등)도 수시로 혈액원과 통화하여 신청하고, 수령하면 교차 시험 후 보고한다.

검체 적합성	– 검사 결과 보고 전에는 검체의 적합성을 확인하며, 결과 보고 시에는 그 결과의 참고치와 함께 보고한다. – 담당자 및 부서장은 결과를 검토하며, 필요한 경우 재검사를 위해 병동이나 외래에 연락한다. 실시 후 검사 결과에 변동이 있을 경우 결과를 수정한다. – 결과 보고의 경우 응급 및 정규 검사 종류별 보고 시간, 검체 검사 TAT 관리[1], 수치 결과에 대한 참조치는 병원 사정에 맞게 정리한다. *판독 결과 보고 소요 시간(TAT: Turn-Around Time)이란, 검사 시행 후 결과가 보고되기까지 소요되는 시간을 의미한다.
정도 관리 프로그램	• '검체의 정도 관리 프로그램'에는 외부 정도 관리와 내부 정도 관리가 있다. – 외부 정도 관리의 경우는 사단법인 대한임상검사 정도관리협회에 가입되어 평가받는다. – 내부 정도 관리의 경우는 크게 내부 정도 관리 체계와 내부 정도 관리 시행 적정성(일반 혈액 검사, 일반 화학 검사, 일반 뇨 검사는 매일 주기적 관리 시행)에 대한 평가를 한다. – 정도 관리 결과치는 2년 동안 보관하고 결과 허용 범위를 기재하며 이상치 발견 시 조치를 취한다. • 환자 진료와 관련 있는 타 부서 또는 타 직종의 직원들도 필요시 해당 환자의 초기 평가 기록을 의무 기록 권한 안에서 공유

주목할 요소

내부 정도 관리

구분		내용		
내부 정도 관리 체계	내부 정도 관리 지침 구비	정기적 관리(월, 주)		
	보고 체계	내부 규정에 따라 보고		
내부 정도 관리 결과	구분	정도 관리 매일 시행	정도 관리 결과치 보관	이상치 발견 시 조치
	조직	✓	✓	✓
	세포	✓	✓	✓

• 외부 정도 관리 시행: 평가 결과 확인
• 내부 정도 관리 시행
 – 관리 방법: 관리 주기, 결과치 보관, 허용 범위 기재, 이상치 발견 시 조치 방법 등
 – 보고 체계 확립
 – 내부 정도 관리 검사 종류

---

1) 판독 결과 보고 소요 시간(TAT: Turn-Around Time)이란, 검사 시행 후 결과가 보고되기까지 소요되는 시간을 의미한다.

검체를 안전하게 획득하기 위한 절차	
• 환자 확인: 검체 채취 전 두 가지 이상의 정보로 확인 • 환자 준비 확인 • 검체 채취 용기 및 채취량의 적정성 • 채혈 시 주의사항 준수 • 검체 이송 및 접수 등	

재검이 필요한 경우를 대비한 검체 보관	검사 외부 의뢰 체계 이용
• 결과 통보 후 재검사가 필요한 경우를 대비하여 검체를 보관한다. - 보관 기간: 검체 종류 고려 - 보관 장소: 검체 상태를 일정하게 유지할 수 있도록 온도 관리가 가능한 장소 - 폐기 절차: 「폐기물관리법」 참고	• 의뢰 기관의 안전성 확인 절차 - 수탁 기관과의 계약(필요시 수탁 기관의 인증서 확인) 등 • 의뢰 검사 선정 및 조정 절차 - 의뢰가 필요한 검사를 어떻게 선정하고 조정하는지 포함 • 의뢰 기관별 검사 리스트, 외부 기관으로 검체 이송 절차 - 기관에서 기관으로 검체 이동 • 외부 검사 결과 보고 절차 - 수탁 기관이 명시되고 수치 결과 참조치가 기재된 의뢰 검사 결과가 의무 기록으로 작성되거나 부착

[정리요약]

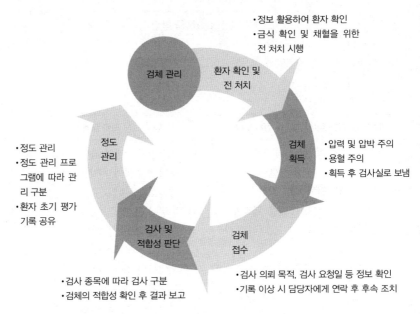

・정보 활용하여 환자 확인
・금식 확인 및 채혈을 위한
전 처치 시행

검체 관리

환자 확인 및
전 처치

검체
획득

・압력 및 압박 주의
・용혈 주의
・획득 후 검사실로 보냄

정도
관리

・정도 관리
・정도 관리 프로
그램에 따라 관
리 구분
・환자 초기 평가
기록 공유

검사 및
적합성 판단

검체
접수

・검사 종목에 따라 검사 구분
・검체의 적합성 확인 후 결과 보고

・검사 의뢰 목적, 검사 요청일 등 정보 확인
・기록 이상 시 담당자에게 연락 후 후속 조치

3.3.2 검사 체계(결과 제공)

조사 개요

■ 조사 기준: 정확하고 안전한 검체 검사 결과를 제공한다.
■ 조사 목적: 적시에 정확한 검체 검사 결과를 보고하며, 검사 결과 이상치 발생
시 신속하게 대응함으로써 안전한 결과를 제공한다.

조사 항목			
조사 항목	구분	조사 결과	
1 안전한 검체 검사 결과 보고를 위한 절차가 있다.	S	□상 □중 □하	
2 정확하고 신속하게 검체 검사 결과를 보고한다.	P	□상 □중 □하	
3 검체 검사의 이상 결과 보고(CVR)를 수행한다.	P	□상 □중 □하	
4 검체 검사의 중간 결과를 보고한다.	P	□상 □중 □하	

5	보고된 검체 검사 결과를 변경할 시 관련 의료진에게 즉시 보고한다.	P	□상 □중 □하
6	검체 검사 결과 보고 시간을 관리한다.	O	□상 □중 □하

조사 개념

• 안전한 결과 보고를 위해 검사의 종류별 보고 방법 및 시간, 이상 검사 결과 보고 (CVR) 방법, 내용, 관리 방법, 중간 결과 보고 실시 기준, 보고 대상, 보고 방법, 보고된 검사 결과가 변경될 경우의 보고 절차, 검사 결과 보고 시간 관리 방법 등을 절차와 규정으로 정한다.

중간 보고	• 검사 결과 내용이 판독 의사에 의해 확정되기 전에 보고 - 중간 보고는 신속한 진료를 위한 의사결정의 보조 자료로 활용한다.
의사의 확인	• 의사는 중간 보고 변경 혹은 최종 보고에 대해 그 내용을 확인
결과	• 검사 결과는 전산 시스템의 조회를 통해 확인하나, 최종 보고의 변경이 있을 경우 검사실에서는 관련 내용에 대해 별도의 방법으로 담당 의사에게 연락
검사 보고 출력	• 출력은 의뢰 시점으로부터 가장 근접한 보고일에 해당되는 기록지를 출력 - 중간 보고는 기록지에 중간 보고임을 명시한다.

주목할 요소

이상 결과 보고(CVR: Critical Value Report)	전화로 전달되는 CVR

• 임상적으로 중요한 의미를 갖거나, 즉시 조치를 요하는 검사 결과 보고
• CVR의 종류 및 범위는 검사실 또는 진료 부서의 요청으로 설정
	• 전달하는 자: 환자명, 등록 번호, 검사명, 검사 결과, 전달하는 자의 이름을 정확하게 말함
	• 전달받는 자: 메모(Write down)한 내용을 읽어 전달 내용 확인(Read-back)
	• 의료진은 전화로 전달받은 CVR 내용을 확인하고 필요한 조치를 취함
	  - 병동과 응급실 환자의 경우 담당 의사가 먼저 전달받아 필요한 조치를 시행한다.
	  - 외래나 가정 간호 의뢰 환자의 경우 간호사가 먼저 전달받고 필요한 조치를 취하며, 필요시 담당 의사에게 알린다.

[정리요약]

중간 보고	• 검사 결과 내용이 확정되기 전에 보고 • 신속한 진료를 위한 의사결정의 보조 자료로 활용
의사의 확인	• 중간 보고 변경 또는 최종 보고에 대한 내용 확인
결과	• 전산 시스템 조회를 통해 결과 확인 • 변경사항이 있을 경우 담당 의사에게 별도 연락
검사 보고 출력	• 의뢰 시점에서 가장 근접한 보고일에 해당되는 기록지 출력

3.3.3 검사 체계(안전 관리 절차)

조사 개요

■ 조사 기준: 검체 검사실 안전 관리 절차를 확립하고, 이를 준수한다.
■ 조사 목적: 검체 또는 시약을 취급함으로써 발생할 수 있는 위험을 예방하기 위하여 오염이나 사고 발생 시 즉각 대응할 수 있는 절차를 마련하고, 직원의 안전을 도모한다.

조사 항목

	조사 항목	구분	조사 결과		
1	검체 검사실 안전 관리 절차가 있다.	S	□상	□중	□하
2	검체 검사실 안전 관리자를 선정한다.	S	□상	□중	□하
3	직원은 검체 검사 안전 관리에 대해 교육을 받고, 그 내용을 이해한다.	P	□상	□중	□하
4	직원은 검체 검사 관련 안전 보고 체계를 알고 있다.	P	□상	□중	□하
5	검체 검사실 직원은 보호구 착용 등 안전 관리 절차를 준수한다.	P	□상	□중	□하
6	감염 및 위험 물질을 안전하게 관리한다.	P	□상	□중	□하

- 검사실 내 안전 관리의 절차에는 안전 관리자의 자격 및 역할, 직원에 대한 안전 관리 교육, 보고 체계, 장비의 예방 점검, 감염 관리, 유해 물질 및 유해 환경 관리, 보호구 착용 등이 포함되어야 한다.
- 직원들은 검체 취급 시 〈안전 관리 지침〉을 숙지하여 안전 사고를 예방하고, 안전 관리 보고 체계와 감염 보고 체계에 따라 행동해야 한다. 검사를 담당하는 자는 보호구 착용 등의 안전 규정을 준수한다. 모든 중요 사고는 관계자가 작성하여 즉시 팀장, 전문의에게 보고해야 한다. 안전 관리 보고 체계와 교육 등은 해당 병원의 〈직원 건강 및 안전 관리 지침〉에 따른다. 또한 직원들에게 검체 검사 안전 관리에 대한 교육을 정기적으로 연 1회 이상 실시한다.

안전 관리자	• 안전 관리자 선정
	  – 직원의 자격 및 면허
	  – 교육

직원 안전 관리 교육	• 직원 안전 관리 교육을 정기적으로 연 1회 이상 실시한다. – 교육 내용: 검체 검사 안전 관리
안전 관리 보고 체계	• 안전 사고 발생 시(주사침 자상 등)에는 병원 내 〈직원건강과 안전관리〉 보고 체계에 따라 보고한다.
검사 장비의 예방 점검	• 검사실 내의 모든 검사 장비는 비재고 기기에 해당되므로, 예방 점검 및 체크 리스트 항목에 의거, 연 1회 담당 부서에서 점검 후 부서장이 확인한다. • 기기 담당자는 기기 점검을 실시하고, 기기 점검사항을 기록한다. • 기기에서 발생하는 모든 문제 및 조치사항은 반드시 기록·보관한다. • 유지·보수 등의 경우에는 반드시 점검사항 및 기기 상태에 대한 기록을 받아 보관한다. • 장비 운용에 필요한 시약 및 물품을 준비한다. • 계기의 눈금 매기기 및 정해진 정도 관리 물질을 이용하여 기기의 정확도, 정밀도를 평가한다. • 정도 관리 지침에 따라 정도 관리를 수행한다. • 검사가 끝나면 기기를 세척하고 장비를 점검한다.
유해 물질 및 환경 관리	〈유해 화학 물질에 대한 안전 지침〉 • 화학 물질의 위험성을 반드시 잘 알고 있어야 한다. • 독성, 발암성, 기타 위험 물질과의 피부 접촉이나 흡입을 피한다. – 엎지른 경우는 스필 키트를 사용하여 즉시 처리한다(연 1회 교육을 실시한다).

〈시약 관리〉
• 시약에 대한 정도 보증을 확인하기 위해 다음을 준수한다.
  – 새로운 시약 입고 시 시약명, Lot 번호, 수령일, 개봉일, 유효 기간, 보관 조건 등을 시약 점검 대장에 기록·보관하며, 제조사가 권장하는 방법으로 보관한다.
  – 시약의 유효 기간을 확인하고 유효 기간이 지난 것은 사용하지 않는다.
  – 모든 시약과 정도 관리 물질 등은 제조사의 설명서에 준하여 사용한다.

주목할 요소

검사 후 검체 보관 절차

업무 부서		검체 보관 절차			폐기 절차	
		보관 기간	보관 장소	보관 온도	폐기 용기	보관 온도
조직 검사	조직물류	결과 후 15일까지	냉장고	2~10℃	노란색 PP 용기	냉동(-20℃)
	Block	5~10년	저장 창고	실온	노란색 PP 용기	실온
	Slide	5년	저장 창고	실온	노란색 PP 용기	실온
세포 검사	체액물류	결과 후 15일까지	냉장고	2~10℃	노란색 PP 용기	2~10℃
	Slide	5년	저장 창고	실온	노란색 PP 용기	실온

• 감염 관리 및 위험 물질 관리는 직원과 환자의 감염병 전파를 막기 위한 지침으로, 해당 병원의 〈안전 보건 관리 규정〉에 따른다.
  – 감염 가능성이 있는 환자에게서 나온 검체는 OCS와 검체 용기에 감염 여부를 표시해야 한다.
  – 검체 처리는 검체를 지정된 용기에 담아 안전하게 보관·폐기하기 위한 지침을 마련한다.
  – 유해 화학 물질에 대한 안전 지침은 해당 병원의 〈위험 물질 안전 관리 계획〉에 따르도록 하며, 연 1회 교육을 통하여 안전 지침을 숙지한다. 특히 독성, 발암성, 기타 위험 물질과의 피부 접촉이나 흡입을 피하며 화학 물질의 위험성에 대해 반드시 잘 알고 있어야 한다. 만약 엎지른 경우는 키트를 사용해 즉시 처리한다.

- 시약 관리의 경우는 새로운 시약 입고 시마다 시약명, Lot 번호, 수령일, 개봉일, 유효 기간, 보관 조건 등을 시약 점검 대장에 기록·보관하며, 시약의 유효 기간을 확인한다. 유효 기간이 지난 약은 사용하지 않도록 하고 제조사가 권장하는 방법으로 보관한다.
- 폐기물 관리는 병원의 〈시설 안정 관리 규정〉에 따르며, 폐기물 취급자는 가운, 보안경, 마스크, 장갑 등의 보호구를 착용한다. 폐기물은 규정된 폐기 용기에 넣어 밀봉하고 다시 열지 않는다. 만약 안전 사고가 발생했을 시(주사침 자상 등)에는 원내 〈직원 건강과 안전 관리 보고 체계〉에 따라 보고한다.

검체 검사 안전 관리

• 검사 장비 관리는 담당 부서(병리과) 내의 검사 장비일 경우 비재고 기기에 해당한다. 예방 점검 및 체크 리스트 항목에 의거하여 연 2회 공급업체에서 점검한 후 팀장이 확인한다.
  - 기기 담당자는 기기 점검을 실시하고 기기 점검사항을 기록하며, 기기에서 발생하는 모든 문제 및 조치사항은 반드시 기록하고 보관한다.
  - 서비스 유지 관리 등의 경우에는 반드시 점검 사항 및 기기 상태에 대한 기록을 받아 보관한다.
  - 만약 장비의 이상으로 검사를 진행할 수 없을 경우, 팀장 또는 담당(병리)과장에게 보고한 후 병원에 의뢰하여 임상에 지장이 없도록 조치한다.
  - 검사를 담당하는 직원은 장비 운용에 필요한 시약 및 물품을 준비하고 검사 업무에 적절한 보호구를 착용(보호구 종류는 가운, 보안경, 마스크, 장갑 등)한다.
  - 손 위생을 철저히 하여 예상치 못한 오염물에 대비한다.
  - 측정 및 정해진 지침에 따라 정도 관리 물질을 이용하여 기기의 정확도 및 정밀도를 평가하며, 검사가 끝나면 기기를 세척하고 장비를 점검한다.

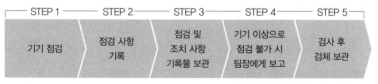

STEP 1 — 기기 점검
STEP 2 — 점검 사항 기록
STEP 3 — 점검 및 조치 사항 기록물 보관
STEP 4 — 기기 이상으로 점검 불가 시 팀장에게 보고
STEP 5 — 검사 후 검체 보관

• 연 2회 실시
• 검사 시 보호구 필히 착용

[정리요약]

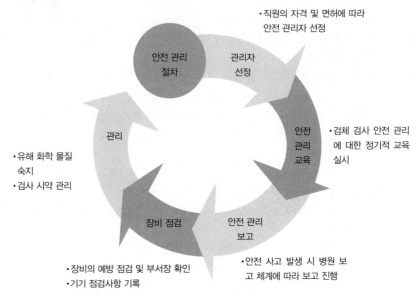

- 직원의 자격 및 면허에 따라 안전 관리자 선정
- 검체 검사 안전 관리에 대한 정기적 교육 실시
- 안전 사고 발생 시 병원 보고 체계에 따라 보고 진행
- 장비의 예방 점검 및 부서장 확인
- 기기 점검사항 기록
- 유해 화학 물질 숙지
- 검사 시약 관리

(원형 다이어그램: 안전 관리 절차 → 관리자 선정 → 안전 관리 교육 → 안전 관리 보고 → 장비 점검 → 관리)

3.3.4 검사 체계(혈액 관리)

조사 개요

- ■ 조사 기준: 환자에게 혈액 제제를 안전하고 적시에 제공하기 위해 관리한다.
- ■ 조사 목적: 안전한 혈액 관리를 위해 필요한 시설·장비 및 관리 체계를 갖추고, 혈액 제제 준비에서 불출, 보관, 반납, 폐기에 이르는 절차를 적합하게 운영한다.

조사 항목

	조사 항목	구분	조사 결과		
1	안전한 혈액 관리 절차가 있다.	S	□상	□중	□하
2	혈액 제제를 안전하게 보관한다.	P	□상	□중	□하
3	수혈 전 검사와 환자 혈액 검체를 관리한다.	P	□상	□중	□하
4	혈액 제제의 반납, 제고, 폐기를 수행한다.	P	□상	□중	□하
5	혈액 제제 관련 성과를 지속적으로 관리한다.	O	□상	□중	□하

• 안전한 수혈을 위해, 혈액 은행에서 혈액 관리를 한다. 혈액 은행에서 취급하는 혈액의 종류는 농축 적혈구, 신선 동결 혈장, 전혈, 동결 침전 제제 혈액 등이다. 농축 적혈구와 신선 동결 혈장 등은 매일 공급되지만, 농축 혈소판, 전혈, 동결 침전 제제, Rh(D) 음성 혈액 등은 처방이 나면 '대한적십자 혈액원'에 청구한다. 혈액 은행에서는 혈액 보관 시 전혈이나 적혈구 제제는 혈액 전용 냉장고에, 신선 동결 혈장이나 동결 침전 제제는 혈액 전용 냉동고에, 혈소판 제제는 혈소판 교반기에 보관한다. 은행에서는 또한 각각의 혈액 상태 및 유효 기간을 확인한다. 보관된 혈액 중 이상(용혈, Lipemic 등) 혈액이 발견되면 혈액 표지에 부적격 혈액 표시를 하고 밀봉하여 일반 혈액과 분리시킨 후, 혈액원으로 이송한다. 혈액 성분 제제의 보관 온도 및 유효 기간도 역시 기록한다.

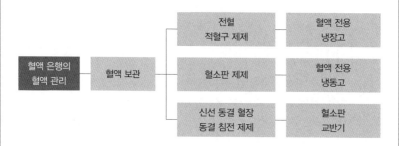

• 혈액 은행은 혈액 보관 및 준비를 위해 필요한 시설, 장비 관리를 관련 지침서에 따라 관리한다. 일반 혈액 보관의 경우, 모든 혈액은 각 혈액의 보관 조건에 합당한 혈액 냉장고에 ABO 및 Rh 혈액형별로 분류해서 보관한다. 라벨은 냉장고 내부 앞쪽에 누구나 알아볼 수 있도록 크게 하여 혈액형별 색깔에 맞춰 표기하고 붙여 놓는다. 지정된 각각의 혈액은 사용 전에 외관이 비정상적인지, 유효 기간이 지났는지 등을 점검하며, 혈액 냉장고의 경보 장치 이상 여부도 함께 점검한다. 모든 혈액 제제 냉장고 및 냉동고, 혈소판 교반기의 온도 기록 장치를 점검하고, 온도가 한계를 넘었을 때는 원인을 추적한다. 혈액 보관 시설 및 장비에 점검이 필요한 경우에는 〈기기 지침서〉를 참고한다. 혈액 전용 냉장고는 1~6℃, 혈액 전용 냉동고는 -18℃ 이하, 혈소판 교반기는 20~24℃를 유지하고, 장비 내에 온도계를 비치하여 매일 온도를 확인한 후 기록한다. 자동으로 출력되는 온도 기록지는 일정 기간 동안 보관한다. 혈소판 교반기는 매일 교반이 작동되는지도 확인하도록 한다.

- '수혈 전 검사' 중 ABO 혈액형 검사의 혈구형, 혈청형 검사와 Rh(D) 혈액형 검사 및 비예기 항체 선별 검사, 교차 시험은 임상병리사 및 진단검사의학과 의사에 의해 실시하는 것을 원칙으로 한다. 검사 시에는 각 검사별로 특이한 주의사항이 있는지 반드시 확인한다. 불규칙 항체 선별 검사의 결과가 양성인 경우, 또는 이전 검사 결과가 없는 경우에는 교차 시험을 항글로불린 단계까지 실시하여 적합한 혈액을 찾아낸다. 환자 혈액 검체는 혈액형 검사 및 교차 시험용 검체를 채혈하여 검사하고, 7일간 보관한다. 교차 시험용 환자 검체는 채혈일로부터 3일간 사용할 수 있으며, 교차 시험이 끝난 적혈구 제제의 관분절은 7일간 보관한다. 판독 시 과거에 검사된 혈액형과 다를 경우 반드시 다시 채혈하여 재검사를 실시한다.
- '출고된 혈액을 반납하고자 하는 경우'에는 '혈액 반납 신청서'를 정확하게 기록하고, 기재된 혈액과 반납할 혈액이 맞는지 확인한 후 30분 안에 해당 부서에 접수한다. 적혈구 제제는 출고 후 30분 이내(혈액 전용 냉장고에 보관되었던 혈액은 24시간 이내)에 반납이 가능하다. 단, 24시간 동안 혈액 전용 냉장고에 보관한 후 혈액의 이상이 관찰되지 않아야 하고, 이상이 발견될 시에는 반납이 불가하다. 또한 혈소판 및 해동한 혈장 제제도 반납이 불가하다(혈소판 제제를 반납할 경우에는 해당 부서로 사전에 연락한다). 접수된 혈액이 반납이 불가한 경우에는 병동에 연락한다. 혈액에서 출고되지 않은 혈액은 구두로 반납이 가능하다. 혈액 폐기 절차는 해당 부서에서 출고된 혈액일 경우 출고 후 30분 이내에만 반납이 가능하며, 30분이 넘으면 폐기해야 한다. 혈액을 폐기하고자 하는 경우에는 '혈액 폐기 신청서'를 정확하게 빠짐없이 기록하고, 기재된 혈액과 폐기할 혈액이 맞는지 확인한 후 해당 부서에 접수한다. 출고된 혈액이 부적절한 방법으로 보관되어 있었거나 출고 시간이 지난 경우 또는 수혈이 불필요한 사유가 발생하였을 경우 혈액을 폐기해야 한다. 폐기된 혈액은 전용 용기에 담아 혈액 폐기 전용 냉장고에 폐기한다.
- '수혈 환자 관리'를 위해서는 수혈 전에 검사를 위한 채혈을 먼저 한다. 수혈 전 검사를 위해 채혈할 시 수혈 예정자의 병록 번호, 성명, 성별, 나이, 채혈 일자, 채혈자, 담당 의사, 혈액형(알고 있는 경우 기입하고, 모를 경우 물음표로 기재한다)을 기입하도록 한다. 채혈을 할 때, 수액이 투여되는 쪽에서는 하지 않아야 한다.
- '혈액 요청 절차'는 환자의 상태, 혈액 검사 결과 등에 대해 파악하고 있는 의사의 지시에 따른 수혈 전 검사 처방(ABO&Rh, 비예기 항체 검사, 교차 시험 등), 혈액 제제 처방을 해당 부서에 요청한다. 혈액 요청을 할 때는 의뢰자명, 진료과명, 환자 정보(등록 번호, 성명, 성별, 연령 등), 의뢰일, 혈액제 명칭, 수량 등이 명시되어야 한다. 해당 부서에서는 정확하게 기록·서명된 요청서와 검체를 접수해야 한다.

- '불출된 혈액의 보관과 안전한 수혈'을 위해, 혈액 처방에 따라 교차 시험을 마친 공여 혈액만 출고할 수 있다. 혈액 수령자는 수령 용지와 혈액 운반 전용 용기를 가지고 온다. 해당 부서 담당자는 혈액 수령 용지를 확인할 때 혈액 은행 전산 프로그램(BBIS)의 출고 화면을 통해 내역을 확인하고, 혈액 제제의 상태도 확인한 후 출고한다. 혈액 수령자는 해당 부서에 비치된 수령 확인 전산 프로그램을 이용하여 수령 확인을 시행한다. 혈액 수령 용지의 환자 인적사항, 혈액 종류, 혈액 형, 수량 등의 내역과 실제 수령하고자 하는 혈액 제제의 바코드를 통해 읽은 내역을 비교하고, 확인한 후 수령한다. 혈액을 수령할 때, 혈액 전용 냉장고가 있는 곳을 제외한 병동 및 주사실에서는 전혈과 적혈구 제재를 1unit씩 수령한다.
- '수혈 절차'는 수령 후 30분 이내에 수혈 시작을 원칙으로 하며, 수혈이 지연될 경우에는 해당 부서에 보관을 의뢰한다(단, 혈액 전용 냉장고가 있는 곳에서 수혈이 지연될 경우에는 예외로 하며, 이때 혈액은 혈액 전용 냉장고에 보관함을 원칙으로 한다). 각 혈액 및 환자에게는 적절한 혈액 세트를 사용한다. 수혈의 목적과 부작용 증상에 대해 환자에게 교육하여, 이상 증상 발현 시 바로 의료진에게 알릴 수 있도록 한다. 혈액 주입은 의사의 책임하에 간호사가 한다. 굵은 혈관을 18~22G 카테터로 확보한 후 생리식염수로 세정한 뒤 라인을 확인한다. 수혈이 시작된 후의 활력 징후는 수혈 시작 전, 수혈 시작 15분 후에 측정한다. 종료 시 환자의 상태를 확인하며, 수혈 부작용 유무를 관찰하고 기록한다. 간호 기록지에 수혈을 시작·종료한 사람, 혈액 종류, 혈액 번호, 수혈 시작 시간, 부작용 유무, 전 처치 약제 등 수혈에 관한 제반사항을 기록한다. 생리식염수만이 혈액 성분 제제와 함께 투여될 수 있으며 기타 다른 정맥 주입 용액이나 약물을 함께 투여해서는 안 된다. 차가운 혈액은 1분당 100㎖ 이상의 속도로 수혈할 경우 심장마비를 일으킬 확률이 높으므로 온혈기(Blood Warmer)를 사용한다.
- '수혈이 끝나면 활력 증후를 측정'하고 간호 기록지에 특이사항과 부작용 유무를 기록한다. 한 단위의 혈액 성분은 4시간 이내에 수혈을 마친다(단, 환자의 상태, 의사의 지시 등의 사유가 있는 경우는 예외로 한다).
- '수혈 시작 후 정해진 시간에 따라 모니터링'하며 간호 기록지에 그 결과를 기록한다. 수혈 부작용 증상은 발열, 오한, 오심, 구토, 알러지, 흉통 등이다. 환자 및 보호자가 이상 증세를 호소하면 수혈을 즉시 중단하며, IV 경로는 유지한 채 활력 징후를 측정한다. 수혈 혈액 및 환자의 인적사항을 재확인하고 의사 처방에 따라 처치를 시행하며 관련 내용을 기록한다. 부작용으로 판단되면 보고서를 작성하고, 혈액 은행에 신속히 연락한다. 오류 사고 발생 시 안전 사고 보고 체계에 따라 QI팀에 보고서를 작성하여 보고한다.

- 수혈 전 검사와 환자 혈액 검체의 관리 절차는 먼저 검사 결과에 대하여 진단검
  사의학과 의사의 자문이 필요한 경우가 생겼을 때 담당자가 주치의에게 보고하
  는 것으로 시작된다. 수혈 전 검사(ABO&RH, 비예기 항체 검사, 교차 시험 등)를 실
  시하며, 검사자 서명이 있어야 한다. Rh(D) 음성 혈액은 'Du 테스트'를 실시하여
  직접법으로 음성인지 확인한다. 교차 시험은 항글로블린 검사 단계 진행을 원칙
  으로 한다. 수혈 직전의 항체 선별 검사가 음성일 경우 실온식염수만으로 혈액을
  불출할 수 있으나, 혈액을 불출한 후에도 교차 시험 검사가 적합한지 확인하기
  위해 항글로블린 검사 단계를 실시한다. 산전 관리 검사에는 Rh(D) 혈액형 검사
  를 반드시 포함한다. Rh(D)가 음성으로 나온 경우는 'Du 테스트'를 실시한다. 응
  급 상황 시에는 응급 수혈 요청 의뢰서를 작성하여 교차 시험 중 실온식염수법까
  지 시행한다. 응급 혈액 요청서에 혈액 번호를 기재한 뒤 즉시 출고하고, 이후 알
  부민 검사와 항글로블린 검사 단계를 계속 진행한다.
- 수혈 절차
  (1) 혈액을 불출한 후에는 30분 이내에 수혈을 시작하도록 한다.
  (2) 각 혈액 및 환자에게 적절한 혈액 세트를 사용한다.
  (3) 수혈의 목적, 부작용 증상에 대해 환자에게 교육하여 이상 증상 발현 시 바로
      의료진에게 알릴 수 있도록 한다.
  (4) 혈액 주입은 의사의 책임하에 간호사가 한다.
  (5) 굵은 혈관을 18~22G 혈관 내 튜브 카데터로 확보한 후, 생리식염수로 세정하
      여 라인을 확인한다.
  (6) 수혈이 시작된 후의 활력 징후는 수혈 시작 전과 수혈 시작 15분 후에 측정한
      다. 종료 시 환자의 상태를 확인하며, 수혈 부작용 유무를 관찰·기록한다.
  (7) 간호 기록지에 수혈을 시작·종료한 사람, 혈액 종류, 혈액 번호, 수혈 시작 시
      간, 부작용 유무, 전 처치 약제 등 수혈에 관한 제반사항을 기록한다.
  (8) 생리식염수만이 혈액 성분 제제와 함께 투여될 수 있으며 기타 다른 정맥 주
      입 용액이나 약물을 함께 투여해서는 안 된다.
  (9) 차가운 혈액은 1분당 100㎖ 이상의 속도로 수혈할 경우 심장마비를 일으킬
      확률이 높으므로, 온혈기를 사용한다.
  (10) 수혈이 끝나면 활력 증후를 측정하고 간호 기록지에 특이상항 및 부작용 유
      무를 기록한다.

[정리요약]

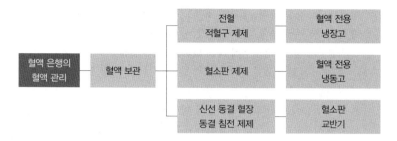

[별첨 1] 수혈 동의서

수혈 동의서	성 명: 등록 번호: 성별/나이: 주민등록번호:

아래 설명을 듣고 이해하신 후 수혈 동의서에 서명하여 주시기 바랍니다. 설명이 불충
분하거나 이해가 되지 않는 점이 있으시면 설명 의사에게 질문하여 주시기 바랍니다.

• 환자분은 다음과 같은 이유로 수혈이 필요합니다.
　□ 혈액량 부족(출혈 또는 출혈이 예상되는 수술)　□ 빈혈 교정　□ 혈소판 보충
　□ 응고 인자 보충
　□기타: _____등의 사유로 수혈이 필요합니다.

• 환자분에게 수혈되는 혈액 제제 종류 및 치료 효과입니다.
　환자분은 아래와 같은 제제를 수혈받으며(V 표시) 혈액 제제별 치료 효과는 다음
　과 같습니다.
　□ 가. 적혈구 제제: 혈액량 보충, 빈혈 교정, 산소 운반 능력 향상
　□ 나. 혈소판 제제: 혈소판 감소 혹은 기능 이상에 의한 출혈 증상의 치료 및 예방
　□ 다. 혈장 제제: 혈액 응고 인자 보충 또는 이상 기능 교정
　□ 라. 기타:

• 수혈 전 안전성을 확인한 혈액이지만 다음과 같은 부작용이 나타날 수 있습니다.
가. 발열, 오한, 오심, 구토, 알러지, 홍통 등의 부작용을 초래할 수 있습니다.
나. 다음과 같은 부작용이 드물게 발생할 수 있습니다.
  1) 적혈구의 비정상적인 파괴 등이 발생할 수 있습니다.
  2) 빠른 시간 내에 많은 양의 혈액과 수액을 투여받았을 경우 호흡곤란 등이
     발생할 수 있습니다.
  3) 면역 반응에 의한 급성 폐손상이 발생할 수 있으며 가임기 여성에게 부작
     용이 발생하는 경우 중 임신 시에는 특히 태아에게 영향을 줄 수 있습니다.
  4) 간염(B형 및 C형), 후천성면역결핍증(HIV), 인체 T-림프영양성 바이러스
     (HTLV) 등 수혈 전파성 감염 및 기타 병원체로 인한 감염을 완전히 배재할
     수 없습니다.
다. 오랜 기간 다수의 수혈을 받을 경우 심장, 간 및 내분비 장애 등의 합병증이
     발생할 수 있습니다.

* 수혈과 관련된 부작용이 의심되는 경우 의료진에게 알려주시기 바랍니다.
  정부에서는 감염성 질환 등 특정한 수혈 부작용이 발생하였을 경우 「혈액
  관리법」에 따라 원인 조사를 실시하고 있습니다.

• 수혈을 실시하지 않을 경우 발생할 수 있는 위험입니다.
수혈이 반드시 필요한 상황임에도 수혈을 하지 않을 경우, 산소 부족 등으로 인한
뇌 손상, 심근 손상, 장기 부전 등이 발생할 수 있으며 심한 경우 사망에 이를 수
있습니다.

수혈 혈액 반납 요청서

등록 번호		성명		과/병동	
성별/나이		혈액형		반납 신청일	
진단명					

〈혈액 종류 및 수량〉

혈액 번호	혈액 종류	혈액형	혈액 불출일	혈액 반납 사유

상기 환자 앞으로 불출되었던 위의 혈액은 그동안 병실에서 보관하더 중 냉장고(1~6℃) 밖에 30분 이상 방치시킨 일 없이 잘 보관되었음을 확인하고 반납 요청합니다.

년   월   일

간호사: (성명)_____ (서명)

담   당: (성명)_____ (서명)

실   장: (성명)_____ (서명)

*주의사항
 - 보관의 불찰로 인해 고귀한 혈액이 폐기되지 않도록 협조하여 주시기 바랍니다.
 - 성분 제제는 반납 불가(FFP, PC)
 - 혈액 보관 요령
   WB(Whole Blood), PRC: 냉장 보관(1~6℃)
   FFP: 냉동 보관(-18℃ 이하)
   PC(Platelet Concentrate): 실온 보관(22±2℃)

[별첨 3] 응급 수혈 요청서

응급 수혈 요청서

환　자	성　명		성별/연령		과/병동	
	병록 번호				혈액형	
주치의 성명		근 무 처		연 락 처		
수혈 요청 혈액 성분			혈액 번호			

－ 주치의

　본인은 상기 환자에 대해 응급 수혈이 꼭 필요하다고 판단하여, 필수인 수혈 전 검사
가 완료되지 못했음에도 불구하고 위의 혈액 성분을 공급하여 줄 것을 본인의 책임하
에 요청합니다.

　　☐ ABO, RH Typing 생략 O형 혈액
　　☐ ABO, RH Typing만 시행(10분 소요)
　　☐ ABO, RH Typing&식염수법 및 Albumin Crossmatching(15분 소요)
　　☐ ABO, RH Typing&가온 Crossmatching(30분 소요)

　　　　　　　　　　　　　　　　　　　　　　　　　　년　　　　월　　　　일

　　　　　　　　　　　　　　　　　　　　　　주치의 ＿＿＿＿＿＿＿＿(사인)

－ 환자/보호자

　본인은 상기 환자에 대해 응급 수혈이 꼭 필요하여 필수인 수혈 전 검사가 완료되지
못했음에도 혈액 성분의 수혈에 동의하며, 이와 관련하여 우발될 수 있는 부작용에
관해서는 아무런 이의도 제기하지 않겠습니다.

　　　　　　　　　　　　　　　　　　　　　　　　　　년　　　　월　　　　일

　　　　　　　　　　　　　　　　　　　　환자/보호자 ＿＿＿＿＿＿＿＿(사인)

　　　　　　　　　　진단검사의학과 혈액 은행

3.3.5 검사 체계(검사 과정 관리)

조사 개요

- 조사 기준: 안전한 영상 검사를 적시에 관리하기 위해 검사 과정을 관리한다.
- 조사 목적: 안전하고 정확한 영상 검사를 위하여 절차를 준수하고 관리한다.

조사 항목

	조사 항목	구분	조사 결과
1	영상 검사 운영 규정이 있다.	S	□상 □중 □하
2	적격한 자격을 갖춘 자가 영상 검사를 수행한다.	P	□상 □중 □하
3	적격한 자격을 갖춘 자가 영상 결과를 판독한다.	P	□상 □중 □하
4	응급 환자를 위한 영상 검사가 항상 가능하다.	P	□상 □중 □하
5	안전하고 정확한 영상 검사를 위하여 검사 전 준비사항을 확인한다.	P	□상 □중 □하
6	정확한 영상 검사를 위해 사전 정보를 확인한다.	P	□상 □중 □하
7	정도 관리를 수행하고 관리한다.	P	□상 □중 □하
8	영상 검사 외부 의뢰 체계를 적정하게 활용한다.	P	□상 □중 □하 □미해당

조사 개념

규정 유무	• 영상 검사와 관련된 운영 규정이 있음
검사 시행자	• 직원 안전 관리 교육을 정기적으로 연 1회 이상 실시 　- 교육 내용: 방사선 검사 안전 관리 • 방사선 작업 종사자, 원자력 이용 시설의 운전·이용 또는 보전이나 방사성 물질 등의 사용·취급·저장 보관·처리·배출·처분·운반 기타 관리 또는 오염 제거 등 방사선에 피폭되었거나 그럴 우려가 있는 업무에 종사하는 자
판독 시행자	• 안전 사고 발생 시(주사침 자상 등), 원내 〈직원 건강과 안전 관리〉 보고 체계에 따라 보고

응급 환자를 위한 영상 검사	• 응급 환자를 위한 영상 검사가 항상 가능
	  – 응급 처치의 정의와 필요성이 존재한다.
	  – 응급 처치의 일반적 원칙이 존재한다.

검사 전 준비사항	• 환자 준비, 검사 부작용 예방을 위한 확인, 정확한 검사 결과를 보장하기 위한 확인(예: 임신, 인공 제세동기 및 심박동기 사용, 섭취 금기 식이, 약물 복용, 이전 검사 시 조영제 사용 여부)
정확한 영상 검사를 위한 절차	• 검사 의뢰 목적, 검사 수행 방법, 이상치 발생 시 판독 결과의 신뢰성을 유지하기 위한 절차

정도 관리	• 외부 정도 관리와 내부 정도 관리
	  – 외부 정도 관리를 받는 의료기관: 한국의료영상 품질관리원 평가의 법적 요건 충족
	  – 외부 정도 관리를 받지 않는 의료기관: 정도 관리 주기, 정도 관리 결과치 보관, 정도 관리 결과 허용 범위, 정도 관리 결과 이상치 발견 시 조치, 보고 체계

검사 외부 의뢰 체계	• 의뢰 기관의 안전성 확인(예: 수탁 기관 인증서 등), 의뢰 검사 선정 및 조정 절차, 의뢰 기관별 검사 리스트, 외부 기관으로의 환자 이송 절차, 외부 검사 결과 보고 절차 등

[정리요약]

준비	• 환자 준비 • 검사 부작용 예방을 위한 정보 확인
검사 수행	• 검사 의뢰 목적, 수행 방법을 숙지하여 진행 • 응급 환자의 검사는 항상 가능하도록 유지
결과 판독	• 판독 시행자는 안전 사고 발생 시 보고 체계에 따라 보고 • 판독 결과의 신뢰성을 유지하기 위한 절차 숙지
정도 관리	• 외부 정도 관리를 받는 기관: 한국의료영상 품질관리원 평가의 법적 요건 충족 • 외부 정도 관리를 받지 않는 기관: 관련 절차 및 요건, 보고 체계 수립

3.3.6 검사 체계(결과 제공)

조사 개요

■ 조사 기준: 정확하고 안전한 영상 검사 결과를 제공한다.

■ 조사 목적: 적시에 정확한 영상 검사 결과를 보고하며, 검사 결과 이상치 발생 시 신속하게 대응함으로써 안전한 결과를 제공한다.

조사 항목

	조사 항목	구분	조사 결과		
1	안전한 영상 검사 결과 보고를 위한 절차가 있다.	S	□상	□중	□하
2	정확하고 신속하게 영상 검사 결과를 보고한다.	P	□상	□중	□하
3	영상 검사의 이상 결과 보고(CVR)를 수행한다.	P	□상	□중	□하
4	보고된 영상 검사 결과 변경 시 진료하는 의료진에게 즉시 보고한다.	P	□상	□중	□하
5	영상 검사 결과 보고 시간을 관리한다.	O	□상	□중	□하

조사 개념	

영상 검사 전 준비	• 초기 평가 실시(기존 초기 평가 양식 참고)
	• 검사 전 준비사항은 각 영상 검사실 매뉴얼에 따름
	   – 각 검사실에서는 검사 실시 전에 준비사항을 확인한 후 검사를 실시(각 검사실 체크 리스트)한다.
	   – 영상 검사자는 조영제 동의서를 반드시 확인하고 검사를 실시한다.
	   – 검사 부작용 예방 및 정확한 검사 결과를 보장하기 위해 검사 과정에 영향을 미치는 사항(임신, 심박동기, 섭취 금기 식이, 약물 복용, 감염 위험군 환자, 알러지 등)은 EMR을 통해 검사 전에 확인한다.

정확한 영상 검사	• 정확한 영상 검사를 위해, 검사 전 환자의 사전 정보(검사 목적, 검사 요청일, 진료과 등)를 EMR을 통해 반드시 확인
	• 신속하고 정확한 영상 검사를 위해 각 검사실별로 검사 수행 방법을 기술한 검사 메뉴얼 준수
	• 정확한 검사를 위하여 검사 부위를 피검사자(환자 또는 보호자)에게 다시 확인
	• 영상 검사의 이상치가 발견되면 해결 방안을 마련하여 검사 결과의 신뢰성을 높임
	   – 검사상의 이상치(호흡 불량, 이물질, 흔들림 등)를 발견했을 때는 필요한 경우 환자에게 이상치를 설명하고 동의를 얻어 재검사를 실시한다.
	   – 장비에 의한 이상치가 발생했을 시 신속히 장비업체에 연락하고, 이상치를 설명한다. 필요한 경우 환자의 동의를 얻어 재검사를 실시한다.
	   – 검사 후 PACS 전송상의 이상치가 발생되면 책임자에게 보고하고, 이상치를 설명하여 필요한 경우 환자의 동의를 얻어 재검사를 실시한다.

영상 검사 결과 보고	• 정규 판독 검사, 외주 판독 검사, 응급 판독 검사별 보고 기간 설정 • 검사 소요 시간(TAT) 관리는 접수 시간에서 검사 시행 완료 시간(검사 소요 시간), 검사 시행 완료 시간에서 판독 완료 시간(판독 소요 시간)을 합한 시간을 의미하고, TAT 관리 규정에 따름 • 검사 완료는 당일 검사를 원칙으로 함(전 처치가 필요한 검사와 담당 의사가 날짜를 지정한 검사 제외)
영상 검사 결과 보고 시간 관리	• 영상 검사 결과 보고 시간을 검사 소요 시간 관리 규정에 의해 지속적으로 관리함

영상 검사 시 이상 검사 결과 (CVR)에 대한 절차	• 영상 검사 서비스를 받는 환자의 진단과 치료를 위해 검사 중이거나 종료 후 이상 검사에 대한 결과 보고 체계 확립
	   – 이상 검사 결과 보고 항목 및 참고치를 준수한다.
	   – 이상 검사 결과 규정에 의한 보고 절차를 준수한다.
	   – 부서장은 분기별로 과 내에서 발생한 이상 검사 결과를 관리한다.

판독 특이자 발생 시 조치사항

- '판독 특이자'란?
  - 선량 한도를 초과하여 방사선에 피폭된 자
  - 선량계의 훼손·분실 등으로 인하여 선량 판독이 불가능하게 된 자
  - 교육과학기술부장관이 정한 선량계 교체 주기를 2개월 이상 경과하여 선량계를 제출한 자

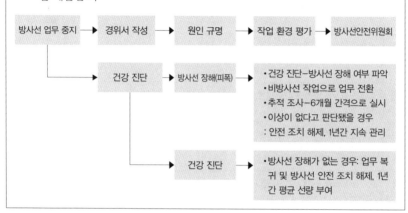

[정리요약]

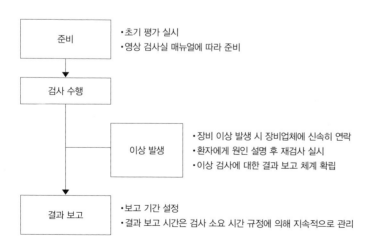

3.3.7 검사 체계(방사선 안전 관리)

조사 개요

- 조사 기준: 방사선 안전 관리 절차를 확립하고, 이를 준수한다.
- 조사 목적: 방사선을 취급함으로써 발생할 수 있는 위험을 예방하기 위해 오염이
  나 사고 발생 시 즉각 대응할 수 있는 절차를 마련하여 직원 안전을 도모한다.

조사 항목

	조사 항목	구분	조사 결과		
1	방사선 안전 관리 절차가 있다.	S	□상	□중	□하
2	방사선 안전 관리 책임자를 선정한다.	S	□상	□중	□하
3	직원은 방사선 안전 관리에 대해 교육을 받고, 그 내용을 이해한다.	P	□상	□중	□하
4	직원은 방사선 관련 안전 보고 체계를 알고 있다.	P	□상	□중	□하
5	방사선 안전 관리 절차를 준수한다.	P	□상	□중	□하
6	방사성 물질을 안전하게 관리한다.	P	□상	□중	□하

조사 개념

책임자 선정	• 안전 관리자 선정
	  – 직원의 자격 및 면허
	  – 교육
	• 방사선 안전 관리 책임자: 영상의학과 전문의, 방사선사로 실무 경력이 3년 이상인 자, 이공계 석사 학위를 소지하고 실무 경력이 1년 이상인 자

직원 방사선 안전 관리 교육	• 직원 안전 관리 교육을 정기적으로 연 1회 이상 실시한다. – 교육 내용: 방사선 관련 안전 관리
방사선 관련 안전 보호 체계	• 환자 준비, 검사 부작용 예방을 위한 확인, 정확한 검사 결과를 보장하기 위한 확인(예: 임신, 인공 제세동기 및 심박동기 사용, 섭취 금기 식이, 약물 복용, 이전 검사 시 조영제 사용 여부)

안전을 위한 절차	• 환자 안전을 위한 절차 　- 영상 검사의 각 검사실에 환자안전을 위한 검사 안내서를 비치하고, 임신 중이거나 임신 가능성이 있는 환자는 검사 전 검사자에게 말할 수 있도록 유도한다. 　- MRI 검사의 경우 인공 제세동기 및 심박동기, 인슐린 펌프기 사용 등 MRI 금기 및 주의사항 등을 확인한다. 　- 조영제를 사용하는 검사의 경우 조영제 투약 규정과 알러지 병력을 확인하고, 등록 절차를 준수한다. 　- 침습적 검사의 경우, 항응고제 및 항혈전제 등의 약물 복용 여부를 확인한다. 　- 영상 검사 시 이루어지는 검사의 부작용 예방, 금기 및 주의사항, 검사 방법 등에 대해 각 검사실의 영상 검사 매뉴얼을 숙지한 후 시행한다.
보호구, 방사선 관리 및 환경 관리	• 보호구 착용 및 관리: 환자, 보호자, 직원 등에게 검사 종류에 따른 개인 보호구 착용(예: 납가운, 목 보호대, 장갑, 안구 보호대 등) • 위험물 표식, 주기적 오염 측정, 동위원소 저장실 관리 등

주목할 요소

방사선 안전 관리 보고 체계

• 안전 사고 발생 시 환자안전을 확인하고, 담당 직원은 응급 조치가 필요한 경우 해당 의료진에게 즉시 연락한다.
• 보고서 작성은 병원의 안전 사고 보고서 양식에 따라 작성하여 영상의학과 실장에게 보고하고, 실장은 영상의학과장에게 보고한다.

진단용 방사선 발생 장치	방사선 관계 종사자
• 진단용 방사선 발생 장치 　- 담당자는 각 부서별 의공학과 담당자에게 연락한다. 　- X선관 튜브 교체, 전원 시설 변경 및 고전압 발생 장치 수리 등의 문제 발생 시 안전 관리 담당자에게 보고한다. 　- 체크 리스트를 일일이 작성하며 6개월마다 장비의 성능 평가를 실시한다.	• 방사선 관계 종사자 　- 방사선 관련 업무의 시작, 종료 및 방사선 개인 피폭 선량계(PLD)를 분실했을 경우 안전 관리 담당자에게 보고한다. 　- 안전 관리 담당자는 〈진단용 방사선 발생 장치의 안전 관리에 관한 규칙〉에 의거하여 신고 및 기타 절차를 수행한다.

안전 관리 예방 활동	방사선 관계 종사자의 건강 진단
•피폭 예방 활동 – 개인 피폭 선량 측정: 분기별 측정 – 납가운, 갑상선 보호구 등의 보호 장구 착용 •장비 성능 관리 – 일일 점검: 체크 리스트 작성 – 정기 점검: 6개월마다 장비 성능 평가	•기본 진단 – 일반 혈액 검사와 문진 시행(최초 방 사선 업무 시작 전) •정기 진단 – 직원 정기 검진 시 특수 건강 검진 시행(1년마다)

방사능 노출 보호를 위한 활동
– 개인 피폭 선량 측정(TLD) – 공간 선량률 및 표면 오염도 측정(Survey Meter) – 필요시 납가운, 갑상선 보호구 착용 – 필요시 납차폐 등을 설치

[정리요약]

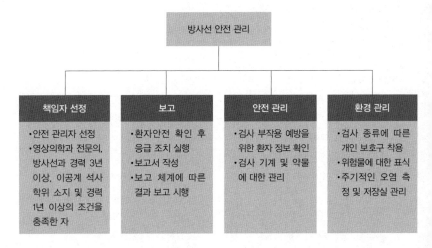

4. 환자 진료

환자 진료 체계는 병원의 프로세스 관점에서 매우 중요한 부분이다. 환자의 진료가 적정하게 이루어질 수 있도록 적시에 치료 계획을 세우고 목표를 설정하여 환자를 관리하기 위해서이다. 의사 및 간호사, 의료진은 환자의 치료 계획을 공유하며 환자의 특성에 따른 개별화된 치료 계획과 목표를 세우고, 환자의 상태 변화에 따라 재평가함으로써 환자에게 양질의 의료 서비스를 제공해야 한다.

통합적인 환자 진료를 위해 진료과 간 협의 진료 체계를 갖춘다는 것은 의료기관이 적시에, 효과적으로 진료과 간 협의 진료가 수행될 수 있는 체계를 갖추고 있으며 통합적인 진료가 신속하고 연속적으로 이루어지도록 한다는 것을 의미한다. 또한 유형에 따라 다른 의사와 협력해 진료를 해야 한다.

'환자에 대한 적절한 통증 관리'는 통증 평가와 통증 관리를 위한 적절한 체계를 수립함으로써 환자가 겪는 통증이 신체적·정신적으로 영향을 미치고 치료 과정에 부정적인 결과를 초래하지 않도록 예방하는 것이다. 외래·입원 시마다 지속적인 통증 관리과 이루어져야 한다.

또한 의료기관은 입원 환자의 치료 효과를 높일 수 있도록 적절히 영양을 공급하면서 관리해야 하며, 영양 평가를 시행해야 한다. 필요한 영양을 공급하고 치료식이 필요한 경우, 치료식의 내용과 이유를 충분히 설명한 뒤 환자에게 필요한 영양 상담을 제공해야 한다. 또한 영양 집중 지원 및 관리도 이루어져야 한다.

환자 진료 체계상에서의 안전 관리를 위해서는 욕창 예방 및 관리 활동이 수행되어야 한다. 욕창 발생을 최소화하기 위해 욕창 관리를 위한 적절한 체계를 수립하고 필요한 경우에는 욕창 간호를 제공한다.

환자 진료 체계상에서 말기 환자를 위한 완화 의료도 갖추고 있어야 한다. 의료기관은 말기 환자에게 통증과 증상 완화 및 신체적·정신적·사회적·영적 지지를 제공함으로써 말기 환자의 존엄성과 편안함을 유지하도록 해야 한다.

심폐 소생술 환자, 수혈 환자, 항암 화학요법 환자, 감염성 질환 및 면역성 저하 환자와 같은 고위험 환자의 진료 체계로 중증 응급 환자에게는 양질의 의료 서비스를 제공할 수 있도록 해야 한다. 특히 중증 응급 환자를 적시에 안전하게 치료할 수 있는 규정을 수립함으로써, 신속하게 진료가 수행될 수 있도록 해야 한다. 필요시에는 신체억제대 사용 및 격리, 강박 시행을 적절하고 안전하게 사용하여 환자에 대한 진료가 이루어져야 한다.

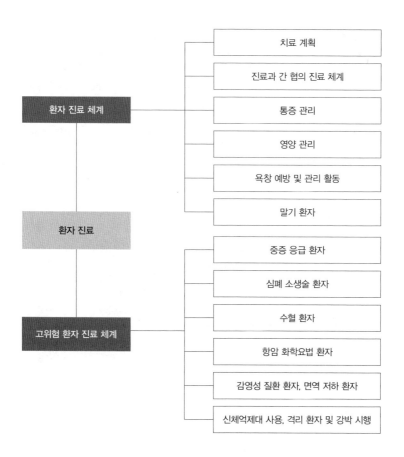

		치료 계획
		진료과 간 협의 진료 체계
환자 진료 체계		통증 관리
		영양 관리
		욕창 예방 및 관리 활동
환자 진료		말기 환자
		중증 응급 환자
		심폐 소생술 환자
고위험 환자 진료 체계		수혈 환자
		항암 화학요법 환자
		감염성 질환 환자, 면역 저하 환자
		신체억제대 사용, 격리 환자 및 강박 시행

범주	조사 기준
환자 진료 체계	4.1.1 환자 진료가 적정하게 이루어질 수 있도록 적시에 치료 계획(Care Plan)을 세우고 목표(Goal)를 설정하여 이를 수행한다.
	4.1.2 통합적인 환자 진료를 위해 진료과 간 협의 진료 체계를 갖추고 있다.
	4.1.3 환자의 신체적 · 정신적 안녕을 위해 적절하게 통증 관리를 한다.
	4.1.4 환자의 치료 효과를 높일 수 있도록 적절히 영양을 공급하고 관리한다.
	4.1.5 영양 집중 지원이 필요한 환자를 위해 협력 체계를 구축하고 영양 집중 지원 서비스를 제공한다.
	4.1.6 환자안전을 위한 욕창 예방 및 관리 활동을 수행한다.
	4.1.7 말기 환자의 존엄성과 편안함 유지를 위한 완화 의료를 제공한다.
고위험 환자 진료 체계	4.2.1 중증 응급 환자에게 양질의 의료 서비스를 제공한다.
	4.2.2 심폐 소생술이 요구되는 환자에게 양질의 의료 서비스를 제공한다.
	4.2.3 수혈 환자에게 양질의 의료 서비스를 제공한다.
	4.2.4 항암 화학요법 환자에게 양질의 의료 서비스를 제공한다.
	4.2.5 감염성 질환자 및 면역 저하 환자에게 양질의 의료 서비스를 제공한다.
	4.2.6 신체억제대 사용, 격리 및 강박 시행을 적절하고 안전하게 한다.

4.1.1 환자 진료 체계(계획 및 목표 설정)

- ■ 조사 기준: 환자 진료가 적정하게 이루어질 수 있도록 적시에 치료 계획(Care Plan)을 세우고 목표(Goal)를 설정하여 이를 수행한다.
- ■ 조사 목적: 환자의 특성에 따른 개별화된 치료 계획과 목표를 세우고, 환자의 상태 변화에 따라 재평가함으로써 환자에게 양질의 의료 서비스를 제공한다.

조사 항목

	조사 항목	구분	조사 결과
1	의사는 입원 환자의 치료 계획을 수립한다.	P	□상　□중　□하
2	[시범] 의사는 입원 환자의 치료 목표를 설정한다.	P	□상　□중　□하
3	의사는 환자의 주요 상태 변화에 따라 치료 계획을 재수립한다.	P	□상　□중　□하
4	의사는 환자의 주요 상태 변화 경과를 기록한다.	P	□상　□중　□하
5	간호사는 환자의 주요 상태 변화에 따라 간호 과정을 기록한다.	P	□상　□중　□하
6	의료진 간 환자 치료 계획을 공유한다.	P	□상　□중　□하
7	환자에게 치료 계획에 대한 설명을 제공한다.	P	□상　□중　□하
8	환자의 상태에 따라 퇴원 계획을 수립한다.	P	□상　□중　□하

조사 개념

- 의사, 간호사, 재활, 영양 관리 대상 환자의 치료 계획(Care Plan)을 공유하며 세부적인 실행사항은 각 부서의 업무 지침에 따른다. 치료 계획이란 환자 치료가 체계적이고 효율적으로 이루어질 수 있도록 환자의 문제를 해결하기 위한 방법으로, 치료 또는 중재를 제공하기 전에 세우게 되는 계획이다.

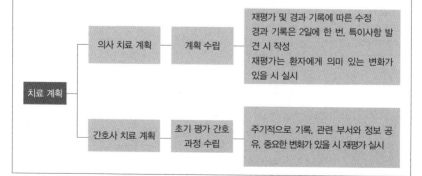

의사의
치료 계획
	• 입원부터 퇴원까지 유기적인 치료 계획을 의무 기록에 기록
	  – 입원 초기 치료 계획을 수립한다(입원 기록에 작성, 입원 24시간 이내).
	  – 재원 중 치료 계획을 재수립하여 경과 기록에 기록한다.
	  – 치료 계획에 영향을 줄 수 있는 환자의 주요 상태에 변화가 있을 시(상태
	    변화나 행위) 발생 후 1일 이내에 기록한다.
	  – 담당 의사는 환자를 평가하고 경과 기록에 기록한다.
	  – 각 환자의 담당 의사는 치료에 대한 환자의 반응을 알고 치료 지속 여부
	    를 결정한다.
	  – 담당 의사는 환자 상태에 의미 있는 변화가 생길 경우 환자 상태에 대한
	    재평가를 실시한다.
	  – 질병과 치료에 대한 경과를 평가하고 특이사항이 있는 경우에는 기록을
	    한다.
	  – 장기 재원 환자일 경우에는 담당 의사의 판단하에 필요한 신체 평가와 계
	    통 문진을 시행하고 기록한다.
	  – 치료 계획 설명에는 진단명, 치료 계획, 치료에 따른 예상 효과 및 위험에 대
	    한 정보 등의 내용을 담고, 치료 계획과 협의 결과는 의무 기록에 기록한다.

간호사의
간호 계획
	• 간호 계획은 간호 초점(Focus), 간호 목표(Outcome), 간호 중재(Intervention)
	  연계 목록으로 구성된 병동별 간호 계획을 이용하여 작성
	• 간호 과정에 따른 진술문 구성은 DPAR[2] 체계를 따름
	• 간호 과정 기록은 간호 초점(Focus)별로 자료(Data), 행위(Action), 반응
	  (Response) 양식으로 기록
	  – 데이(Day) 근무자: 개시되어 있는 모든 간호 초점에 대해 사정하고 기록
	    한다.
	  – 이브닝(Evening) 근무자: 주요 간호 초점에 대해 데이 때와 비교 및 재평
	    가한 후 변화 중심으로 기록한다.
	  – 나이트(Night) 근무자: 상황 기록 또는 환자의 변화된 반응을 중심으로 기
	    록한다.
	  – 입원 시 간호 정보 조사지를 이용하여 환자 상태에 대해 평가한 후, 간호
	    과정을 계획하고 수행하여 평가한 뒤 주기적으로 차트에 기록한다.
	  – 환자 상태 변화 및 검사, 시술, 수술에 대한 내용을 간호 기록지에 기록하
	    며 관련 부서와 정보를 공유한다.
	  – 통합된 정보를 바탕으로 환자의 요구를 파악하여 중요도와 우선순위를
	    세우고 간호 과정을 계획한다.

---

2) DPAR-초점 기록의 방법이며, 서술은 자료(Data: D), 계획(Plan: P), 활동(Action: A), 반응(Reason: R)으로 나누어 기록한다. 초점 기록의 목적은 간호 초점을 대상자와 대상자의 관심에 두는 것이며, 주요 장점은 대상자와 대상자의 우선순위를 전적으로 강조한다는 점이다. 각각의 기록에 자료, 계획, 활동, 반응을 혼합하라는 요구가 없다는 것이다.

환자와 가족에게 설명	– 의료진은 진료의 계획 및 결과에 대해 환자와 가족에게 설명해줄 의무가 있다(진단명, 치료 계획, 치료에 따른 예상 효과 및 위험에 대한 정보, 치 료 결과 등). – 기대하지 않았던 결과가 발생하더라도 설명이 필요하다.
퇴원 계획 (추후 진료는 협력 및 조정)	– 환자의 요구가 충족될 수 있는 적절한 부서나 다른 과로 전과 또는 외부 기관과의 연결을 통한 추후 진료(Follow Up Care)는 협력과 조정을 통해 이루어진다.

주목할 요소

간호 과정 기록

• 간호 과정이란 간호가 체계적이고 효율적으로 이루어질 수 있도록 간호 문제를
해결하는 방법으로, 환자의 개별화된 간호를 통해 계획, 중재 및 평가를 포함하
는 일련의 체계적 과정이다.

간호 과정 기록	– 담당 의사는 환자를 평가하고 경과 기록에 기록한다. – 각 환자의 담당 의사는 치료에 대한 환자의 반응을 알고 치료 지속 여부를 결 정한다. – 담당 의사는 환자 상태에 의미 있는 변화가 나타날 경우 환자 상태에 대한 재 평가를 실시한다. – 질병과 치료에 대한 경과를 평가하고 특이사항이 있는 경우에는 기록한다. – 장기 재원 환자의 경우, 담당 의사의 판단하에 필요한 신체 평가와 계통 문진 을 시행하고 기록한다.
간호 기록 (Focus: DAR 기록 체계)	• 간호 초점에 따라 계획된 간호 활동을 DAR로 기록한다. 1) 자료(Data) 　– 간호 초점을 뒷받침하거나 관찰한 주관적·객관적 정보를 기록 　– 환자에게 나타난 증상 및 징후 　– 신체 사정으로 얻은 결과 　– 환자가 표현하는 간호 요구 　– 의미 있는 검사 결과 2) 행위(Action) 　– 간호 계획상의 목적과 일치하고 자료에 근거한 간호 행위를 기록 　– 간호 계획을 실제로 수행하는 과정으로 간호, 치료 또는 교육을 통해 수 　　행한 모든 간호 활동을 기록 　– 측정 가능하고 계량할 수 있는 수치로 기록 3) 반응(Response) 　– 계획에 따라 제공된 간호 중재(Action) 후 환자에게 나타난 결과를 기록 　– 간호사가 해석해서 기록하지 않고 환자의 표현 그대로 기록

기록 내용	• 환자의 현재 상태 및 치료에 대한 반응과 행동 변화를 기록한다. 　– 환자의 간호 요구 및 수행된 간호 행위 　– 간호와 치료에 대한 환자의 반응 　– 신체적·정신적 증상이나 징후, 정서적 반응에 대한 관찰 내용 　– 의식 상태 변화 　– 수술, 침습적 시술 및 검사 전·후의 환자 상태와 간호 　– 의료 기구 및 장비의 모니터 내용 　– 환자 및 보호자에게 시행한 교육 　– 환자 상태에 대한 의료진과의 의사소통 내용
기록 빈도	• 정규 기록은 근무조별로 1회 이상 시행한다. • 다음의 경우는 반드시 기록한다. 　– 입원, 전동 등 환자의 초기 사정 후 　– 퇴원 　– 수술, 침습적 시술 및 검사 전·후 　– 환자의 변화된 상태를 기록할 필요가 있는 경우 　– 입원, 퇴원, 전동, 수술, 처치, 특별한 투약 후, 환자의 현 상태를 기록할 때 　　는 발생한 실시간으로 기록 • 간호 초점 기록은 환자 상태에 변화가 있거나 간호 문제가 있을 경우에 작성한 　다(환자 상태에 변화가 없어 간호 문제나 진단이 어려울 경우는 예외로 한다).

주의할 점
• 환자의 등록 번호와 이름을 정확히 확인한다. • 날짜와 시간을 정확히 기록한다. • 기록을 하기 전에 전 근무자의 기록을 확인한다. • 환자 상태를 표준 용어로 기록하고, 필요시 환자가 말한 내용을 그대로 인용한다. • 존칭과 존대어로 기록하지 않는다. • 간호 행위나 처치를 시행하기 전에 미리 기록하지 않는다. • 본인이 시행한 간호 행위만 기록한다.

4.1.2 환자 진료 체계(협의 진료)

조사 개요
■ 조사 기준: 통합적인 환자 진료를 위해 진료과 간 협의 진료 체계를 갖추고 있다. ■ 조사 목적: 의료기관은 적시에 효과적으로 진료과 간 협의 진료가 수행될 수 있 　는 체계를 갖춰, 통합적인 진료가 신속하고 연속적으로 이루어지도록 한다.

조사 항목	구분	조사 결과
1	진료과 간 협의 진료 규정이 있다.	S	□상　□중　□하
2	협의 진료 규정에 따라 의뢰한다.	P	□상　□중　□하
3	협의 진료 규정에 따라 확신한다.	P	□상　□중　□하
4	협의 진료 관련 성과를 지속적으로 관리한다.	O	□상　□중　□하

조사 개념

• 환자의 신속한 치료를 위해 다른 의사와 협력하여 진료를 해야 할 경우, 병원 내 다른 의사에게 진료를 의뢰하는 경우를 협의 진료라고 한다. 병동 협의 진료 대상은 병동에 재원 중이거나 응급실에 재실 중인 환자이다.

협의 진료 의뢰	• 의뢰서 작성 　– 입원 진료 및 외래 진료 의료진은 타 임상과 진료 의뢰가 필요한 경우 의뢰 사항을 기술하고 응급 여부를 구분하여 협의 진료를 의뢰한다. • 응급 기준 　– 중환자실 입원 환자, 급성 이상 증상, 급성 감염, 패혈증, 중재 방사선 시술이 필요한 경우, 쇼크 CPR, 신체 일부분이나 장기 기능이 손상되었거나 정상 기능을 못하게 될 것이 예측되는 경우 등 즉각적인 검사 및 치료가 필요한 경우 담당 의사의 판단에 따라 응급 여부를 결정한다. • 의뢰 서식에 포함되는 내용 　– 상담 서식을 이용하여 환자의 인적사항, 의뢰일, 의뢰과, 진단명, 환자 상태, 의뢰 대상 응급 여부, 담당 의사, 작성자 등을 포함한다.
협의 진료 회신	• 회신서 작성 　– 외래 환자의 경우 의뢰받은 임상과는 환자 진료 후 즉시 진료 결과를 회신한다. 　– 입원 환자 중 응급으로 의뢰된 환자의 경우, 의뢰서 작성 후 신속히 환자 진료를 시행하고 진료 결과를 작성한다. 그 외에는 조속한 기일 내에 환자 진료를 시행하고 진료 결과를 작성한다. 　– 회신서는 환자 진료 후 작성하는 것을 원칙으로 하되, 부득이 구두로 회신한 경우 조속한 기일 내에 회신서를 작성한다. • 회신 서식에 포함되는 내용 　– 상담 서식을 이용하여 회신일, 회신과, 진단명, 진료 결과 및 회신 내용, 작성자 등을 포함한다.

협의 진료 의뢰 시 '응급/비응급' 구분

- 환자 상태의 유형에 따라 의뢰 의사가 판단한다.

〈 '응급' 의뢰 유형 〉

① 응급 수술 예정

② 갑작스런 질병의 진행 또는 악화

③ 환자의 활력 징후가 불안정한 경우

④ 환자 상태에 따른 의뢰 의사의 임상적 판단

'응급'인 경우의 회신 절차

- 신속하게 회신해야 하며, 필요시 구두로 먼저 회신하고 회신된 내용은 의무 기록에 작성한다.

협의 진료 성과 관리

- 협의 진료에 대한 KPI(핵심성과지표: Key Performance Index) 설정
  - KPI의 예시: 협의 진료 횟수, 협의 진료에 대한 상담 반응 시간 등 정량화할 수 있는 지표와 그에 따른 목표를 설정한 후 지속적인 평가와 관리를 실시한다.
  - 협의 진료에 대한 KPI의 관리 조직과 인력을 배치하여 주기적인 관리가 이루어질 수 있도록 한다.

[정리요약]

진료 의뢰	의뢰서 작성 ➡ 응급 여부 결정
진료 회신	협의 진료 진행 ➡ 회신서 작성
성과 관리	KPI 설정 ➡ 성과 관리

4.1.3 환자 진료 체계(통증 관리)

- 조사 기준: 환자의 신체적·정신적 안녕을 위해 적절한 통증 관리를 한다.
- 조사 목적: 통증 평가와 통증 관리를 위한 적절한 체계를 수립함으로써 환자가 겪는 통증이 신체적·정신적인 영향을 미쳐 치료 과정에 부정적인 결과가 초래되지 않도록 예방한다.

조사 항목

	조사 항목	구분	조사 결과		
1	통증 관리를 위한 규정이 있다.	S	□상	□중	□하
2	외래 진료 시 통증 평가를 수행한다.	P	□상	□중	□하
3	입원 시 통증 초기 평가를 수행한다.	P	□상	□중	□하
4	통증 평가 결과에 따라 적절한 중재를 수행한다.	P	□상	□중	□하
5	입원 환자 통증 재평가를 수행한다.	P	□상	□중	□하

조사 개념

- 통증 관리를 위한 규정
  - 통증 관리를 위한 규정의 목적은 환자의 신체적·정신적 안녕을 위해 적절한 통증 관리를 적시에 수행하기 위함이다. 통증이란 실질적 혹은 잠재적 조직 손상과 연관된 불유쾌한 감각적·정서적 경험이다.

통증 관리	• 통증 관리 - NRS[3] 또는 VAS[4]가 포함된 통증 평가 도구에 따라 통증을 사정하고 이를 근거로 적절한 통증 중재를 제공하는 것이다. - 통증이 조절될 때까지 주기적인 재평가와 중재를 하고, 그 결과를 기록함으로써 통증 관리가 지속적·효과적으로 이루어지게 한다.

↓

---

3) NRS(Numeric Rating Scale): 숫자 통증 등급을 의미하며, 의사소통 및 수 개념이 가능한 환자의 통증 정도를 숫자로 평가할 때 사용한다.

4) VAS(Visual Analog Scale): 얼굴 통증 등급을 의미하며, 의사소통 및 수 개념이 적용 불가능한 유아 환자나 일반 환자를 상대로 한다. 통증 정도를 얼굴 표정으로 평가할 때 사용한다.

통증 관리의 대상자	•통증 관리 대상 – 분만 전 산모, 3세 미만의 소아와 신생아를 제외한 통증을 가진 입원 환자이다. 입원 시 통증을 호소하는 모든 환자는 '통증 평가 도구'를 이 용해 통증 초기 평가를 하고, 통증을 완화하기 위한 중재를 제공한다. 또한 환자와 가족에게 통증 교육 및 복약 지도를 시행한다.

↓

통증 초기 평가	•입원 환자 중 통증이 있는 환자는 통증 초기 평가 도구로 이용해 통증의 유무를 평가하고 기록한다. – 통증 초기 평가는 통증의 유무, 강도, 양상, 위치, 빈도, 기간, 통증의 중 재를 포함하며, 평가의 숫자 통증 등급(Numeric Rating Scale: NRS)은 의사소통이 가능하고 수 개념을 이해하는 환자의 통증 강도를 측정할 때 사용한다. – 환자로 하여금 자신에게 해당되는 통증의 강도를 점수화하여 기록한다. 통증 강도는 경도(1~4점), 중등도(5~6점), 중증(7~10점)으로 구분하 고, '얼굴 통증 등급'(VAS)은 3세 이상 소아 혹은 숫자를 표현하기 어려 운 환자에게 사용한다.

↓

정기적 재평가	– 통증 강도가 중등도 이상인 경우, 진통 조절 목적으로 마약성 진통제를 사용 중인 경우(PCA 포함)에는 근무조당 1회 이상 '통증 평가'를 이용하 여 통증을 재평가하고 기록한다.

↓

추가 평가	– 통증 양상이 변화하거나 새로운 통증을 호소하는 경우, 수술을 한 경 우, 침습적 처치를 받고 통증을 호소하는 경우, 추가적으로 약물적·비 약물적 통증 중재를 한 경우는 '통증 평가 도구'를 이용하여 통증을 재 평가 및 기록하고, 통증 중재 후 통증의 강도 변화는 '통증의 재평가'로 기록한다.

↓

규정에 따른 운영	•모든 경영 관리를 규정에 따라 운영 – 규정을 정하고 이를 통해 경영 관리를 실시하면 직원들이 경영 관리에 관한 예측 가능성과 수용성을 높여 효과적인 시스템을 구축할 수 있다.

주목할 요소

진통제 투여의 원칙

•통증 중재를 위한 방법: 통증 강도가 NRS 3점 이상이거나 환자가 통증에 대한
중재를 요청하는 경우 통증 완화 중재를 제공하고 기록한다. 진통제 투여 원칙은
아래와 같다.

- By mouth: 환자의 상황이 허락하는 한 먹는 진통제를 우선 투여한다.
- By the clock: 진통제를 일정 간격 투여하여 혈중 농도를 일정하게 유지해야 통증의 재발을 막을 수 있다. 급작스럽게 발생하는 돌발성 통증 시 속효성 진통제를 미리 처방하여 통증이 발생했을 때 환자가 사용할 수 있도록 한다.
- By the ladder: WHO 3단계에 따라 진통제를 선택 또는 추가한다. 경미한 통증에는 비마약성 진통제를 우선 처방하고, 통증이 계속될 때는 약한 마약성 진통제를 추가한다. 중등도 통증에는 처음부터 약한 마약성 진통제를 처방하고, 통증이 계속될 때 강한 마약성 진통제를 추가한다. 심한 통증에는 처음부터 강한 마약성 진통제를 투여한다. 통증의 종류에 따라 통증 정도와 상관없이 진통 보조제를 병용하여 진통 효과를 증대시키도록 한다.
- For the individual: 약물을 이용한 통증 조절의 가장 중요한 원칙은 환자 개개인에게 적합한 진통제의 종류, 용량 및 투여 방법을 선택하는 것이다.
- With attention to detail: 진통제 투여 후 통증 조절이 잘되고 있는지 자주 관찰하여 효과를 평가한다.

환자 및 보호자 교육

- 환자와 보호자에게 통증에 관한 정보를 제공한다.
  - 지속적으로 교육 내용을 강화하고, 진통을 위해 특수한 치료를 제공하거나 시술 전에 이에 대한 교육을 제공한다. 특히 통증 강도나 환자 상태에 따라 약물요법, 비약물요법 등 적절한 통증 완화를 위한 중재를 시행한다.

[정리요약]

통증 관리 대상	통증 평가
• 분만 전 산모, 3세 미만의 소아와 신생아를 제외한 통증을 가진 입원 환자 • 통증 평가 도구를 이용하여 통증 초기 평가 진행 • 통증 완화를 위한 중재 제공 및 통증 교육과 복약 지도 시행	• 초기 평가: 초기 평가 도구를 이용하여 통증의 유무 평가 및 기록 • 정기적 재평가: 통증 강도 및 지속적 진통제 사용 환자의 경우 정기적인 통증 재평가 및 기록 • 추가 평가: 통증 양상 변화 또는 추가 통증 발생의 경우 통증 재평가 및 기록

통증 관리

통증 정도

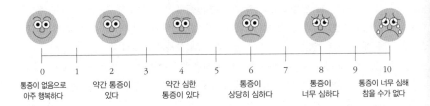

0	1	2	3	4	5	6	7	8	9	10
통증이 없음으로 아주 행복하다		약간 통증이 있다		약간 심한 통증이 있다		통증이 상당히 심하다		통증이 너무 심하다		통증이 너무 심해 참을 수가 없다

[별첨 1] 통증 흐름도

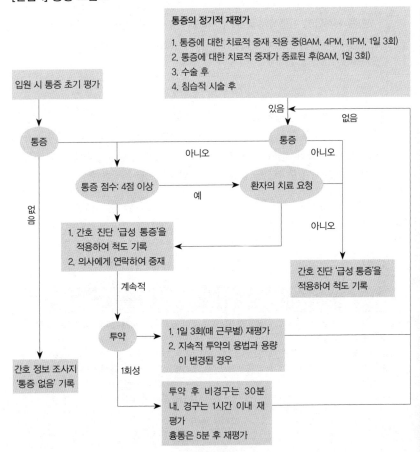

통증의 정기적 재평가

1. 통증에 대한 치료적 중재 적용 중(8AM, 4PM, 11PM, 1일 3회)
2. 통증에 대한 치료적 중재가 종료된 후(8AM, 1일 3회)
3. 수술 후
4. 침습적 시술 후

입원 시 통증 초기 평가

통증 → 아니오 → 통증 점수: 4점 이상 → 예 → 환자의 치료 요청

통증 (있음/없음) → 아니오

없음 → 간호 정보 조사지 '통증 없음' 기록

1. 간호 진단 '급성 통증'을 적용하여 척도 기록
2. 의사에게 연락하여 중재

아니오 → 간호 진단 '급성 통증'을 적용하여 척도 기록

계속적 → 투약

투약 1회성

1. 1일 3회(매 근무별) 재평가
2. 지속적 투약의 용법과 용량이 변경된 경우

투약 후 비경구는 30분 내, 경구는 1시간 이내 재평가
흉통은 5분 후 재평가

[별첨 2] 통증 사정 도구

1) Wong Baker Faces Pain Scale(0~10)
: 3세 이상 소아에게 사용할 수 있다.

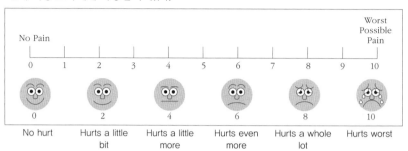

2) FLACC 도구(Face-Legs-Activity-Cry-Consolability, 0~10)
: 3세 미만의 소아나 스스로 통증을 보고할 수 없는 환자에게 사용할 수 있다.

항목	점수		
	0	1	2
얼굴 (Face)	특별한 표정이 없거나 웃음	가끔 얼굴을 찡그림, 눈살을 찌푸린 움츠림, 무관심함	자주 또는 지속적으로 턱이 떨려 이를 다물고 있음
다리 (Legs)	정상 체위 또는 이완	불안함, 거북함, 긴장	다리를 차거나 끌어올림
활동성 (Activity)	조용히 누워있거나 정상, 쉽게 움직임	꿈틀댐, 몸을 앞뒤로 뒤척임, 긴장됨	몸을 구부리고 뻣뻣함, 또는 경련
울음 (Cry)	울음이 없음	끙끙댐, 흐느낌 또는 훌쩍댐	지속적 울음, 소리침, 흐느낌, 잦은 불편감 호소
마음의 안정도 (Consolability)	이완	가끔 안아주거나 접촉을 하여 안심시켜 주는 것이 필요함. 관심을 다른 곳으로 돌리기 위해 대화가 필요함	안정되기 어려움

3) 수 개념을 이해하는 12세 이상 환자는 NRS 도구(Numeric Rating Scale) 또는 VAS 도구(Visual Analogue Scale)를 사용한다.

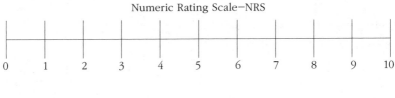

Numeric Rating Scale—NRS

0 1 2 3 4 5 6 7 8 9 10

▶ VAS

No Pain

Worst
Possible
Pain

[별첨 3] 통증 관리 기록 양식

통증 평가 도구 및 기록지

1. 통증 사정

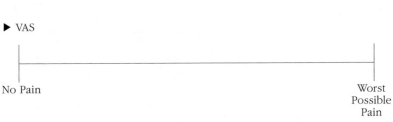

0	1	2	3	4	5	6	7	8	9	10
통증이 없음으로 아주 행복하다		약간 통증이 있다		약간 심한 통증이 있다		통증이 상당히 심하다		통증이 너무 심하다		통증이 너무 심해 참을 수가 없다

2. 통증의 양상

1	쑤시는 듯한	4	찌르는 듯한	7	날카로운	10	진통(labor pain)
2	화끈거리는	5	방사된	8	짓누르는		
3	둔한	6	쥐어짜는	9	타는 듯한		

3. 통증의 초기 평가

통증의 유무	□ 유 □ 무
통증의 강도	0 1 2 3 4 5 6 7 8 9 10

통증의 양상	1 2 3 4 5 6 7 8 9 10 □ 기타( )			
통증의 위치	머리	□ 오른쪽 □ 왼쪽	어깨	□ 오른쪽 □ 왼쪽
	상지	□ 오른쪽 □ 왼쪽	복부	□ 우상복부 □ 좌상복부 □ 우하복부 □ 좌하복부
	흉부	□ 오른쪽 □ 왼쪽	가슴	□ 오른쪽 □ 왼쪽
	하지	□ 오른쪽 □ 왼쪽	□ 허리	□ 목 □ 회음부
	□ 기타( )			
빈도 및 기간	□ ( )시간마다 ( )분간 □ 기타( )			

4. 통증의 재평가

통증의 유무	□ 유 □ 무			
통증의 강도	0 1 2 3 4 5 6 7 8 9 10			
통증의 양상	1 2 3 4 5 6 7 8 9 10 □기타( )			
통증의 위치	머리	□ 오른쪽 □ 왼쪽	어깨	□ 오른쪽 □ 왼쪽
	상지	□ 오른쪽 □ 왼쪽	복부	□ 우상복부 □ 좌상복부 □ 우하복부 □ 좌하복부
	흉부	□ 오른쪽 □ 왼쪽	가슴	□ 오른쪽 □ 왼쪽
	하지	□ 오른쪽 □ 왼쪽	□ 허리	□ 목 □ 회음부
	□ 기타( )			
빈도 및 기간	□ ( )시간마다 ( )분간 □ 기타( )			

[별첨 4] 초기 통증 평가 기구

초기 통증 평가 도구

등록 번호			
성 명			
연 령		성별	□ 남 □ 여
진 료 과		병동	

평가일	월 일 :	통증 유무	□유 □무	진단명	
입원일		통증 발현	□만성 □급성 □갑작스러운 □점진적 □외상 관련		
수술일		통증 빈도	□지속적 □간헐적 □가끔 □기타( )		

1. 통증 위치

□ 두부
□ 흉부
□ 등허리
□ 상지
□ 복부
□ 골반부
□ 하지
□ 전신

2. 통증 강도

가. 현재의 통증 정도　□0 □1 □2 □3 □4 □5 □6 □7 □8 □9 □10
나. 24시간 이내 가장　□0 □1 □2 □3 □4 □5 □6 □7 □8 □9 □10
　　심한 통증 정도

3. 통증 양상

□욱신욱신 쑤심　　□화끈거리는　　□쥐어짜는 듯한　□눌리는 듯한
□냉감　　　　　　□둔한　　　　　□찢어지는 듯한　□무감각한
□바늘로 찌르는 듯한 □잡아당기는　　□찌근거리는　　□찌르는 듯한
□콕콕 쑤시는　　　□따끔거리는　　□기타＿＿＿＿＿＿＿

4. 통증 표현 방법

□ 언어 사용   □ 얼굴 표정   □ 자세 변화   □ 활동 유형   □ 감정 변화
□ 치료 거부   □ 식욕 변화

5. 통증 완화 방법

□ 식이   □ 마사지   □ 이완요법   □ 휴식   □ 열요법   □ 냉요법
□ 수면   □ 운동   □ 자세 변경
□ 약물_____   □ 기타_____

6. 통증 유발/증가 요인

□ 움직임   □ 기침   □ 차가움   □ 열   □ 피로   □ 불안   □ 기침   □ 배뇨
□ 배변   □ 장 운동
□ 기타_____

7. 통증 결과(24시간 이내 발생된 통증)

가. 수면 상태   □ 불면   □ 졸림   □ 변화 없음
나. 식욕 상태   □ 감소   □ 증가   □ 변화 없음
다. 육체적 활동   □ 감소   □ 증가   □ 변화 없음
라. 대인 관계   □ 나빠짐   □ 변화 없음
마. 정서 상태   □ 두려움   □ 슬픔   □ 분노   □ 변화 없음
바. 집중력   □ 감소   □ 변화 없음
사. 수반하는 징후   □ 오심/구토 □ 호흡곤란   □ 두통   □ 변비/설사
                     □ 기침   □ 변화 없음

8. 추후 계획

□ 통증 재평가   □ 의사 콜   □ 비약물 중재   □ 약물 중재   □ 영적 상담
□ 교육/의사소통

간호사 서명_____

[별첨 5] 통증 관리 평가 도구

통증 관리 평가 도구

등록 번호			
성 명			
연 령		성별	남 여
진 료 과		병동	

Date												
Hosp. Day												
Post op. Day												
중재전평가	평가 시간											
	통증 위치											
	통증 강도											
	통증 양상											
	통증 빈도											
중재후평가	진정 상태											
	약물 중재 (투여 경로)											
	비약물 중재											
	간호사 서명											
	평가 시간											
	통증 강도											
	간호사 서명											

통증 위치	통증 강도(도구명: Numeric Rating Scale)	통증 빈도
0 - 두부 5 - 골반부 1 - 흉부 6 - 하지 2 - 등허리 7 - 전신 3 - 상지 8 - 기타 4 - 복부	0 1 2 3 4 5 6 7 8 9 10 통증이 중증도 조정이 불가 전혀 없음 통증 능한 통증	1 - Constant 2 - Intermittent 3 - Occasional

통증 양상(Type of pain)	진정 상태(Sedation score)
0 - Aching(욱신욱신 쑤시는) 1 - Burning(화끈거리는) 2 - Cramping(쥐어짜는 듯한) 3 - Crushing(눌리는 듯한) 4 - Coldness(냉감) 5 - Dull(둔한) 6 - Gnawing(찢어지는 듯한) 7 - Numbness(무감각한) 8- Prick(바늘로 찌르는 듯한) 9 - Pull(잡아당기는) 10 - Throbbing(찌근거리는) 11 - Shooting(콕콕 쑤시는) 12 - Tingling(따끔거리는) 13 - Inapparent(불분명한)	1 - 불안, 초조, 안절부절한 상태 4 - 반응이 기민하고 즉각적인 상태 2 - 협조적, 순응적인 상태 5 - 반응이 느리고 둔함 3 - 명령에만 반응하는 상태 6 - 반응이 없음
	비약물 중재(Non-phamacological intervention)
	1 - Deep Breathing 7 - Heat Application 2 - Distractions/TV, Radio 8 - Ice Application 3 - Education/Information 9 - Immobilization 4 - Elevation 10 - Relaxation 5 - Exercise 11 - Positioning 6 - Expressive Therapy 12 - Spiritual Care

4.1.4 환자 진료 체계(영양 공급)

조사 개요

- 조사 기준: 환자의 치료 효과를 높일 수 있도록 적절한 영양을 공급하고 관리한다.
- 조사 목적
  1. 의료기관은 환자에게 적합한 영양을 공급함으로써 치료 효과가 높아지도록 영양 평가를 시행하고 필요한 영양을 공급한다.
  2. 치료식이 필요할 경우, 환자에게 내용과 이유를 충분히 설명하고 영양 상담을 제공한다.

조사 항목

	조사 항목	구분	조사 결과		
1	영양 관리 규정이 있다.	S	□상	□중	□하
2	환자의 치료 목적에 맞게 식사를 제공한다.	P	□상	□중	□하
3	환자에게 치료식과 관련된 설명을 제공한다.	P	□상	□중	□하
4	환자에게 영양 상담을 제공한다.	P	□상	□중	□하
5	영양 불량 위험 환자에 대한 영양 관리를 한다.	P	□상	□중	□하

STEP 1	환자 치료 목적에 맞는 식사 제공	• 담당 의사가 환자에게 맞는 영양원 처방 • 영양팀에서 처방에 맞는 식사 제공
STEP 2	환자, 보호자에게 치료 식과 관련된 설명 제공	
STEP 3	환자, 보호자에게 영양 상담 제공	• 상담 내용은 의무 기록에 기록 • 환자의 이해도 및 순응도 평가
STEP 4	영양 불량 위험 환자에 대한 영양 관리	• 입원 환자를 48시간 내에 초기 평가하여 구분 관리
STEP 5	영양 관리	• 영양 관리 지침서에 따라 관리

- 영양사는 치료식이 처방된 환자 또는 보호자에게 치료 식사명, 제공 사유, 주의 사항(음식 제한사항 등)에 대해 설명하고 〈치료식 설명서〉를 제공한다. 또한 의사가 영양 지도를 의뢰한 환자에 대해, 영양사는 〈영양 관리 지침서〉에 의거하여 환자 또는 보호자에게 영양 상담을 제공하고 이를 의무 기록으로 남긴다. 영양 상담 기록에는 객관적 자료 평가, 식습관 조사, 영양 상담과 관련된 치료 계획, 영양 상담 등에 관한 내용을 포함하고 있으며, 교육 내용에 대한 환자의 이해도 및 순응도 역시 평가한다.
- 임상 영양사는 모든 입원 환자를 대상으로 입원한 후 48시간 내에 '초기 영양 평가'를 실시한다. 영양사는 초기 영양 평가 결과를 중위험군 이상의 환자에게 EMR을 통해 고지한다. 영양사는 위험도에 따라 환자의 영양 관리를 실시한다. 중위험 환자에게 검색 결과 고지 및 컨설트 의뢰 시 영양 관리를 실시하고, 고위험 환자에게는 검색 결과 고지 및 컨설트 유무와 무관하게 영양 관리를 실시한다. 예외일 경우, 즉 영양 관리의 중재가 기타사항 등으로 어려울 경우 의무 기록에 사유를 기재한다. 초기 평가 시 저위험 환자는 7일 이후에 다시 한 번 영양 평가를 실시한다.

- 영양 관리에 대한 모든 절차 및 세부 지침은 〈영양 관리 지침서〉(식사 처방, 치료식 식단 작성, 임상 영양 관리 지침 포함)에 상세히 기록되어 있으며, 그에 따른 관리를 시행한다.

주목할 요소

영양 관리 규정 포함 사항

- 규정 포함사항
  - 식사 처방 규정: 의료기관에서 제공되는 식사의 특징, 영양 기준량, 식품 구성 등을 담고 있어 입원 환자에게 처방 시 사용되는 규정을 말하며, 임상 부서 또는 관련 회의체의 인준을 거쳐야 한다.
  - 치료식 식단 작성 규정: 식사 처방 규정에 제시된 영양 기준 및 식품 구성에 따른 식단을 작성하기 위한 방법, 허용 식품, 제한 식품 등을 세부적으로 기술해 놓은 규정을 말한다.
  - 임상 영양 관리 규정: 환자의 영양 평가, 영양 관리 계획 수립, 영양 중재, 모니터링 등 임상 영양 관리에 관한 규정을 말하며, 임상 부서 또는 관련 회의체의 인준을 거쳐야 한다.

임상 영양 관리 지침

- 환자에게 영양 상담이 필요한 경우 의사는 영양사에게 의뢰한다.
  - 입원 환자의 식사/치료식을 섭취 중인 환자로, 심화된 영양 상담이 필요하다고 담당 의사가 판단한 경우
  - 영양 상담을 받았으나 재교육이 필요한 경우
  - 음식-약의 상호 작용에 대해 영양 상담이 필요한 경우
  - 기타 영양 상담이 필요하다고 담당 의사가 판단한 경우
- 영양 상담 의뢰 시 해당 처방과의 컨설트가 있어야 한다.
- 영양 상담 시행은 다음과 같이 진행된다.
  - 환자의 영양 상태와 관련된 주관적·객관적 자료를 조사하여 영양 불량의 원인을 파악한 후 영양 상담과 관련된 치료 계획을 세운다.
  - 세부사항은 의무 기록에 기록한다.

[정리요약]

치료 목적에 맞는 식사 제공	• 환자에 맞는 의사의 영양원 처방에 따라 영양팀에서 처방에 맞는 식사 제공
치료식과 관련된 설명 제공	• 치료 식사명, 제공 사유, 주의사항에 대한 설명 및 설명서 제공
영양 상담 제공	• 영양 상담을 제공하고 상담 관련 내용의 의무 기록을 한 후 환자의 이해도 및 순응도 평가
초기 영양 평가 실시	• 입원 48시간 이내에 초기 영양 평가를 실시하며 결과에 따라 위험군으로 분류된 환자 고지 및 관리
영양 관리	• 영양 관리 지침서에 따라 관리

4.1.5 환자 진료 체계(서비스 제공)

■ 조사 기준: 영양 집중 지원이 필요한 환자를 위하여 협력 체계를 구축하고 영양 집중 지원 서비스를 제공한다.
■ 조사 목적
  1. 영양 집중 지원이 필요한 환자에게 치료 효과를 극대화하기 위한 다직종 간 협력 체계를 구축한다.
  2. 환자에게 맞는 별도의 치료 계획을 수립하고 모니터링하는 영양 집중 지원 서비스를 제공한다.

조사 항목

	조사 항목	구분	조사 결과		
1	영양 집중 지원 관리에 대한 규정이 있다.	S	□ 상	□ 중	□ 하
2	영양 집중 지원팀을 운영한다.	P	□ 상	□ 중	□ 하
3	영양 집중 지원이 필요한 환자에게 적합한 치료 계획을 수립한다.	P	□ 상	□ 중	□ 하
4	치료 계획에 따라 영양 집중 지원 관리 서비스를 제공한다.	P	□ 상	□ 중	□ 하
5	영양 집중 지원 시행에 대하여 관리한다.	P	□ 상	□ 중	□ 하

조사 개념

영양 집중 지원 관리 규정	– 서비스 대상 포함: 정맥 영양 지원, 경장 영양 지원 – 지원 관리팀의 구성 및 역할 규정
영양 집중 지원팀 운영	– 다직종 간 협력 체계를 구축하여 별도의 치료 계획을 수립한다. – 예시적: 의사, 간호사, 영양사, 간병 관련자로 구성하며 의사의 치료 계획에 따라 간호사, 영양사는 그에 따른 식단 및 간호 계획을 수립하고 이에 대해 공유한다.
영양 집중 지원 서비스 절차	– 환자의 영양 지원 의뢰 – 영양 평가 – 영양 관리 치료 계획 수립 – 영양 집중 지원 관리 서비스 제공 – 모니터링

전 영역에서의 모니터링 필요

- 정맥영양 관리 모니터링
  - 정맥영양 실시 후 전해질, 간 기능, 혈당 변화 등의 합병증 발현 여부를 관찰하여 필요시 처방 내용이나 투여 경로를 변경한다. 경구 섭취의 재개에 따른 투여량 감소를 요청하는 등 관리되는 모든 과정을 의미한다.
- 경장영양 관리 모니터링
  - 경장영양 실시 후 위장관 기능, 혈당 변화 등의 합병증 발현 여부를 관찰하여 필요시 처방 내용이나 투여 경로를 변경한다. 경구 섭취의 재개에 따른 투여량 감소를 요청하는 등 관리되는 모든 과정을 의미한다.

[정리요약]

지원 관리팀 구성	• 영양 지원 서비스 대상 포함 • 지원 관리팀의 구성 및 역할 규정
지원팀 운영	• 다직종 간 협력 체계를 구축하여 치료 계획 수립 • 치료 계획 수립의 공유
지원 서비스	• 정맥영양 지원, 경장영양 지원 등 영양 집중 지원 서비스 제공
모니터링	• 합병증 발현 여부 관찰 • 투여 경로 및 투여량 변경 및 관리

4.1.6 환자 진료 체계(안전 관리)

조사 개요

■ 조사 기준: 환자안전을 위한 욕창 예방 및 관리 활동을 수행한다.
■ 조사 목적: 욕창 발생을 최소화하기 위해 욕창 관리를 위한 적절한 체계를 수립하고, 필요한 경우 욕창 간호를 제공한다.

조사 항목

	조사 항목	구분	조사 결과
1	욕창 예방 관리 규정이 있다.	S	□상 □중 □하
2	욕창 위험도 평가 도구를 이용하여 욕창 위험 평가를 수행한다.	P	□상 □중 □하
3	욕창 위험 평가에 따라 욕창 예방 활동을 수행한다.	P	□상 □중 □하
4	욕창 위험도 평가 도구를 이용하여 정기적인 재평가를 수행한다.	P	□상 □중 □하
5	욕창이 발생한 환자에게 욕창 관리 활동을 수행한다.	P	□상 □중 □하
6	욕창 예방 관리 활동의 성과를 지속적으로 관리한다.	O	□상 □중 □하

조사 개념

STEP 1	욕창 위험도 평가	• 위험 환자 대상으로 초기 평가를 Branden Scale로 진행 ➡ 신체 상태 악화 시 욕창 위험도 재평가
STEP 2	욕창 예방 활동	• 근무조당 2회 이상 시행, 간호 기록 및 활동 기록에 기록, 환자 교육 등
STEP 3	욕창 발생 환자 관리	• 부위별 욕창 단계 파악
STEP 4	욕창 치료 계획	• 수술, 소독, 재평가 등 기록 • 욕창 확인 후 보고, 지속적인 예방 및 치료 • 1주일마다 상태 확인
STEP 5	욕창 발생 보고 체계	• 최초 발견 후 주치의에게 보고 • 주치의는 욕창 단계 파악 및 치료

- 욕창 관리의 절차에 관해 자세히 살펴보면, '욕창 위험도 평가'는 초기 평가로 시작되며, 초기 평가는 욕창 발생 위험 환자를 대상으로 환자의 피부 상태를 사정하고 Braden Scale을 이용하여 초기 사정을 실시한다. 그 후 이실, 수술 후, 침습적 검사 및 시술 후 급격하게 신체 상태가 악화되었을 경우에 실시 주기와 관계없이 욕창 위험도 평가를 재평가한다. 욕창 위험도 평가 점수가 18점 이하인 경우, 욕창 발생 위험군으로 분류하여 욕창 예방 간호를 시행하는데, 욕창 위험도 평가에 따른 중증도 분류는 크게 4가지이다. 9점 이하는 최고 위험군, 10~12점은 고위험군, 13~14점은 중증도 위험군, 15~18점은 저위험군으로 분류된다.
- '욕창 예방 활동'은 근무조당 2회 이상 시행한다. 피부 상태 관찰, 피부 간호 시행 내용, 체위 변경, 에어 매트리스 적용 등의 내용을 근무조당 1회로 간호 기록하고 활동 기록에 남기도록 한다. 예방 활동은 피부 상태를 사정하고 관리하며, 압력을 최소화하기 위해 체위 변경을 수행하고 에어 매트리스를 적용한다. 또한 마찰력과 전단력을 최소화시키며 영양 상태 불량을 교정한다. 마지막으로 환자 및 보호자에게 욕창 발생의 원인과 위험 요인, 위험 요인을 감소시킬 수 있는 방법, 욕창 예방 활동 등에 대해 자료를 지급하여 교육한다.
- '욕창 발생 환자의 관리'는 욕창 발생 시 욕창의 발생 부위 및 각각의 부위별 욕창 단계를 확인한다. 욕창 부위는 욕창이 생긴 환자 몸의 부위를 의미하며, 욕창 크기는 가로와 세로의 정확한 크기를 cm 단위로 기록한다. 욕창의 단계로 욕창의 침범 정도 및 배출 정도를 판단한다.

척도	상태
Stage 1	피부가 벗겨짐 없이 지속적으로 발적된 상태 (발적 부위를 눌렀다 떼어도 색깔 변화 없음)
Stage 2	붉게 된 부위에 수포, 구진, 딱지, 배출물, 표면보다 보이지 않는 부분이 넓음 (진피 손상)
Stage 3	피하층과 근막 표면까지 침범된 피부 손상
Stage 4	근육과 뼈가 보이고 근육, 골 힘줄에까지 공동이 형성됨

- '욕창의 치료 계획'은 의학적 또는 간호 계획을 모두 포함하며, 수술, 소독, 재평가 등을 기록한다. 욕창 확인 후 보고 체계에 의해 보고한다. 욕창 발생 시 지속적 욕창 예방 간호를 수행하고, 필요한 경우 치료 방법(드레싱 수술)에 대해 적절한 욕창 관리를 제공한다. 욕창 평가는 욕창의 위치, 욕창의 단계, 크기, 배출물, 치료 계획과 중재, 드레싱 방법을 간호 기록하며 1주일마다 욕창 상태를 재평가한다.

- '욕창 발생 보고 체계'는 다음과 같다. 먼저, 욕창을 처음 발견한 간호사는 주치의에게 보고하고 욕창의 위치, 단계, 크기 등의 내용을 간호 기록으로 남긴다. 욕창 발생 시 주치의는 욕창 부위를 평가하고 해당 부서에 협의 진료가 필요할 경우 이를 의뢰한다. 병동 수간호사는 욕창 발생 시 환자안전 보고 체계를 통하여 질관리위원회에 보고한다.
- 욕창을 치료한 의료진은 반드시 욕창의 상태 및 치료 사항에 대하여 의무 기록하며, 의료진 간에 욕창 관리 상태에 대해 공유한다. 욕창 발생 환자 또는 욕창 발생 위험군 환자는 병동 이동 시 카덱스에 노란색 스티커를 붙여 인계하고, 욕창 관리가 지속적으로 잘 이루어지도록 한다.

주목할 요소

욕창 위험도 평가

• 입원 환자는 욕창 사정 도구(Braden Scale)를 통해 욕창 고위험군을 사정한다.

	초기 평가		재평가	
	대상	시기	대상	주기
병동	모든 환자	입원 시	모든 환자	주 1회
중환자실	모든 환자	입원 시	모든 환자	매 근무조
응급실	응급실 침상 배정 환자	침상 배정 시	침상 배정 환자	매일

- 초기 평가: 모든 입원 환자는 욕창 위험도 평가 도구(Braden Scale)를 이용하여 욕창 위험도를 평가하고 기록한다.
- 욕창 위험도 평가 점수에 따른 중증도 분류(18점 이하: 욕창 발생 위험군)
  1) 9점 이하: 최고 위험군
  2) 10~12점: 고위험군
  3) 13~14점: 중증도 위험군
  4) 15~18점: 저위험군
- 욕창 위험도 평가 점수가 18점 이하일 경우, 욕창 발생 위험군으로 분류하여 욕창 간호를 시행한다.

욕창 발생 시 보고 및 의뢰	욕창 발생 시 환자 관리
• 보고: Stage 2 이상인 경우 의사와 간호 관리자에게 보고하고 욕창 보고서를 작성한 후 간호 본부에 보고한다. • 의뢰 - Stage 2 이상인 경우 단위 내 욕창 관리 간호사에게 의뢰한다. - Stage 3 이상인 경우 주치의를 통해 전문 조직과 협진 의뢰한다.	• 욕창 발생 시 욕창 평가(위치, 단계, 크기 등) 시행 한다. • 욕창 치료 계획(소독 등)을 수립하고 욕창 간호를 제공한다. • 욕창 간호를 제공한 내용을 기록한다.

욕창 발생 위험군(Braden Scale: 18점 이하)의 욕창 예방 간호 수행

• 체위 변경, 피부 관찰, 마사지를 시행한다.
• 피부는 항상 청결히 하고, 실금 및 잦은 설사의 환자는 주의를 요한다.
• 의식이 없거나 사지마비가 있는 장기 환자의 경우 에어 매트리스 등을 사용할 수 있다.
• 침상 머리는 30도 이하로 유지하며, 완전 측위보다는 30도 측위를 한다.
• 베개나 보조 기구를 사용하여 발꿈치나 발의 뼈 돌출부에 가해지는 압력을 제거한다.
• 홑이불의 주름, 각종 라인 및 물품에 의해 환자의 피부가 눌리지 않도록 한다.
• 치료상 금기사항이 아니면 충분한 수분을 섭취하도록 한다.
• 필요시 치유에 필요한 영양 공급을 돕는 식이를 제공한다(예: 고단백 식이).
• 욕창 발생 위험군은 환자와 보호자에게 예방 교육을 실시한다.
• 에어 매트리스는 필요시 제공할 수 있다.

성과 관리

• 욕창에 대한 KPI 설정
 - KPI 예시: 평가 및 관찰 횟수, 욕창 발생 환자에 대한 체위 변경 및 마사지 실시 횟수 등을 정량화할 수 있는 지표를 설정한다. 이에 따른 목표를 설정한 후 지속적인 평가와 관리를 실시한다.
 - 욕창 관리에 대한 KPI의 관리 조직과 인력을 배치하여 주기적인 관리가 이루어질 수 있도록 한다.

• 욕창 발생 관련 자료
 – 욕창 위험 평가 도구(Braden Scale)
 – 욕창 발생 보고서
 – 욕창 주의 표지판

[정리요약]

위험도 평가	• 욕창 발생 위험 환자를 대상으로 Braden Scale을 이용하여 초기 평가 실시 • 신체 상태 악화 시 욕창 위험도 재평가
욕창 예방 활동	• 욕창 발생 위험군의 경우 욕창 예방 간호 시행 • 근무조당 2회 이상 실시 및 간호 기록 1회 실시 • 환자 및 보호자에게 예방 관련 자료 지급 및 교육
환자 관리	• 욕창 발생 부위 및 단계 확인
치료 실시	• 의학적·간호적 계획 수립 • 욕창 예방 간호 수행 및 적절한 욕창 관리 제공 • 욕창 정보 기록 및 상태에 따라 재평가
보고 체계	• 주치의에게 보고 후 간호 기록 • 상태에 따라 협의 진료 진행 • 환자 안전 보고 체계를 통해 질관리위원회에 보고

[별첨 1] 욕창 발생 위험 요인 사정 도구

〈욕창 발생 위험 요인 사정 도구: Braden 도구〉

환자 이름:_____   등록 번호:_____

병동/병실:_____   날   짜:_____

항목	1점	2점	3점	4점	욕창 발생 위험 사정 일자		
감각 인지	완전 제한	매우 제한	약간 제한	장애 없음			
불편감을 주는 압력에 대해 의미 있게 반응하는 능력	의식이 저하되거나 진정제로 인해 통증 자극에 대해 전혀 반응 없음. 또는 신체 대부분의 감각이 떨어짐.	통증 자극에 대해서만 반응함. 신음하거나 안절부절 못하는 것 외에는 불편감을 호소하지 못함. 또는 신체의 1/2 이상의 감각이 떨어짐.	구두 명령에 반응을 보이나, 항상 불편감에 대한 의사소통을 보이지는 않음. 1개 또는 2개의 사지 감각이 떨어짐.	구두로 요구를 표현할 수 없으며 감각 기능 장애가 전혀 없음.			
습기 정도	지속적으로 습함	습함	때때로 습함	거의 습하지 않음			
피부가 습기에 노출되는 정도	땀. 소변 등으로 피부가 계속 습한 상태. 돌리거나 움직일때마다 축축해짐.	항상은 아니지만 자주 습한 상태. 적어도 8시간마다 침대보를 교환해야 함.	하루에 1번 린넨을 교환할 정도로 습한 상태.	피부가 거의 습하지 않음. 정해진 간격으로 린넨을 교환하여도 됨.			
활동 정도	침상 안정	의자에 앉을 수 있음	때때로 보행	정상			
신체 활동 정도	계속 침대에 누워 있어야 함.	보행 능력이 없거나 매우 제한됨. 몸을 지탱할 수 없거나 의자나 휠체어로 옮길 때 도움이 필요함.	낮 동안은 때때로 걸을 수 있지만 짧은 거리만 가능함. 대부분의 시간을 침대나 의자에서 보냄.	적어도 하루에 2번 정도는 산책할 수 있음.			
기동력	전혀 없음	매우 제한	약간 제한됨	정상			

체위를 변경하고 조절할 수 있는 능력	도움 없이는 몸이나 사지를 전혀 움직이지 못함.	가끔은 몸이나 사지를 움직일 수 있으나, 혼자서 자주 하지는 않음.	혼자서 약간씩 움직임.	도움 없이도 자주 체위 변경 가능.					
영양 상태	불량	부적절함	적절함	양호					
평소의 음식 섭취 양상	제공된 음식의 1/3 이상을 먹지 못함. 금식 5일 이상 IV	보통 제공된 음식의 1/2 정도를 먹음, LD, Tube feeding	대부분 반 이상을 먹음. Tube feeding TPN	거의 다 먹음.					
마찰력과 응전력	문제 있음	잠재적으로 문제 있음	문제 없음						
	이동 시 많은 도움을 필요로 하며, 끌지 않고는 드는 것이 불가능함. 종종 침대나 의자에서 미끄러져 자세를 다시 취해야 함. 경직, 경축, 초조함이 계속적으로 마찰을 일으킴.	최소한의 조력으로 움직일 수 있음. 이동 시 시트, 의자, 억제대나 다른 도구에 약간은 끌림. 때때로 미끄러지지만 의자나 침대에서는 대부분 좋은 자세를 유지함.	침대나 의자에서 스스로 움직일 수 있고, 움직이는 동안은 몸을 들어 올릴 수 있음. 항상 침대나 의자에서 좋은 자세를 유지할 수 있음.						

	합 계					
	욕창 위험 정도 평가 결과					
	간호사 서명					

〈욕창 위험 정도 평가 결과〉

N: 17점 이상(위험 가능성 없음)　　　L: 15~16(저위험)

M: 13~14(중위험)　　　H: 12점 이하(고위험)

욕창 사정 도구-EMR

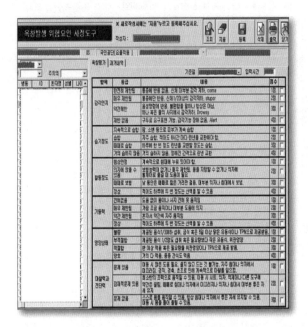

욕창 리플렛- 욕창 고위험군 안내문

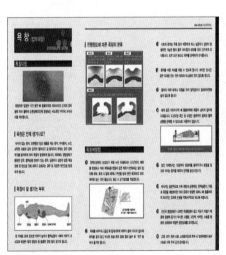

욕창 고위험군 예방 활동

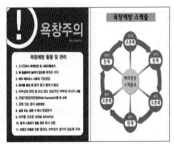

욕창 발생 보고서

수간호사	간호부장	QI실

부서	환자명	성별/나이	등록 번호	진료과	진단명	입원 연월일
						/ /

욕창 발생일	욕창 발생 구분	이동과 관련한 욕창 발생 시 장소 및 피부 상태

년 월 일	□ 입원 전(자택/타원)
	□ 입원 후
		□ 이동(2개 이상 병동)
		  이동 전 병동:　　　(Stage:)
		  이동 후 병동:　　　(Stage:)

욕창 발생 후 보고	● 주치의(전문의)에게 보고　　□ 유　□ 무

욕창 발생 원인	□ 부동　　□ 의식 불명　　□ 실변/실금　　□ 기구 사용 □ 감각 장애 □ 혈액학적 불안정　　□ 장시간의 수술(　시간　분) □ 기타

욕창 위험 사정 점수 (Braden 도구)	● 초기 사정　　　　　　□ 유　□ 무(　년　월　일　점) ● 정기적 재사정　　　　□ 유　□ 무(　일마다) ● 욕창 발생 전 마지막 사정　□ 유　□ 무(　년　월　일　점)

욕창 위치	(　　　　)	(　　　　)	(　　　　)

욕 창 사 정	크기 (길이x폭x깊이)	x x cm * 크기는 최대 길이X최대 길이와 직각인 최대 폭으로 기록하십시오.	x x cm	x x cm
	단계	□ I　□ II　□ III □ IV □ 심부 조직 손상 의심 □ 미분류	□ I　□ II　□ III □ IV □ 심부 조직 손상 의심 □ 미분류	□ I　□ II　□ III □ IV □ 심부 조직 손상 의심 □ 미분류

욕창 예방 간호	□ 피부 사정　　□ 체위 변경　　□ 압력 재분배를 위한 지지 도구 사용 □ 압력, 마찰, 응전력을 최소화하기 위한 간호　　□ 영양 간호 □ 실금/실변 관리　　□ 통증 관리　　□ 환자 및 보호자 교육 □ 기타

욕창 발생 후 치료 계획	● 현재 간호 제공 간호사　□ 담당 간호사　□ 상처 전문 간호사 ● 치료 계획 　□ 체위 변경　□ 피부 간호　□ 마사지　□ 수술　□ 정기적인 재사정 　□ 사용한 보조 도구: 　□ 환자 및 보호자 교육(1회/일 이상)　□ 기타
욕창 관리 (드레싱 종류)	
시스템 차원에서의 문제 원인 및 개선사항	* 구체적으로 기술하십시오.
추후 경과 (간호부에서 기록)	
보고일: 20　.　.　　　　보고자:　　　(인)	

[별첨 3] 욕창 발생 보고서 양식-EMR

욕창 발생 보고서 양식-EMR

보고일	20 년 월 일	욕창 발생일	20 년 월 일	진료과		병동/병실	
욕창 발생 구분	☐ 입원 전 ☐ 입원 후 ☐ 입원 병동 ☐ 전입 전 병동:		욕창 발생 후 보고		☐ 주치의 ☐ 상처 전문 간호사 ☐ 타 과 의사 ☐ 기타		
욕창 발생 원인	☐ 부동 ☐ 의식 불명 ☐ 실변/실금 ☐ 기구 사용		☐ 감각 장애 ☐ 혈액학적 불안정 ☐ 장시간의 수술 ☐ 기타				
욕창 위험 사정 도구 (Braden 도구)	☐ 초기 사정 _____ 점(20 년 월 일) ☐ 욕창 발생 전 사정 _____ 점(20 년 월 일)						
욕창 위치							
욕창 사정	크기						
	단계						
욕창 예방 간호	☐ 피부 사정 ☐ 체위 변경 ☐ 압력 재분배를 위한 지지 도구 사용 ☐ 압력, 마찰, 응전력을 최소화하기 위한 간호 ☐ 실금/실변 관리 ☐ 영양 간호 ☐ 중증 관리 ☐ 환자 및 보호자 교육 ☐ 기타 _____						
욕창 관리 (드레싱 종류)							
비고							

[별첨 4] 욕창 발생 보고 체계

욕창 발생 시 병원의 보고 체계에 따라 보고한다.

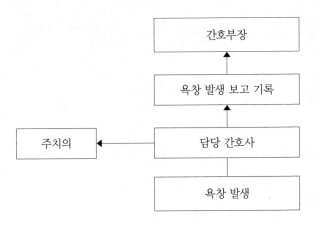

1) 담당 의사와 수간호사에게 구두 보고 후 욕창 보고서를 작성한다.
2) 욕창 발생 건수 등을 주기적으로 간호부에 보고하고 필요에 따라 개선 활동을 시행한다.

[별첨 5] 욕창 예방 교육 자료

욕 창

◈ 욕창이란 무엇일까요?

욕창은 뼈가 튀어나온 부분에 압박을 받아 생기는 피부의 궤양으로, 대개 중증
환자가 오래 병상에 누워있는 경우 바닥에 직접 닿는 부위에 생기는 압박궤사
를 말하며, 산소 공급이 안 되어 피부가 죽는 질환입니다.

◈ 욕창은 왜 생기나요?

오랫동안 누워 있는 환자들은 혈액 순환이 잘 되지 않아, 신체에서 압박되는
부위에는 국소 빈혈로 피부가 괴사되면서 욕창이 생기게 됩니다.
모든 연령층에서 발생할 수 있으나 주로 노인이나 환자에서 발생합니다.

◈ 욕창의 증상은?

욕창이 생기면 피부가 패여 들어가면서, 심해지면 근육, 뼈까지도 드러나게
됩니다. 이 부분을 통해 감염이 되면 패혈증 등 심한 부작용이 나타나고, 심지
어는 사망에 이르는 수도 있습니다. 따라서 욕창이 생기지 않도록 예방하는 것
이 매우 중요하며, 욕창이 생겼을 경우 빨리 피부가 재생되도록 도와주고 더
이상 커지지 않도록 해야 합니다.

◈ 욕창의 간호는?

1. 매 시간마다 체위를 변경시켜주고 욕창 부위에 압력이 가해지지 않게 합니다.
2. 비누와 물로 잘 씻어 청결을 유지합니다.
3. 작은 궤양이 커지지 않게 상처를 무균적으로 치료하고 공기를 자주 쐬어 건조하
   게 유지시킵니다.
4. 건열(Dry Heat)을 사용하여 부위의 혈행을 돕고 건조시킵니다.

◈ 욕창이 잘 생기는 부위는?

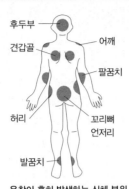

후두부

견갑골

어깨

팔꿈치

허리

꼬리뼈 언저리

발꿈치

욕창이 흔히 발생하는 신체 부위

욕창의 원인

〈혈행이 좋지 않은 경우〉
- 오랫동안 병석에 누워 있는 경우
- 침구 속의 습도
- 자세 변화가 없을 때

〈신체 상태〉
- 노인
- 영양 장애
- 실금

◈ 욕창 예방법

1. 환자 몸의 위치를 자주 바꿔줍니다. 2시간마다 한 번씩 바꿔주며, 노인은 더 자주, 한 부위에 압력이 계속적으로 가해지지 않도록 합니다.
2. 피부를 건조하고 청결하게 유지시켜 병원균의 성장을 억제하고 피부가 벗겨지는 것을 막아줍니다.
3. 시트는 늘 건조하고 팽팽하게 하며 구김살이나 부스러기가 없도록 합니다.
4. 마사지와 운동으로 혈액 순환을 자극하여 피부에 영양을 공급하도록 합니다.
5. 압력을 방지하기 위한 보조기를 이용합니다(압박 부위에 고무 링이나 베개, 방석, 물침대 등).
6. 충분한 영양과 수분 섭취를 권장합니다.

[별첨 6] 욕창 보고 체계 및 관리 흐름도

욕창 보고 체계 및 관리 흐름도

욕창 보고 체계

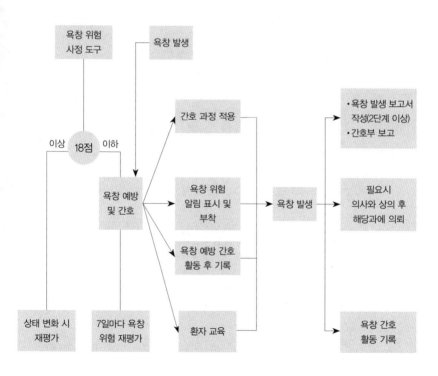

욕창 관리 흐름도

4.1.7 환자 진료 체계(완화 의료)

- ■ 조사 기준: 말기 환자의 존엄성과 편안함 유지를 위하여 완화 의료를 제공한다.
- ■ 조사 목적: 의료기관은 말기 환자에게 통증과 증상 완화 및 신체적·정신적·사회적·영적 지지를 제공함으로써 말기 환자의 존엄성과 편안함을 유지하도록 한다.

조사 항목

	조사 항목	구분	조사 결과			
1	완화 의료에 대한 규정이 있다.	S	□상	□중	□하	
2	완화 의료 서비스에 대한 정보를 제공한다.	P	□상	□중	□하	
3	완화 의료팀을 운영한다.	P	□상	□중	□하	□미해당
4	완화 의료 서비스에 대한 동의서를 받는다.	P	□상	□중	□하	□미해당
5	관련 직원은 완화 의료에 대한 교육을 받고, 그 내용을 이해한다.	P	□상	□중	□하	□미해당
6	환자 상태에 따라 치료 계획을 수립하고, 완화 의료를 제공한다.	P	□상	□중	□하	□미해당
7	협의 진료 서비스를 제공한다.	P	□상	□중	□하	□미해당

조사 개념

- • 완화 의료의 대상
  - – 완화 의료 전문기관으로 지정되거나 완화 병동이 있는 경우: 모두 적용
  - – 그 외: ME 1~2 적용(단, 관련 규정은 말기 환자 대상 기준과 정보 제공 절차만 포함)

말기 환자 대상	– 의료기관 차원에서 정의하며, 생존 기간이 예측되는 환자 및 임종이 가까운 환자이거나 암 또는 치유가 불가능한 질병으로 통증 및 증상 완화가 주 목적인 환자 등을 포함할 수 있다.
완화 의료 서비스에 대한 정보 제공 절차	– 완화 의료 서비스 및 완화 의료 전문기관에 대한 정보를 알 수 있도록, 의료기관 내 게시판, 홈페이지, 안내문 등을 통해 공지해야 한다.
완화 의료팀 (PCT, Palliative Care Team)	– 완화 의료를 위해 적격한 자로, 병원은 의사, 간호사, 사회복지사 등으로 구성하도록 한다.

완화 의료 담당 직원 교육 및 치료 계획 수립	- 환자 또는 보호자에게 완화 의료의 필요성, 이용 절차, 치료 방침 등에 　대해 설명하고 동의를 받는다. - 규정에 따라, 완화 의료 서비스를 제공하는 직원은 완화 의료에 대한 　교육을 받고 그 내용을 이해한다. - 환자 상태에 따라 적절한 치료 계획을 세우며 절차에 따라 협의 진료 　서비스를 제공한다.

주목할 요소

말기 환자 진료

• 말기 환자란, 급성 또는 만성 질환으로 인하여 수 주 또는 수개월 내에 사망이 예견되고, 더 이상 가역적인 회복이 어려운 단계에 들어섰다고 담당 진료 의사가 판단한 경우의 환자를 말한다(의료기관 차원에서의 정의).

- 말기 환자의 진료 내용
  ① 의료진은 환자와 가족이 말기 진료에 대한 의사결정을 할 수 있도록 정보를 제공한다.
  ② 말기 환자와 가족에 대해 체계적이고 포괄적으로, 신체적·심리사회적·종교적·영적 사정을 한다.
  ③ 사정 결과를 바탕으로 진료의 목표와 계획을 수립하고, 말기 환자의 존엄성과 안위를 최대한 고려하여 중재를 시행한다.
- 통증 조절 및 일차적 혹은 이차적 증상의 예방과 치료
- 죽음과 애도에 관련된 환자와 가족의 심리사회적·정서적·영적 요구를 위한 중재
- 환자와 가족의 종교적 요구에 대한 중재

임종 관리

• 임종 관리란 수 시간에서 수일 내에 임종이 예견된 환자와 그 가족에게 행해지는 양질의 표준화된 진료를 말한다.
• 임종 관리 시작의 결정
- 임종 관리 결정은 담당 진료 의사가 시행한다. 관련 의료진에게 알려 임종 진료 포기 사정 도구를 이용해 환자 상태를 평가하고 세부 계획을 수립한다.
• 임종 전 관리
- 통증, 불안, 오심, 구토, 호흡곤란, 피부 변화 등 임종 환자에게 나타나는 증상을 조절하여 환자 안위를 도모한다.
- 안전하고 편안한 환경을 유지한다.
- 필요시 성직자, 사회복지사 등 관련 자원과 연결하여 가족, 환자의 사별을 돕는다.

- 임종 후 관리
  - 튜브 제거 등 사후 처치를 시행한다.
  - 가족들이 일정 시간 애도할 수 있는 환경을 제공한다.
  - 관련 서류 발급 등 사후 과정에 대한 안내문을 제공하고, 퇴원 절차를 진행한다.

[정리요약]

말기 환자 대상	말기 환자 진료	임종 관리
• 생존 기간이 예측되는 환자 • 임종이 가까운 환자 • 치유 불가능한 환자 • 증상 완화가 주 목적인 환자	• 의사결정을 위한 정보 제공 • 진료 목표 및 계획 수립 • 통증 조절 및 완화에 집중된 치료 진행 • 종교적·정서적 요구 위한 중재	• 환자 상태에 따른 세부 계획 수립 • 증상 조절 및 환자 안위 도모 • 환자와 보호자를 위한 환경 제공 • 관련 서류 발급 및 퇴원 절차 진행

4.2.1 고위험 환자 진료 체계(중증 응급 환자)

조사 개요

- 조사 기준: 중증 응급 환자에게 양질의 의료 서비스를 제공한다.
- 조사 목적: 중증 응급 환자를 적시에 안전하게 치료할 수 있는 규정을 수립함으로써, 신속하게 진료가 수행될 수 있도록 한다.

조사 항목

	조사 항목	구분	조사 결과		
1	중증 응급 환자를 적시에 치료하는 규정이 있다.	S	□상	□중	□하
2	의료진 간 협력 체계를 운영한다.	P	□상	□중	□하
3	신속 진료 시스템(Fast Track)을 운영한다.	P	□상	□중	□하
4	중증 응급 환자 이송 서비스 관리 규정이 있다.	S	□상	□중	□하
5	이송 차량의 의약품 및 물품, 의료 기기를 관리한다.	P	□상	□중	□하
6	적격한 자가 이송 서비스를 제공한다.	P	□상	□중	□하

| 중증 응급 환자의 진료 (분류 및 치료) | • 중증 응급 환자의 분류
 - 중증 외상 환자: 외상 후 의식 저하, 쇼크 증상을 보이는 환자, 사지 절단 환자, 수축기 혈압 90mmhg 이하
 - 급성 뇌졸중(CVA): 갑자기 발생한 신경학적 이상 소견 환자 및 의식 장애 환자
 - 급성 심근경색증(AMI): 흉통을 호소하며, 심전도에서 ST 분절 상승이 나타난 환자
 • 치료 단계
 - 응급실을 내원하는 환자 중 긴급한 처치를 요하는 경우로 분류된 환자는 응급실 입구에 위치한 해당 침대에 위치시키며, 동시에 모니터링(혈압, 심전도 등)을 실시한다.
 - 응급실 내원 환자 중 심폐정지 상황이 발생했거나 곧 발생할 것이 예상되는 경우는 즉시 방송을 요청한다.
 - 응급 환자의 중증도에 따라 전문적인 진료가 필요한 경우의 환자는 임상과 의사를 지체 없이 호출한다.
 - 복합 질환자의 경우, 환자의 주 증상에 해당되는 담당 의사를 호출한다. 타 과와의 협의 진료가 필요한 경우, 해당 의사는 타 과 의사와의 협의 진료를 통해 직접 해당 환자의 거취(입원, 귀가, 수술, 전원)를 결정한다.
 - 호출받은 해당 의사는 수술, 전원이 필요하다고 판단되는 경우 신속히 처리한다.
 - CVA와 AMI에 해당되는 환자의 경우, 응급실 의사가 초기 진료를 진행하는 동시에 신속하게 각 과에 협진을 의뢰한다. 또한 검사가 우선 배분되도록 하는 절차를 진행해, 영상의학과와 진단검사의학과에서 위 해당 환자가 접수되면 신속 진료 시스템이 바로 이루어질 수 있도록 한다. 영상의학과는 검사 후 바로 PACS로 영상을 전송하고 진단검사의학과는 신속하게 모든 검사 결과를 입력하도록 한다.
 - 병원에서 수술 또는 입원 치료가 불가능한 환자의 경우나 병실 부재로 인해 타 기관으로의 전원이 필요한 |

	환자의 경우, 전원 가능한 기관을 확인하여 사전에 고지한다(응급 의료 정보 센터에 의뢰하거나 직접 연락하여 환자의 수용 여부를 확인한다). – 환자의 전원이 결정됐을 시, 전원 동의서(소견 첨부), 검사 결과지, 영상 기록물을 첨부하여 해당 의료기관에 제공한다. 환자 상태에 적합한 이송 수단을 제공 또는 배정하고, 필요시 의료진(의사, 간호사)이 동승한다. – 급성 심근경색증과 급성 뇌혈관 질환이 의심되는 환자의 경우, 각각의 신속 진료 시스템을 따르도록 한다.
중증 응급 환자 진료를 위한 의료진 간 협력 체계	• 복합 질환자의 경우에 대한 해당 진료과 호출 절차 – 응급실 의사는 도착하는 즉시 초기 평가 및 응급 처치 등의 1차 진료를 시행하며, 환자 진단과 치료상 필요한 검사를 시행한다. – 환자의 검사 결과를 확인한 후 타 과 진료가 필요한 경우, 해당과 당직의에게 연락하여 협의 진료를 의뢰한다. – 응급실에 준비된 당직 스케줄을 확인하여, 해당 진료과 당직의에게 SMS와 유선을 통해 연락하는 호출 시스템을 이용한다. – 호출 정보는 전산으로 관리된다(의사 연락 시간, 의사 도착 시간). • 복합 질환자의 주 진료과 결정 절차 – 응급실 의사의 1차 진료 후 전문적인 진료가 필요한 경우의 복합 질환자는 각 과의 당직 임상의에게 연락하여 진료를 시행하고, 각 과 임상의의 협의하에 주 진료과를 결정한다. – 수술 및 처치가 필요한 과로 주 과가 결정되고, 타 과 진료가 필요한 경우에는 입원 후 협의하에 진료가 이루어지도록 한다. • 귀가, 전원, 수술, 입원 등 빠른 의사결정을 위한 절차 – 응급실 의사는 당직 임상과에 즉시 연락한다. – 당직과의 진료가 지연될 시에는 진료 가능한 해당과 전문의에게 연락한다.

	• 응급 검사의 신속한 결과 보고를 위한 절차 　- 응급 검사의 신속한 결과 보고를 위하여 OCS Comment 란에 '응급'임을 입력하고 샘플을 바로 검사실로 보낸다. • 신속 진료 시스템(Fast Track) 대상 환자의 표식 방법 　- 중증 응급 환자는 침상 카드에 주황색으로 표기된다. 　- 중증 응급 환자의 침상 카드 표기는 급성 심근경색증(AMI), 급성 뇌졸중(CVA), 중증 외상 환자로 분류하여 표기된다. • 응급 연락 체계 　- 각 진료과별 당직의 스케줄은 매월 작성되고, 응급실 비상 연락망으로 구축되어 있다. 　- 중증 응급 환자로 중증도가 분류될 경우, 응급실 당직의는 1차 진료 후 검사 결과를 기다리지 않고 즉시 해당과 당직의에게 연락한다.
신속 진료 시스템	• 검사, 처치 등 자원의 우선 배분 절차 　- 중증 환자의 경우 환자를 중환구역으로 배정하여 우선순위로 처치를 받을 수 있도록 하며, 검사 처치 시 우선적으로 시행한다. 　- 응급 환자는 우선적으로 방사선 검사를 시행한다. 　- 진단검사의학과 검사실은 24시간 검사가 가능하게 되어 있으므로, 우선적으로 검사를 시행하도록 한다. • 신속한 의사결정을 위한 진료 규정 　- 급성 뇌졸중 환자는 응급실 내원 45분 이내에 뇌 영상을 촬영하며, 결과에 따른 치료를 시행한다. 　- 급성 심근경색증 환자는 병력 청취상 심근경색이 의심되는 경우 심전도를 확인하고, 즉시 심장내과 당직의에게 연락한다. • 중증 외상 환자는 중증 외상 부문 신속 진료 시스템을 따른다.

중급 환자 타 병원 이송 원칙	• 병상 부족 등, 피치 못할 사정으로 중증 응급 환자를 수용 하지 못할 경우에는 기본 검사와 응급 처치 후 보고받은 해당과(또는 응급실 당직의)의 의무 기록, 영상 이미지와 함 께 타 병원으로 이송한다. – 인공 호흡기 적용 환자 관리 – 인공 기도관 관리 – 욕창 예방(응급실은 제외)

주목할 요소

신속 진료 시스템

급성 CVA

시간(분)	환자 내원
0~1	환자 진찰 및 응급 처치
1~5	신경과 전문의에게 연락
5~10	뇌혈관 촬영실(CT, MRI)로 보냄
10~15	환자 표식: 침상에 중증 응급 환자(CVA) 표지 부착
10~20	신경과 전문의에게 연락하여 입원 결정 뇌출혈의 경우 전문의 판단하에 입원 및 후송 결정

급성 AMI

시간(분)	환자 내원
0~1	환자 진찰 및 응급 처치
1~5	심전도 촬영
5~10	순환기내과 당직 전문의에게 연락
10~15	환자 표식: 침상에 중증 응급 환자(AMI) 표지 부착
10~20	응급 약물 처치 및 심장 초음파 시행 후, 심혈관 센터팀 호출 검 사와 시술을 위해 준비한 뒤 심혈관 센터로 환자 이송

중증 외상

시간(분)	환자 내원
0~10	환자 진찰 및 응급 처치
10~15	해당과 전문의에게 비상 연락망으로 연락
15~17	환자 표식: 침상에 중증 응급 환자(중증 외상) 표지 부착
15~40	해당과에서 입원 및 수술, 이송 결정

인공 호흡기 적용 환자 관리

1) 인공 기도관 관리
- 주기적 평가
  - 인공 기도관 삽관 시행일, 규격, 삽입 깊이, 커프압을 확인시켜 기록한다.
- 교환 주기
  - 인공 기도관 위치 변경은 필요시 시행하며 교환은 의사 판단에 따른다.
- 주의 관찰 및 관리사항
  - 인공 기도관을 갖고 있는 환자의 구강 간호를 시행하며, 필요에 따라 추가로 시행한다(응급실은 제외).
  - 인공 기도관이 기도 분비물에 의해 막히지 않도록, 필요시 자주 기관 내 기도 흡인을 시행한다. 기도 흡인 절차는 〈감염 관리 규정〉에 따른다.
  - 심전도와 산소포화도를 지속적으로 모니터링한다.
  - 인공 기도관 삽입 직후 등 필요시 흉부 X선 촬영을 한다.
- 인공 기도 환자의 응급 상황 발생 시 대처 방안
  - 인공 기도를 가지고 있는 환자의 침상 옆에는 응급 상황에 대비하여 항상 소생백(Resuscitation Bag)과 마스크를 준비해둔다.
  - 응급 상황 발생 시 도움을 요청하여 의사에게 알리고 응급 카트를 가져온다.
  - 환자의 기도 개방성을 유지하고 혈역학지표를 모니터한다.
  - 기도 폐색인 경우, 소생백에 산소를 연결하여 배깅(Bagging)하면서 기관 흡인을 시행하고, 원인을 파악한다.
  - 인공 기도관이 우발적으로 발관된 경우, 먼저 기도를 유지한 후 백 밸브 마스크(Bag Valve Mask)로 배깅(Bagging)과 흡인 등 적절한 조치를 시행하면서, 혈역학지표와 자발 호흡 유무를 확인한다.
  - 재삽관(Reintubation)이 필요한 경우, 의사의 판단에 따라 튜브 규격과 깊이 등을 결정하여 고정한 후, 청진과 흉부 X선 등으로 확인하고 기록한다.
  - 응급 상황 발생 시간과 환자 상태, 대처 행위 등에 대해 기록한다.
2) 안전한 인공 호흡기 적용을 위한 절차
- 자발 인공 호흡기 제거를 방지하기 위한 방안
  - 환자에게 의사소통 방법을 교육하고 의사소통에 필요한 도구를 준비한다.
  - 환자의 진정 상태와 통증을 평가하고, 필요시 진정제와 진통제를 처방 및 투여한다.
  - 필요시 억제대를 사용하며, 사용 시 〈억제대 사용 지침〉에 따른다.
  - 인공 기도관의 커프(Cuff) 팽창 상태와 고정 상태를 확인한다.

- 알람이 요구되는 상황에 대한 대처 방안
  - 인공 호흡기의 알람이 울린 항목을 확인한다.
  - 문제가 판단되면 적절한 조치를 취한다.
  - 필요시 환자에게 인공 호흡기를 분리하여 앰부 백을 사용하고, 산소포화도의 변화, 활력 징후 변화 등을 관찰한다.
  - 인공 호흡기의 알람이 울린 문제가 환자에게 있는지 또는 인공 호흡기에 있는지 감별한다.
3) 인공 호흡기 적용 환자의 기본 간호(개인 위생, 응급실은 제외)
  - 인공 기도관을 갖고 있는 환자의 구강 간호를 시행한다.
  - 회음부 간호를 한다.
  - 두발 간호(샴푸)를 시행한다.
  - 부분 목욕 및 전신 목욕은 환자의 상태를 고려하면서 필요시 시행한다.
  - 기본 간호와 관련하여 실행하지 못했을 시에는 불가능한 사유를 기록한다.

4) 인공 호흡기 적용 환자의 합병증 예방을 위한 간호
- 인공 호흡기 관련 폐렴 예방
  - 모든 처치와 간호 수행 전, 후에는 손 위생을 시행한다.
  - 환자의 침상 머리를 30도 이상(상체 거상) 높여둔다. 상체 거상 상태를 확인하고 기록한다.
  - 인공 호흡기 서킷(Circuit)에 응축수가 고이지 않도록 관리한다.
  - 고인 응축수가 환자나 휴미디피어-자(Humidifier-jar) 쪽으로 역류하지 않도록 주의한다.
  - 가습기(Humidifier)에 사용하는 물은 멸균 증류수를 사용하고, 증류수 보충 시에는 완전히 비우고 다시 채우도록 한다. 개봉한 멸균 증류수는 24시간 이내에 사용한다.
  - 인공 호흡기에 부착된 네불라이저(Nebulizer)와 그 외 부속품은 환자마다 개별적으로 사용하며, 서킷 교환 시 또는 필요시에 교환한다.
  - 소생백과 마스크는 환자마다 개별적으로 사용하고, 필요시 멸균 처리한다. 표면이나 연결 부위가 오염되면 알코올 등으로 즉시 닦아준다.
  - 흡인 카테터는 반드시 멸균된 것을 사용한다.
  - 흡인기 배액통은 매 환자마다 소독하여 개별 사용한다.
  - 환자에게 기침과 심호흡을 자주 하도록 격려한다.
  - 필요시처방에 따라 흉곽 물리요법을 적용한다.
  - 재사용 서킷(Reusable Circuit) 교환은 〈감염 관리 규정〉에 따른다.

[정리요약]

분류	치료	CVA와 AMI 해당 환자	전원
중증 외상 환자 •외상 후 의식 저하 •쇼크 증상 •사지 절단 •수축기 혈압 90mmhg 이하	해당 침대에 환자 위치	응급실 의사의 초기 진료	전원 가능 기관에 사전 고지
급성 뇌졸중(CVA) •신경학적 이상 소견 •의식 장애	환자 모니터링	각 과에 협진 의뢰	환자 정보 제공
급성 심근경색증(AMI) •흉통 호소 •심전도에서 ST 분절 상승 발생	심폐정지 상황 시 방송 요청	환자 접수 및 진료	이송 수단 제공 및 배정
	전문 진료 필요시 임상과 의사 호출	검사 결과 전송	환자 상태에 따라 의료진 동승

[별첨 1] 인공 호흡기 적용 환자 관리 규정

인공 호흡기 적용 환자 관리 규정

인공 호흡기 적용 환자 관리 규정			
관리 번호		제 정 일	
승인 책임자	병원장	개 정 일	
검토 책임자	제규정심의위원회 위원장	검토 주기	2년
관리 부서	집중 치료실	검토 예정일	
인증 기준 Ref.	기준 4.2.1		

I. 목적[Purpose]

인공 호흡기 적용 환자를 안전하게 관리하는 절차를 수립함으로써, 인공 호흡기를 적용하고 있는 환자에게 안전하고 질적인 의료 서비스를 제공하기 위함이다.

II. 정의[Definition]

1. 인공 호흡기(Mechanical Ventilator): 양압을 발생시켜 환자의 폐에 공기를 불어 넣어주는 기계로, 양압 환기는 산소화와 환기를 유지, 개선시키고 호흡근에 휴식을 제공한다.
2. 인공 기도관(Endotracheal Tube): 기관 내 삽관술(Endotracheal Intubation)을 통해 구강이나 비강을 경유해 기관(Trachea)에 삽관된 관
3. 기관 절개관(Tracheostomy Tube): 기관 절개술에 의한 기공 또는 기관 개방(Tacheal Opening)을 유지하기 위해 기관 내에 삽관된 관

III. 규정[Policy]

1. 인공 기도를 가지고 있는 환자 관리는 〈인공 기도 관리 규정〉을 따른다.
2. 안전한 인공 호흡기 관리를 위해 활동 지침을 주기적으로 수행한다.
3. 인공 호흡기 환자의 합병증 예방을 위한 활동을 주기적으로 수행한다.

Ⅳ. 절차[Procedure]

1. 인공 기도관 관리 규정

(1) 주기적 평가

① 인공 기도관의 삽관 시행일을 0일(#0)로 하여, 1일 1회 삽관 일수를 확인하고 기록한다.

② 인공 기도관의 규격은 내경(ID)으로 Fr. 단위를 사용하며, 1일 1회 확인하여 기록한다.

③ 인공 기도관의 삽입 길이는 1일 3회 입술 또는 치아, 코에서 확인하여 기록한다.

④ 인공 기도관의 커프압(공기량)은 1일 3회 측정하여 기록한다.

(2) 교환 주기

① 인공 기도관의 위치는 1일 1회 변경하며, 위치 변경이 불가한 경우 사유를 기록한다.

② 인공 기도관 교환은 의사의 판단에 따른다. 2주 이상 인공 기도관 유지가 계속 필요한 경우, 기관 절개술을 고려한다.

(3) 주의 관찰 및 관리사항

① 인공 기도관을 갖고 있는 환자의 구강 간호는 1일 1회 시행하며, 필요에 따라 추가로 시행한다.

② 인공 기도관이 기도 분비물에 의해 막히지 않도록 필요시 자주 기관 내 기도 흡인을 시행한다. 기도 흡인 절차는 〈감염 관리 규정〉에 따른다.

③ 심전도와 산소포화도를 지속적으로 모니터링하며 부정맥을 관찰·기록한다.

④ 인공 기도관 삽입 직후와 필요시, 흉부 X선을 확인하여 인공 기도관의 위치(Carina 3~5cm 상방)를 확인한다.

(4) 인공 기도 환자의 응급 상황 발생 시 대처 방안

① 인공 기도를 갖고 있는 환자의 침상 옆에는 응급 상황에 대비하여 항상 소생백과 마스크를 준비해둔다.

② 응급 상황 발생 시 도움을 요청하여 의사에게 알리고 응급 카트를 가져온다.

③ 환자의 기도 개방성을 유지하고 혈역학지표를 모니터한다.

④ 기도 폐색인 경우, 소생백에 산소를 연결하여 배깅(Bagging)하면서 기관 내 흡인을 시행하고 원인을 파악한다.

⑤ 인공 기도관이 우발적으로 발관된 경우, 먼저 기도를 유지한 후 백 밸브 마스크(Bag Valve Mask)와 배깅(Bagging), 흡인을 시행하면서 혈역학지표와 자발 호흡 유무를 확인한다.

⑥ 재삽관(Reintubation)이 필요한 경우, 이전에 삽관한 것과 같은 규격의 튜브로 같은 깊이에 고정한 후 청진과 흉부 X선 촬영으로 확인하고 기록한다.

⑦ 응급 상황 발생 시간과 환자 상태, 대처 행위 등에 대해 기록한다.

2. 기관 절개관 관리
① 기관 절개술 또는 기관 절개관 교환일을 0일(#0)로 하여 1일 1회 수술 일수 또는 교환 일수를 기록한다.
② 기관 절개관의 정기적 교환은 2주 1회로 하며, 그 외에는 의료진의 판단에 따라 필요시 교환한다.
③ 삽입된 기관 절개관의 내경(ID)을 Fr. 단위로 1일 1회 기록한다.
④ 기관 절개관의 커프압(또는 공기량)은 1일 3회 측정하여 기록한다.
⑤ 구강 간호는 1일 1회 이상 시행하며, 필요에 따라 추가로 시행한다.
⑥ 기관 절개관 부위 소독은 1일 1회 이상 시행한다.
⑦ 기관 절개관이 기도 분비물에 의해 막히지 않도록, 필요시 자주 기관 내 흡인을 시행한다. 기도 흡인 절차는 〈감염 관리 규정〉에 따른다.
⑧ 기관 절개관 삽입 부위의 피부를 사정한다.

3. 안전한 인공 호흡기 적용을 위한 절차
(1) 자발 인공 호흡기 제거를 방지하기 위한 방안
① 환자에게 인공 기도관과 인공 호흡기의 필요성을 교육한다.
② 환자에게 의사소통 방법을 교육하고 의사소통에 필요한 도구(종이, 펜 등)를 준비한다. 환자에게 진정 상태와 통증을 사정하고 필요시 진정제와 진통제를 처방 및 투여한다.
④ 필요시 억제대를 사용하며, 〈억제대 사용 지침〉에 따른다.
⑤ 인공 기도관을 재고정할 때는 필요시 2명 이상의 의료진이 함께 한다.
⑥ 인공 기도관과 인공 호흡기 사이에 스위블 어댑터(Swivel Adaptor)를 사용한다.
⑦ 1일 3회 인공 기도관의 커프 팽창 상태와 고정 상태를 확인한다.
(2) 알람이 요구되는 상황에 대한 대처 방안
① 인공 호흡기의 알람이 울린 항목을 확인한다.
② 환자를 인공 호흡기와 분리한다.
③ 환자에게 백-밸브-마스크 환기를 실시하고, 산소포화도의 변화, 활력 증후 변화를 관찰한다.
④ 인공 호흡기의 알람이 울린 문제가 환자에게 있는지 또는 인공 호흡기에 있는지를 감별한다.
⑤ 환자에게 문제가 있는 것으로 판단되면 담당 의사에게 보고 후 적절한 처치를 한다.

⑥ 인공 호흡기에 문제가 있는 것으로 판단되면 연결관의 상태, 물고임 등을 확인하고, 재설정을 위해 담당 의사에게 연락한다.

4. 인공 호흡기 적용 환자의 기본 간호(개인 위생)
  ① 인공 기도관을 갖고 있는 환자의 구강 간호는 1일 1회 이상 시행해야 하며, 필요시 추가로 시행한다.
  ② 1일 1회 이상 회음부 간호를 한다.
  ③ 두발 간호(샴푸)는 적어도 1주 1회 시행한다.
  ④ 전신 목욕은 1주 1회 이상 시행한다.

5. 인공 호흡기 적용 환자의 합병증 예방을 위한 간호
(1) 인공 호흡기 관련 폐렴 예방
  ① 모든 처치와 간호 수행 전, 후에 손 씻기를 한다.
  ② 환자의 침상 머리를 30도 이상 높여둔다. 매 근무조마다 상체 거상 상태를 확인하고 기록한다.
  ③ 인공 호흡기 서킷(Circuit)에 응축수가 고이지 않도록 관리한다.
  ④ 고인 응축수가 환자나 휴미디피어-자(Humidifier-jar) 쪽으로 역류하지 않도록 주의한다.
  ⑤ 가습기(Humidifier)에 사용하는 물은 멸균 증류수를 사용하고, 증류수 보충 시에는 완전히 비우고 다시 채우도록 한다. 개봉한 멸균 증류수는 24시간 이내에 사용한다.
  ⑥ 서킷은 육안으로 보고 그 안이 분비물로 더러우면 수시로 교환한다.
  ⑦ 인공 호흡기에 부착된 네불라이저(Nebulizer)와 그 외 부속품은 환자마다 개별적으로 사용하며, 서킷 교환 시 함께 교환한다.
  ⑧ 소생백과 마스크는 환자마다 개별적으로 사용하고, 사용 중간에도 주기적(ex. 일주일)으로 멸균 처리한다. 표면이나 연결 부위가 오염되면 알코올 등으로 즉시 닦아준다.
  ⑨ 흡인 카테터는 반드시 멸균된 것을 사용하며, 〈감염 관리 규정〉에 따른다.
  ⑩ 환자에게 기침과 심호흡을 자주 하도록 격려한다.
  ⑪ 필요시 처방에 따라 흉곽 물리요법, 체위 변경을 적용한다.
  ⑫ 흡인기 배액통은 매 환자마다 소독된 것으로 교환한다.
(2) 욕창 예방
  ① 규정에 따라 피부 상태를 사정한다.
  ② 규정에 따라 적절한 체위 유지 및 체위 변경을 시행한다.
  ③ 규정에 따라 혈액 순환 증진을 위한 마사지를 시행한다.

6. 기관 내 커프압 측정

적절한 커프 관리는 폐 흡인 예방, 기관의 발관(Tracheal Extubation)을 위한 준비, 계획되지 않은 발관의 위험성 감소, 인공 환기와 분비물 제거를 위한 개방성 유지, 병원성 감염 위험률 감소를 돕는다.

적응증: 인공 기도관 삽관 또는 기관 절개관 삽입 후
  - 정기적으로 커프압이 사정할 때
  - 커프가 새는 소리가 들릴 때
  - 커프 주위로 환자 목소리가 나올 때

(1) 목적
  • 기관 튜브를 고정한다.
  • 분비물이 흡인되는 것을 방지한다.
  • 기관 튜브 밖의 기도 밀폐를 적절히 유지한다.

(2) 용어 정의
  기관 내관 커프: 인공 기도관이나 기관지 절개관의 끝 부분에 위치한 팽창 가능한 풍선

(3) 정책
  • 커프에 공기를 처음 주입할 때는 최대 10㎖의 공기를 주입한다.
  • 커프압은 최대 35mmH₂O를 넘지 않아야 한다. 커프압이 이보다 높으면 튜브 교환을 고려해야 한다.
  • 기관 모세혈관의 평균압은 20~30mmhg(27~40cmH₂O)이고, 기관 재관의 커프 압력은 기관 모세혈관 평균압을 넘지 않아야 한다.
  • 커프압은 튜브 삽관 후 적어도 8시간마다 측정한다.

(4) 절차
  • 커프압 측정
  ① 손을 씻는다.
  ② 파일럿 커프(Pilot Cuff)에서 공기를 빼기 전에 기관지와 인두 흡인을 한다.
  ③ 파일럿 벌룬(Pilot Balloon)에 압력 측정기를 연결한다.
  ④ 압력 측정기의 빨간색 버튼을 조금씩 누르면서, 에어 릭(Air Leak)이 들릴 때까지 커프의 공기를 천천히 뺀다. 이때, 청진기를 사용할 수 있다.
  ⑤ 다시 에어 릭(Air Leak)이 없어질 때까지 공기를 서서히 주입시킨다.
  ⑥ 압력 측정기의 숫자를 읽고, 파일럿 벌룬(Pilot Balloon)과 압력 측정기를 분리시킨다.
  ⑦ 커프 압력을 기록한다.
  • 최소 폐색 볼륨(Minimal Occlusive Volume)

① 손을 씻는다.
② 파일럿 커프(Pilot Cuff)에서 공기를 빼기 전에 기관지와 인두 흡인을 한다.
③ 양압이 적용되는 동안 주사기로 커프의 공기를 뺀다.
④ 10cc 주사기에 공기를 가득 채우고 처음에는 2~3cc 공기를 주입한다.
⑤ 후두 위쪽에 청진기를 대고 공기 새는 소리가 들리지 않을 때까지 주사기로 공기를 조금씩(0.5cc씩) 반복해서 주입한다.
⑥ 주사기를 파일럿 벌룬(Pilot Balloon)에서 분리하고 주입된 공기의 양을 기록한다.

7. 흉부 물리요법
흉부 물리요법은 호흡 교육, 폐 확장, 호흡근 강도 등의 개선과 호흡기계로부터 분비물을 제거하기 위한 치료들을 일컫는 말이다. 흉부 물리요법에는 체위 배액, 흉부 타진, 흉부 진동, 자세 변경, 호흡 연습, 기침, 유발성 폐활량 측정 등이 있다. 이외에 기도 분비물을 제거하기 위한 방법으로 기도 흡인, 분무요법, 거담제 등이 포함된다.
(1) 목적
  • 기관지 분비물의 축적을 방지한다.
  • 분비물의 이동과 배출을 촉진하다.
  • 호흡 양상을 개선하기 위해 근육 이완을 촉진한다.
  • 심폐 기관의 운동에 대한 내성을 증대시킨다.
(2) 정책
  • 흉부 물리요법은 스스로 기도 분비물 배출이 어려운 환자에게 시행한다.
  • 흉부 물리요법은 의사, 간호사, 물리치료사, 교육받은 일반인(보호자)이 시행할 수 있다.
  • 인공 호흡기를 착용하고 있는 환자의 흉부 물리요법은 반드시 의사, 간호사, 물리치료사가 시행한다.
  • 흉부 물리요법의 시기, 기간, 방법은 환자의 상태에 따라 판단한다.
■ 주의점
  • 체위 배액과 흉부 타진은 다음과 경우에는 적용할 수 없다.
    – 식사 직후 또는 구토를 하는 경우
    – 급성 천식, 결핵, 폐색전 또는 폐농양
    – 폐 내 출혈 또는 출혈이 있는 기침
    – 현재 심한 통증이 있는 경우
    – 두개 내의 압이 높아진 경우
    – 머리 또는 목 부위 손상, 흉벽 손상, 척추 손상

－ 개방형 손상·화상
　　－ 최근 심장 발작을 경험한 경우
　　－ 최근에 수술한 경우
(3) 설명
　① 자세 변경
　스스로 몸을 돌릴 수 없는 환자를 한쪽 측면에서 다른 쪽 측면으로 돌리는 것
　이다. 자세 변경은 폐의 확장을 도와준다. 금기사항이 아니라면 환자의 침상 머
　리를 올려준다. 특히 중환자나 인공 호흡기를 적용하고 있는 환자는 매 2시간마
　다 자세를 변경시켜준다.
　② 기침
　기침은 점액질 분비물을 기도에서 분리시켜 배출을 돕는다. 그러나 COPD 같
　은 상황에서 환자는 기침을 할 때 통증을 느낀다. 조심스러운 기침(Controlled
　Coughing)이나 '허' 소리가 나는 기침(Huffing) 같이 좀 더 부드러운 방법을 환
　자에게 가르치는 것이 매우 중요하다.
　•기침(Coughing)이나 공갈 기침(Huffing)을 하기 전에 앉은 자세에서 물을 한
　　컵 마신다.
　•입술을 오므리고 천천히 숨을 들이마신 후, 몇 초 동안 숨을 참는다.
　•복부를 손이나 베개로 지지하면서 짧게 두 번 공기를 내뱉는다.
　•이런 과정을 여러 번, 매일 반복한다.
　③ 심호흡 연습
　심호흡은 폐를 확장시키고 공기가 호흡기계에 고루 분포되도록 한다. 심호흡은
　체위 배액이나 흉부 타법 등 적극적으로 흉부 물리요법을 할 수 없는 환자에게
　안전하게 시행할 수 있는 방법이다.
　•환자의 손을 배 위에 올리도록 하여 규칙적인 호흡 양상을 느끼게 한다.
　•코를 통해 숨을 2초간 깊이 들이마신 후, 입술을 호각 불듯이 오므리고 숨을
　　4초에 걸쳐 천천히 입 밖으로 내쉰다.
　•심호흡을 몇 번 한 후, 정상적인 리듬으로 몇 번 호흡하고 다시 심호흡한다.
　•COPD 환자들에게는 보통 심호흡 연습을 하루 20분 정도 시행한다.
　④ 체위 배액
　체위 배액은 점액 분비물이 중력에 의해 작은 기도에서 중앙 기도로 이동할 수
　있도록 자세를 취하는 것이다. 체위 배액 치료 시간은 환자의 상태에 따라 의사
　가 판단하는데, 보통 한 자세를 5분에서 15분 정도 유지한다. 최대 30분 정도
　시행하며, 흉부 타진과 흉부 진동을 병행한다. 중환자와 인공 호흡기를 적용하
　고 있는 환자는 하루에 4번 내지 6번 시행한다.

⑤ 흉부 타진

흉부 타진은 커핑(Cupping), 클래핑(Clapping)이라고도 하며, 손을 컵 모양으로 만들거나 기계적 장치를 이용해서 흉벽을 리듬감 있게 두드리는 것이다. 흉부 타진은 분비물이 폐에서 떨어지도록 하여 배출을 용이하게 한다. 한 번에 1분 내지 2분 정도 폐의 한 분절을 두드린다.

⑥ 흉부 진동

흉부 진동은 흉부 타진 후에 시행하거나, 타진 시 심한 통증이 있거나 골절의 위험이 있는 환자에게 흉부 타진 대신 시행한다. 기계적 장치를 사용할 수 있고, 손으로 직접 할 수도 있다. 손으로 할 때는 환자의 흉부에 손을 포개어 대고, 환자가 숨을 내쉴 때 팔과 어깨 근육의 수축-이완을 빠르게 반복하게 하여 진동을 만든다. 이 과정을 한 번에 5회 정도, 하루에 여러 번 시행한다.

V. 제정 및 개정자

집중 치료실

부 칙

1. 이 규정은 20   년 월 일부터 시행한다.

- 검토 책임자: ○○○ (서 명)
- 승인 책임자: ○○○ (서 명)

4.2.2 고위험 환자 진료 체계(심폐 소생술 환자)

조사 개요

- 조사 기준: 심폐 소생술이 요구되는 환자에게 양질의 의료 서비스를 제공한다.
- 조사 목적: 양질의 심폐 소생술을 보장할 수 있는 규정을 수립하며, 직원들이 이를 숙지하여 일관성있고 능숙하게 대처할 수 있도록 관리한다.

조사 항목

	조사 항목	구분	조사 결과		
1	심폐 소생술에 관련된 규정이 있다.	S	□상	□중	□하
2	심폐 소생술팀을 운영한다.	P	□상	□중	□하
3	심폐 소생술을 위한 필요 물품 및 의약품을 관리한다.	P	□상	□중	□하

4	적시에 제세동기를 사용할 수 있다.	S	□상	□중	□하
5	심폐 소생술 성과를 지속적으로 관리한다.	O	□상	□중	□하

조사 개념

- 심폐 소생술팀&팀원의 역할 권한
  - 의료인과 기타 직원으로 구성하며, 이 중 반드시 의사가 포함되어야 한다.
  - 팀원: 해당과 의사를 포함한 해당 부서 간호사와 그 외 중환자실, 응급실, 마취과 간호사, 기타 직원 등이 참여할 수 있다.
  - 각 부서의 응급 키트에는 소아 CPR을 할 수 있는 물품이 구비되어 있어야 한다.
  - 구성원: 전문의(야간, 공휴일 의사), 간호사, 진료 지원실, 행정직원
  - 심폐 소생술에 필요한 약물과 물품은 사전에 계획되고 관리되어야 한다.

STEP 1	약물 물품 사전계획	
STEP 2	필요 약물 심의 후 결정	• 심폐 소생술팀장 및 약제팀장의 심의 • 응급 키트에 보관
STEP 3	응급 키트 관리 점검	• 약물 봉인 상태 점검 • 매월 1회 점검 • 관리대장 작성
STEP 4	제세동기 관리	• 항상 충전 • 3~4분 내 사용 가능하게 위치 • 부속 물품 항상 구비
STEP 5	심폐 소생술 교육	• 심폐 소생술 소요 시간과 숙련성, 생존율 측정 • 기본 교육은 2년에 1회 실시

  - 심폐 소생술에 필요한 약물은 심폐 소생술팀장과 약재팀장의 심의를 거쳐 결정하고 필요한 약물과 물품은 응급 키트 내에 보관되어야 한다. 또한 구비해야 할 필수 약물의 종류는 동일하게 관리하며, 그 외 약물은 부서의 특성에 맞게 정하여 관리한다. 이러한 방식으로 부서 담당자는 매일 1회 이상 체크 리스트를 통해 점검한다.

- 응급 키트 약물의 관리 및 점검은 먼저 응급 키트 약물이 봉인된 상태인지 확인하고, 약물이 사용되었을 경우에는 24시간 이내에 약물을 보충한 후 봉인한다. 부서 담당자는 매일 1회 이상 응급 키트 봉인 상태를 점검한다. 부서 관리자는 매월 1회 응급 키트 약물 목록, 수량, 유효 기간을 점검한다. 약제팀 담당자는 분기별로 비치된 약물이 목록과 일치하는지 여부를 확인하여 관리대장을 작성한다.
- 제세동기는 3~4분 이내에 사용할 수 있는 위치에 두고 항상 충전 상태여야 한다. 또한 제세동기의 부속 물품(젤리, ECG Paper 등)이 항상 구비되어 있어야 한다. 제세동기 사용법 직원 교육은 의료인, 보건직 직원이 받으며, 부서 담당자는 제세동기 일일 점검표를 통해 매일 점검하고 상태 점검은 연 1회만 시행한다.
- 심폐 소생술을 개선하기 위해 심정지 후 심폐 소생술까지의 소요 시간(Arrest-to-CPR Time)과 기관 내 삽관의 숙련성, 심폐 소생술의 적절성, 심정지 환자 생존율 등의 요소를 측정한다. 환자를 직접 대하는 직원은 기본 심폐 소생술 교육을 2년마다 1회 이상 이수한다.

주목할 요소

심폐 소생술 관련 장비 관리

- 제세동기(AED 포함)
  - 입원 및 진료 영역에서는 3~4분 이내 지원·적용이 가능한 거리에 구비해둔다.
  - 제세동기 보유 부서는 항상 충전 상태로 유지하여 관리해야 한다.
  - 제세동기 상태 점검은 연 1회 시행한다.
  - 제세동기 보유 부서에서는 언제든지 사용할 수 있도록 제세동기를 준비하고 있어야 한다.
  - 점검표를 이용하여 점검한다.
- 응급 카트 또는 키트
  - 각 부서장은 부서 내에서 응급 카트 또는 키트 점검이 주기적으로 시행되도록 하며, 관리에 책임이 있다.
  - 응급 시 필요한 물품과 약품을 갖추고, 목록을 비치해 근무조별로 확인한다.
  - 약품이나 물품을 사용했거나 유효 기간 만료 등의 사유가 있을 경우 신속히 구비해 놓는다.

제세동기 관리 방법

- 제세동기 배치: 3~4분 이내에 사용할 수 있도록 구비
- 제세동기 관리: 충전 여부, 부속 물품 구비 등
- 제세동기 사용 관련 교육
- 제세동기 예방 점검
- 적시에 제세동기를 사용할 수 있도록 관리

심폐 소생술 팀원의 역할과 권한

역할과 권한	의사	간호사
팀 리더	○	×
약제, 검사 처방	○	×
환자 상태 감시	○	○
흉부 압박	○	○
인공 호흡(Bag Mask)	○	○
기관 내 삽관	○	×
제세동	○	×
CPR 관련 의무 기록	○	○
투약	○	○
물품 조달 및 검사 확인	○	○

○: 해당 항목 수행 가능,
×: 해당 항목 수행 불가능

심폐 소생술 성과 관리

- 심폐 소생술에 대한 KPI 설정
  - KPI 예시: 심정지 후 심폐 소생술 시행까지의 소요 시간, 심폐 소생술 생존율 등 정량화할 수 있는 지표를 설정하고, 그에 따른 목표를 설정한 후 지속적인 평가와 관리를 실시한다.
  - 심폐 소생술 관리에 대한 KPI 관리 조직과 인력을 배치하여 주기적인 관리가 이루어질 수 있도록 한다.

수기 제세동기 사용법(Biphasic/Monophasic)

- 제세동기 사용 전 준비사항
  - 본체의 충전 상태를 확인한다.
  - 제세동기, 제세동기용 젤리(NaCl 포함), 응급 카트, EKG 기록지 등을 화상 예방을 위해 준비한다.
  - 환자의 피부에 묻어 있는 물기를 제거한다.
  - 환자가 젖은 바닥에 있다면, 마른 곳으로 이동시킨다.
- 제세동기(Defibrillator)를 켠다.
  - 다이얼을 모니터 on에 위치한다.
  - 단상형 또는 일상형 제세동기(Monophasic)의 유도 선택 버튼(Lead Select Button)을 누른다.
- 전극(Electrode)을 정확한 위치에 부착한다(흰-검-빨).
  - 흰색: 오른쪽 쇄골 아래

- 검은색: 왼쪽 쇄골 아래
- 빨간색: 왼쪽 유두 아래
- 환자의 피부 화상 예방을 위해 제세동기용 젤리를 패들(Paddle)에 충분히 바른다.
- 정해진 에너지량에 따라 충전(Charge)시킨다.
  - 정해진 에너지량까지 다이얼을 돌린다(Maximum: Biphasic 200J/Monophasic 360J).
  - 차지 버튼(Charge Button)을 누른다(패들의 노란색 충전 버튼을 누를 수도 있다).
- 패들을 정확한 위치에 놓는다.
  - 패들 I(Paddle I: Sternum): 우측 쇄골과 흉골이 만나는 부위
  - 패들 II(Paddle II: Apex): 왼쪽 유두 아래와 좌측 중앙 액와선이 만나는 지점
- 패들을 흉벽에 밀착시킨다.
- 화상 예방을 위해 패들과 환자의 피부가 올바르게 밀착되어야 한다.
- 쇼크를 주기 전에 "모두 물러나세요!"라고 외친다.
- 쇼크 버튼을 누른다.
- 환자의 심전도 파형을 관찰하고 기록한다.

자동 제세동기(AED: Automated External Defibrillator) 사용법

- AED 뚜껑을 연다(뚜껑을 열면 자동으로 전원이 켜짐).
- AED 패드를 정확한 위치에 부착한다.
- 심장 리듬 분석을 위해 손을 떼도록 지시한다(말과 동작을 모두 사용하여 시행).
- 제세동 시행 전에 손을 떼도록 지시한다(말과 동작을 모두 사용하여 시행).
- 1회 제세동 후 즉시 가슴 압박을 다시 시작한다.

[정리요약]

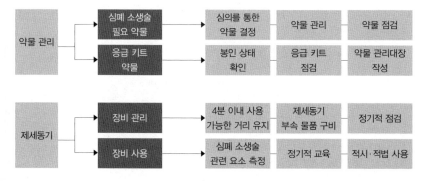

제세동기 사용법

> 응급 환자

제세동기 작동 방법,
제세동(D/C Shock) 적용 방법
"병동 코드 블루" 응급 코드 방송

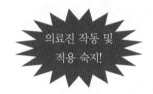

의료진 작동 및
적용 숙지!

•제세동기 사용법

1. 제세동기(Defibrillator) "On"
2. 패들(Paddle)에 충분한 젤리(전도 물질) 바르기(피부 화상 예방)
3. 에너지(Energy) 선택
   - 성인: Monophasic 360J, Biphasic 150~100J
   - 소아: 2J/kg에서 4J/kg까지 늘림
4. 패들(Paddle)이나 본체의 '차지(Charge)'버튼을 눌러 충전
5. 정확한 위치에 패들(Paddle) 대기
   - Sternum: 우측 쇄골과 흉골이 만나는 부위
   - Apex: 좌측 유두 바깥쪽
6. 충전 상태를 확인한 후 다른 사람이 접촉하지 않도록 경고하고, 자신도 떨어져 있음을 확인
7. '디스차지(Discharge)' 버튼을 눌러 쇼크 시행

[별첨 2] 심폐 소생술 방법

〈성인 및 소아 기본 심폐 소생술〉

1. 환자 반응 여부를 확인한다.
2. 반응이 없으면 구조 요청을 한다.
3. 기도를 열어 호흡을 확인한다(5~10초).
4. 순환 확인을 한다(5~10초). ➪ 의료인만 해당
   (성인-경동맥, 영아-상완동맥, 신생아-심을 청진한다)
5. 맥박이 없으면 그 즉시 흉부 압박과 인공 호흡을 30:2의 비율로 5사이클, 2분간 시
   행한다(소아 1인-30:2, 소아 2인-15:2의 비율로 시행한다).
6. 제세동을 시행한다.
   (AED가 준비되면 즉시 적용하도록 한다. 단, 소아의 경우 1세 이상에게 적용한다)

구성 내역	권장사항		
	성인	아동	신생아
식별	의식 없음(모든 연령)		
	호흡 없음 또는 비정상적인 호흡(가쁜 호흡)	호흡 없음 또는 가쁜 호흡	
	모든 연령에서 10초 이내에 맥박 촉진(-): 의료진에만 해당		
심폐 소생술 순서	C-A-B		
압박 속도	분당 최소 100회 이상(최고 120회 이하)		
압박 깊이	최소 5cm 이상	가슴 깊이의 1/3, 약 5cm	가슴 깊이의 최소 1/3, 약 4cm
흉벽 이완	흉부 압박 간 완전한 이완이 가능하게 함 의료진은 2분마다 흉부 압박을 교대함		
압박 중단	흉부 압박 시 중단을 최소화함 중단 시간이 10초 미만이 되도록 함		

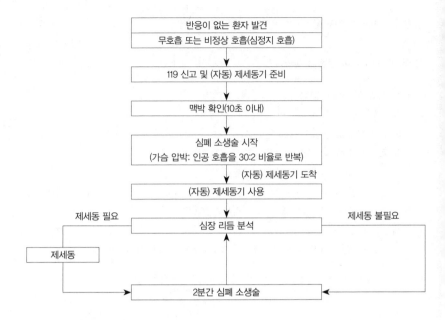

반응이 없는 환자 발견
무호흡 또는 비정상 호흡(심정지 호흡)

↓

119 신고 및 (자동) 제세동기 준비

↓

맥박 확인(10초 이내)

↓

심폐 소생술 시작
(가슴 압박: 인공 호흡을 30:2 비율로 반복)

(자동) 제세동기 도착

(자동) 제세동기 사용

제세동 필요 ← 심장 리듬 분석 → 제세동 불필요

제세동

2분간 심폐 소생술

〈심정지 성인 전문(ACLS) 소생술 가이드〉

1. BLS을 시행한다.
2. 산소를 투여하고, 모니터 및 제세동기를 연결한다.
3. 즉시 리듬을 분석한다.
　가. 아시스톨(Asystole) 및 PEA의 경우, 즉시 CPR을 시행한다. 5사이클 후 리듬 분석
　　을 한다.
　나. VF 및 VT인 경우 즉시 제세동을 시행하고, CPR을 시작한다. 5사이클 후 리듬 분
　　석을 한다.
4. 에피네프린 1mg을 3~5분 간격으로 IV 또는 IO로 투여한다.

〈심정지 소아 전문(PALS) 소생술 가이드〉

1. BLS을 시행한다.
2. 산소를 투여하고, 모니터 및 제세동기를 연결한다.
3. 즉시 리듬을 분석한다.
　가. 아시스톨(Asystole) 및 PEA인 경우, 즉시 CPR을 시행한다.
　나. 5사이클 후 리듬 분석을 한다.

다. VF 및 VT인 경우, 즉시 제세동을 시행하고 CPR을 시작한다. 5사이클 후 리듬 분
석을 한다.

4. 에피네프린 0.01mg/kg(1:10000)을 3~5분 간격으로 IV 또는 IO로 투여한다. 이-튜
브(E-tube)를 통해 0.1mg/kg(1:1000)을 3~5분 간격으로 투여한다.

5. 부적절한 관류의 서맥(HR 60회 이하)인 경우 즉시 CPR을 시작한다.
바갈 톤(Vagal Tone) 증가 또는 1도 방실 블록의 경우, 아트로핀 0.02mg/kg을 3~5분
간격으로 IV 또는 IO로 투여한다.

*참고 문헌《AHA&ECC Guidelines》, 2010

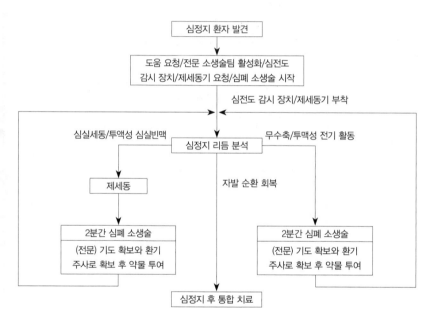

<table>
<tr><th colspan="2">치료</th><th>내용</th></tr>
<tr><td colspan="2">심전도 리듬 분석</td><td>2분간 가슴 압박 후 심전도 리듬 확인과 압박자 교대</td></tr>
<tr><td colspan="2">제세동</td><td>이상파형 제세동기 120~200J(제조사에 따라), 단상파형 제세동기 360J</td></tr>
<tr><td colspan="2">가슴 압박</td><td>압박 깊이 5~6cm, 압박 속도 분당 100~120회
호기말 이산화탄소 분압 〉 10mmhg, 이완기 동맥압 〉 20mmhg 유지</td></tr>
<tr><td colspan="2">주사로 확보</td><td>정맥 또는 골 내 주사로를 확보하여 전문 기도 유지술보다 우선적으로 시도</td></tr>
<tr><td colspan="2">전문 기도 유지술과 인공호흡</td><td>전문 기도 유지술이 시행되기 전까지는 백-마스크 인공 호흡
전문 기도기 삽관 후부터 6~8초마다 1회 환기(분당 8~10회), 과환기 금지</td></tr>
<tr><td rowspan="2">약물투여</td><td>모든 심정지 환자</td><td>아미오다론 300mg(첫 번째 용량), 150mg(두 번째 용량)</td></tr>
<tr><td>제세동 후에도 지속되는 심실세동/무맥성 심실빈맥</td><td>아미오다론이 없는 경우, 리도카인 1~1.5mg/kg(첫 용량), 추가 용량 0.5~0.75mg/kg</td></tr>
<tr><td colspan="2">심정지 원인 조사 및 치료</td><td>저혈량혈증, 저산소증, 산증, 저/고칼륨혈증, 저체온, 폐혈전색전증, 심근경색, 긴장성 기흉, 심장 눌림증, 약물 중독</td></tr>
</table>

[별첨 3] 제세동기 사용 방법

O 제세동기 사용법에 대해 구두 및 실기 평가를 실시하여 아래의 항목을 모두 숙지한
경우, '제세동기 사용법 숙지 여부'에 '예'로 기재

번호	상황: EKG 모니터상 심실세동을 보이는 환자에게 제세동기를 사용해야 할 경우		Y	N
1	제세동기 (Defibrillator) 'on'	제세동기(Defibrillator) 'on'		
2	EKG 리드 (Lead)	EKG 리드(Lead) 붙이기(Lead Ⅱ확인)		
3	젤리	패들(Paddle)에 충분히 젤리(전도 물질) 바르기(피부 화상 예방)		
4	에너지(Energy) 선택	에너지 선택 -성인: 150~200J(Biphasic), 360J(Monophasic) -소아: 2J/kg에서 4J/kg까지 늘림		
5	'차지 (Charge)'	패들이나 본체의 '차지(Charge)' 버튼을 눌러 충전		
6	"비키세요!" 외치기	충전 상태를 확인한 후(충전이 끝나면 "삐"하는 소리가 남) 다른 사람이 접촉하지 않도록 경고하고, 자신도 떨어져 있음을 확인 "비키세요!"를 주변에 3회 정도 외친 후 '디스차지(Discharge)' 버튼을 눌러 쇼크 시행		
7	패들(Paddle) 대기	정확한 위치에 패들 대기 - Sternum: 우측 쇄골과 흉골이 만나는 부위 - Apex: 좌측 유두 왼쪽과 액와 중앙선이 만나는 지점		

8	쇼크	패들을 건네받은 의사가 환자에게 전기 충격을 시행한다.		
	참고사항			
	제세동기 점검	1) 전원(110v/220v) 확인 후 전원이 켜지는가?		
		2) 전원 코드를 뽑았을 때, 배터리로 작동이 되는가?		
		3) 원하는 에너지로 세팅 시 화면에 에너지가 표시되며 충전음이 들리는가?		
		4) 에너지 방출 버튼을 눌렀을 때 에너지가 방출되면서 심전도 종이가 출력되는가?		
		5) 성인 패들에서 소아 패들이 분리가 잘 되는가?		
		6) 구비 물품(알코올 솜, 젤리, 전극[Electrode], EKG 페이퍼, 종이 타월 혹은 포)이 있는가?		
		7) 기계는 청결한가?		
	주의사항	주의사항 - 환자의 가슴에 땀이나 오물이 없도록 한다. - 방전하기 전에 반드시 환자의 침대에서 사람들이 떨어져 있어야 한다. - 이-데스(E-des) 부착 시 뼈 부위에 부착한다.		

[별첨 4] 응급 카트 약품 및 물품 목록

1단: 응급 약물 목록

	바소프레신 (냉장고)	석시콜린 (냉장고)	코티캡	니트로 경구	
하이드라라진	라베신	이솝틴	디곡신	베이비블록	베카론
탄산수소나트륨	글루콘산칼슘	황산마그네슘	니트로	이소딜	라식스
에피네프린	아트로핀	아미아다론 (코다론)	아데노코	n/s 20cc	노르에피네프린

2단: 제세동기 물품

제세동기용 용지, 이-데스(E-des) 젤리, EB	사이즈별 티-튜브(T-tube)

3단: 기관 내 삽관 준비 물품

후두경(ILryngoscope-hand&Blade: 성인, 소아) 에어 웨이(Air Way) 석션 카테터(Suction Cath) 석션 밸브(Suction Valve)	stylet 건전지 대 1쌍	사이즈별 이-튜브(E-tube: 성인용, 소아용) 장갑(Glove) 압력계(Manometer)

4단: 수액 및 IV 재료

3cc, 5cc 주사기(Syringe) 50cc, 30cc 주사기(Syringe) 채혈기 1회용 바늘 수액 바늘(Jellco) 반창고(Plaster) 토니켓 알코올 솜 스리웨이 샘플병(3-way Sample Bottle)	도파민 수액, 도부타민 수액 N/S 500 N/S 1000 50% D/W 100cc 응급용 수액 세트 연장 튜브(Extension Tube)

5단: 산소요법 기구

앰부&마스크(사이즈별 성인, 소아, 유아), 심플 마스크(Simple Mask), O2 연결 라인, 나잘-프롱(Nasal-Prong)

[별첨 5] 소아용 기관 내 삽관 시 기관 튜브의 크기와 길이 고정 위치

나이	내경(mm)	입술-기관지 중간(cm)	외비공-기관지 중간(cm)	Suction Cath. Size(Fr)
조산아	2.5	10	12	5
정상아	3.0	10	12	5~6
1~6개월(3~10kg)	3.5	11	13~14	6~8
6~12개월(10~13kg)	4.0	12	15	8
1~3세(14~16kg)	4.5	13	16	8
3~5세(16~20kg)	5.0	14	17	8~10
5~6세(18~25kg)	5.5	16	19	10
6~8세(24~32kg)	6.0(Cuffed)	17	20	10
8~12세(32~50kg)	6.5(Cuffed)	18	21	10~12
12~16세(50kg 이상)	7.0(Cuffed)	19	22	12
성인 여자	7.0~7.5(Cuffed)	20	23	12
성인 남자	7.0~8.0(Cuffed)	21~24	24~27	12~14
소아: 삽관 튜브(Intubation Tube) 4+나이/4				

[별첨 6] 소아 응급 약품 용량표

아트로핀 (1cc/0.5mg/1a) 1mg=2cc			에피네프린 1:1000 (1cc/1mg/1a) 1mg=1cc			에피네프린 1:10000 희석 시(epi 1a+n/s9cc) 10cc/1mg		
성인: 1mg(2a), 최대 6mg 소아: 0.02mg/kg(최대 2mg) 최소 용량: 0.1mg			성인: 1mg 3~5분 간격 소아: 0.01mg/kg 기관 내 투여 시 0.1mg/kg			소아: 0.1cc/kg		
3kg	0.06mg	0.12cc	10kg	0.1mg	0.1cc	3kg	0.03mg	0.3cc
4kg	0.08mg	0.16cc	12kg	0.12mg	0.12cc	4kg	0.04mg	0.4cc
5kg	0.1mg	0.2cc	14kg	0.14mg	0.14cc	5kg	0.05mg	0.5cc
7.5kg	0.15mg	0.3cc	18kg	0.18mg	0.18cc	6kg	0.06mg	0.6cc
10kg	0.2mg	0.4cc	20kg	0.2mg	0.2cc	7kg	0.07mg	0.7cc
12.5kg	0.25mg	0.5cc	22kg	0.22mg	0.22cc	8kg	0.08mg	0.8cc
15kg	0.3mg	0.6cc	24kg	0.24mg	0.24cc	9kg	0.09mg	0.9cc

18kg	0.36mg	0.7cc	26kg	0.26mg	0.26cc	10kg	0.1mg	1cc
20kg	0.4mg	0.8cc	28kg	0.28mg	0.28cc	11kg	1.1mg	1.1cc
25kg	0.5mg	1cc	30kg	0.3mg	0.3cc	12kg	1.2mg	1.2cc
30kg	0.6mg	1.2cc	32kg	0.32mg	0.32cc	13kg	1.3mg	1.3cc
35kg	0.7mg	1.4cc	34kg	0.34mg	0.34cc	14kg	1.4mg	1.4cc
40kg	0.8mg	1.6cc	36lkg	0.36mg	0.36cc	15kg	0.15mg	1.5cc
45kg	0.9mg	1.8cc	38kg	0.38mg	0.38cc	16kg	0.16mg	1.6cc
50kg	1mg	2cc	40kg	0.4mg	0.4cc	18kg	0.18mg	1.8cc
						20kg	0.2mg	2cc

아데노신(아데노코) (2cc/6mg/1a) 0.33cc/1mg	10% 염화칼슘 2g/20cc	아티반(1cc/4mg/1a) 0.25cc/1mg
성인 1회: 6mg → 추가 12mg 소아: 0.1mg/kg (최대 6mg) 추가 용량: 0.2mg/kg (최대 12mg)	소아: 20mg/kg 0.2㎖/kg (10mg=0.1cc)	소아: 0.1mg/kg

3kg			4kg	0.8cc				
4kg			6kg	1.2cc				
5kg	0.5mg	0.17cc	8kg	1.6cc		5kg	0.5mg	0.13cc
7.5kg	0.75mg	0.25cc	10kg	2cc		6kg	0.6mg	0.15cc
1kg	1mg	0.33cc	12kg	2.4cc		7kg	0.7mg	0.18cc
12kg	1.2mg	0.39cc	14lkg	2.8cc		8kg	0.8mg	0.2cc
15kg	1.5mg	0.5cc	16kg	3.2cc		9kg	0.9mg	0.22cc
18kg	1.8mg	0.6cc	18kg	3.6cc		10kg	1mg	0.25cc
20kg	2mg	0.67cc	20kg	4cc		12kg	1.2mg	0.3cc
25kg	2.5mg	0.8cc	22kg	4.4cc		15kg	1.5mg	0.4cc
30kg	3.0mg	1cc	24kg	4.8cc		20kg	2mg	0.5cc
35kg	3.5mg	1.2cc	26kg	5.2cc		25kg	2.5mg	0.6cc
40kg	4.0mg	1.3cc	28kg	5.6cc		45kg	0.45mg	0.45cc
45kg	4.5mg	1.5cc	30kg	6cc		30kg	30.mg	0.8cc
50kg	5mg	1.7cc				35kg	3.5mg	0.9cc
60kg	6mg	2cc				40kg	4.0mg	1cc

페니토인소디움 2cc/100mg/1a 소야: 초기 15mg/kg 유지: 20mg 1mg=0.02cc		미다컴(5cc/5mg/1a) 소야: 0.1mg/kg 1mg=1cc		다이아제팜(2cc/10mg/1a) 소야: 0.1~0.2mg/kg 1mg=0.2cc	
100mg	2cc	5mg	5cc	10mg	2cc
90mg	1.8cc	4mg	4cc	9mg	1.8cc
80mg	1.6cc	3mg	3cc	8mg	1.6cc
70mg	1.4cc	2mg	2cc	7mg	1.4cc
60mg	1.2cc	1mg	1cc	6mg	1.2cc
50mg	1cc	0.9mg	0.9cc	5mg	1cc
40mg	0.8cc	0.8mg	0.8cc	4mg	0.8cc
30mg	0.6cc	0.7mg	0.7cc	3mg	0.6cc
20mg	0.4cc	0.6mg	0.6cc	2mg	0.4cc
10mg	0.2cc	0.5mg	0.5cc	1mg	0.2cc

아티반(1cc/4mg/1a) 소야: 0.1mg/kg 1mg=0.25cc		석시콜린(2cc/100mg/1a) 1~1.5mg/kg 1mg=0.02cc		헤파린(5cc/25000u) 1cc/5000u	
4mg	1cc	100mg	2cc	25,000U	5CC
3mg	0.75cc	90mg	1.8cc	20,000U	4CC
2mg	0.5cc	80mg	1.6cc	15,000U	3CC
1mg	0.25cc	70mg	1.4cc	10,000U	2CC
0.9mg	0.22cc	60mg	1.2cc	5,000U	1CC
0.8mg	0.2cc	50mg	1cc	4,000U	0.8CC
0.7mg	0.18cc	40mg	0.8cc	3,000U	0.6CC
0.6mg	0.15cc	30mg	0.6cc	2,000U	0.4CC
0.5mg	0.13cc	20mg	0.4cc	1,000U	0.2CC
0.4mg	0.1cc	10mg	0.2cc	500U	0.1CC

[별첨 7] CPCR 평가지

※ 해당 항목에 표기해주시고, 밑줄이 있는 부분은 이유 및 내용을 상세히 적어주십시오.

등록 번호	
이름	
성별/연령	
진료과/간호 단위	

진단명:_____
발생 일시: 201_년_월_일 AM, PM___시___분
CPR 시작 시간: 201_년_월_일 AM, PM___시___분
종료 일시: 201_년_월_일 AM, PM___시___분
종료 이유: 1) 소생 2) 중환자실로 이송 3) 사망 4) 기타_____
담당 간호사:_____

1. 응급 상황은 누구에 의하여 발견되었는가?
   1) 의사   2) 간호사   3) 보호자   4) 기타
2. 응급 상황이 발견된 시기는?
   1) 즉시   2) 5분 이내   3) 발생 후 (   )분 이내
3. 응급 상황이 발생한 장소는?
   1) 병실 ___인용   2) 복도   3) 화장실   4) 치료실   5) 기타
4. 응급 상황 발견 시 환자의 상태는?
   1) 기도 폐쇄   2) 발작   3) 호흡 정지   4) 심정지   5) 기타
   의식___BP_/__ PR_ /_min
5. 응급 상황 발견 시 간호사가 제일 먼저 시행한 것은?

   _____

6. CPR 시 연락은?
   1) 예 (   )
      (1) 요청은 누가?   ① 간호사   ② 의사   ③ 기타
      (2) 요청 시간   ① 즉시   ② 발견 후 (   )분 이내
      (3) 제일 먼저 도착한 사람
         ① 간호사   ② 인턴   ③ 주치의   ④ 응급의학과장   ⑤ 기타

(4) 도착 시간

① 즉시 ② 3분 이내 ③ 5분 이내 ④ 요청 후 (   )분 이내 ⑤ 기타

2) 아니오 (   ) _____

7. CPR 절차는? (잘된 항목: O, 해당 없는 항목: △, 부족한 항목: X 표기를 해주시고 부족한 항목은 그 이유를 적어주십시오.)

1) 기도 유지   (   ) _____

(기도 내 이물 제거, 헤드-틸트&넥 리프트[Head-tilt&Neck-lift] 또는 헤드 리프트&친-리프트 매뉴버[Head-lift&Chin-lift maneuver], 에어웨이[Airway] 삽입)

2) 앰부 백 준비   (   ) _____

3) 산소 준비   (   ) _____

4) 기관 내 삽관(Intubation) 준비   (   ) _____

5) 석션(Suction) 준비   (   ) _____

6) EKG 모니터링(Monitoring) 작동 (   ) _____

7) 심장 마사지(Cardiac Massage)   (   ) _____

(하드 보드 여부, 손의 위치 및 팔의 각도, 흉부 압박법)

8) 제세동기(Defibrillator) 준비   (   ) _____

9) IV 루트 확보   (   ) _____

10) 응급약 준비, 투여   (   ) _____

11) 활력 증후는 5분마다 측정   (   ) _____

12) 기록   (   ) _____

13) 응급 카트 사용상 그 외 문제는 없었는가? ① 예(   ) ② 아니오(   )

8. CPR 수행 시 간호사의 업무 분담은 잘되었는가? 간호사_____명

1) 예(   ) 2) 아니오(   )_____

9. CPR 과정 중 주변 환경 정리는 잘되었는가? 1) 예(   ) 2) 아니오(   )_____

10. 사용한 약품 및 물품 보충은 언제 되었는가? 1) 즉시 2) 끝난 후 (   )시간 이내

11. CPR 중 발생한 문제점 및 건의사항이 있으면 적어주십시오.

1) 문제점   _____

2) 건의사항   _____

4.2.3 고위험 환자 진료 체계(수혈 환자)

조사 개요

■ 조사 기준: 수혈 환자에게 양질의 의료 서비스를 제공한다.

■ 조사 목적: 수혈 환자의 안전성을 확보하기 위해, 불출 후 적정 시간 내 수혈 및 수혈 환자에 대한 주의 관찰 수행 여부 등을 적절하게 관리한다.

조사 항목

	조사 항목	구분	조사 결과		
1	안전한 수혈을 위한 규정이 있다.	S	□상	□중	□하
2	불출된 혈액 제제를 보관하고, 적절한 시간에 환자에게 수혈한다.	P	□상	□중	□하
3	수령한 혈액 제제를 정확하게 확인한다.	P	□상	□중	□하
4	수혈 시 부작용 여부를 관찰하고 기록한다.	P	□상	□중	□하

조사 개념

혈액 제제
보관 장비
- 혈액 제제의 조작, 사용, 투여 지침에 따라 관리한다.
- 적혈구 제제는 혈액 전용 냉장고(1~6℃), 신선 동결 혈장과 동결 침전 제제는 냉동고(-20℃ 이하), 혈소판 제제는 교반기(20~24℃)에서 보관하고 온도를 확인하여 대장에 기록한다.

↓

수혈 전 검사
- 혈액 준비를 위해 2명의 임상병리사가 ABO/Rh(D) 검사를 각각 시행하고 결과를 전산에 저장하며, 수혈 전 검사로 비예기 항체 선별 검사를 시행한다.
- 수혈을 위해 교차 시험을 시행하며, 혈액 제제에 필요한 사전 준비를 시행한다.

↓

불출된
혈액의 보관
- 혈액 전용 냉장고가 없는 부서는 불출 즉시, 또는 최대 30분 이내에 수혈을 시작한다.
- 불출 후 30분 이상 지연이 예상될 경우에는 혈액 은행에 반납 요청서와 같이 의뢰한다.
- 혈액 전용 냉장고가 있는 경우 적혈구 제제는 환자별로 구분하여 보관한다.

↓

혈액 도착 시
환자에게
수혈
- 모든 혈액은 불출 후 신속하게 수혈하며 정해진 유효 기간 내에 수혈한다.
- 혈액 불출 후 환자에게 수혈되기까지의 시간은 수혈 간호 기록 화면에서 불출 시간과 수혈 시작 시간으로 확인하고, 규정관리위원회에서 내부 심의를 거쳐야 한다.

↓

수령한 혈액 확인	– 도착 시 간호사 1인이 환자 이름을 확인한 후 혈액 백에 도착 시간과 수령자 를 기록한다. – 수혈 직전에 간호사 2인이 환자 앞에서 혈액 백과 ID 밴드의 이름, 등록 번호 일치 여부를 확인한다. – 환자 이름 및 혈액형을 확인한다(혈액형은 개방형 질문으로 확인).

↓

수혈 시 주의 관찰	– 수혈 시작 직후 환자 상태를 관찰하고, 수혈 15분, 종료 시 V/S 측정하여 부 작용을 확인한다. – 수혈 부작용이 의심되는 경우 즉시 주입을 중단하고, V/S 등의 환자 상태를 확인한다. 주치의에게 알려 필요한 조치를 시행한다(심한 수혈 부작용 발생 시, 수혈 부작용 조사 의뢰서를 작성하여 검체와 함께 혈액 은행으로 보낸다). – 필터를 사용한다(혈액 응괴와 다른 찌꺼기들을 제거하기 위해). 　: 적혈구, 신선 동결 혈장, 동결 침전 제제가 동일한 혈액 필터 사용 　: 성분 채혈, 혈소판, 농축 혈소판 제제가 동일한 혈액 필터 사용

↓

혈액의 반납, 폐기 절차	– 수혈 현장에서는 적혈구 제제 수혈 후, 빈 백과 남은 혈액을 따로 모아 24시 간 안에 혈액 은행으로 보낸다. 그 외의 혈장 성분 제제는 혈액 오염 폐기물 로 보고 골판지류로 자체 처리한다. – 혈액 은행에서는 이를 최소 1일간 보관한 후, 수혈 부작용 의뢰 조사가 없으 면 폐기한다. – 사용하지 않은 적혈구 제제는 혈액 출고 후 30분 이내일 경우 혈액 반납 요 청서와 함께 혈액 은행으로 반납이 가능하다. – 적혈구 제제 출고 후 30분 이상 경과로 혈액 제재의 변질과 혈액 백의 파손, 유효 기간 경과, 수혈 부작용 등의 원인으로 혈액 폐기 사유가 발생했을 경 우는 수혈 혈액 폐기 요청서를 작성하여 폐기 혈액과 함께 혈액 은행에 접수 한다.

주목할 요소

수혈 절차

(1) 혈액을 불출한 후에는 30분 이내에 수혈을 시작하도록 한다.

(2) 각 혈액 및 환자에게 적절한 혈액 세트를 사용한다.

(3) 수혈의 목적, 부작용 증상에 대해 환자에게 교육하여, 이상 증상 발현 시 바로 의료진에게 알릴 수 있도록 한다.

(4) 혈액 주입은 의사의 책임하에 간호사가 한다.

(5) 굵은 혈관을 18~22G 앤지오 바늘(Angio Needle(Catheter))로 확보한 후 생리식 염수로 수세(Flushing)하여 라인을 확인한다.

(6) 수혈이 시작된 후의 활력 징후는 수혈 시작 전과 수혈 시작 15분 후에 측정하고, 종료 시 환자의 상태를 확인하며 수혈 부작용 유무를 관찰 및 기록한다.

(7) 간호 기록지에 수혈을 시작·종료한 사람, 혈액 종류, 혈액 번호, 수혈 시작 시간, 부작용 유무, 전 처치 약제 등 수혈에 관한 제반사항을 기록한다.

(8) 생리식염수만이 혈액 성분 제제와 함께 투여될 수 있으며, 기타 다른 정맥 주입 용액이나 약물을 함께 투여해서는 안 된다.

(9) 차가운 혈액은 1분당 100㎖ 이상의 속도로 수혈할 경우 심장마비를 일으킬 확률이 높으므로, 온혈기를 사용한다.

(10) 수혈이 끝나면 활력 증후를 측정하고 간호 기록지에 특이상항 및 부작용 유무를 기록한다.

수혈 부작용 발생 시 대처 방안

수혈 시작 후 정해진 시간에 따라 모니터링하며 간호 기록지에 결과를 기록한다.

(1) 일반적인 부작용

① 증상: 두드러기나 발진, 안면 홍조, 오한, 체온 상승, 오심, 구토, 통증(복부 또는 등), 호흡곤란, 천명음, 흉통, 심계 항진, 혈뇨, 두통

② 수혈의 잠재적 역효과: 과다혈증, 저체온증, 전해질 불균형, 수혈 관련 감염 질환 등

가. 과다혈증은 혈액이나 혈액 성분 제제의 빠른 주입과 관련이 있다.

나. 냉장 보관된 혈액이나 혈액 성분 제제의 빠른 주입은 저체온증을 유발한다.

다. 구연산염(Citrate)을 포함한 혈액의 다량 주입은 칼슘 이온 농도의 감소를 일으킨다.

(2) 대처 방안

① 즉시 수혈을 중단한 뒤, 새로운 수액 세트를 이용하여 생리식염수를 계속 투여하고 혈관을 유지한다.

② 환자 정보와 수혈 혈액의 혈액 번호, 혈액형, 혈액 백에 부착된 스티커를 재확인한다.

③ 환자 상태 사정 및 활력 징후를 측정하고 담당 의사에게 알린 후 관찰한다.

④ 수혈 부작용으로 판단되면 보고서를 작성하고, 혈액 은행에 신속히 연락한다.

⑤ 상태가 호전되지 않을 시에는 혈액 은행에 알리고 수혈을 하다 남은 혈액 백을 보낸다.

⑥ 환자의 상태를 지속적으로 주의 깊게 사정한다.

⑦ 24시간 동안 시간당 100㎖의 소변량을 유지하기 위해, 처방된 용액이나 생리식염수를 주입한다.

⑧ 수혈 사고 발생 시, 안전 사고 보고 체계에 따라 QI팀에게 보고서를 작성하여 보고한다.

혈액의 반납, 폐기 절차
① 수혈 현장에서는 적혈구 제제 수혈 후 빈 백 및 남은 혈액을 따로 모아 24시간 안에 혈액 은행으로 보내고, 그 외 혈장 성분 제제의 경우는 혈액 오염 폐기물로 골판지류에 자체 처리한다.   ② 혈액 은행에서는 이를 최소 1일간 보관한 후, 수혈 부작용 의뢰 조사가 없으면 혈액 은행에서 폐기한다.   ③ 사용하지 않은 적혈구 제제는 혈액 출고 후 30분 이내일 경우 혈액 반납 요청서 와 함께 혈액 은행으로 반납이 가능하다.   ④ 적혈구 제제 출고 후 30분 이상 경과 시 혈액 제재의 변질 또는 혈액 백의 파손, 유효 기간의 경과, 수혈 부작용 등의 원인으로 혈액 폐기 사유가 발생했을 경우 는 수혈 혈액 폐기 요청서를 작성하여 폐기 혈액과 함께 혈액 은행에 접수한다.

[정리요약]

수혈 준비 및 검사	• 혈액 제제에 따른 적절한 보관 온도 관리 • 혈액대장 기록 • 혈액 전 검사 시행 결과를 전산에 저장 • 교차 시험 시행 • 혈액 제제에 따라 각각의 사전 준비 시행
수혈	• 정해진 유효 기간 내에 환자에게 수혈 • 수혈 직후 환자 상태 관찰 및 부작용 확인 • 수혈 부작용 발생 시 조사 의뢰서 작성 및 검체 의뢰
혈액 확인	• 혈액 도착 시 환자 이름 확인 후 도착 시간과 수령자 기록 • 환자 정보 및 혈액형은 개방형 질문으로 확인
혈액의 반납 및 폐기	• 빈 백 및 남은 혈액은 24시간 이내에 혈액 은행으로 보냄 • 혈액 오염 폐기물은 자체 처리 • 혈액 은행으로 보내진 혈액은 수혈 부작용 의뢰 조사가 없으면 폐기

[별첨 1] 혈액 폐기 신청서

혈액 폐기 신청서

환자 성명		등록 번호		과/병동	
성별, 나이		혈액형		폐기 신청일	

〈폐기 혈액〉

출고일	혈액 번호	혈액형	혈액 종류 및 양	채혈량	폐기 사유 (선택 번호 기입)	폐기 사유 선택 번호
						1. 수술 대비용
						2. 환자 상태 호전
						3. 수혈 부작용
						3-1. 용혈성 수혈 부작용
						3-2. 발열 반응
						3-3. 알러지
						3-4. 혈액량 과부하
						4. 혈액 보존 온도 부적절
						5. 유효 기간 경과
						6. 수혈 거부
						7. 환자 사망
						8. 퇴원
						9. 기타(내용 기입)

소중한 혈액을 상기와 같은 사유로 인하여 부득이하게 폐기하고자 합니다.

년   월   일

폐기 신청 담당자: (성명)   (서명)
폐기 신청 담당 부서장: (성명)   (서명)

〈진단검사의학과 확인〉

폐기 신청 일시		폐기 혈액 수령자		실장	

4.2.4 고위험 환자 진료 체계(항암 화학요법)

조사 개요

- 조사 기준: 항암 화학요법 환자에게 양질의 의료 서비스를 제공한다.
- 조사 목적: 부적절한 항암 화학요법은 환자에게 치명적인 위해를 줄 수 있으므로, 안전하고 효과적으로 시행한다.

조사 항목

	조사 항목	구분	조사 결과
1	항암 화학요법에 대한 규정이 있다.	S	□상 □중 □하
2	적격한 자가 항암 화학요법을 수행한다.	P	□상 □중 □하
3	관련 직원은 항암 화학요법에 대한 교육을 받고 그 내용을 이해한다.	P	□상 □중 □하
4	환자에게 항암 화학요법에 대한 교육을 진행한다.	P	□상 □중 □하
5	항암제 조제 전, 후에 감사를 수행한다.	P	□상 □중 □하
6	안전하고 무균적으로 항암제를 조제한다.	P	□상 □중 □하
7	항암제를 안전하게 투여한다.	P	□상 □중 □하
8	항암 화학요법 시 부작용 여부를 관찰하고 기록한다.	P	□상 □중 □하
9	항암 화학요법 후에 안전하게 폐기한다.	P	□상 □중 □하

조사 개념

항암제 투여 전 관리	− 적격한 자가 항암 화학요법을 수행한다(직원 자격 및 면허, 교육 등). − 규정에 따라 항암 화학요법을 수행하는 직원은 교육을 받고 그 내용을 이해한다(조제, 보관, 투여, 주의사항 등). − 처음 시행하는 환자의 경우, 치료 과정과 부작용 관리 등에 대해 환자와 보호자에게 교육을 시행하고 치료 동의서를 작성한다. − 약국에서 조제된 항암제가 도착하면 조제 라벨의 환자명, 약명, 용량, 유효 기간을 확인하고 명시되어 있는 보관 방법에 따라 보관한다.

항암제 투여	- 항암제 투여 직전에 환자, 의약품명, 투여 경로, 용량, 투여 시간을 확인한다. - 주의사항을 준수한다(척수강 내 투여 약물의 경우, 투여 직전에 의료인 2인이 확인한다). - 정맥 투여 시 적절한 정맥을 선택하여 정맥 내 유지침을 삽입한다. 개방성을 확인한 후 일혈에 주의하여 항암제를 투여하며, 주사 부위의 이상 유무를 확인한다. - 항암제에 대한 노출을 최소화하기 위해 항암제 투여 시 보호 장구(라텍스 장갑, 마스크)를 착용한다. - 경구 항암제는 약포지 또는 일회용 컵을 이용하여 환자에게 전달하고, 항암제를 맨손으로 직접 만지지 않는다.
부작용 모니터링	- 정맥 내 유지침을 통해 항암제를 투여하는 경우 일혈을 포함하여 주사 부위의 이상(동통, 부종, 발적 등) 유무를 확인한다. - 항암제의 처방, 투여를 담당하는 직원은 부작용 발생 여부를 확인하여 적절한 중재를 시행하고 기록한다.
폐기	- 항암제 조제 및 투여 과정에서 발생하는 모든 폐기물은 '의료 폐기물 전용 용기'에 폐기한다. 이때 폐기물을 다루는 직원은 마스크와 라텍스 장갑을 착용한다. - 폐기 용기는 항암제 관련 물품 폐기에만 사용하고, 약물이 새거나 휘발되지 않도록 항상 닫힌 상태를 유지한다.

주목할 요소

직원 교육

- 조제, 보관, 투여, 주의사항, 부작용 발생 시 대처 방법, 정맥 내 유지침 관리 방법, 보호구 사용법, 폐기 등에 대한 교육을 실시한다.
- 규정에 따라 적격한 자가 항암 화학요법을 수행한다(직원 자격 및 면허, 교육).

무균적인 조제

- 안전하고 무균적인 조제란, 훈련된 사람이 취급 시 주의를 요하는 의약품으로부터 조제자의 안전을 담보할 수 있는 환기 후드가 설치된 청결한 환경에서, 보호구(보호복, 장갑, 마스크 등)를 갖추고 조제하는 것을 의미한다.

[정리요약]

- 항암 화학요법 수행자에 대한 교육 시행
- 처음 시행받는 환자의 경우 교육 시행 및 치료 동의서 작성
- 적법한 약물의 보관 수행

- 항암제 투여
- 투여 전
- 환자, 의약품명, 투여 경로, 용량 등 재확인
- 주의사항 준수
- 항암제 노출을 최소화하기 위한 보호 장구 착용
- 투여
- 의료 폐기물 전용용기에 폐기
- 용기가 항상 닫힌 상태를 유지할 수 있도록 주의
- 폐기
- 모니터링

- 담당 직원은 부작용 발생 여부를 확인, 적절한 중재 시행 및 기록
- 정맥 내 유지침을 통한 투여의 경우 일혈 및 주사 부위 유무 확인

4.2.5 고위험 환자 진료 체계(감염성 질환 및 면역 저하 환자)

조사 개요
■ 조사 기준: 감염성 질환자 및 면역 저하 환자에게 양질의 의료 서비스를 제공한다.
■ 조사 목적: 감염성 질환 및 면역 저하 환자 관리 절차에 따라 감염성 질환의 유입을 차단하고, 면역 저하 환자를 보호함으로써 감염 위험을 최소화한다.

조사 항목				
	조사 항목	구분	조사 결과	
1	감염성 질환의 격리 절차가 있다.	S	□상　□중　□하	
2	감염성 질환의 격리 절차를 준수한다.	P	□상　□중　□하	
3	역격리(보호 격리) 절차가 있다.	P	□상　□중　□하	
4	면역 저하 환자에 대한 역격리(보호 격리) 절차를 준수한다.	P	□상　□중　□하	

5	응급실 내원 시부터 격리 절차를 준수한다.	P	□ 상	□ 중	□ 하
6	감염성 질환 환자 및 보호자에게 주의사항을 교육한다.	P	□ 상	□ 중	□ 하

조사 개념

• 표준 주의 지침은 질병이 진단되기 전에도 혈액이 포함되지 않은 땀을 제외한 환자의 모든 혈액, 체액, 분비물로부터 의료인과 다른 환자를 보호하기 위한 주의법이다. 또한 역학적으로 전파가 가능하거나 감염성 질환으로 진단된 환자의 교차 감염을 예방하기 위한 전파 경로에 따른 주의 지침도 주요사항으로 관리해야 한다.

격리가 필요한 감염성 질환, 대상자	• 격리의 시작 　- 격리 시작은 감염이나 균 집락(Colonization)에 상관없이, 대상 항균제 내성균이 환자의 어느 한 부위에서 분리되는 경우이다. 　- 재입원 환자의 경우, 최근 3주 이내 검사 결과에서 항균제 내성균이 분리되었으면 즉시 격리를 하고, 감시 배양 검사를 실시하여 결과에 따라 격리 유지 여부를 결정한다. 　- 재입원 환자의 경우, 최근 6개월 이내 검사 결과에서 항균제 내성균이 분리되었고 격리 해제 기준에 해당되지 않은 상태이면, 감시 배양 검사를 1회 실시하여 양성일 경우 격리를 시작한다. • 격리가 필요한 감염성 질환 　- 격리가 필요한 감염성 질환으로는 1군 법정 감염병, 다제 내성균, 공기 매개 주의 감염병, 비말 주의 감염병 등이 있다. 모든 환자를 대상으로 격리 유무를 평가하여 해당 질환으로 판명될 경우, 즉각적으로 감염성 질환별 격리 절차를 따른다. • 검사나 병실 밖 이동 시 　- 환자의 검사나 병실 밖 이동은 최소한으로 제한한다. 그러나 이동 제한이 환자의 치료 과정에 지장을 초래해서는 안 된다. 　- 환자가 이동 시 사용한 물품(휠체어, 스트레쳐, 워커 등)은 사용 직후 소독제(HBV Quat)로 소독해둔다. 　- 환자의 이동을 돕는 직원은 환자와 접촉 시 손을 씻고 보호 장구(장갑, 가운)를 착용하며, 격리 병실 또는 코호트 구역에서 나오기 전 보호 장구를 벗고 손을 씻는다. 이송 도중에는 가능한 한 다른 환자나 주변 환경과의 접촉을 최소화한다.
격리 유형 및 그에 따른 격리 방법	• 격리 　- 감염성 질환의 격리는 전파 경로에 의한 주의 지침에 따라 이루어져야 하며 공기 주의, 비말 주의, 접촉 주의 등으로 구분하여 각종 질환 및 감염 관리를 실시해야 한다. 　- 격리를 실시할 때에는 담당 의료진이 공기 주의, 비말 주의, 접촉 주의 격리 중 필요 여부를 판단하며, 각 질환별로 지정된 격리 기간을 준수한다. 환자 상태를 지속적으로 관찰하여 격리 해제 시점을 고려한다.

– 공기 주의 격리가 필요한 경우는 음압 격리실로 보내야 하며, 접촉 주의나 비말 주의 격리가 필요한 경우는 응급실 내에 4개 이내의 병상을 배치하고 커튼을 사용하여, 다른 환자와의 물리적 접근을 차단한다. 또한 전용 물품과 기구류를 배속하여 질환의 전파를 막아야 한다. 격리가 필요한 환자는 1인실에 우선적으로 입원시키며, 1인실이 없는 경우 원무팀과 감염관리팀에 문의하여 대책을 세워야 한다. 필요한 경우, 해당 질환의 격리가 가능한 타 의료기관으로 전원을 고려해볼 수도 있다.

• 역격리
– 면역력이 낮은 질병의 환자, 유소아, 노인 등은 의료진의 판단에 의해 감염성 질환으로부터 차단하는 역격리를 실시해야 하며 역격리에도 표준 주의 지침을 적용한다.
– 역격리 환자는 가능한 1인실을 사용하며 환자와 보호자에게 화장실 이용, 식사, 자가 간호에 따른 손 위생에 대한 교육을 실시해야 한다.
– 간호 시 무균법과 위생에 특별히 신경 써야 하며, 병실 입구에는 1회용 마스크, 가운, 장갑 등과 전용 의료 기구를 구비해두어야 한다. 침습은 최소화하며 침습 기구는 사용이 종료되면 가능한 빨리 제거해야 한다.
– 검사나 시술을 위해 외부 환경에 머무는 시간을 최소화해야 하고 병실을 벗어날 때는 마스크를 착용해야 한다. 역격리 환자는 담당 의료진이 지속적으로 관찰하며 의료진의 판단에 따라 역격리를 해제할 수 있다.
– 응급실 내원 환자의 경우, 진료 중 의료인이 초기 평가하여 감염 질환의 보유 여부를 확인한다. 환자 분류를 담당하는 직원은 보호 장구를 착용하고 해당 업무를 수행해야 한다.

격리 표지 및 준비 물품	• 격리 표지 – 격리 주의 환자 발생 시 병실 이름표에 병원에서 공용으로 사용되는 표식을 부착하고, 그 상황을 공유해야 한다.
보호구 착용 방법	• 장갑 착용 – 항균제 내성균 환자와 접촉 시 손을 씻은 후 장갑(멸균되지 않은 폴리 또는 비닐장갑이면 가능)을 착용하고, 병실에서 나오기 전에는 장갑을 벗고 손을 씻는다. • 가운(또는 일회용 비닐 앞치마) 착용 – 항균제 내성균 환자와 접촉 시 비닐 앞치마를 착용한다. 그러나 다음과 같은 경우에는 긴팔 가운(멸균되지 않은 청결한 것이면 가능)을 착용한다. ① 드레싱으로 덮이지 않은 큰 개방 창상이 있는 경우 ② 설사, 실금, 회장조루(Ileostomy), 장조루(Colostomy)가 있는 경우 ③ 다른 분비물이나 배설물이 다량으로 있는 경우 ④ 환자와 장시간 밀접한 접촉을 해야 하는 경우(예: 체위 변경이나 마사지 등) • 마스크 착용 – 호흡기 분비물이 많아 흡인이나 검사 시 얼굴에 튈 가능성이 있는 경우 마스크를 착용한다.

| 관리 | • 감염성 폐기물 관리
  – 격리 환자의 병실이나 침상 옆에 감염성 폐기물 박스를 비치한다.
  – 병실에 폐기물 박스 외의 감염성 폐기물이 적체되어 있지 않도록 주의한다.
 • 환경 소독
  – 매일 한 번 이상 환자 주변의 가구와 병실을 소독제로 닦는다.
  – 환자 퇴원 후에는 즉시 모든 표면이 충분히 젖도록 소독제(HBV Quat)로 닦고, 소독제가 마르고 나면(10분 정도 소요) 다른 환자를 입원시킬 수 있다.
 • 린넨 관리
  – 린넨이나 가운은 주변 환경을 오염시키지 않도록 청색 햄퍼에 분리수거한다.
  – 린넨 사용량이 적은 경우에는 병실에 린넨 수거 용기를 따로 두지 않고 사용 후 오염물실 햄퍼에 넣는다. 주변이 오염될 우려가 있는 경우에는 흰색 비닐에 넣어서 운반한다.
 • 재사용 의료 기구 관리
  – 모든 재사용 기구는 사용 후 주변이 오염되지 않도록 주의한다(필요시 흰색 비닐에 넣음). 분비물이 마르지 않도록 즉시 100배 희석한 테고에 10~20분 정도 침적하였다가 세척하고, 헹군 후 건조시켜 멸균 의뢰한다.
  – 환자 옆에 별도로 두었던 재사용 의료 용품(혈압계, 체온계 등)은 다른 환자에게 사용하기 전에 소독제(HBV Quat 또는 70% 알코올)로 닦는다.
 • 환자용 식기
  – 식기로 인한 감염 전파 가능성은 없으므로 일반 환자와 동일하게 취급한다. 삶거나 별도로 분리하여 수거할 필요는 없다.
 • 방문객
  – 방문객은 가능한 한 제한한다. 반드시 방문이 필요한 경우에는 병원 직원과 동일한 주의사항을 지키도록 설명한다. |

주목할 요소

격리의 시작

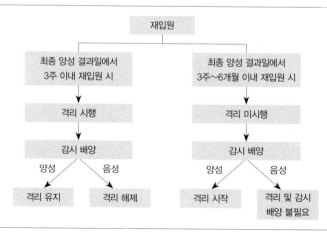

격리의 유형과 구분

	표준 주의	공기 주의	비말 주의	접촉 주의
해당 질병	모든 환자	결핵, 수두, 홍역 등	인플루엔자, 백일해 등	VRE, MRSA, 클로스트리듐 디피실 리균(Clostridium Intubation Difficile), 로타 바이러스(Rota Virus) 등
1인실	철저한 개인 위생을 확보하지 못할 때 필요	음압 병실 권장		
손 위생	환자 접촉 전후, 환자의 주변 환경과 접촉한 후, 혈액/체액과 접촉한 후, 청결/무균 처치 전, 수술/시술 전후, 투약 시	표준 주의와 동일		
장갑	침습 시, 무균술 시, 혈액, 체액, 분비물 등으로 미생물과의 접촉이 예상되는 경우	표준 주의와 동일	표준 주의 + 환자 접촉 전 항시 착용	
가운, 비닐 앞치마	혈액, 체액, 분비물 등이 의료진의 피부 및 의복을 통해 감염 우려가 있을 때	표준 주의와 동일	표준 주의 + 환자 접촉 전 항시 착용	
마스크	혈액, 체액, 분비물 등이 튈 것으로 예상될 때	N95 마스크	+ 환자 접촉 전 항시 착용	표준 주의와 동일
보안경, 안면 보호대	혈액, 체액, 분비물 등이 얼굴에 튈 것으로 예상될 때	표준 주의와 동일		
환자 이동			가능한 제한, 환자 이동 시 마스크 착용	가능한 제한

[정리요약]

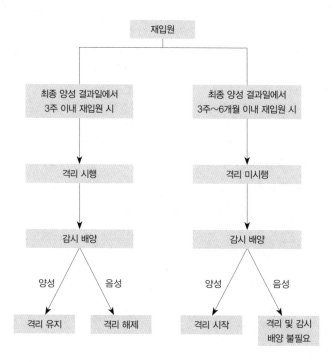

4.2.6 고위험 환자 진료 체계(신체억제대 사용, 격리 및 강박 시행)

조사 개요

- 조사 기준: 신체억제대 사용, 격리 및 강박 시행을 적절하고 안전하게 한다.
- 조사 목적: 의료기관은 신체억제대 사용, 격리 및 강박 시행을 최소화하는 환경을 조성하고, 환자의 권리 존중 및 안전을 위하여 일관된 규정을 수립하여 올바르게 사용한다.

조사 항목

	조사 항목	구분	조사 결과		
1	신체억제대 사용 규정이 있다.	S	□상	□중	□하
2	신체억제대를 적절하게 사용한다.	P	□상	□중	□하
3	정신건강의학과 입원 환자의 격리 및 강박에 대한 규정이 있다.	P	□상	□중	□하
4	격리 및 강박을 적절하게 시행한다.	P	□상	□중	□하

조사 개념

STEP 1	다른 치료 대안이 없는지 확인 및 환자 동의서 수령	• 환자 및 가족에게 사용 이유 설명 • 동의서 수령 • 최소한의 시간만 사용
STEP 2	억제대 사용 환자 주기적으로 관찰	• 2시간마다 피부의 발적, 화장실 사용 부작용 예방
STEP 3	억제대 사용 재평가	• 억제대 사용 중단에 대한 노력을 지속적으로 실시
STEP 4	억제대 사용 사례 기록	• 구체적 사용 사례, 사용 시간 등을 기록

- '신체억제대 사용 전'에는 먼저 다른 치료적 대안은 효과가 없는지 확인하고, 최소한으로 필요한 시간만 사용한다. 억제대를 사용할 때는 환자에 대해 주의 깊게 관찰한 후 사용하고, 억제대 사용 처방을 확인한다. 마지막으로 환자와 가족에게 억제대는 간호사의 편의상 사용하는 것이 아니라 환자의 안전을 위해서 사용하는 것이라는 자세한 정보를 제공하고, 적용 이유와 방법을 설명하며 '동의서'를 받는다.
- '신체억제대 사용 환자는 주기적으로 관찰'하여 억제대 사용이 적합한지를 평가한다. 2시간마다 피부의 발적을 관찰하고, 화장실 사용 등을 점검한다. 또한 억제대 적용 시에는 억제대 사용 전 평가 내용과 억제대의 종류, 억제대 적용 시작 시각 및 종료 시각, 억제대 적용 이유, 억제 시 행해진 간호 행위, 억제대 적용 중 관찰 내용(억제대 위치 변화, 사지 말단 부위의 맥박, 체온, 피부색 등) 등을 정확하게 기록하고 의사에게 보고한다.
- '억제대 사용 시에는 환자의 부작용을 예방'하기 위한 활동을 해야 한다. 허용된 범위에서 움직임이 최대한 가능하게 하고 순환 장애를 예방하기 위한 공간을 확보하며, 정상적인 해부학적 체위로 억제대를 사용한 사지가 유지되도록 한다(근육 수축과 근골격계 손상의 가능성을 줄임). 또한 피부 손상 예방을 위해 뼈 돌출 부위에는 패드를 대고 정맥 주입관이나 다른 장치(투석 환자의 션트)를 건드리지 않도록 주의한다. 매 2시간마다 적어도 10~30분간 억제대를 풀어놓고 체위 변경을 시행하여, 신체억제대로 인한 욕창 발생을 방지한다. 단, 응급 상황 발생 시 손쉬운 방법으로 풀 수 있도록 억제대를 고정한다.
- '병원 직원은 억제대 사용 환자에 대한 재평가를 실시'하여 억제대 사용을 중단하려는 노력을 지속적으로 해야 하고, 억제대를 사용해야 했던 구체적 사유와 억제대 적용 시간 등을 기록한다.
- '억제대 사용 지침 및 문제점 등과 관련된 직원 교육'을 통해 신체억제대 사용 대상 및 사용 시 문제점과 해결 방안, 안전 관리, 환자 권리와 존중 등을 공유한다. 또한 직원은 환자를 충분히 사정하여 행동 원인을 파악하고, 가능하면 요법 및 프로그램 적용 등의 자원을 활용한 대안을 적용한다. 신체억제대의 사용을 줄이기 위한 신체억제대 사용 제로 환경 캠페인과 안전한 신체억제대 사용 방법 포스터 제작 활동을 유지한다.

주목할 요소

억제대를 적용하는 경우

- 비물리적인 수단(달래기, 조용한 환경, 가족을 포함한 주변의 지지 등)을 통해 환자의 안전을 도모하는 데 실패한 경우
- 매우 공격적이며 파괴적인 행동으로 인해 자신 또는 타인에게 상해 위험성이 있는 경우
- 그 외 의료진의 판단하에 억제대 적용이 필요한 경우

억제대 적용 절차

- 억제대는 의사 처방에 의해 환자에게 적용된다.
- 응급 상황 시 간호사는 억제대 적용의 필요성을 사정하고 억제를 시행할 수 있다.
- 의사는 억제대 적용의 필요성을 24시간마다 재평가하여 처방한다.
- 의료진은 억제대 적용이 예상되는 경우 사전에 그 목적과 기간에 대해 보호자에게 설명하도록 노력한다. 하지만 예상이 어려운 경우 또는 응급 상황일 경우 사전에 설명을 하지 못했더라도 억제대를 적용할 수 있다.
- 의사는 억제대 처방 내용을 기록한다.
- 간호사는 억제대를 적용한 환자 상태, 적용 부위 피부 등을 관찰하고 기록한다.
- 억제대 사용 목적이 해소된 경우는 즉시 풀어준다.

[정리요약]

사용 전	• 환자 상태 확인 및 억제대를 대신할 수 있는 방법 시도 • 신체억제대 사용 설명 및 동의서 수령
사용	• 사용 상황 및 부위에 따른 적절한 억제대 사용 • 지속적인 환자 상태 관찰 및 욕창 발생 예방을 위한 체위 변경 시행
재평가	• 억제대 제거 및 사용 부위 감소를 위한 주기적인 평가 시행 • 억제대 재처방의 경우 환자 상태를 재평가하여 시행
제거	• 억제대 사용 이유 해결 및 부작용 발생 시 억제대 제거 • 억제대 제거 시 환자의 불편 유무를 반드시 확인

참고: 인증원 배포 자료

신체억제대 사용 감소를 위한 지침

○ (목적) 병원 입원 환자에게 불필요한 신체억제대 사용을 줄임으로써, 환자들의 인권을 보호하고 안전한 치료 환경을 조성하고자 한다.

○ (정의) 신체억제대는 전신 혹은 신체 일부분의 움직임을 제한할 때 사용되는 수동적 방법이나 물리적 장치 및 기구를 의미한다.

〈신체억제대의 사용 사례〉

• 중심 정맥관, 기관 삽관 등의 각종 생명 유지 장치가 빠지지 않도록 병상에 신체를 묶거나 손에 장갑을 끼우는 행위
• 낙상으로 인한 손상을 막기 위하여 휠체어, 병상 등에 신체를 묶는 행위
• 자해 또는 가해를 하지 못하도록 병상 등에 신체를 묶는 행위

○ (사용 대상) 병원 입원 환자 중 생명 유지 장치 제거 등의 이유로 신체의 움직임을 제한할 필요가 있는 환자를 대상으로 한다.

○ (사용 원칙) 신체억제대는 사용 절차에 따라 최소한의 시간만 사용한다.

○ (사용 절차) 신체억제대 사용 절차는 [별첨 2]와 같다.

[별첨 2] 신체억제대 사용 절차

신체억제대 사용 절차

절 차	지 침
신체억제대 사용 전 필수 절차	1. 환자 상태 확인 　- 과거력, 투약력, 신체 기능, 인지 및 정신 기능, 심리 및 정서 　　상태, 환경적 요소를 확인하여 환자의 문제 행동 양상을 포 　　괄적으로 파악한다. 2. 신체억제대를 대신할 수 있는 방법 시도 　- 환자의 문제 행동 원인*이 파악되었으면, 신체억제대를 대신 　　할 수 있는 방법을 찾아본다. 　　*의학적 문제(수분 과다, 탈수, 영양 부족, 감염, 약물 독성이나 부작용, 　　실금 등), 가려움증, 인지 손상, 통증, 불안, 과도한 움직임 등 　- 환자의 문제 행동 원인을 제거하는 등 신체억제대를 대신할 　　수 있는 방법*을 적용한다. 　　*근본적인 건강 문제의 치료(구강 영양 증진, 약물 중재, 안위 증진, 행 　　동 관리 등), 환자의 기본적인 생리적 욕구 충족(배변, 음식, 수분, 수 　　면, 안위, 통증 등) 등 　- 신체억제대를 대신한 방법이 효과가 없을 경우 신체억제대를 　　사용한다. 3. 신체억제대 사용 처방 ① 의사는 신체억제대 사용 이유, 사용 부위, 신체억제대 종류(유 　형)* 및 사용 방법 등을 포함하여 1일 1회 처방하며, 처방 양 　식은 일반적 약물이나 처치 등 처방 방법에 준한다. 　　*손목·발목·손장갑·조끼 억제대, 끈·벨트, 휠체어 안전벨트 등 ② '필요시처방'은 원칙적으로 허용하지 않는다. 　- 다만, 환자의 돌발적인 이상 행동으로 자해 또는 다른 사람 　　에게 상해를 입힐 우려가 예측되는 경우 예외적으로 처방할 　　수 있다. 4. 신체억제대 사용 설명 및 동의서 수령 ① 의사의 처방을 토대로 환자에게 신체억제대 사용에 관해 충분 　히 설명하고 동의서를 받아야 한다.

	– 다만, 환자의 인지 능력이 불완전한 경우 보호자에게 설명하고 동의서를 받을 수 있다.
	② 신체억제대 사용 동의서([별첨 3] 참고)에는 신체억제대 사용 이유, 사용 부위, 억제대 종류 및 사용 방법 등을 포함해야 한다.
	  * 동의서 작성 시 유의사항
	  – 환자의 인지 능력이 저하되어 환자 본인에게 동의를 받는 것이 불가능할 경우, 보호자에게 동의를 구하되 보호자가 서명한 사유를 반드시 기재한다.
	  – 보호자가 원거리에 위치하여 동의서 작성이 어려운 경우, 1일 내(24시간) 구두로 동의를 받고 7일 내 서면 동의로 전환해야 한다.
	  – 신체억제대 사용 이유가 바뀌는 경우에도 환자나 보호자에게 충분히 설명하고 동의서를 다시 받아야 한다.

신체억제대
사용
	• 신체억제대는 응급 상황 시에 쉽게 풀 수 있거나 즉시 자를 수 있는 방법*을 사용한다.
	  * 신체억제대 사용 방법의 종류별 특성
	  – 클로브 히치(Clove-hitch): 잡아당겼을 때 조여지지 않으며 쉽게 풀어지고, 환자의 움직임이 어느 정도 허용된다.
	  – 고리 매듭(Half-bow or Reef Knot): 잡아당겼을 때 미끄러지지 않으며 풀기 쉽다.
	  – 정방형 매듭(Square or Reef Knot): 두 개의 끈을 서로 묶을 때 사용하는 방법으로, 잡아당겼을 때 조여지지 않으며 압력이 풀려도 미끄러지지 않는 장점이 있다.
	• 신체억제대의 두께나 길이 등을 고려*하여 국소적으로 과도한 압박을 피한다.
	  * 신체억제대 아래로 손가락 두 개 정도의 공간을 확보하여 혈액 순환 장애를 예방한다.
	• 신체억제대 사용 부위가 뼈 돌출 부위인 경우에는 패드(Pad)를 댄다.
	• 흉부 억제가 필요한 경우, 호흡에 지장이 없는지 반드시 확인한다.

신체억제대 사용 환자 관찰 (부작용 예방 활동 포함)	• 최소 2시간마다 환자 상태를 관찰하고, 욕창 발생 예방을 위한 체위 변경을 시행한다. – 신체억제대의 위치 변화 및 직접적인 압박 여부를 확인하고, 허용된 범위에서 최대한 움직임이 가능하도록 돕는다. – 사지 말단 부위의 맥박, 체온, 피부색 및 감각을 관찰하여, 혈액 순환 장애 또는 피부 손상 위험성 등을 평가하고 기록 한다. – 배설 및 섭취 등 환자의 기본 욕구를 확인하고, 그 욕구를 충족시켜준다. – 환자의 기본적인 욕구 충족 등을 위해 신체억제대를 잠시 풀 어둘 경우, 환자를 혼자 두지 않는다.
신체억제대 사용 환자 재평가	• 신체억제대 제거 또는 사용 부위 감소를 위한 평가를 주기적으 로 시행한다. – 간호사는 최소 8시간마다 환자의 상태를 확인한다. 이상 소 견 발견 시 기록하며, 신체억제대 제거 또는 사용 부위를 줄 일 필요가 있을 시 주치의에게 보고한다. – 주치의는 신체억제대를 재처방해야 할 경우 이전의 환자 상 태를 재평가한다.
신체억제대 제거	• 다음의 경우에는 신체억제대를 제거한다. – 신체억제대 사용 이유가 해결되었을 때 – 신체억제대를 대신하여 사용할 수 있는 방법이 효과적일 때 – 신체억제대 사용으로 인한 부작용이 발생했을 때 *신체억제대 제거 시 환자의 불편 유·무를 반드시 확인한다.

신체억제대
사용 감소를
위한 활동
	• 신체억제대 사용 감소를 위해 연 1회 이상 의료진을 포함한 직
	원들에게 신체억제대에 관한 교육*을 시행한다.
	  *신체억제대 정의, 신체억제대 사용의 문제점, 신제 억제대의 대안, 환자
	  의 문제 행동에 대한 이해, 신체억제대 사용 방법, 환자 권리와 존중 등
	• 신체억제대 사용 감소를 위한 활동*을 연 1회 이상 시행한다.
	  *신체억제대 사용 건수 및 사용 시간 조사, 신체억제대 사용 제로 환경
	  캠페인, 안전한 신체억제대 사용 방법 포스터 제작 등

[별첨 3] 신체억제대 사용 동의서

신체억제대 사용 동의서

등록 번호		성 명		성별/연령	/
호 실		진 료 과		주 치 의	

1. 신체억제대 사용 이유
   ○
2. 신체억제대를 대신하여 실시한 방법 및 그 효과
   ○
3. 신체억제대 사용 부위, 억제대 종류(유형) 및 사용 방법
   ○
4. 신체억제대 사용 시 발생할 수 있는 부작용 및 대처 방법
   ○
5. 기타사항
   ○

의 사: _____(서명 또는 날인)

본인/보호자 (   )은 신체억제대 사용에 대하여 충분한 설명을 들었으며 이에 동의합니다.

보호자가 서명하게 된 사유
- ☐ 환자의 신체적·정신적 장애로 인하여 약정 내용에 대해 이해하지 못함
- ☐ 사용에 대한 설명이 환자의 심신에 중대한 나쁜 영향을 미칠 것이 명백함
- ☐ 환자 본인이 승낙에 관한 권한을 특정인에게 위임함
- ☐ 기타

20   년   월   일

본 인: _____(서명)

보호자(환자와의 관계:):_____(서명)

- ○○○○병원장 -

5. 수술 및 마취 진정 관리

범주	조사 기준
수술/시술 관리	5.1.1 환자 평가 결과에 따라 수술 계획을 수립하고 시행한다.
	5.1.2 수술 시 환자안전을 보장하기 위한 규정을 수립하고 수행한다.
	5.1.3 환자 평가 결과에 따라 시술 계획을 수립하고, 시술 시 환자안전을 보장하기 위한 규정을 수립하여 수행한다.
마취 진정 관리	5.2.1 진정 치료를 안전하게 수행한다.
	5.2.2 마취 전 환자 상태를 평가하고, 적절한 마취 진료를 제공한다.
	5.2.3 마취 진료에 따른 환자의 상태를 지속적으로 모니터링한다.

5.1.1 수술/시술 관리(평가에 따른 계획)

■ 조사 기준: 환자 평가 결과에 따라 수술 계획을 수립하고 수행한다.

■ 조사 목적: 수술은 환자에게 높은 수준의 위험을 동반하므로 환자 평가 결과에 따라 계획을 수립하여 안전하고 적합한 수술을 제공한다.

조사 항목

	조사 항목	구분	조사 결과		
1	수술 전 평가를 기반으로 수술 계획을 수립한다.	S	□상	□중	□하
2	수술 전에 진단명을 기록한다.	P	□상	□중	□하
3	수술실 퇴실 전에 수술에 대한 내용을 기록한다.	P	□상	□중	□하
4	수술 후 평가를 기반으로 24시간 이내에 치료 계획을 수립한다.	P	□상	□중	□하
5	간호사는 수술 후 평가를 기반으로 간호 계획을 수립한다.	P	□상	□중	□하

조사 개념

• 수술 후 환자 상태 기록은 다음을 포함하여 24시간 이내에 기록한다.
 - 회복실 퇴실 이후의 환자 상태
 - 수술 후 발생했거나 발생할 가능성이 있는 합병증, 검사 결과, 주의관찰사항 등

진단명 기록	• 수술실에 입실하기 전, 수술 전 진단명을 기록한다.

↓

수술 치료 계획	• 수술을 목적으로 입원한 경우는 입원 초기 평가를 기반으로 하여 수술 치료 계획을 수립한다. • 수술이 결정된 경우 추가적으로 환자의 병력, 신체적 상태, 진단 검사 결과 및 자료, 추정 진단명 등을 평가하여 수술 치료 계획을 수립한다. • 단, 주치의의 의학적 판단하에 응급 수술이 진행되는 경우는 수술 치료 계획의 수술 전 기록을 제외할 수 있다.

↓

수술 후 기록	• 수술 후 회복실 퇴실 전 수술명, 수술 후 진단명, 수술 중 특이사항에 대해 기록한다. • 기록 시 약어 사용은 금한다(예: Rt ⇨ Right로 기록).

↓

환자 상태 기록	• 회복실 퇴실 이후의 환자 상태에 대한 기록 • 수술 후 발생했거나 발생할 가능성이 있는 합병증, 검사 결과, 주의관찰사항 등에 대해 24시간 이내에 기록한다.

주목할 요소
수술 기록 내용
• 수술명 • 집도의/보조의 이름 • 검사를 위해 채취한 조직 표본 검체 • 출혈 정도 • 기타 특이사항 • 수술 기록 작성 일지 및 서명

[정리요약]

진단명 기록	• 수술실 입실 전에 수술 전 진단명 기록
수술 치료 계획	• 입원 초기 평가를 기반으로 수술 계획 수립 • 환자의 병력, 신체적 상태, 추정 진단명 등의 추가적인 평가
수술 후 기록	• 수술명, 수술 후 진단명, 수술 중 특이사항에 대해 기록 • 기록 시 약어 사용 금지
환자 상태 기록	• 수술 후 발생 가능한 합병증에 대해 기록 • 검사 경과, 주의관찰사항 등에 대해 24시간 이내에 기록

5.1.2 수술/시술 관리(안전 보장)

조사 개요

■ 조사 기준: 수술 시 환자안전을 보장하기 위한 규정을 수립하고 수행한다.

■ 조사 목적: 수술 시 발생할 수 있는 환자안전 관련 문제를 예방하기 위해 안전한 절차를 수행하고 이를 기록한다.

조사 항목

	조사 항목	구분	조사 결과		
1	수술 시 환자안전 보장을 위한 규정이 있다.	S	□상	□중	□하
2	수술 전·후 환자의 피부 상태를 확인하고 기록한다.	P	□상	□중	□하
3	수술계수(Counts)를 기록한다.	P	□상	□중	□하
4	관련 직원은 수술계수 불일치 시 대처하는 절차를 이해한다.	P	□상	□중	□하
5	수술 중 채취한 조직 표본 검체 취급에 대하여 기록한다.	P	□상	□중	□하

조사 개념

환자안전 보장	• 수술 전·후 환자의 피부 상태 확인 절차 • 수술계수 확인 절차 • 수술계수 불일치 시 직원의 대처 절차 • 수술 중 채취한 조직 표본 검체 취급 절차
피부 상태 확인	• 장시간 부동 자세 유지, 고정 기구, 전기 소작기 등의 위험 요인으로 인해 수술 과정에서 발생할 수 있는 환자의 피부 화상 및 괴사를 예방하거나 조기에 발견하기 위함 • 수술 전·후로 환자의 피부 상태 확인
수술계수(Counts)	• 환자 체내에 이물질이 남게 됨으로써 발생할 수 있는 상해를 예방하기 위해 수술 시 사용된 모든 물품(수술 기구, 거즈, 봉합침 등)을 집계
조직 표본 검체 취급	• 수술로 채취한 조직, 체액 등의 검체 종류 • 검체에 대한 기록과 검체를 검사실로 전달한 취급자에 대한 기록 필요

주목할 요소	
수술계수가 일치하지 않을 때	수술 전, 후 환자의 피부 상태 확인
• 즉시 집도의에게 보고한다. • 전체 계수를 다시 정확하게 확인한다. 　– 순회 간호사: 비멸균 영역 확인 　– 소독 간호사: 멸균 영역 확인 　– 집도의: op. field 확인 • 찾지 못한 경우는 집도의가 판단하여 X선 촬영 여부를 결정하고 환자를 이동한다. 　⇨ X선 촬영 결정 시 퇴실 전에 촬영하고 환자는 진료과 확인 후 이동한다. • 순회 간호사는 수술 간호 기록지에 위의 사항을 기록한 후 집도의에게 서명을 받고, 서명된 기록지를 해당 파트장에게 보고한다.	• 수술 전 피부 상태 확인 　– 수술실 입구에 도착하면 수술실 간호사는 환자에게 피부 문제가 있는지를 물어본다. 　– 간호사가 직접 환자 피부 상태를 확인하고 확인된 내용을 수술 간호 기록지에 기록한다. 　– 확인 결과, 이상이 있는 경우는 해당 병동에 확인한다. • 수술 후 피부 상태 확인 　– 수술이 끝나고 퇴실하기 전, 간호사가 환자 몸에 욕창이 있는지 확인한다. 　– 확인된 내용을 수술 간호 기록지에 기록하고, 이상이 있는 경우 진료과에 보고하며 진료과는 적절한 처치를 시행한다. 　– 수술실 간호사는 욕창 상태를 환자 이동 부서에 인계한다.
조직 표본 검체의 관리	

- 프로즌(Frozen) 관리
  - 수술 시작 전에 검체 의뢰서와 출력된 바코드를 확인한다.
  - 검체를 받은 소독 간호사는 집도의에게 정확한 검체명을 확인하여 순회 간호사에게 전달한다.
  - 순회 간호사는 전달받은 검체의 환자 ID 스티커에 검체명을 기록하여 부착한 후, 의사나 순회 간호사가 의뢰지와 함께 병리과에 직접 접수한다.
  - 기록, 수술 간호 기록지, 검체 종류, 부위, 검체 인수자
  - 검체 장부
  - 날짜, 환자명, 검체명, 검체 인수자, 인계 시간

- 퍼머넌트(Permanent) 관리
  - 수술 시작 전에 검체 의뢰서와 출력된 바코드를 확인한다.
  - 검체를 받은 소독 간호사는 집도의에게 정확한 검체명을 확인하여 순회 간호 사에게 전달한다.
  - 순회 간호사는 전달받은 검체의 환자 ID 스티커에 검체명을 기록하여 부착한 후 의료진에게 인계한다.
  - 인계받은 진료과는 병리과에 직접 접수하고 검체 장부에 접수 시간을 기록한 뒤 서명한다.
- 기록
  - 수술 간호 기록지
  - 검체 종류, 부위, 검체 인수자
  - 검체 장부
  - 날짜, 환자명, 검체명, 검체 인수자, 인계 시간

[정리요약]

안전 보장	
환자안전 보장	**피부 상태 확인**
• 수술 전후 피부 상태 확인 • 수술계수(Counts) 확인 • 수술계수 불일치 시 직원의 적절한 대처 • 수술 중 채취한 조직 표본 검체의 취급 절차 준수	• 수술 중 발생할 수 있는 피부에 대한 위험 요인 확인 • 수술 과정에서 발생할 수 있는 환자의 피부 화상 및 괴사의 예방, 조기 발견
수술계수(Counts)	**조직 표본 검체 취급**
• 환자 체내의 이물질 잔여로 발생할 수 있는 상해 예방을 위해 수술 시 사용된 모든 물품을 집계 • 수술계수가 일치하지 않을 경우 집도의에게 보고 • 재확인 후 물품을 찾지 못한 경우 X선 촬영 여부 결정	• 수술로 채취한 검체 종류 구분 • 검체에 대한 기록과 검체를 전달한 취급자에 대한 기록 필요

5.1.3 수술/시술 관리(평가에 따른 시술 제공)

조사 개요

- ■ 조사 기준: 환자 평가 결과에 따라 시술 계획을 수립하고, 시술 시 환자안전을 보장하기 위한 규정을 수립 및 수행한다.
- ■ 조사 목적: 시술은 환자에게 높은 수준의 위험을 동반하므로, 환자 평가 결과에 따라 계획을 수립하여 안전하고 적합한 시술을 제공한다.

조사 항목

	조사 항목	구분	조사 결과		
1	시술 전 평가를 기반으로 시술 계획을 수립한다.	S	□상	□중	□하
2	시술 전에 진단명을 기록한다.	P	□상	□중	□하
3	시술실 퇴실 전에 시술에 대한 내용을 기록한다.	P	□상	□중	□하
4	시술 후 평가를 기반으로 24시간 이내에 치료 계획을 수립한다.	P	□상	□중	□하
5	간호사는 시술 후 평가를 기반으로 간호 계획을 수립한다.	P	□상	□중	□하
6	시술 시 환자안전 보장을 위한 규정이 있다.	P	□상	□중	□하
7	시술 전·후 환자의 피부 상태를 확인하고 기록한다.	P	□상	□중	□하
8	시술 중 채취한 조직 표본 검체 취급에 대하여 기록한다.	P	□상	□중	□하

조사 개념

시술 전 ↓	• 시술 전 진단명을 기록 • 시술을 보내는 간호사는 환자(이름, 등록 번호), 시술 부위 표시를 확인 　– 표시 시행자: 의사 또는 의사가 위임한 자 　– 표시 방법: 환자 참여하에 O표로 표시 　– (예시적) 폐, 목과 어깨 사이 시술 위치에 좌, 우로 표기 　　　　　　신장의 시술 부위 옆구리에 좌, 우로 표시 • 환자가 검사실에 도착하면 　– 간호사(또는 의료 기사)는 ID 밴드의 환자명, 등록 번호와 표시된 시술 부위가 전산 또는 동의서, 의무 기록의 환자명, 등록 번호, 시술명, 시술 부위와 일치하는지 환자와 함께 확인한다. 　– 환자 확인 시 이름은 개방형으로 질문하여 확인한다. 　– 환자가 미성년자이거나 정확한 의사소통이 어려운 경우, 환자의 보호자를 통해 확인한다.

시술 시작 직전 (타임 아웃 시행)	•환자가 시술하는 검사실로 들어오면, 간호사(또는 의료 기사)는 환자와 시술명, 시술 부위를 확인한다. •시술이 시작되기 직전에 검사실 간호사(또는 의료 기사)가 "타임 아웃!"을 외치며 환자명, 시술명, 시술 부위를 구두로 알린다. 이의가 없으면 시술의는 "예"로 답한다. •의식이 있는 환자의 경우에는 이 과정에 참여시킨다.

[정리요약]

시술 시작 직전	시술 전
•시술 전 진단명 기록 및 환자 정보 확인 •환자가 검사실에 도착하면 본인과 일치하는지 환자 정보 재확인 •환자 확인 시 질문은 개방형으로 진행	•환자의 시술명, 시술 부위 확인 •시술 시작 직전, 검사실 간호사 또는 의료 기사가 "타임 아웃!"을 외치며 환자 시술 내용을 구두로 알림 •의식이 있는 환자의 경우 이 과정에 참여시킴

5.2.1 마취 진정 관리(진정 치료)

조사 개요

■ 조사 기준: 진정 치료를 안전하게 수행한다.

■ 조사 목적: 진정 치료는 환자안전의 위협 요인으로 작용할 수 있으므로, 적격한 자가 진정 전 환자의 상태를 평가하고, 안전한 진정 치료가 이루어지도록 한다.

조사 항목

	조사 항목	구분	조사 결과		
1	진정 치료 규정이 있다.	S	□상	□중	□하
2	적격한 자가 진정 치료를 수행한다.	P	□상	□중	□하
3	진정 전 평가를 수행한다.	P	□상	□중	□하
4	진정 치료 중인 환자를 모니터링하고 기록한다.	P	□상	□중	□하

• 진정 치료란 진단과 치료를 위한 술기를 목적으로 수면 이상에 대한 의식 변화를 위해 환자에게 약물을 사용하는 치료이다. 지침 적용 대상은 진정 유도 후 일부 영상의학 검사(CT, MRI, Biopsy 등), 핵의학 검사(PET 등), 내시경 검사를 하는 성인과 소아 등이 있다.

진정 전 평가	• 의료진의 자격: 마취통증의학과 의사 또는 BLS 실습과 원내 진정 케어 이론 교육을 이수한 의료진(직무 기술서에 자격 명시) • 평가 항목 - 공복 시간(NPO): 전신 마취에 준하여 실시 (성인 8시간, 소아[6개월 미만: 4시간, 6~36개월: 6시간, 37개월 이상: 8시간]) - 과거 병력 - 현재 복용 중인 약물 - 활력 징후(혈압, 맥박수, SpO2, 호흡수) - 의식 수준 - 알러지(약물이나 음식) - 기도의 변형이나 치아 상태 • 평가 시점: 시술 1개월 이내 또는 시술 당일 • 진정요법 동의서 획득 또는 의무 기록에 설명 내용 기록

↓

진정 중	• 모니터링 항목: 의식 수준, 호흡수(청진), SpO2, 혈압, 맥박 • 측정 시점: 진정 처치 전, 진정제 또는 진통제 투여 후, 시술 중, 회복 기간 중 • 약물 투여: 진정 케어 약제 가이드라인 준수를 권장하나 시술의가 결정

↓

진정 후 회복	• 모니터링 - 혈압, 맥박수, 산소포화도, 호흡수, 의식 수준 • 퇴실(퇴실 기준 충족 또는 담당의 판단에 따라 퇴실) - 회복실 도착 30분 이후부터 활력 징후가 안정되고 호흡 저하가 없으면 보조 없이 보행 가능. 의사 전달에 문제가 없거나 오심/구토/복통 등 이상 증상이 없을 때 보호자 동반 가능(입원 환자 제외, 진정 후 회복 관찰 없이 병실로 이동하는 입원 환자의 경우, 모니터링하에 의료진을 동반하여 이동 및 관찰) • 퇴실 교육 - 귀가 시 주의사항과 응급 상황 발생 시 연락처를 교육

[정리요약]

진정 전 평가	•공복 시간 •과거 병력 •현재 복용 중인 약물 •활력 징후 •의식 수준 •알러지 •기도의 변형이나 치아 상태 •시술 1개월 이내 또는 시술 당일에 평가
진정	•의식 수준 •호흡수 •SpO2 •혈압, 맥박 등을 모니터링
진정 후 회복	•혈압, 맥박 수, 산소포화도 등을 모니터링하며 회복실 도착 후 별다른 이상이 없을 경우 병실로 이동 •퇴실 시 주의사항과 응급 상황에 대한 교육 진행

5.2.2 마취 진정 관리(마취 진료)

조사 개요

- 조사 기준: 마취 전 환자 상태를 평가하고, 적절한 마취 진료를 제공한다.
- 조사 목적: 수술/시술 시 적격한 자가 마취 전 환자의 상태를 평가하고, 이에 따라 마취 진료 계획을 수립하여 환자에게 안전한 마취 서비스를 제공한다.

조사 항목

	조사 항목	구분	조사 결과
1	마취 진료 규정이 있다.	S	□상　　□중　　□하
2	적격한 자가 마취 서비스를 제공한다.	P	□상　　□중　　□하
3	마취 전 평가를 기반으로 마취 진료 계획을 수립한다.	P	□상　　□중　　□하
4	마취 유도 직전에 환자 상태를 평가한다.	P	□상　　□중　　□하
5	정규 시간 이외에도 동일한 마취 서비스를 제공한다.	P	□상　　□중　　□하

- 마취 진료의 수행 자격을 가진 의사란, 마취 진료에 있어 전문적 지식과 경험을 갖춘 마취통증의학과 의사를 말한다.
- 자격이 있는 의사가 마취 전 환자 상태에 대한 평가를 시행한다.
- 개별 환자의 마취 진료 계획 및 수행이 이루어지고 이를 기록한다.

마취 전	• 마취 전 환자 상태 파악 – 마취 전 평가는 마취요법을 받는 모든 환자에게 시행한다. – 마취 전 환자 상태 평가서: 수술 전날 마취의가 익일 수술이 예정된 입원 환자 모두에 대해 평가하고 작성한다. 단, 당일 입원일 경우는 수술 전에 평가한다.

↓

마취 진료 계획 및 수행	• 마취통증의학과 의사는 마취 전 환자 검진 사항에 따른 평가를 근거로 하여 적절한 마취 방법과 마취 위험도를 고려한 마취 진료 계획을 수립하고, 확인 후 마취를 시행한다.

마취 진료의 계획 및 수행

- 마취통증의학과 의사는 마취 전 환자 검진 사항에 따른 평가를 근거로 하여 적절한 마취 방법과 마취 위험도를 고려한 마취 진료 계획을 수립하고 마취를 수행한다.
  1) 시술과 및 시술 의사 이름
  2) 서명이 완료된 적절한 시술 및 마취 동의서 등의 작성 여부 확인
  3) 병력과 신체 검진 기록 확인
  4) ASA 분류 기록 확인
  5) 기도 삽관과 관련한 구강 상태 평가
  6) 의사의 마취 전 계획 확인
  7) 금식 상태 확인
  8) 응급 장비 확인: 응급 기구의 작동 상태, 앰부 백을 포함한 응급 카트 확인, 응급 약품 확보 등
  9) 마취기 상태 점검
  10) 흡인 장치
  11) 정맥 주사 경로의 확보 유무
  12) 기본 생명 징후 감시: 장비 확인 혈압(소아인 경우 제외될 수도 있음), 심박동 수, 호흡수, 심장박동 리듬, 산소포화도

- 마취에 필요한 기구를 모두 점검하고 준비가 되었는지 확인해야 한다.
- 마취에 필요한 약품을 정한다.
- 소아의 경우 성인과 동일하게 마취 계획에 따라 실시하되, 소아 용량에 맞춰 약물을 투여한다. 분리 불안을 보이는 소아의 경우는 가급적 보호자가 있는 상황에서 진정을 시행토록 하며, 마취에서 회복할 때도 보호자의 상주를 허가한다.
- 마취를 시행하고 기록과 서명을 한다.
- 마취 시행 전과 시행 후, 마취로부터 회복되어 회복실로 가거나 중치료실로 이송될 때까지 지속적인 감시(혈압, 맥박, 산소포화도(호흡수)를 포함)를 하며 이를 기록한다.

[정리요약]

마취 전	• 마취요법을 받는 모든 환자에게 마취 전 평가 시행 • 수술 전날, 익일 수술 예정 환자에 대해 마취의가 환자 상태 평가서 작성
마취 진료 계획 및 수행	• 마취의는 다음의 사항을 확인하여 마취 진료 계획을 수행하고 마취 수행 　－ 시술과 및 시술 의사 이름 　－ 적절한 시술 및 마취 동의서 작성 여부 　－ 병력과 신체 검진 기록 　－ ASA 분류 기록 　－ 기도 삽관과 관련한 구강 상태 평가 　－ 의사의 마취 전 계획 　－ 금식 상태 　－ 응급 장비 　－ 마취기 상태 　－ 흡인 장치 　－ 정맥 주사 경로 확보 유무 　－ 기본 생명 징후 감시

5.2.3 마취 진정 관리(모니터링)

- ■ 조사 기준: 마취 진료에 따른 환자의 상태를 지속적으로 모니터링한다.
- ■ 조사 목적: 안전한 마취 진료를 위하여 환자가 회복될 때까지 환자 상태를 모니터링하고, 이를 근거로 회복실 퇴실을 결정한다.

조사 항목

	조사 항목	구분	조사 결과
1	마취 중 상태를 모니터링하고 기록한다.	S	□상 □중 □하
2	회복 중인 환자 상태를 모니터링하고 기록한다.	P	□상 □중 □하
3	회복실 퇴실 기준에 따라 적격한 자가 퇴실을 결정하고, 시행한다.	P	□상 □중 □하

조사 개념

수술/
마취 중
	• 마취 전 환자 상태 파악
	  – 수술실 입실 후 마취를 유도하기 전, 최초 활력 징후(혈압, 맥박, 심전도, 산소포화도, 호흡 상태 등)를 측정·관찰하고 마취 시작 표시 전에 혈압, 맥박, 호흡 상태를 마취 기록지에 기록
	• 마취 중 환자 상태 파악
	  – 혈압, 맥박, 심전도, 호흡, 산소포화도, 심전도 등을 측정·관찰하고 마취 기록지에 기록(혈압, 맥박은 최소 5분 간격으로 측정 및 기록)
	• 마취 중 사용한 약제의 이름과 투여 용량, 수액량, 요량, 실혈량, 수혈량 등을 관찰·기록
	• 기타 수술 및 마취 중 발생한 사고가 있는 경우 기록
	• 마취 종료 후 회복실 또는 중환자실 이송 직후의 혈압, 맥박, 산소포화도 등을 측정·관찰하여 기록하며, 이후 환자 상태는 회복실 기록지 또는 중환자실 기록지를 참고

↓

회복 중	• 모니터링 항목
	  – 활력 징후: 혈압, 맥박, 호흡수, SpO_2, EKG를 5분마다 측정, 10분마다 기록
	  – 섭취량/배출량(Intake/Output)
	  – 체온
	  – PAR Score 항목: 의식 수준, 활동 정도, 호흡, 순환, 피부색
	• 모니터링 내용은 회복실 기록지에 기록

↓

퇴실 및
퇴실 기준
	• 회복실 퇴실 기준은 마취의 처방에 따른다(퇴실 기준 점수: PAR Score).
	  – 전신 마취: 퇴실 기준 점수가 8점 이하인 경우는 퇴실 시 진료과 주치의에게 알린다.
	  – 경막 외 마취 T8, 척추 마취&척추경막 외 마취 T10 이상인 경우 퇴실 시 진료과 주치의에게 알린다.
	• 퇴실 기준 점수는 의식 수준, 활동 정도, 호흡, 순환, 피부색을 0~2의 점수를 매겨 합산하며, 10점을 만점으로 한다.
	• 회복실에서 검사실을 경유하여 병실이나 중환자실로 이동하는 경우 주치의 또는 주치의가 위임한 자와 동행하여 검사한다.

주목할 요소

미국마취과학회(ASA) 신체 등급 분류 기준

등급	정의
Class 1	전신 질환이 없는 건강한 환자
Class 2	경미한 전신 질환이 있으나 생리적 기능 장애는 없는 환자
Class 3	신체 기능의 장애를 초래하는 중한 전신 질환을 가진 환자
Class 4	생명에 위협이 되는 전신 질환을 가진 환자
Class 5	24시간 내 사망률이 50%인 빈사 상태의 환자
Class 6	죽음이 선언되고 장기 기증을 목적으로 수술을 받는 환자
Class E	응급으로 수행해야 하는 경우

퇴실 기준 점수(PAR Score)

등급	점수	정의
활동성	2	자발적 또는 구두 명령에 의해 네 팔다리를 모두 움직인다.
	1	자발적 또는 구두 명령에 의해 두 팔다리를 모두 움직인다.
	0	자발적 또는 구두 명령에 의해 네 팔다리를 모두 움직이지 못한다.
호흡	2	심호흡 및 기침이 가능하다.
	1	호흡곤란 또는 호흡에 제한성이 있다.
	0	무호흡이다.

순환	2	마취 전 혈압의 ±20% 이내이다. 심전도에 특별한 변화가 없다.
	1	마취 전 혈압의 20~50% 이내이다. 심전도에 특별한 변화가 없다.
	0	마취 전 혈압의 ±50% 이상이다. 심전도에 특별한 변화가 있다.
의식	2	완전히 회복한 의식 상태이다.
	1	부르면 눈을 뜨는 정도이다.
	0	반응이 없다.
피부색	2	분홍색이다.
	1	창백하고 거무스름하다.
	0	청색증이다.

[정리요약]

수술/마취 중	• 마취 전 　– 환자의 최초 활력 징후 측정 및 관찰 　– 마취 시작 전 환자 상태 기록 • 마취 중 　– 마취 중 환자의 상태를 지속적으로 측정 및 관찰 　– 마취 사용 약제 및 용량 등과 수술 중 발생한 상황에 대해 기록 • 마취 후: 회복실 또는 중환자실 이송 후 환자 상태 측정 관찰 및 기록
회복 중	• 모니터링 　– 환자의 최초 활력 징후를 5분마다 측정·관찰, 10분마다 기록 • 모니터링 항목 　– 활력 징후, 섭취량/배출량(Intake/Output), 체온 및 PSRg 항목 • 기록: 모니터링 내용은 회복실 기록지에 기록
퇴실	• 퇴실 기준 　– 퇴실 기준 점수(PAR Score)는 마취의 처방에 따라 정해짐 • 퇴실 기준 점수 　– 의식 수준, 활동 정도, 호흡, 순환, 피부색을 0~2의 점수로 매겨 합산 　하며 10점 만점으로 함 • 이동 　– 검사실 경유 또는 중환자실로 이동하는 경우는 주치의 또는 주치의가 　위임한 자와 동행하여 검사

[별첨 1] 회복실 기록지

회복실 기록지

Recovery Room Record   Date. . . .

Name	Sex	Age	Service	Room	Chart No.

Diagnosis	Operation

마취 방법:

Post Anesthetic Recovery Score

운동 능력
- 2 언어 지시에 모든 사지 운동 가능
- 1 언어 지시에 2개 사지 운동 가능
- 0 언어 지시에 모든 사지 운동 불능

Time:
- ☐ O2
- ☐ ECG
- ☐ SpO2
- ☐ BT

호흡
- 2 심호흡 및 기침 가능
- 1 호흡곤란 또는 호흡 운동 제한
- 0 무호흡

순환
- 2 마취 전 혈압의 20% 이내 EKG: 정상
- 1 마취 전 혈압의 20~50% EKG: 심한 변화
- 0 마취 전 혈압의 50% 이상 EKG: 심한 변화

의식
- 2 완전히 의식 회복
- 1 언어 지시에 잠시 눈을 뜸
- 0 무반응

피부색
- 2 분홍색
- 1 창백
- 0 청색

(그래프 세로축: 240, 220, 200, 180, 160, 140, 120, 100, 80, 60, 40, 20, RESP)

☐ Fluid

Post Anesthetic Recovery Score

Time	운동능력	호흡	순환	의식	피부색
10min					
15min					
30min					
60min					

Time	Nursing Record	Sign

Discharged By Dr: Nr:

6. 의약품 관리

의약품 관리는 의약품 관리 체계를 구축하는 것부터 기본적인 구매, 보관 및 처방, 조제, 투약 후 모니터링까지 관리하는 것을 말한다.

우선, 의약품 관리 체계란 의료기관이 환자의 필요에 맞게 안전하고 효율적으로 의약품을 관리하기 위한 체계를 운영하는 것을 말한다. 관리 범위는 의약품의 구매 선정에서부터 모니터링, 정보 제공 등 모든 과정을 포함한다. 관리를 위한 위원회의 구성은 물론이고 그에 따르는 역할과 운영까지의 내용을 포함한다.

구매 선정 및 보관은 의료기관이 필요에 따라 의약품을 적절하게 선정하고, 의료 서비스 영역 및 환자의 증상에 따라 적시에 의약품을 제공할 수 있도록 절차를 마련하는 것을 의미한다. 특히, 의료기관과 관계자는 의약품에 대한 정보를 공유하고 현재 상황을 파악하여 의약품을 확보해야 한다. 또한 의약품의 안전한 관리를 위해 모든 의약품을 적절하게 보관하고, 회수 및 철회에 대한 절차를 마련해야 한다.

처방 및 조제는 관련법을 준수하여 정확하고 안전하게 처방하고 청결하게 조제하여, 처방 및 조제 과정의 오류를 예방하는 것을 의미한다. 적격한 자가 약을 조제하고 항시 청결하게 관리하며 부정확한 처방을 최소화하는 활동 등이 포함된다.

투약 및 모니터링의 경우, 의료기관이 안전한 의약품 투여를 위해 직원 교육, 투약 설명, 의약품의 보관, 주의사항 및 부작용 발생 시 대처방안을 수립하는 것을 의미한다. 특히 고위험 의약품, 입원 시 지참약은 별도로 관리해야 한다.

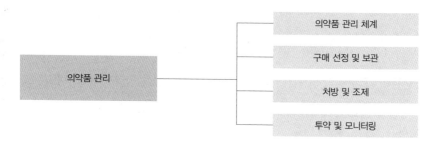

범주		조사 기준
의약품 관리 체계	6.1	안전하고 효율적인 의약품 관리 체계를 운영한다.
구매 선정 및 보관	6.2.1	필요한 의약품을 적정하게 선정한다.
	6.2.2	모든 의약품을 적절하고 안전하게 보관한다.
처방 및 조제	6.3	의약품을 안전하게 처방하고 조제한다.
투약 및 모니터링	6.4.1	안전하게 의약품을 투여한다.
	6.4.2	의약품 부작용을 모니터링하고 관리한다.

6.1 의약품 관리 체계

조사 개요

- 조사 기준: 안전하고 효율적인 의약품 관리 체계를 운영한다.
- 조사 목적: 의료기관은 환자의 필요에 맞게 안전하고 효율적으로 의약품을 관리하기 위한 체계를 운영하며, 관리 범위는 의약품의 구매 선정에서부터 모니터링, 정보 제공 등 모든 과정을 포함한다.

조사 항목

	조사 항목	구분	조사 결과		
1	의약품 관리 규정이 있다.	S	□상	□중	□하
2	관련 직원이 포함된 의약품관리(약사)위원회를 운영한다.	P	□상	□중	□하
3	의약품관리(약사)위원회는 의약품 관리 사업 계획에 따라 수행한다.	P	□상	□중	□하
4	의약품 관리 사업 계획에 따른 수행 결과를 경영진에게 보고한다.	P	□상	□중	□하
5	의약품 관리 사업 계획에 따른 수행 결과를 관련 직원과 공유한다.	P	□상	□중	□하

조사 개념

- 의약품 관리 규정에는 다음의 내용을 포함한다.
  - 위원회 구성
  - 위원회 역할
  - 정기적 운영

의약품의 구매 선정 절차	• 신규 의약품 신청 절차 • 심의 내용(심의 과정, 적응증, 안전성 및 유효성, 경제성, 소모 부진 의약품에 대한 검토 과정) • 의약품관리(약사)위원회 승인

↓

의약품 보관	• 의약품 라벨링: 의약품명 또는 성분명, 유효 기간 및 필요시 경고문 등 • 보관실과 조제실, 병동의 비치 의약품 목록 관리 • 고위험 의약품 및 주의를 요하는 의약품의 보관 • 의약품 보관에 대한 정기적인 감사 • 의약품 회수 및 철회 의약품

↓

의약품의 안전한 처방 및 조제 절차	• 처방 및 처방전 발행이 허가된 직원 • 처방의 구성 요소 • 처방 및 처방전 발행 원칙 • 처방 및 처방전 발행과 관련된 직원 교육 등 • 조제 전 처방전 감사 • 자격을 갖춘 자에 의한 조제 • 상시 조제 • 안전하고 청결한 조제 • 조제 후 의약품 감사 • 의약품 라벨링 • 안전한 의약품 운반

↓

의약품 투약 및 모니터링	• 의약품 투여가 허가된 직원 • 안전한 의약품 투여 과정, 기록 • 입원 시 지참약 관리 절차 • 의약품 투약 설명 절차 • 필요시 투여 후 관찰 • 고위험 의약품의 정의 • 고위험 의약품의 보관, 라벨링, 투여, 폐기, 투여 후에 대한 주의 관찰

↓

의약품 부작용 모니터링 체계	• 의약품 부작용 발생 가능성에 대한 모니터링 관리 체계의 구축

주목할 요소

의약품관리위원회	의약품 관리 사업 계획
• 의약품관리위원회는 기관의 사용 의약품 선정, 목록 관리, 신규 의약품(신규 개발 및 입고된 의약품) 효과 모니터링, 샘플 의약품 보관 및 통제 등 의약품 관리 전반에 대한 의사결정을 하는 기구이다. • 의약품의 안전하고 효율적인 사용 유도를 목적으로 운영하며, 의료기관마다 명칭은 다를 수 있다. • 관련 직원이란 의약품 관리에 관련이 있는 의사, 간호사, 약사, 구매, 조달 관련 행정직원을 의미한다.	• 의약품 관리 규정의 수행을 위해 의약품관리위원회에서 승인한 계획을 의미하며, 의약품관리위원회에서 활동 내용을 평가한다. • 의약품 관리 사업 계획에 따른 수행, 평가, 계획 재수립, 개선 활동 등의 수행 결과를 경영진에게 보고하고, 관련 직원과 공유한다.

보관 시 라벨링

- 약품 창고
  - 상품명, 함량, 환산 수량, 제약 회사
- 조제실
  - 약품장: 약품명, 함량, 상품명, 약품 코드, 필요시 경고문 등
  - 원병: 상품명, 성분명, 함량 및 유효 기간이 기입된 원병 사용
  - 소분된 약품: 약품명, 약품 코드, 함량, 유효 기간을 기재한 약병 사용
- 비품 보관소
  - 약품명, 함량, 필요시 경고문 등을 라벨링
- 고위험군 약품 보관 장소(분리 보관)
  - 고농축 전해질 제제(KCL, 50% MgSO4): 고위험군 약품, 반드시 희석 후 점적 투여
  - 헤파린: 고위험군 약품
  - 주사용 항암제: 고위험군 약품

[정리요약]

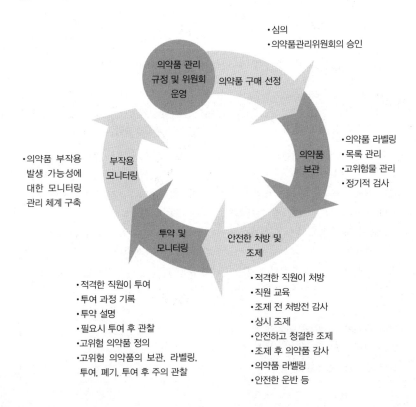

- 심의
- 의약품관리위원회의 승인

의약품 관리 규정 및 위원회 운영

의약품 구매 선정

의약품 보관
- 의약품 라벨링
- 목록 관리
- 고위험물 관리
- 정기적 검사

부작용 모니터링

- 의약품 부작용 발생 가능성에 대한 모니터링 관리 체계 구축

투약 및 모니터링

- 적격한 직원이 투여
- 투여 과정 기록
- 투약 설명
- 필요시 투여 후 관찰
- 고위험 의약품 정의
- 고위험 의약품의 보관, 라벨링, 투여, 폐기, 투여 후 주의 관찰

안전한 처방 및 조제

- 적격한 직원이 처방
- 직원 교육
- 조제 전 처방전 감사
- 상시 조제
- 안전하고 청결한 조제
- 조제 후 의약품 감사
- 의약품 라벨링
- 안전한 운반 등

6.2.1 구매 선정 및 보관(의약품 선정)

- 조사 기준: 필요한 의약품을 적절하게 선정한다.
- 조사 목적: 의료기관은 필요에 따라 의약품을 적절하게 선정하고, 의료 서비스 영역 및 환자의 증상에 따라 적시에 의약품을 제공할 수 있도록 절차를 마련한다.

조사 항목

	조사 항목	구분	조사 결과		
1	의약품을 선정한다.	P	□상	□중	□하
2	의약품에 관한 정보를 제공한다.	P	□상	□중	□하
3	의약품 재고가 없는 경우 이를 확인하는 절차가 있다.	S	□상	□중	□하
4	필요한 의약품이 공급되지 않는 경우 확보하는 절차가 있다.	S	□상	□중	□하

조사 개념

- 내부의 체계에 따른 의약품을 선정한다.

의약품 정보 제공	• 신약 정보 제공 • 최신 의약품 정보 갱신 • 의약품집

↓

의약품 재고가 없을 시의 절차	• 처방의에게 통보하고 대체 의약품을 알림 • 재고가 없는 의약품에 대한 공지 • 대체 의약품에 대한 정보 제공

↓

의약품 확보 절차	• 취급하지 않는 의약품이 필요한 상황 • 일상적인 공급이 불가능한 상황 • 약제실 업무 종료 후의 상황

주목할 요소

약물 재고가 없을 경우의 공지 방법

- 약제부에서 유사 약품 대체, 대체 신규 약품 도입, 처방 코드 락킹(Locking) 업무 연락을 진료과, 간호본부, 그 외 관련 부서에 개별(Single) 통보한다.

> - 개별(Single) 통보, 업무 연락은 개별(Single) 의약품 게시판, SMIS 게시판에 게시한다.
> - SMIS 처방 입력 시 대체 약품 알림창으로 제공한다.

[정리요약]

의약품 선정	• 내부 체계에 따라 의약품 선정 • 의약품관리위원회 혹은 약사위원회
정보 제공	• 신약 정보 제공 • 최신 의약품 정보 갱신 • 의약품집
재고가 없을 시의 절차	• 처방의에게 통보 • 대체 의약품 알림 • 재고가 없는 의약품 공지 • 대체 의약품 정보 제공
의약품 확보	• 취급하지 않는 의약품이 필요한 상황 • 일상적인 공급이 불가능한 상황 • 약제실 업무 종료 후의 상황

6.2.2 구매 선정 및 보관(의약품 보관)

조사 개요

- 조사 기준: 모든 의약품을 적절하고 안전하게 보관한다.
- 조사 목적: 의약품의 안전한 관리를 위하여 모든 의약품을 적절하게 보관하고, 회수 및 철회에 대한 절차를 마련한다.

조사 항목

	조사 항목	구분	조사 결과		
1	모든 의약품을 안전하게 보관한다.	P	□상	□중	□하
2	모든 의약품의 보관 상태를 정기적으로 검사한다.	P	□상	□중	□하
3	응급 의약품의 보관 및 보충사항을 점검한다.	P	□상	□중	□하

4	마약류는 관련법을 준수하여 안전하게 보관한다.	P	□상	□중	□하
5	고위험 의약품을 안전하게 보관한다.	P	□상	□중	□하
6	주의를 요하는 의약품을 안전하게 보관한다.	P	□상	□중	□하
7	의약품의 회수 및 철회 의약품 절차를 준수한다.	P	□상	□중	□하

조사 개념

- 규정에 따라 모든 의약품은 안전하게 보관한다.
- 규정에 따라 의약품 보관실, 조제실, 병동, 중환자실, 수술실, 응급실, 주사실 등에 대해 의약품 보관의 적정성에 대한 감사를 시행한다.

응급 의약품 보관	• 관리 대상: 병동, 중환자실, 수술실, 응급실 등의 응급 카트 의약품 • 응급 의약품 목록: 의료기관의 규정에 따름 • 유효 기간 관리 여부 • 미개봉 여부를 확인할 수 있는 표지 또는 체크 리스트 등을 이용한 점검 • 목록의 수량 일치 여부
마약류 보관	• 마약류 및 임시 마약류 보관 시, 마약류 저장 시설은 의료기관 내 일반인이 쉽게 발견할 수 없고 이동할 수 없는 장소에 보관해야 한다(마약류 저장: 「마약류 관리에 관한 법률 시행규칙」 제26조). • 마약이나 임시 마약은 이중으로 잠금장치가 된 철제 금고에 보관한다. • 향정신성 의약품이나 임시 향정신성 의약품은 잠금장치가 설치된 장소에 보관하되, 조제를 목적으로 업무 시간 중 조제대에 비치하는 경우는 제외된다.
고위험 의약품	• 정의: 처방, 조제 및 투약 오류에 의해 환자에게 치명적인 위해를 줄 수 있거나 잠재적으로 높은 위험을 초래할 가능성이 있는 의약품 또는 치료역이 좁아 부작용으로 발현될 위험이 큰 의약품 • 대상: 항암제류, 전해질류, 헤파린 주사제, 인슐린 주사류 등으로 의료기관이 정함
주의를 요하는 제품의 보관	• 냉장 보관: 온도의 적합성(2~3℃)과 온도 관리, 정전 등 냉장 온도가 유지되지 않을 때의 대처 방법 • 차광이 필요한 의약품 • 유사 의약품 코드, 유사 외관, 유사 발음 등 투약 오류 가능성이 높은 의약품 • 임상 시험용 의약품: 안전한 인수, 취급, 보관에 관한 내용 포함 • 백신: 상시 안전한 온도가 유지되는 장소에 보관
철회 의약품	• 정의: 안전상의 이유로 행정 당국에 의해 사용이 철회된 의약품 • 공급업체 또는 정부 부처의 철회 요청을 받은 의약품을 공문, 전산 등을 통해 관리하는 절차 마련

주목할 요소	
철회 약품의 처리 절차	주의를 요하는 약물의 보관

식약청, 제약 회사
↓
약제부
↓
진료과 및 관련 부서
↓
약제부
 	
• 철회 약품 발생 알림
• 철회 약품 불출 정지
• 철회 약품 발생 공지
• 처방 코드 locking
• 철회 약품 발생 확인
• 처방 중단
• 보유 약품 반환
• 철회 약품 회수 및 제약 회사 반품
	• 냉장 보관 의약품 온도가 2~8℃로 적합하게 유지되도록 관리한다. 냉장고 온도를 점검하고 기록하여 보관한다.
	  – 백신류: 개봉 시에 개봉 일자를 기재하되, 당일에 사용하고 폐기
	  – 인슐린: 개봉 시에 개봉 일자를 기재하되, 28일 이내 사용
	• 차광 보관 의약품은 조제 후 투약될 때까지 원래의 포장 상태 또는 차광이 될 수 있는 상태를 유지해야 한다.

[정리요약]

• 병동, 중환자실, 수술실, 응급실 등의 응급 카트 의약품
• 미개봉 여부를 확인할 수 있는 체크 리스트를 이용한 점검
• 목록의 수량 일치 여부

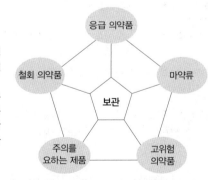

• 안전상의 이유로 행정 당국에 의해 사용이 철회된 의약품
• 공급업체 또는 정부 부처의 철회 요청을 받은 의약품을 공문, 전산 등으로 관리하는 절차 마련

• 마약이나 임시 마약은 이중으로 잠금장치가 된 철제 금고에 보관
• 향정신성 의약품이나 임시 항정신성 의약품은 잠금장치가 설치된 장소에 보관

• 냉장 보관: 온도의 적합성(2~3℃)
• 차광, 투약 오류 가능성, 임상 시험용, 백신 등 상시 안전한 온도가 유지되는 장소에 보관

• 항암제류, 전해질류, 헤파린 주사제, 인슐린 주사류 등으로, 의료기관이 정함

6.3 처방 및 조제

- 조사 기준: 의약품을 안전하게 처방하고 조제한다.
- 조사 목적: 관련법을 준수하여 정확하고 안전하게 처방하고 청결하게 조제하여, 처방 및 조제 과정의 오류를 예방한다.

조사 항목

	조사 항목	구분	조사 결과
1	관련법을 준수하여 안전하게 처방한다.	P	□상　□중　□하
2	적격한 자가 의약품 조제 전에 처방전을 감사한다.	P	□상　□중　□하
3	적격한 자가 의약품을 조제한다.	P	□상　□중　□하
4	상시적으로 의약품을 조제한다.	P	□유　　　□무
5	안전하고 청결하게 의약품을 조제한다.	P	□상　□중　□하
6	안전한 조제를 위해 조제 후 감사한다.	P	□상　□중　□하
7	의약품 조제 시 라벨링을 한다.	P	□상　□중　□하
8	모든 의약품은 안전하게 운반한다.	P	□상　□중　□하

조사 개념

• 규정에 따라 의약품은 관련법을 준수하여 안전하게 처방한다.

처방 및 처방전의 발행 원칙	• 정확한 환자 확인을 위해 필요한 요소 　- 구두 및 전화 처방의 절차 　- 필요시처방 관련 절차 　- 혼동하기 쉬운 부정확한 처방 관련 절차 　- 체중 또는 검사 결과가 고려되어야 하는 처방 　- 처방 형태에 따른 절차 　- 일반명 또는 상품명이 가능하거나 필요한 처방 　- 의심되는 경우 처방 및 처방전의 내용을 확인하는 절차 　- 의약품 처방 및 처방전의 변경, 수정 절차 　- 투여 중인 의약품을 확인하는 절차
처방전 감사 요소	• 의약품, 용량, 빈도, 투약 경로의 적절성 • 중복 처방 • 알러지 • 상호 작용, 병용 금기 • 체중 및 검사 결과에 의존한 의약품일 경우에 대한 검토

의약품 조제	• 관련법에 따라 자격을 갖춘 약사 및 의사가 전문 의약품과 일반 의약품 조제 • 안전하고 청결한 조제를 위해 직원 안전, 환경 안전, 조제 도구 관리 등을 관리 • 환자명, 의약품명, 용량 및 투여 경로, 투여 시간 표기

주목할 요소

필요시처방	부정확한 처방 확인
• 필요시처방: 환자의 상태 변화에 따라 수행이 예측되는 처방 • 필요시처방 시, 처방이 시행되어야 하는 상황을 정확히 알 수 있도록 실시 조건을 명시하고 실시 횟수를 제한한다. ➩ 의사 또는 간호사에게 의사 지시를 보면서 필요시처방의 의미를 질문할 때 필요시처방의 실시 조건, 실시 가능 횟수를 설명한다. • 필요시처방 가능 목록은 매년 최소 1회, 처방 모니터링과 임상 현장의 요구를 반영하여 약물운영위원회가 승인한다.	• 유사 코드나 유사 발음 약물의 경우 약물명을 끝까지 읽어 확인한다. • 이해하기 어려운 처방이 발생한 경우 처방 의사에게 질문하여 확인한다. • 확인된 처방 내용은 기록한다(의사 지시 변경, V/O 기록, 활동 기록, 카덱스 인계 등).

[정리요약]

처방	조제
• 구두 및 전화 처방의 절차 • 필요시처방 관련 절차 • 혼동하기 쉬운 부정확한 처방 관련 절차 • 체중 또는 검사 결과가 고려되어야 하는 처방 • 처방 형태에 따른 절차 • 일반명 또는 상품명이 가능하거나 필요한 처방 • 의심되는 경우 처방 및 처방전의 내용을 확인하는 절차 • 의약품 처방 및 처방전의 변경, 수정 절차 • 투여 중인 의약품을 확인하는 절차	• 관련법에 따라 자격을 갖춘 약사 및 의사가 전문 의약품과 일반 의약품 조제 • 안전하고 청결한 조제를 위해 직원 안전, 환경 안전, 조제 도구 관리 등을 관리 • 환자명, 의약품명, 용량 및 투여 경로, 투여 시간 표기

6.4.1 투약 및 모니터링(투약)

조사 개요

■ 조사 기준: 안전하게 의약품을 투여한다.

■ 조사 목적: 의료기관은 안전한 의약품 투여를 위해 직원 교육, 투약 설명, 의약품의 보관, 주의사항 및 부작용 발생 시 대처 방안을 수립해야 한다. 특히 고위험 의약품, 입원 시 지참약은 별도로 관리해야 한다.

조사 항목

	조사 항목	구분	조사 결과		
1	적격한 자가 의약품을 투여한다.	P	□상	□중	□하
2	의약품 투여 시 환자, 의약품명, 투여 경로, 용량, 투여 시간을 확인한다.	P	□상	□중	□하
3	고위험 의약품 투여 시 주의사항 및 부작용 발생에 대한 대처 방안을 관련 직원이 알고 있다.	P	□상	□중	□하
4	고위험 의약품은 다른 의약품과 분리 보관하고, 사용 후 즉시 폐기한다.	P	□상	□중	□하
5	지참약을 관리한다.	P	□상	□중	□하
6	투약 설명을 수행한다.	P	□상	□중	□하

조사 개념

• 투약과 약품 관리에 관한 사항을 규정함으로써 환자에게 안전하고 정확한 투약 제공을 목적으로 한다.

투약 유의사항	• '투약의 5 Right'(정확한 환자, 정확한 의약품, 정확한 용량, 정확한 시간, 정확한 투여 경로)를 확인하고 수행한다. • 의약품을 투약하기 전에 환자명, 등록 번호, 의약품명, 투여 경로, 용량, 투여 시간이 포함된 라벨을 부착한다. • 간호사는 투약 점검 절차를 거치며 환자에게 주의사항을 설명하고 부작용 발현 시 담당 의사에게 보고한다.

↓

투약 전 환자 확인	• 환자 정보(환자 이름, 등록 번호), 처방 약물을 확인한다. • 입원 및 외래 환자 중 의료기관에서 정한 약물을 복용하는 경우, 투여 약물의 이상 여부가 확인되면 약사에 의한 복약 상담 또는 주의사항 및 부작용을 설명받는다.

↓

의료진 간 정확한 의사소통	• 구두 또는 전화 처방: 구두 처방 지침 준수 • 필요시처방: 필요시처방 약품 관리 지침과 약품 목록 참조, 약품 투약은 투약 조건과 투약 횟수를 준수하여 사용 • 부정확한 처방: 간호사는 '5 Right'에 준수하여 처방 의사에게 확인
↓	
약품 관리	• 모든 약물에는 유효 기간 및 경고문 라벨링이 되어 있어야 함 • 냉장 보관 필요 약품: 2~8℃가 유지되는 냉장고에 보관 • 차광 필요 약품: 차광 봉투에 담아두거나 어두운 장소에 보관 • 응급 약품 관리: 유효 기간이 지나지 않도록 관리하며 키트에 미개봉 여부 확인 표시 • 마약: 이중 잠금장치로 보관하여 관리하며, 마약 관리 책임자의 이름을 게시

주목할 요소

복약 상담 대상	지참약 관리	

• 항암 화학요법
  – 외래 환자: 경구 항암제를 처방받은 환자
  – 병동 환자: 해당 진료과에서 항암 화학요법을 받은 퇴원 환자
  – 단기 항암 화학요법 환자: 퇴원약 (주사약 제외)을 처방받은 환자
• 장기 이식 환자
  – 외래 환자: 전 처방과 비교하여 변경 및 특이사항이 있는 경우, 숙지가 미비하여 재복약 상담을 원하는 환자
  – 병동 환자: 간·신장 이식 퇴원 환자(골수 이식 제외)
	지참약 복용 여부 확인 절차	• 입원 시 복용 약품 확인
		• 약품 식별 의뢰
		• 지참약 상자에 보관

	↓	
	식별 정보 제공 및 공유	• 접수된 지참약을 식별하여 등록
	↓	
	처방 관리	• 식별된 지참약에 대한 주치의의 투약 여부 결정 • 지속적인 복용이 필요할 경우 SMIS 내 약 처방 시스템을 통해 지참약 처방
	↓	
	투약 및 보관 관리	• 회수한 지참약은 환자의 보관용 통이나 정해진 지참약 보관 장소에 보관·관리 • 별도 보관이 어려운 지참약은 허락없이 복용하지 않도록 교육하여 돌려줌 • 마약류는 경고문 라벨을 부착하여 철저한 교육 후 돌려줌

[정리요약]

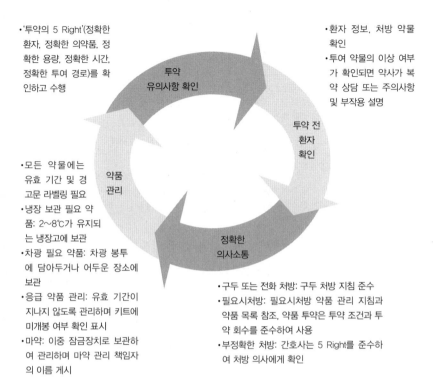

- '투약의 5 Right'(정확한 환자, 정확한 의약품, 정확한 용량, 정확한 시간, 정확한 투여 경로)를 확인하고 수행

투약 유의사항 확인

- 환자 정보, 처방 약물 확인
- 투여 약물의 이상 여부가 확인되면 약사가 복약 상담 또는 주의사항 및 부작용 설명

투약 전 환자 확인

- 모든 약물에는 유효 기간 및 경고문 라벨링 필요
- 냉장 보관 필요 약품: 2~8℃가 유지되는 냉장고에 보관
- 차광 필요 약품: 차광 봉투에 담아두거나 어두운 장소에 보관
- 응급 약품 관리: 유효 기간이 지나지 않도록 관리하며 키트에 미개봉 여부 확인 표시
- 마약: 이중 잠금장치로 보관하여 관리하며 마약 관리 책임자의 이름 게시

약품 관리

정확한 의사소통

- 구두 또는 전화 처방: 구두 처방 지침 준수
- 필요시처방: 필요시처방 약품 관리 지침과 약품 목록 참조, 약품 투약은 투약 조건과 투약 회수를 준수하여 사용
- 부정확한 처방: 간호사는 5 Right를 준수하여 처방 의사에게 확인

[별첨 1] 안전한 척추강 내 약물 투여를 위한 지침

안전한 척추강 내 약물 투여를 위한 지침

단계	지침
담당 의료진	• 의료기관에서 지정된 의료인력*으로 조제·준비·처방·투여 시행
	• 항암요법 관련 의료인력(의사, 간호사, 약사 등) 교육 　- 1년에 최소 1번 이상, 의료기관에서 정한 항암요법과 관련된 내용
처방	• 빈크리스틴은 섞어서 투여되도록 처방 　(볼륨 증가를 목적으로 미니 백에 처방하여 드리핑 시행)

조제	• 척추강 내 투여 약물과 타 약물(비척추강 내 투여 약물)의 조제 구분 　– 약국 내 조제 장소 지정, 구분 　– 약국 내 조제 시간 구분
	• 포장 및 라벨링 　– 모든 척추강 내 투여 약물은 개별 포장해야 함 　– 포장지(또는 주사기)에 투여 경로를 반드시 라벨링해야 함 　– 부정적 의미의 문구 사용 금지(예: 척추강 내 투여 금지) 　　⇨ 긍정적 문구 사용(예: 반드시 정맥 내로만 투여할 것!) 　– 투여 방법 혹은 주의 문구를 눈에 띄게 표시
보관	• 병동에서는 척추강 내 투여 약물을 반드시 지정된 용기에 보관
투여	• 투여 방법 혹은 주의 문구 확인
	• 척추강 내 투여 약물과 타 비경구 투여 약물의 동시 이동 금지 　(예: 한 환자에게 투여하기 위해 척추강 내 투여 약물과 타 비경구 투여 약물을 동일한 　트레이로 이동하는 것은 금지)
	• 척추강 내 투여 약물과 타 비경구 투여 약물의 동시 투여 금지
	• 척추강 내 약물은 별도 지정된 장소에서만 투여
	• 두 명 이상의 지정된 의료인력에 의한 투여 경로 및 약품 확인
	• 환자 또는 그 가족에게 투여 절차·주입 경로 및 부작용 설명
	• 투여 전 환자 또는 그 가족에 의한 투여 약물 및 절차 확인

* 지정된 의료인력: 의료기관 내에서 항암제의 조제·준비·처방·투여 업무를 수행할 수 있는 전문적 지식과 기술을 갖추고 있다고 자체적으로 판단한 인력으로 의사, 간호사, 약사를 포함할 수 있다.

특이사항	• 정맥으로만 투입되어야 할 빈크리스틴의 경우 　– 척추강 내 약물 투여를 막기 위하여 섞어서 투여되도록 처방 　(볼륨 증가를 목적으로 미니 백을 처방하여 드리핑 시행)

6.4.2 투약 및 모니터링(모니터링)

조사 개요

- 조사 기준: 의약품 부작용을 모니터링하고 관리한다.
- 조사 목적: 의약품 사용 오류를 감소시키기 위해 의약품 부작용을 모니터링, 분석, 보고, 공유, 개선해야 한다.

조사 항목

	조사 항목	구분	조사 결과		
1	의약품 부작용 모니터링 체계가 있다.	S	□상	□중	□하
2	의약품 부작용 발생 시 절차에 따라 보고한다.	P	□상	□중	□하
3	의약품 부작용 보고 결과를 분석하여 지속적으로 관리한다.	O	□상	□중	□하
4	의약품 부작용 모니터링 분석 결과를 경영진에게 보고한다.	P	□상	□중	□하
5	의약품 부작용 모니터링 분석 결과를 관련 직원과 공유한다.	P	□상	□중	□하

조사 개념

모니터링 절차	• 발견 또는 접수 • 스크리닝(Screening) • 보고서: 환자 정보, 대상 의약품, 진료과 조치사항 및 의견, 약제 부서 검토 의견, 인과성 평가, 개선 방향
분석 방법	• 의무 기록 검토 • 검사 결과 • 제약 회사 확인
의약품 부작용 관리	• 부작용 발생 시 절차에 따라 원내/원외 보고 수행 • 부작용 결과를 분석하여 지속적으로 관리 • 결과를 경영진에게 보고하고 관련 직원과 공유

주목할 요소

약물 유해 반응

- 의약품을 정상적으로 투여해 사용했을 때 발생한, 유해하고 의도하지 않은 반응을 접수한다.

접수	•약물 이상 반응 보고서 작성
↓	
모니터링 (평가)	•보고된 유해 반응에 대한 약사의 1차 평가 •심각한 경우에는 의사의 최종 평가
↓	
개선 및 공유	•평가 보고서는 보고자 또는 해당 진료과 등에 회신 •분석 결과 및 개선 내용을 관련 부서와 공유 •해당 환자에게 유발 원인약을 처방할 경우 처방 화면에 경고 작동

[정리요약]

모니터링 절차	•발견 또는 접수 •스크리닝(Screening) •보고서: 환자 정보, 대상 의약품, 진료과 조치사항 및 의견, 약제 부서 검토 의견, 인과성 평가, 개선 방향
분석 방법	•의무 기록 검토 •검사 결과 •제약 회사 확인
의약품 부작용 관리	•부작용 발생 시 절차에 따라 원내/원외 보고 수행 •부작용 결과를 분석하여 지속적으로 관리 •결과를 경영진에게 보고하고 관련 직원과 공유

[별첨 1] 조영제 부작용 기록지

조영제 부작용 기록지

No._____

작성자	부서 책임자	부서장	QI팀장

검사 장비	□ CT □ MRI □ 형광 투시법(Fluoroscopy)	과거 촬영 경험	□ 처음 □ ____회
병력 번호		검사 일시	
성명		조영제명	
성별/나이		조영제 주입량/주입 속도	㎖/sec
진료과	/	키/몸무게	
검사 부위	□ 두부 □ 경부 □ 흉부 □ 복부 □ 골반 □ 혈관 □ 사지 □ 척추	자동 주입기 사용 여부	□ 예 □ 아니오
환자 상태	□ 불안 □ 긴장/집중 □ 호기심/흥미 □ 안정		
알러지	□ 예( ) □ 아니오	조영제 부작용 기왕력	□ 예( ) □ 아니오

보고일: 20   년   월   일

검사 전 피부 반응 검사

피부 검사	□ 예(□ 유 □ 무) □ 아니오	IV 검사	□ 예(□ 유 □ 무) □ 아니오

부작용 증상

주사 후 이상 반응 발생 시점	/ /	증상	□ 가벼운 □ 중간의 □ 심각한

소화기계	☐ 오심 ☐ 구토 ☐ 복통
심장맥관계	☐ 저혈압 ☐ 고혈압 ☐ 서맥 ☐ 부정맥 ☐ 심정지 ☐ 흉부 압박 ☐ 쇼크
호흡기계	☐ 호흡곤란 ☐ 호흡 정지 ☐ 기침/재채기 ☐ 코 막힘 ☐ 후두부종 ☐ 쉰 목소리
중추말초신경계	☐ 두통 ☐ 현기/어지럼증 ☐ 발작/경련 ☐ 운동 장애 ☐ 시각 장애
비뇨기계 신부전	검사 전 ☐ 크레아티닌(mg/dℓ) ☐ GFR( ) ☐ 있음 ☐ 없음
피부 반응	☐ 두드러기/발진 ☐ 가려움 ☐ 홍반 ☐ 부종 ☐ 눈꺼풀 ☐ 몸 전체 붉음
전신 반응	☐ 발열(온열감) ☐ 오한 ☐ 식은땀
혈관 외 누출 (Extravasation)	☐ 있음 ☐ 없음

부작용 발생 후 처리 및 추후 관리 결과

후 처치	☐ 산소 공급 ☐ 수액 공급 ☐ 항히스타민제 ☐ 기타 약물
증상 호전도	☐ 관찰 후 귀가(치료 없이) ☐ 응급실(외래)에서 약물 치료 후 귀가 ☐ 응급실(외래)에서 약물 치료 후 입원 ☐ 사망

7. 환자 권리 존중 및 보호

범주	조사 기준	
환자 권리 존중	7.1.1	환자의 권리와 의무를 존중하고, 사생활을 보호한다.
	7.1.2	취약 환자의 권리와 안전을 보장한다.
불만 고충 처리	7.2	환자의 불만 및 고충을 관리한다.
의료 사회복지 체계	7.3	의료 사회복지 체계를 수립하고 운영한다.
동의서	7.4	환자 및 보호자에게 동의서를 받는다.
임상 연구 관리	7.5	임상 연구를 안전하게 수행하고 관리한다.
장기 이식 관리	7.6	장기 기증 및 이식 과정을 관리하는 체계가 있고, 이를 적절하게 운영한다.

7.1.1 환자 권리 존중(일반 환자)

조사 개요

- 조사 기준: 환자의 권리와 의무를 존중하고, 사생활을 보호한다.
- 조사 목적: 의료기관은 환자가 진료를 받는 모든 과정에서 환자의 권리와 의무를 존중하고, 사생활을 보호해야 한다.

	조사 항목	구분	조사 결과		
1	환자의 권리와 의무에 대한 규정이 있다.	S	□상	□중	□하
2	환자의 권리와 의무를 직원들이 알고 있다.	P	□상	□중	□하
3	환자는 환자의 권리와 의무에 대하여 알고 있다.	P	□상	□중	□하
4	진료 과정에 환자가 참여한다.	P	□상	□중	□하
5	사생활 보호를 위한 환자의 요구를 확인한다.	P	□상	□중	□하
6	환자의 신체 노출을 보호한다.	P	□상	□중	□하
7	환자의 개인 정보를 보호한다.	P	□상	□중	□하

조사 개념

• 의료기관을 이용하는 환자의 권리와 의무를 명문화함으로써 환자에게 보장되는 권리의 범위와 한계를 구체적으로 제시하고, 환자 개인과 병원에 종사하는 모든 직원의 권리를 보장하는 것이다. 또한 이에 따르는 책임과 의무를 명확히 인식함으로써 그 권리의 보장이 실제적으로 이루어지게 하는 데 목적이 있다.

환자의 권리	• 진료받을 권리
	  – 환자는 자신의 건강 보호와 증진을 위해 적절한 보건 의료 서비스를 받을 권리가 있으며, 성별·나이·종교·신분 및 경제적 사정 등의 이유로 건강에 관한 권리를 침해받지 않아야 한다. 의료인은 정당한 사유 없이 진료를 거부할 수 없다.
	• 알 권리 및 자기결정권
	  – 담당 의사·간호사 등으로부터 질병 상태, 치료 방법, 의학적 연구 대상 여부, 장기 이식 여부, 부작용 등 예상 결과 및 진료 비용에 관한 충분한 설명을 듣고, 결정할 권리가 있다.
	• 비밀을 보호받을 권리
	  – 진료와 관련된 신체상·건강상의 비밀과 사생활의 비밀을 침해받지 않아야 하며, 의료인과 의료기관은 환자의 동의를 받거나 범죄 수사 등 법률에서 정한 경우 외에는 비밀을 누설·발표할 수 없다.
	• 의료 서비스 관련 분쟁이 발생한 경우 상담 및 조정을 신청할 수 있는 권리

환자의 의무	• 진료에 관련된 사안을 의료진에게 제공할 책임 • 치료와 관련해 모르는 점이 있을 때, 확인할 책임 • 치료 계획에 참여, 협력할 책임 • 치료 계획 불응 시 발생한 결과에 대한 책임 • 다른 환자 및 의료진을 존중하며 병원 자산을 중요시할 책임 • 재정적 의무를 다할 책임 • 병원의 규칙 및 규정에 따를 책임

- 위와 같은 사항을 병원의 복도 및 눈에 잘 보이는 곳에 부착하여 직원 및 환자가 인지할 수 있도록 한다.
- 사생활 보호를 위한 환자의 요구를 확인하는 절차란 내원 시 환자와 보호자에게 사생활의 비밀 및 요구사항 등을 확인하는 것 등을 의미한다.
- 환자의 신체 노출에 대한 보호는 외래 진료실 내 다른 환자 대기 금지, 진료 및 처치 시 수치심을 느끼지 않도록 배려하는 절차 등이다.
- 환자의 진료 정보를 포함한 개인 정보가 공개되지 않도록 해야 한다.

주목할 요소

진료 과정 참여

- 대상: 병원에 내원한 모든 환자
- 진료 과정: 검사, 시술, 치료 계획, 퇴원 계획 등 진료와 관련하여 의사결정이 필요한 과정
- 본인의 질병에 대한 설명을 들을 권리: 환자 상태, 제안된 치료, 잠재적 효과 및 단점, 가능한 대안, 회복과 관련된 가능한 문제들, 치료를 받지 않을 경우 발생 가능한 결과 등
- 본인이 받게 되는 치료, 검사, 수술, 입원 등의 의료 행위에 대한 설명을 듣고, 시행 여부를 선택할 권리
- 계획된 진료의 취소 또는 진료가 시작된 이후 이를 중단할 수 있고 대안적 진료에 대한 설명을 들을 권리

환자 사생활 보호

• 사생활 보호를 위한 확인 절차
  - 입원 수속 시 원무과에서 정보 보안 요청 여부를 확인한다.
  - 병원 첫 방문 시 원무과에서 개인 정보 수집, 이용 안내에 대해 서면 동의를 받는다.
  - 전화 예약 및 인터넷 예약 시 개인 정보 보호 정책에 대한 동의를 받는다.
• 외래 진료 시
  - 진료실, 진료 대기실에 진단명, 주민등록번호를 게시하지 않는다.
  - 진료실과 대기 공간을 구분하여 환자의 진료 및 상담 과정의 노출을 최소화한다.
  - 진료 과정 중 환자의 신체 노출을 최소화한다.
• 입원 진료 시
  - 정보 보안 요청 환자: 병실 입구의 환자 이름 명기 여부를 환자가 선택한다.

- 면회객 안내를 위한 〈안내용 환자 조회 명단〉에서 제외한다.
- 간호 데스크에 진단명, 주민등록번호는 게시하지 않는다.
- 병실 내 처치, 검사 시에는 환자의 신체 노출을 최소화한다.

• 검사 시
- 검사실과 대기 공간을 구분하여 환자의 검사 과정 노출을 최소화한다.
- 탈의가 필요한 경우 검사복 및 탈의 공간을 확보한다.
- 검사 이동 시 진단명, 주민등록번호는 게시하지 않는다.
- 검사 시 환자의 신체 노출을 최소화한다.

• 기타
- 전산 장비(PC)에는 사용자 암호 및 화면 보호기를 설정한다.
- 처방전, 진료비 계산 영수증 발행 시의 카드 번호, 주민등록번호는 기재하지 않는다(단, 약국 제출용 처방전에는 주민등록번호 기재).
- 기타 환자 개인 정보는 〈개인 정보 보호 및 보안 규정〉에 따른다.

[정리요약]

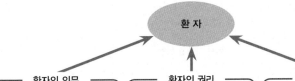

환자

환자의 의무
• 진료에 관련된 사안을 의료진에게 제공할 책임
• 치료 계획에 참여, 협력할 책임
• 치료 계획 불응 시 발생할 결과에 대한 책임
• 다른 환자 및 의료진을 존중하며 병원 자산을 중요시할 책임
• 재정적 의무를 다할 책임
• 병원의 규칙 및 규정에 따를 책임

환자의 권리
• 진료받을 권리
- 적절한 보건 의료 서비스를 받을 권리와 성별, 나이 등을 이유로 건강에 관한 권리를 침해받지 않을 권리
- 알 권리 및 자기결정권
- 의료 서비스에 대한 충분한 설명을 듣고 결정할 권리
• 비밀을 보호받을 권리
- 신체상, 건강상의 비밀을 보호받으며, 의료 서비스 관련 분쟁 발생 시 상담 및 조정을 신청할 권리

사생활 보호
• 사생활 보호 확인 절차
- 정보 보안 요청 및 개인 정보 보호 정책에 대한 동의를 받음
• 진료 시
- 주민등록번호 미게시 및 병실의 환자 이름 명기 여부 선택
- 환자의 신체 노출 최소화
• 검사 시
- 검사실과 대기실 구분하여 환자의 검사 과정 노출 최소화
- 탈의 시 검사복 및 탈의 공간 확보

7.1.2 환자 권리 존중(취약 환자)

- 조사 기준: 취약 환자의 권리와 안전을 보장한다.
- 조사 목적: 의료기관은 취약 환자를 정의하고, 해당 환자의 권리 보호와 안전 보장을 위한 절차를 수립한다. 직원들은 취약 환자에 대한 의료기관의 책임과 지원 체계를 이해한다.

조사 항목

조사 항목	구분	조사 결과
1 취약 환자의 권리를 보호하기 위한 규정이 있다.	S	□상 □중 □하
2 직원은 관련법에 따른 학대 및 폭력 피해자를 위한 보고 및 지원 체계를 알고 있다.	P	□상 □중 □하
3 직원은 신생아와 소아 환자의 유괴를 예방하는 절차를 알고 있다.	P	□상 □중 □하
4 직원은 의사소통이 어려운 환자를 위한 지원 체계를 알고 있다.	P	□상 □중 □하
5 직원은 장애 환자의 편의를 위한 지원 체계를 알고 있다.	P	□상 □중 □하

조사 개념

학대와 폭력 피해자를 위한 보고 및 지원 체계

- 학대·폭력 피해자 발견, 원스톱 지원 센터 연락

↓

- 학대 및 피해 환자에 대한 응급 치료 및 의학적 검사와 증거 채취, 치료

↓

- 사례 접수
- 주간은 사회복지사가 사례 접수를 담당하며 야간은 원무과 담당자가 접수를 담당(야간 업무 시, 유관 부서에 신고 및 처리 후 익일 주간 부서에 연락)

↓

- 신고 및 행정 절차 진행

↓

- 해당 전문기관의 파견 조사 시 관련사항 협조 및 증빙 자료 제출(법원 또는 수사 기관에서 소견서, 진단서 요청 시)

[별첨 1] 영유아 유괴 발생 시 대응 절차

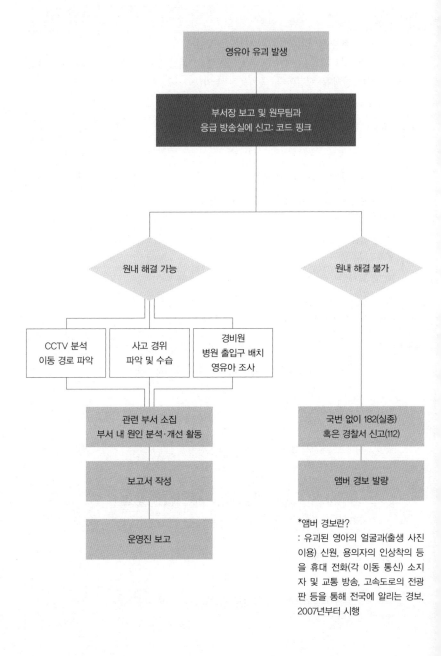

영유아 유괴 발생

부서장 보고 및 원무팀과
응급 방송실에 신고: 코드 핑크

원내 해결 가능 | 원내 해결 불가

CCTV 분석
이동 경로 파악

사고 경위
파악 및 수습

경비원
병원 출입구 배치
영유아 조사

관련 부서 소집
부서 내 원인 분석·개선 활동

보고서 작성

운영진 보고

국번 없이 182(실종)
혹은 경찰서 신고(112)

앰버 경보 발령

*앰버 경보란?
: 유괴된 영아의 얼굴과(출생 사진
이용) 신원, 용의자의 인상착의 등
을 휴대 전화(각 이동 통신) 소지
자 및 교통 방송, 고속도로의 전광
판 등을 통해 전국에 알리는 경보,
2007년부터 시행

[별첨 2] 학대 및 폭력 피해자 발생 시 대응 절차

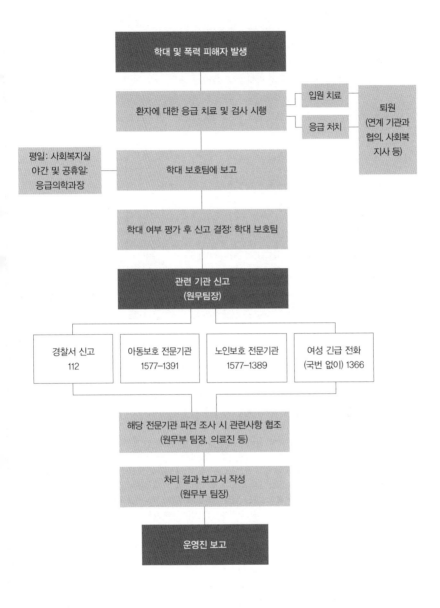

7.2 불만 고충 처리

- ■ 조사 기준: 환자의 불만 및 고충을 관리한다.
- ■ 조사 목적: 의료기관은 진료 과정 중에 발생하는 문제나 불만 및 고충을 처리하기 위하여 적절한 절차를 수립하고 운영한다.

조사 항목

	조사 항목	구분	조사 결과		
1	환자의 불만 및 고충 관리 규정이 있다.	S	□상	□중	□하
2	환자는 불만 및 고충 관리 절차를 알고 있다.	P	□상	□중	□하
3	불만 및 고충 사항을 처리한다.	P	□상	□중	□하
4	환자의 불만 및 고충 관리 성과를 지속적으로 관리한다.	O	□상	□중	□하
5	환자의 불만 및 고충 관리 성과를 경영진에게 보고한다.	P	□상	□중	□하
6	환자의 불만 및 고충 관리 성과를 관련 직원과 공유한다.	P	□상	□중	□하

조사 개념

불만 및 고충 관리 절차	• 불만사항 접수 – 불만·건의사항 접수 및 총괄 관리 부서는 '총무팀'이며, 접수 대장은 접수 경로(전화, 인터넷, 방문, 고객의 소리함)에 따라 분류하여 취합한다. 접수 대장은 민원인의 인적사항, 사례 접수일, 관련 부서, 처리일 등을 기재하여 서면으로 보관한다. 불만·건의사항 접수 시 민원인에게 처리 기준, 처리 절차, 처리 소요 예상기간 등을 안내해야 한다. • 민원 처리 및 통보 – OOO 부서는 접수된 고충 민원에 대하여 주무 부서로의 회신(민원인에게 회신)과 참조(관련 부서 업무에 참조)로 구분하여 지체 없이 통보하여 처리한다. 총괄 관리 부서는 접수 및 처리 상황을 수시로 점검하여 업무 처리가 지체되는 일이 없도록 독려한다. 주무 부서에서는 정당한 사유가 있는 경우를 제외하고는 처리 결과를 10일 이내에 민원인에게 통지한다. 해당 불만 및 건의사항, 고객에 대한 처리 결과 통지는 인터넷, 전화, 우편 등 적절한 방법으로 할 수 있다. 민원 처리가 장기간 지체될 경우, 총괄 관리 부서의 장은 처리 상황을 확인하고 신속한 개선 활동이 이루어질 수 있도록 독려한다. • 민원 유형의 분석 및 개선 활동 시행 – 민원 처리 후, 환자의 불만 및 고충 유형을 분석하며 이에 따라 개선 활동을 시행한다. 개선 활동 시행 결과를 분석하고, 평가를 실시하며 이를 병원장에게 보고한다.

	− 총괄 관리 부서는 처리 결과와 처리 날짜를 접수 대장에 기록하고, 친절 명단은 친절위원회로, 불친절 명단은 해당 부서로 통보한다. 확대 간부 회의(월 0회)에서 보고된 고객의 불만 및 건의사항을 각 부서장은 부서의 직원에게 교육하고 관련 업무 수행 시 반영될 수 있도록 한다. − 총괄 관리 부서는 접수 후 주무 부서들에 의해 처리된 민원들에 대해 전화 방문 회의를 개최하여, 각 부서장들의 의견을 수렴한다. 행정 부서장은 매월 확대 간부 회의를 통해 민원 유형, 요지 등을 병원장에게 보고한다.
환자의 의무	• 진료에 관련된 사안을 의료진에게 제공할 책임 • 치료와 관련해 모르는 점이 있을 때 확인할 책임 • 치료 계획에 참여, 협력할 책임 • 치료 계획 불응 시 발생한 결과에 대한 책임 • 다른 환자 및 의료진을 존중하며 병원 자산을 중요시할 책임 • 재정적 의무를 다할 책임 • 병원의 규칙 및 규정에 따를 책임

주목할 요소

불만 및 고충 처리를 알리는 방법	불만 및 고충 처리를 해결하는 방법
• 안내문이나 게시물을 통해 미리 절차를 안내 − 안내 책자 및 유인물(병원 이용 안내, 입원 생활 안내, 병실 생활 안내, 외래 안내물) − 게시물(병실 및 화장실 내)	• 부서에서 해결 가능한 문제는 자체적으로 처리 • 부서에서 처리가 어려운 경우 − 외래 환자: 고객상담실 처리 − 재원(퇴원) 환자: 원무팀 지원 파트 처리

주의할 점 (불만 및 고충 처리에 대한 자료)

불만 및 고충 처리 접수 경로

접수 경로	세부 사항		
전 화	고객 상담 전화: 전화 방문:		
인터넷	홈페이지(http://www.0000.00.00) 「고객의 소리함」		
방 문	고충처리상담실		
고객의 소리함	구 분	설 치 장 소	수량
	합 계		

민원 총괄 및 유형별 주무 부서

민 원 유 형	주 무 부 서	비 고
○ 민원(진정·친절·불친절·기타) 총괄		
○ 진료부 관련 문의사항		
○ 입원 생활 관련 문의사항		
○ 접수·수납 관련 문의사항		
○ 홈페이지 관련 문의사항		

부서별 불만 고충 주무 부서

구 분	주 무 부 서	비 고
○ 진료부(간호부 제외)		
○ 간호부 소속		
○ 행정부		

[정리요약]

불만사항 접수	• 총무팀에서 불만 및 건의사항을 접수하며 접수 대장은 접수 경로에 따라 분류 • 접수 대장은 민원인의 인적사항, 사례 접수일, 관련 부서, 처리일 등을 기재함 • 민원인에게 처리 기준 및 절차, 예상 소요 기간 안내
민원 처리 및 통보	• 총무팀은 주무 부서로 민원을 회신 • 처리 사항을 수시로 점검하며 업무의 지체가 발생하지 않도록 독려
개선 활동 시행	• 민원 처리 후 민원 유형을 분석하여 이에 따라 개선 활동 시행 • 각 부서장은 부서의 직원에게 민원 접수에 대한 교육 시행 • 민원에 대한 각 부서장들의 의견 수렴 및 매월 간부 회의를 통해 병원장에게 보고

7.3 의료 사회복지 체계

조사 개요

- 조사 기준: 의료 사회복지 체계를 수립하고 운영한다.
- 조사 목적: 의료기관은 의료 윤리 경영을 실현하기 위하여 의료 사회복지 체계를 수립하고, 대상자에게 서비스를 제공한다.

조사 항목

	조사 항목	구분	조사 결과		
1	의료 사회복지 체계가 있다.	S	□상	□중	□하
2	직원은 의료 사회복지 서비스의 의뢰 가능 대상 및 의뢰 절차에 대해 알고 있다.	P	□상	□중	□하
3	의료 사회복지 서비스를 제공한다.	P	□상	□중	□하
4	지역 사회 요구도를 반영한 의료 사회복지 서비스를 제공한다.	O	□상	□중	□하

조사 개념

- 의료 사회복지 체계 담당 부서 또는 담당 직원
  - 총무팀에서 의료 사회복지 관련 업무를 수행하며 그에 따른 직원을 배치함
- 의료 사회복지 서비스 의뢰 가능 대상 및 의뢰 절차
  - 담당 직원은 의뢰 절차에 대해 의뢰 가능 대상이 누구인지(가능한 환자의 범위 공유), 어떻게 진행이 되는지 등을 인지하고 있어야 함
- 의료 사회복지 서비스의 종류와 대상자 선정 결과
  - 환자 상담: 심리사회적 상담, 경제적 문제 상담, 지역의 사회 자원 연결 상담, 재활 상담, 진료 비용 지원 등
- 사회 공헌 실시
  - 무료 진료 또는 다양한 강좌 등의 활동 실시
- 직원의 의료 사회복지 서비스 의뢰 및 신청 절차 인지 유무
- 의료 사회복지 체계에 따라 지역 사회 요구도를 반영한 사회 공헌(보육 시설, 학교 등 지역 사회 의료 지원) 실시

[정리요약]

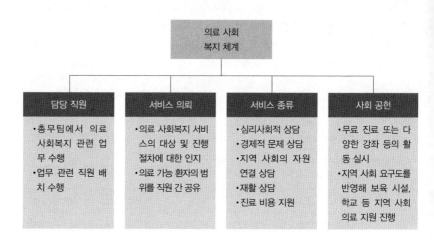

```
                        의료 사회
                        복지 체계

    담당 직원          서비스 의뢰        서비스 종류          사회 공헌

•총무팀에서 의료    •의료 사회복지 서비   •심리사회적 상담     •무료 진료 또는 다
 사회복지 관련 업     스의 대상 및 진행    •경제적 문제 상담      양한 강좌 등의 활
 무 수행             절차에 대한 인지     •지역 사회의 자원     동 실시
•업무 관련 직원 배   •의료 가능 환자의 범    연결 상담          •지역 사회 요구도를
 치 수행             위를 직원 간 공유    •재활 상담            반영해 보육 시설,
                                       •진료 비용 지원        학교 등 지역 사회
                                                            의료 지원 진행
```

7.4 동의서

조사 개요

- 조사 기준: 환자 및 보호자에게 동의서를 받는다.
- 조사 목적: 의료기관은 수술/시술, 마취 및 진정 수행, 혈액 제제, 고위험 의약품을 사용하는 경우에는 동의서를 받는 체계를 갖추고 운영한다. 이를 통해, 환자와 보호자의 알 권리와 자기결정권을 보호하고, 의료기관과 의료진의 책임을 명확히 함으로써 적절한 진료를 제공한다.

조사 항목

	조사 항목	구분	조사 결과		
1	진료 동의서에 대한 규정이 있다.	S	□상	□중	□하
2	수술/시술 동의서를 받는다.	P	□상	□중	□하
3	마취 및 진정 동의서를 받는다.	P	□상	□중	□하
4	혈액 제제 사용 동의서를 받는다.	P	□상	□중	□하
5	고위험 의약품 사용 동의서를 받는다.	P	□상	□중	□하

6	조영제 사용 동의서를 받는다.	P	□상	□중	□하

조사 개념

- '진료 동의서'의 목적은 제안된 치료나 시술을 시행하기 전에 정해진 과정에 따라 동의서를 받음으로써 환자와 가족의 알 권리와 자기결정권을 보호하고, 의료기관과 의료진의 책임을 명확히 함으로써 불필요한 의료 분쟁을 피하며 적절한 진료를 제공하기 위함에 있다.

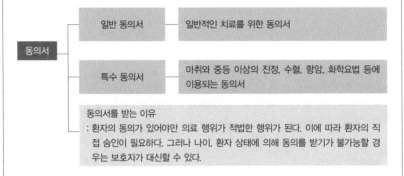

- 동의서에 포함되어야 하는 내용으로는 환자 상태 및 특이사항, 예정된 의료 행위의 종류, 목적 및 필요성, 방법, 회복과 관련하여 발생할 수 있는 문제, 예정된 의료 행위 이외의 시행 가능한 대안 및 시행되지 않았을 때의 결과, 설명 의사의 서명, 환자의 서명 및 또는 동의권자의 자필 서명, 환자 이외의 동의권자가 서명을 하는 경우에 대한 합당한 사유, 동의서 작성일 등이 있다.
- 담당 의료진이나 시술자는 계획된 치료나 시술이 시행되기 전 또는 억제대를 사용하기 전에 환자 및 가족으로부터 동의서를 받아야 하지만, 응급 상황일 경우에는 사전 동의를 받음으로써 예외로 한다. 동의서에는 환자 본인 또는 동의인의 자격이 있는 대리인이 서명을 하며, 설명한 의료진 또는 시술자의 성명을 기록하고 서명하여 보관한다. 환자 이외의 법정 대리인에게 동의를 구하는 경우는 동의서에 반드시 그 사유를 기록한다.

주목할 요소

동의서에 포함되어야 하는 내용	설명 및 동의 절차
- 환자 상태 또는 특이사항 - 예정된 의료 행위의 종류, 목적 및 필요성, 방법 - 회복과 관련하여 발생할 수 있는 문제	• 동의가 필요한 의료 행위는 시행하기 이전에 사전 동의를 받는 것이 원칙 - 응급 상황인 경우에는 응급 의료에 관한 법률에 근거해 예외 규정을 마련한다.

- 예정된 의료 행위 이외의 시행 가능한 대안 및 해당 의료 행위가 시행되지 않았을 때의 결과 - 설명 의사의 서명 - 환자의 서명 및/또는 동의권자의 자필 서명 - 환자 이외의 동의권자가 서명을 하는 경우에 대한 합당한 이유 - 동의서 작성일 등 ※ 동의서 서식 참고: 공정거래위원회에서 제시한 〈수술(시술·검사·마취·의식하 진정) 동의서 표준 약관〉	- 환자의 상태가 동의를 하기 어려운 경우는 동의권자의 서명을 받아도 된다. • 환자에게 직접 설명하는 것이 원칙 • 보호자 또는 법정 대리인이 동의권자가 될 수 있는 경우 - 환자가 의사결정을 하기 힘든 신체적·정신적 장애가 있는 경우, 미성년자의 경우, 동의서에 포함된 내용을 설명했을 시 환자의 심신에 중대한 영향을 미칠 것이 우려되는 경우, 환자 본인이 특정인에게 동의권을 위임하는 경우 등 • 환자 이외의 법정 대리인에게 동의를 구하는 경우에는 반드시 그 사유를 동의서에 기록

주의 할 점

• 동의서는 환자 또는 보호자가 진료 결정에 참여하는 방법이므로, 동의가 필요한 의료 행위를 하기 전에 계획된 의료 행위와 관련된 정보들을 환자 또는 보호자에게 자세하게 설명한다. 구체적인 정보에는 다음과 같은 내용을 포함할 수 있다.
  - 환자 상태
  - 제안된 치료
  - 시행 가능한 치료 대안
  - 잠재적 치료 효과 및 단점
  - 회복과 관련하여 발생할 수 있는 문제들
  - 해당 치료를 받지 않을 경우 발생 가능한 결과 등

[정리요약]

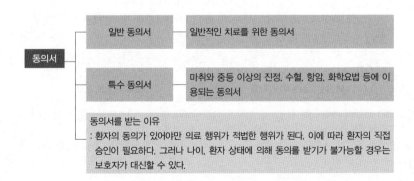

동의서 ─── 일반 동의서 ─── 일반적인 치료를 위한 동의서

특수 동의서 ─── 마취와 중등 이상의 진정, 수혈, 항암, 화학요법 등에 이용되는 동의서

동의서를 받는 이유
: 환자의 동의가 있어야만 의료 행위가 적법한 행위가 된다. 이에 따라 환자의 직접 승인이 필요하다. 그러나 나이, 환자 상태에 의해 동의를 받기가 불가능할 경우는 보호자가 대신할 수 있다.

7.5 임상 연구 관리

- ■ 조사 기준: 임상 연구를 안전하게 수행하고 관리한다.
- ■ 조사 목적: 임상 연구를 수행하는 의료기관은 대상자의 권리를 보호하고 윤리적인 연구를 수행하기 위해 대상자에게 참여 방법과 연구와 관련된 정보를 제공하고, 참여 전에 동의서를 받아야 한다. 또한 대상자에게 위해가 발생하지 않도록 안전하게 관리한다.

조사 항목

조사 항목	구분	조사 결과
1 임상 연구 관리에 관한 규정이 있다.	S	□상 　□중 　□하
2 임상 연구 목록을 관리한다.	P	□유 　　　　□무
3 적격한 자가 임상 연구를 수행하고, 관리한다.	P	□상 　□중 　□하
4 임상시험(심의)위원회를 운영한다.	P	□상 　□중 　□하
5 임상 연구 참여에 관한 정보를 제공한다.	P	□상 　□중 　□하
6 대상자에게 임상 연구에 대한 정보를 제공하고, 동의서를 받는다.	P	□상 　□중 　□하
7 이상 반응 발생 시 보고하고 처리한다.	P	□상 　□중 　□하
8 연구 관련 자료의 기밀과 보안을 유지한다.	P	□상 　□중 　□하

조사 개념

- •임상 연구 관리에 관한 규정(임상 연구 관리에 대한 관련법 준수)
  - 임상시험(시험)위원회 운영: 의료기관 차원의 임상 연구 시행을 위해 위원회에서 직접 운영을 하고, 위원회는 규정에 따라 임상 연구와 관련된 내용을 심의, 의결하는 기능을 한다. 운영 목적에 윤리적 책임 수행을 포함한다.
  - 임상 연구 시행 목록 관리: 임상 연구 시행에 대한 프로세스별 목록을 작성하고, 그에 대한 실행 체크 리스트를 만들어 관리한다.
  - 임상 연구 책임자의 자격과 역할 명시: 직원 자격 및 면허를 지닌 적격한 자가 관리 및 교육에 대한 관리를 한다.
  - 윤리적 책임 수행: 운영 목적에 부합하는 윤리적 책임 수행을 포함한다.
  - 임상 연구 참여에 관한 정보를 제공하는 절차: 연구에 참여하는 자에게 연구의 목적 및 부작용, 효과, 거쳐야 하는 절차 등을 설명해야 한다.

- 임상 연구 대상자에게 설명 및 동의를 받는 절차: 임상 연구 참여를 선택한 대상자에게 자세히 설명하고, 동의서를 받는다.
- 임상 시험 의약품 관리 절차: 의약품을 절차에 따라 안전성 있게 관리해야 한다.
- 이상 반응 발생 시 보고, 치료, 조기 종료 등에 관한 처리 절차: 중대한 이상 반응이 발생하면 보고를 하며, 환자 치료 및 조기 종료에 대한 처리 과정을 구축한다.
- 참여 중단 절차
- 연구 내용의 기밀 유지와 보완: 규정에 따라 연구 내용은 기밀 보관되어야 한다.
  * 「생명윤리 및 안전에 관한 법률」, 「의약품 등의 안전에 관한 규칙」 등(의약품 임상 시험 관리 기준)

주목할 요소

동의서에 포함되어야 하는 내용	동의권자

• 의약품 임상 기준 관리 기준
• 「생명윤리 및 안전에 관한 법률」 등 관련법에 근거
  - 임상 연구의 종류
  - 임상 연구의 목적, 필요성 및 방법
  - 회복 및 부작용과 관련하여 발생할 수 있는 문제
  - 시행 가능한 다른 방법
  - 임상 연구 과정 중 지켜야 하는 절차
  - 설명 의사의 서명, 환자의 서명 혹은 동의권자의 자필 서명, 동의서 작성일 등
	• 대상자에게 직접 설명하는 것을 원칙으로 한다.
	• 대상자가 아니지만 법정 대리인이 동의권자가 될 수 있는 경우
	  - 대상자가 의사결정을 하기 힘든 신체적·정신적 장애가 있는 경우, 미성년자의 경우, 대상자 본인이 특정인에게 동의권을 위임하는 경우 등
	  - 대상자가 아닌 법정 대리인에게 동의를 얻는 경우는 서류로 증명해야 함
	• 설명 및 동의를 받는 시기: 임상 연구 시작 전

[정리요약]

임상 연구 관리	
임상시험위원회 운영	시행 목록 관리 및 자격 명시
• 의료기관 차원의 임상 연구 시행을 위한 위원회 운영 • 규정에 따라 임상 연구와 관련된 내용을 심의 또는 의결 • 운영 목적에 윤리적 책임 수행을 포함함	• 임상 연구 시행에 대한 프로세스별 목록 작성 • 실행 체크 리스트 관리 • 임상 연구 책임자에 적격한 자를 명시하고 관리 및 교육에 대한 관리를 맡김
임상 연구 동의	관련 절차
• 「식품·의약품 분야 시험·검사 등에 관한 법률」, 「생명 윤리 및 안전에 관한 법률」 등 관련법에 근거 • 대상자에게 연구에 대해 직접 설명하는 것이 원칙이나, 대상자가 의사결정하기 어려운 장애를 가지고 있거나 미성년자의 경우는 동의를 얻기 위해 관련 서류로 증명	• 임상 연구 대상자에게 설명 및 동의를 받는 절차: 연구 참여를 선택한 대상자에게 설명을 하고 동의서를 받음 • 이상 반응 발생 시의 보고 절차: 이상 반응 발생 시에는 보고를 하며 환자의 치료 및 조기 종료에 대한 처리 과정을 구축함

7.6 장기 이식 관리

조사 개요

- 조사 기준: 장기 기증 및 이식 과정을 관리하는 체계가 있고, 이를 적절하게 운영한다.
- 조사 목적
  1. 장기 이식 의료기관은 장기 및 기타 조직의 기증에 관한 환자와 가족의 결정을 지원한다.
  2. 환자 및 가족에게 장기 기증 과정, 해당 지역의 장기 기증 센터 등에 대한 정보를 제공한다.
  3. 잠재 뇌사자가 발생한 경우 관계 기관에 신고하여 적절한 절차가 이루어질 수 있도록 지원한다.

조사 항목

	조사 항목	구분	조사 결과			
1	장기 기증 및 이식 과정에 대한 규정이 있다.	S	□상	□중	□하	
2	장기 기증 및 이식 과정에 대한 정보를 제공하고 환자 및 보호자의 동의서를 받는다.	P	□상	□중	□하	□미해당
3	장기 기증 및 이식 절차를 수행한다.	P	□상	□중	□하	□미해당
4	관련 직원은 잠재 뇌사자가 발생했을 때 신고하는 절차를 알고 있다.	P	□상	□중	□하	

조사 개념

- 장기 이식 의료기관인 경우: 모두 적용
- 장기 이식 의료기관이 아닌 경우: ME 1, 4 적용
- 장기/조직의 적출, 기증 및 이식 과정에 대한 규정은 관련법을 준수하고 다음의 내용을 포함한다.

  *「장기 등 이식에 관한 법률」 제12조(장기 등의 기증에 관한 동의) 및 동법 제22조(장기 등의 적출 요건)

  - 대상: 인체 장기 등
  - 정보 제공 및 동의 절차
  - 장기 기증자 등록
  - 장기 적출 요건
  - 뇌사 판정 기준
  - 잠재 뇌사자 발생 시 신고 절차 및 이식 절차
- 절차에 따라 장기 등의 이식과 기증에 관한 정보를 제공하여 환자와 보호자의 결정을 지원한다.
- 장기 이식 의료기관은 규정을 준수하여 장기 기증, 장기 이식에 관한 절차를 수립하고 수행한다.
- 규정에 따라 잠재 뇌사자 발생 시 신고 절차를 준수한다.
  - 내부 신고 절차: 잠재 뇌사자 발생 시 내부의 지정 담당자에게 보고하는 절차를 관련 직원에게 교육한다.
  - 외부 신고 절차: 의료기관의 장은 잠재 뇌사자 발생 시 「장기 등 이식에 관한 법률」 제17조 제2항에 의거하여 장기 구독 기관의 장에게 알리거나 국립 장기 이식 관리 센터에 신고하여 뇌사 판정을 위한 검사를 시행하고, 장기 기증을 위한 상담 등이 이루어질 수 있도록 하는 절차를 수립한다.

[별첨 1] 뇌사자 장기 기증 흐름도

뇌사자 장기 기증 흐름도

장기 기증자(뇌사/사후) 발생 의료기관	→	장기 구독 기관	→	국립장기이식관리기관 KONOS	→	장기 구독 기관/뇌사 판정 의료기관
뇌사자 추정 통보 OPC(KODA)		발생 의료기관으로 출동 및 뇌사 추정자 관리 지원		신고받은 뇌사 추정자 관리 등을 총괄		뇌사 추정자 이송 또는 관리 1,2차 뇌사판정위원회

유족에게 시신 인도	←	뇌사자 관리 기관	←	장기 이식 의료기관	←	국립장기이식관리기관 KONOS
		장기 이식		장기 적출		

[별첨 2] 뇌사자 장기 기증 업무 처리 흐름도

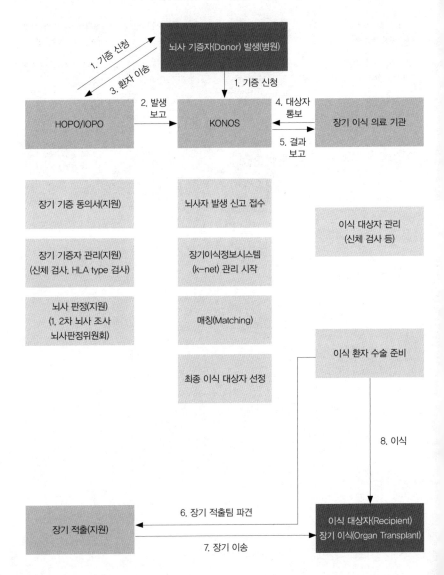

뇌사자 장기 기증 업무 처리 흐름도

PART 3

의 료 기 관   인 증 - Ⅱ

[지 원 과   성 과   관 리]

| 제3장 |

지 원 체 계

본 영역에서 다룰 내용은 '지원 체계' 부분이며 '경영 및 조직 운영', '인적 자원 관리', '감염 관리', '시설 및 환경 관리', '의료 정보/의무 기록 관리'의 세부 내용으로 구성된다.

'경영 및 조직 운영'은 의료기관이 본래의 설립 목적에 부합하며 합리적이고 효율적인 경영 시스템을 갖추고 있는지, 더불어 지역 사회 및 환자들이 요구하는 사회적 책임까지 성실히 이행하고 있는지를 판단한다.

의료기관은 다양한 내·외부 이해관계자를 통해 장기적인 발전 목표인 미션과 비전을 수립하고, 이를 전 직원이 공유하여 전략 실행력을 확보할 수 있는 경영 여건을 조성해야 한다. 규정을 통한 경영으로 다각적인 의사소통을 실천하고 이를 통해 합리적인 의사결정이 가능하도록 해야 한다.

임상 진료에서 발생하는 문제는 관련 위원회를 통해 투명하고 합리적으로 조직 운영에 반영해야 한다. 더불어 모든 부서는 부서장을 중심으로 계획(Plan)−실행(Do)−평가(See)의 체계적인 운영 방법을 수립하여 시스템적 경영으로 의료기관의 운영 내실화를 다져야 한다.

의료기관은 비영리 법인으로서 지역 사회 발전에 높은 기여를 하고 있다. 지역의 저소득층, 취약 계층들은 의료와 부가 서비스에 대한 요구가 높으므로, 의료기관은 이러한 요구를 성실히 이행할 사회적 의무가 있다. 이를 위해 의료기관은 의료 사회복지 체계를 통한 효과적인 사회적 요구 해결 과정을 가져야 한다.

'인적 자원 관리'는 의료기관의 주요 자원인 의료인, 의료 기사, 직원의 역량을 최대한으로 발휘시키고 개발하여, 환자에게 보다 양질의 의료 서비스를 제공해야 한다. 또한, 일관성 있는 인적 자원 관리를 위해 규정 중심의 운영과 효과적인 인사 정보 시스템을 갖추고 있어야 한다. 의료기관의 경영 전략에 연계된 인사 전략과 이를 지원하는 인사 제도도 수립하여 조직 몰입을 통한 높은 성과를 창출하는 것이 인적 자원 관리의 핵심 목적이다. 이를 위해서는 채용·직종 및 직무·평가·승진·교육·경력·보상의 인사 전 영역을 포괄하는 관리 규정과 시스템을 갖추어야 한다.

'감염 관리'는 우선적으로, 진료 및 이를 지원하는 활동 과정에서 감염이 발생할 위험을 낮추기 위해 포괄적인 감염 관리 체계를 수립하고 체계적인 관리 체계를 구축할 필요가 있다. 더불어 감염 발생의 위험이 높은 주요 부서를 중심으로 특성화된 감염 관리 활동을 하여, 높은 의료의 질을 확보해야 한다. 수술실, 중환자실, 내시경실, 인공 신장실은 침습적 처치가 빈번하기 때문에 철저한 감염 관리가 요구된다. 조리장, 감염성 질환 병동 등은 대량 감염의 위험이 존재하므로, 방어, 격리, 관리의 활동을 주기적으로 실시해야 한다. 더불어 의료 기구는 환자와 시술자 모두를 거치며 재사용이 가능하므로 세척, 소독, 멸균에 대한 철저한 절차를 수립하여 감염 발생을 최소화시킬 필요가 있다. 이러한 주요 내용에 대한 기준과 목적을 파악하고 항목별 대응 전략을 찾는 것이 무엇보다도 필요하다.

'시설 및 환경 관리'는 진료를 지원하는 다양한 지원 인프라들이 항상 일정한 수준의 품질로 운영이 가능함과 동시에 사고 발생을 방지하며, 사고 발생 시에는 안전을 확보하기 위한 과정으로 구성되어 있다. 의료기관은 단순히 진료 기능만 존재하는 공간이 아니다. 진료를 위해서는 전기, 기계, 수도, 의료 가스, 오·폐수 처리, 보안 시설 등이 광범위하게 필요하다. 이러한 설비들은 사람에게 전기 및 물리적 위해를 가할 수 있기 때문에 전문 기술을 통해 운영 및 유지·보수되어야 한다. 이를 위해 분야별 시설 현황 파악, 담당자 및 관리자 지정, 안전 관리 계획 수립 및 시행, 사고 발생 시 보고 체계 구축, 안전 교육 계획 수립 및 실시 등의 방법을 포괄하는 종합적인 안전 관리 체계를 구축하고 세부 시스템별로 업무 계획에 따른 실시를 통해 효과적 운영을 도모해야 한다.

의료기관은 지역 사회의 주요 인프라이기 때문에 천재지변, 자연재해, 전쟁, 사회적 동요, 감염병 창궐 등의 비상사태에서도 그 기능을 충실히 발휘하기 위해 비상 계획을 바탕으로 한 효과적인 운영 준비가 필요하다.

'의료 정보/의무 기록 관리'는 의료진과 직원들이 정확하고 효율적이며 통합적인 의사소통을 할 수 있도록 의료 정보/의무 기록 관리에 관한 문서화된 규정이 수립되어야 한다. 또한 규정에 따른 직원들의 업무 수행 여부를 지속적으로 모니터링하고, 문제점 발견 시 이를 개선하기 위해 노력해야 한다. 또한, 사용자와 외부 기관의 요구를 충족시키기 위해 자료와 정보를 수집하고, 수집된 자료와 정보를 이용하여 적시에 환자 진료, 교육, 연구, 경영 및 질 관리를 지원할 수도 있어야 한다. 의료기관은 진료 과정에서 얻어진 개인 정보를 안전하게 보호하기 위한 체계를 수립하고, 이를 안정적으로 운영해야 한다.

[그림 8-1] 의료기관 인증의 지원 체계

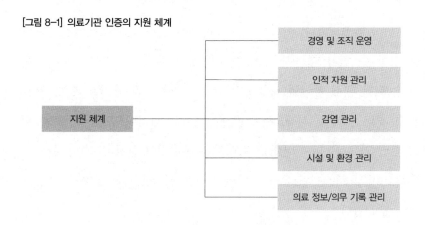

경영 및 조직 운영

인적 자원 관리

지원 체계 — 감염 관리

시설 및 환경 관리

의료 정보/의무 기록 관리

8. 경영 및 조직 운영

범주	조사 기준
경영 관리 체계	8.1 경영진은 합리적으로 의사결정을 하고, 체계적인 계획하에 의료기관을 운영한다.
의료기관 운영	8.2 의료기관의 최고 책임자는 미션을 승인하고 공표함으로써 기관의 운영 방향을 공유한다.
부서 운영	8.3 부서장은 부서의 업무 범위를 정의하고 체계적으로 운영한다.
의료 윤리 경영	8.4 윤리위원회를 운영한다.

8.1 경영 관리 체계

조사 개요

- 조사 기준: 경영진은 합리적인 의사결정을 하고, 체계적인 계획하에 의료기관을 운영한다.
- 조사 목적: 경영진은 의료기관 운영의 안정 및 효율을 위해 의사결정 조직을 구성하고 정기적으로 운영한다.

조사 항목

	조사 항목	구분	조사 결과		
1	의료기관 운영에 관한 규정이 있다.	S	□상	□중	□하
2	의사결정 조직을 구성하고, 정기적으로 운영한다.	P	□상	□중	□하
3	의사결정을 전달하는 조직을 구성하고, 정기적으로 운영한다.	P	□상	□중	□하
4	경영진은 교육에 관한 계획을 승인하고 결과에 대해 알고 있다.	P	□상	□중	□하
5	경영진은 예산에 관한 계획을 승인하고 결과에 대해 알고 있다.	P	□상	□중	□하
6	정책과 절차를 승인하는 조직(회의체)을 운영한다.	P	□상	□중	□하
7	새로운 진료 행위 도입을 승인하는 조직(회의체)을 운영한다.	P	□상	□중	□하
8	경영진은 위탁 서비스를 관리한다.	P	□상	□중	□하

조사 개념

규정 입안
- 규정의 재정 및 개폐
  - 담당 부서장의 입안
  - 업무 분장이 불명확한 경우는 주관 부서장이 입안
  - 규정 입안서와 신구 대비표 제출

↓

규정 검토
- 입안의 검토 및 조정
  - 주관 부서장은 입안의 필요성, 정관 및 법령 저촉 여부, 타 규정과의 관계 확인
  - 중복, 용어 및 규격 적합성, 적용 가능성 검토

↓

부서 합의
- 입안 검토 내용 합의
  - 소관 부서장 및 관련 부서장의 합의
  - 주관 부서장의 내부 결재

↓

규정관리위원회 심의
- 규칙에 이상이 있는 경우 규정관리위원회 심의
  - 전사 단위 적용이 요구되는 규정과 규칙은 규정관리위원회에서 내부 심의를 거쳐야 함

↓

규정 관리
- 2년 단위로 사후 검토
  - 규정 담당 부서는 2년마다 규정을 검토한 후 존속/개정/폐기 여부를 결정

↓

규정에 따른 운영
- 모든 경영 관리를 규정에 따라 운영
  - 규정을 정하고 이를 통해 경영 관리를 실시하면 직원들이 경영 관리에 관한 예측 가능성과 수용성을 높일 수 있어, 효과적인 시스템을 구축할 수 있음

주목할 요소	
규정의 필요성	규정의 내용
• 의료기관은 「의료법」 등 관련 법령을 준용하여 운영하되, 관계 법령에 규정되어 있지 않은 내용은 병원 내 규정을 만들어 운영할 수 있다. • 의료기관 운영에 관한 체계적인 규정이 있어야 하며 이를 충실히 이행함으로써 책임 경영을 위해 노력해야 한다. • 신속한 의사결정을 위해 의사결정 조직(운영위원회 등)을 구성하여 정기적으로 운영하고, 의사결정이 이루어지는 과정에서 중간 관리자도 참여하도록 해야 한다.	• 최고 의사결정 조직인 운영위원회에서는 병원의 운영 전략, 사업 계획, 규정 등을 수립하고 이를 수행하기 위해 운영위원회 산하 제위원회*를 관리해야 한다. 의료기관의 장은 이를 승인하는 역할을 수행해야 한다. • 의료기관 규정에는 경영 전략과 관리 계획, 부문별 운영 정책과 세부 절차, 규정의 제정·개정·검토·승인 절차, 교육 전략과 세부 프로그램 및 모니터링 체계, 의료 질 향상 전략과 세부 프로그램 및 모니터링 체계 등의 내용을 포함해야 한다.
*제위원회 예시: 경영관리위원회, 규정관리위원회, 약사위원회, 감염관리위원회, 안전관리위원회, 적정진료위원회, 질향상위원회, 문서관리위원회, 인사관리위원회, 신의료기술의원회 등	
규정 마련을 위한 위원회	규정의 특성
• 병원 운영에 대한 규정은 체계적인 구조를 가져야 하며 이를 위해 규정에 관한 위원회(규정관리위원회)를 구성해야 한다. • 규정관리위원회는 규정의 제정, 개정, 폐지, 시행 및 관리, 위원회에 관한 사항을 정의함으로써 규정을 통한 적정 운영 관리를 추진함에 목적이 있다. • 규정을 통해 의사결정 조직을 구성하고 정기적으로 운영함으로써 합리적인 의사결정 및 병원 발전을 추구해야 한다.	• 규정의 효력은 별도로 정하지 않는 한 시행일에 발생하며, 시행일을 별도로 명시하지 않은 경우 공포된 날부터 효력이 발생한다. • 정관 및 법령에 저촉되는 규정은 저촉 부분에 한하여 효력이 상실되어야 하며, 규정 간의 효력은 규정, 규칙, 내규, 지침 순으로 우선한다. • 동일 순위 규정 중 상호 저촉 부분은 최근에 시행된 규정을 우선하도록 한다.

규정의 체계

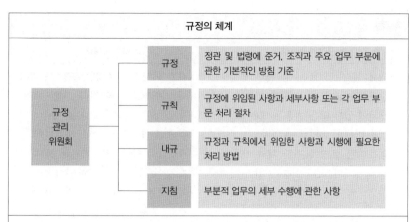

규정 관리 위원회	규정	정관 및 법령에 준거, 조직과 주요 업무 부문에 관한 기본적인 방침 기준
	규칙	규정에 위임된 사항과 세부사항 또는 각 업무 부문 처리 절차
	내규	규정과 규칙에서 위임한 사항과 시행에 필요한 처리 방법
	지침	부분적 업무의 세부 수행에 관한 사항

규정의 요소

규정의 내용 요소		규정의 구성 요소	
총칙	• 목적 • 용어의 정의 • 적용 범위 • 효력	항목 구분	• 장 〉 절 〉 조 〉 항 〉 호 • 필요에 따라 폐지 생략 가능
본칙	• 각 조문의 명칭 • 규정의 주요 내용	사용 문자	• 한글 사용이 원칙 • 한자, 영어의 병용 가능
부칙	• 시행 일자 • 경과 조치	표시 사항	• 규정 번호, 제정일, 개정일, 검토 주기 • 담당 부서, 승인 책임자 • 관련 규정

위원회를 통한 관리 체계 구축

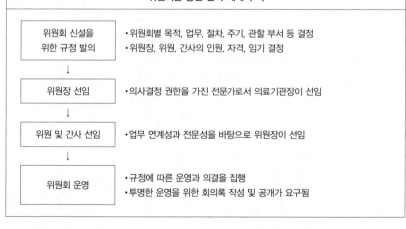

위원회 신설을 위한 규정 발의	• 위원회별 목적, 업무, 절차, 주기, 관할 부서 등 결정 • 위원장, 위원, 간사의 인원, 자격, 임기 결정
위원장 선임	• 의사결정 권한을 가진 전문가로서 의료기관장이 선임
위원 및 간사 선임	• 업무 연계성과 전문성을 바탕으로 위원장이 선임
위원회 운영	• 규정에 따른 운영과 의결을 집행 • 투명한 운영을 위한 회의록 작성 및 공개가 요구됨

임상 관련 필수위원회(혹은 회의)	신의료기술위원회(혹은 회의)
• 진료기획위원회(가칭, 진료과장 참여) • 의료장비(심의)위원회 • 의약품(심의)위원회 • 윤리위원회 • 임상시험(심의)위원회(임상 시험 실시 기관에 해당)	• 신의료기술평가위원회 심의를 통한 신의료 기술 혹은 기존에 시행되지 않았던 진료 행위의 추가 도입을 위한 회의체 구성이 필요하다. • 규정에 기반을 둔 위원회 운영이 필요하며 전문성을 가진 위원장, 위원, 간사를 선임한다. • 임상 효율성과 비용 적정성을 동시에 고려해야 한다. • 신의료 기술은 한국보건의료연구원에서 평가한 후 심의한 건들을 대상으로 한다. 이를 바탕으로 한 보건복지부장관의 신의료 기술 요양 급여 결정에 따라 「국민건강보험법」상 급여/비급여 처리가 가능해야 한다.
임상시험(심의)위원회	**의료장비(심의)위원회**
• 국제임상시험통일안(ICH), 임상시험 관리기준(GCP), 「생명윤리 및 안전에 관한 법률」을 준수해야 한다. • 임상시험위원회는 운영 위원회와 심사 위원회를 분리해서 운영할 수 있다. • 위원회에는 생명과학, 의과학 종사자를 포함하며, 이외에도 병원과 이해 관계가 없는 자를 포함시켜야 한다. • 병원장 명의로 계약, 수행되는 모든 연구 과제에 대한 수행 적정성 여부를 심사 및 자문해야 한다. • 필요에 따라 심사 분야 전문가의 자문이 필요할 경우는 자문 위원을 둘 수 있다. • 심사 위원회에서는 피험자의 인권 보호 등 윤리적 측면에 대한 고려가 요구된다. • 모든 결과는 즉시 의료기관의 장에게 보고하며, 해당 내용은 서면이나 전자 문서로 보관해야 한다.	• 의료기관에서 보유하는 의료 장비의 수급 관리에 대한 책임과 권한을 명확히 하고, 도입과 운영에서 물품 및 예산의 낭비를 제거하여 의료 장비 관리 효율화를 도모하는 것을 목적으로 한다. • 위원회는 의료 장비에 대한 전문성을 갖춘 진료과장 혹은 그에 준하는 직원을 포함해야 한다. • 위원회는 의료 장비의 중장기 수급 관리 계획의 수립과 조정, 의료 장비 선정과 구매, 의료 장비 운용 관리와 개선 등을 의결한다. • 의료 장비에는 질병의 진단·치료·경감 처리 또는 예방의 목적으로 사용되는 제품, 상해 또는 장애의 진단·치료·경감이나 보정의 목적으로 사용되는 제품, 구조·기능의 검사 또는 대체·변현의 목적으로 사용되는 제품, 관련 연구 목적으로 사용되는 제품이 포함된다.

[정리요약]

규정 입안 및 검토	• 의료기관 운영에 대한 체계적인 규정을 이행함으로써 책임 경영이 가능하므로 규정이 필요 • 주관 부서장은 입안 필요성, 정관 및 법령 저촉 여부, 타 규정과의 관계 확인
부서 합의	• 소관 부서장 및 관련 부서장의 입안 검토 내용 확인 • 주관 부서장의 내부 결재
규정관리위원회 심의	• 전사 단위의 규정이 요구되는 규정과 규칙은 규정관리심의위원회의 심의를 거침
규정 관리	• 규정 담당 부서는 2년마다 규정을 검토한 후, 존속·개정·폐기 여부 결정 • 위원회의 규정 관리에 대한 관리 정의로 규정의 적정 운영 관리 가능
규정에 따른 운영	• 규정을 정하고 이를 통해 경영 관리 실시 • 직원들의 경영 관리에 대한 예측 가능성과 수용성을 높여 효과적인 시스템 구축이 가능

8.2 의료기관 조직 운영

조사 개요

■ 조사 기준: 의료기관의 최고 책임자는 미션을 승인하고 공표함으로써 기관의 운영 방향을 공유한다.
■ 조사 목적: 최고 책임자는 의료기관의 중·장기적인 발전을 위한 조직의 미션을 결정하고 직원들에게 공유하며, 미션을 달성하기 위해 노력한다.

조사 항목

	조사 항목	구분	조사 결과		
1	미션(사명)이 있다.	S	□상	□중	□하
2	미션을 이행하기 위한 활동을 수행한다.	P	□상	□중	□하
3	미션을 공지한다.	P	□유		□무
4	직원은 미션을 알고, 그 내용을 이해한다.	P	□상	□중	□하

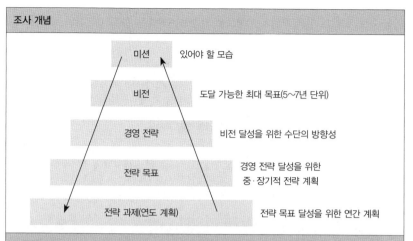

미션	있어야 할 모습
비전	도달 가능한 최대 목표(5~7년 단위)
경영 전략	비전 달성을 위한 수단의 방향성
전략 목표	경영 전략 달성을 위한 중·장기적 전략 계획
전략 과제(연도 계획)	전략 목표 달성을 위한 연간 계획

주목할 요소

미션-비전-경영 전략 수립 과정

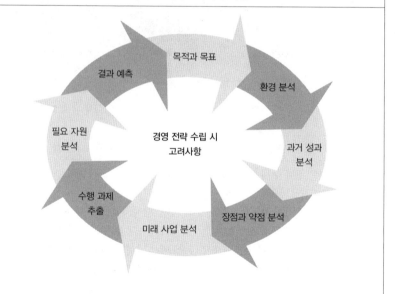

1. 의료기관의 외부 환경 분석을 통해 기회, 위협 요인을 도출한다.
2. 의료기관의 내부 역량 분석을 통해 강점, 약점을 도출한다.
3. 강점-약점-기회-위협 요인을 통해 미래 사업 방향성을 설정한다.
4. 미래 사업을 수행할 과제와 이를 지원할 자원을 예측한다.

5. 수행 과제 및 필요 자원을 바탕으로 결과를 예측하며 향후 10년간의 경영 목표 (비전)를 수립한다.
6. 수립된 비전을 바탕으로, 이를 실현하기 위한 경영 전략(재무, 환자와 보호자 및 지역 사회, 프로세스, 학습과 성장별로 1개를 권장), 전략 목표(경영 전략을 지원하는 3~5년간 의 세부 목표), 전략 과제(전략 목표를 지원하는 1년간의 세부 과제)를 도출한다.

미션-비전-경영 전략 체계도

미션	"최상의 진료"-의료로 이웃 사랑을 실천하는 병원			
비전	환자 행복을 위한 Happy Hospital!			
핵심 가치	나눔	윤리	성과	미래
전략 목표 및 과제	의료 혁신 구현		고객 만족 최대화	
	전략 과제 1 전략 과제 2 전략 과제 3		전략 과제 4 전략 과제 5 전략 과제 6	
	만성 질환 특성화	Happy Hospital	지역 의료 봉사 활성화	
	전략 과제 7 전략 과제 8 전략 과제 9		전략 과제 10 전략 과제 11 전략 과제 12	

수립 시 공유 과정	수립 후 공유 과정
• 비전과 경영 전략 등의 수립 과정에서 직원이 적극적으로 참여하도록 워크샵 등의 과정을 거친다. • 해당 과정에서 직원들 스스로 비전 문구, 전략 체계도를 만들고 토의를 함으로써 조직 내부에 비전 실천 의지를 심는 과정이 필요하다.	• 수립된 비전은 시무식, 비전 전파 교육, 각종 행사에 지속적으로 노출시키며, 액자 혹은 컴퓨터 바탕화면으로 제작하여 공유 및 전파에 힘써야 한다. • 비전 및 전략 체계를 완성한 후에도 환경 변화에 맞춰 위원회 등을 통한 주기적 검토 및 개선 활동이 요구된다. • 전략 과제별로 담당 부서와 담당자를 지정하여 성과 측정 및 모니터링 체계를 갖추어야 한다.

[정리요약]

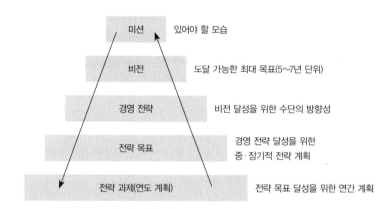

8.3 부서 운영

조사 개요

- 조사 기준: 부서장은 부서의 업무 범위를 정의하고 체계적으로 운영한다.
- 조사 목적: 부서장은 해당 부서의 원활한 운영과 관리를 위해 업무 범위를 정의하고, 구체적인 계획을 수립하여 수행한다.

조사 항목

	조사 항목	유형	조사 결과		
1	부서장은 부서의 업무 범위를 정의한다.	S	□상	□중	□하
2	부서의 전반적인 운영 계획이 있다.	S	□상	□중	□하
3	부서 운영 계획에 따라 업무를 수행한다.	P	□상	□중	□하
4	부서장은 업무 수행 내용을 평가한다.	P	□상	□중	□하

부서별 업무 분장 정의	• 부서장(진료과 제외, 지원 부서의 부서 책임자)은 수행해야 할 업무의 　세부 내용(범위, 대상, 인력, 절차 등)을 정의한다. • 부서별 직무 구분 및 구성 인원 할당과 업무 분담을 명시한다. • 부서별로 작성된 업무 분장은 의료기관장이 포괄성과 배타성을 기준 　으로 검토하여 확정한다.

↓

부서별 연간 운영 계획 수립	• 부서장은 의료기관의 미션–비전–전략 체계 달성을 위해 부서가 수행 　해야 하는 연간 운영 계획을 수립한다. • 연간 운영 계획의 효과적 달성을 위하여 핵심성과지표(KPI)와 분기별 　목표치를 설정한다.

↓

반기 부서별 운영 실적 평가	• 반기별 수립 운영 계획 및 실행 여부를 검토한다. • KPI의 반기 목표 달성치를 통한 목표 수정과 재설정으로 전략 실행력 　을 향상시킬 필요가 있다.

↓

차년도 운영 계획 반영	• 당해 연도 결과를 기반으로 하여 차년도 운영 계획을 수립한다.

업무 분장표(예시)

• 부서명: 진단검사의학과(진단검사의학팀)

직무	직급	성명	업무 내용	전략 연계(%)
팀장	보건3급	김○○	• 진단검사의학과 행정 관리 총괄 • 일반 및 특수화학 검사 관련 기술 관리 총괄 • 혈액 검사, 미생물 검사, 혈액 은행 검사, 면 　역 혈청 검사, 세포 유전 및 세포 면역 검사 　관련 기술 관리 총괄	10% (고객 만족)
파트장 (혈액 검사)	보건4급	이○○	• 혈액 검사실 행정 관리 총괄 • 혈액 검사실 의료 장비 정도 관리 • 혈액 검사실 비품 구매 • 말초혈액 검사, 일반 및 특수 혈액 응고 검 　사, 체액 세포 감별 검사, 골수 검사, 유세포 　분석 검사 실시	10% (고객 만족)
…	…	…	…	…

연간 운영 계획서(예시)

- 부서명: 진단검사의학과(진단검사의학팀)

부 서 장	보건 3급 김OO		
부서 연관 전략 과제	• 3차 병원 수준으로 역할 확대 • 응급/심혈관 센터 확충 • QI 향상	부서 할당 세부 과제	• 검사량 확대 • 건당 검사 시간 단축 • 재검사율 축소
부서 핵심성과지표(KPI)			
성과 지표명	상반기 목표		하반기 목표
• 전년 대비 검사량률 • 전년 대비 건당 검사 시간 단축률 • 전년 대비 재검사율	55% 3% 98%		110% 5% 95%

부서 업무 계획

업무사항	1월	2월	3월	4월	5월	6월	7월	8월	9월	10월	11월	12월
의료 기자재 재고 검사	●		●		●		●		●		●	
화학 분석 장비 도입						●						
...	...	...	...	...	...	...	...	...	...	...	...	...

[정리요약]

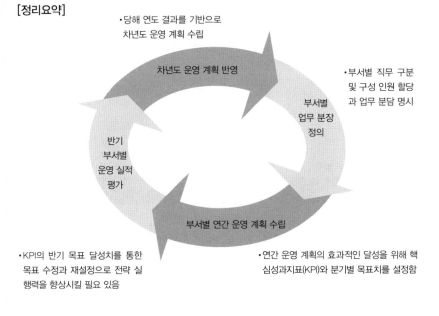

- 당해 연도 결과를 기반으로 차년도 운영 계획 수립

차년도 운영 계획 반영

- 부서별 직무 구분 및 구성 인원 할당과 업무 분담 명시

부서별 업무 분장 정의

반기 부서별 운영 실적 평가

부서별 연간 운영 계획 수립

- KPI의 반기 목표 달성치를 통한 목표 수정과 재설정으로 전략 실행력을 향상시킬 필요 있음

- 연간 운영 계획의 효과적인 달성을 위해 핵심성과지표(KPI)와 분기별 목표치를 설정함

부 서 장	보건 3급 김OO			
부서 연관 전략 과제	•3차 병원 수준으로 역할 확대 •응급/심혈관 센터 확충		부서 할당 세부 과제	•건당 검사 시간 단축 •재검사율 축소
부서 핵심성과지표(KPI)				
성과 지표명		상반기 목표		하반기 목표
•전년 대비 건당 검사 시간 단축률 •전년 대비 재검사율		3% 98%		5% 95%

부서 업무 계획

업무사항	1월	2월	3월	4월	5월	6월	7월	8월	9월	10월	11월	12월
의료 기자재 재고 검사	●		●		●		●		●		●	
화학 분석 장비 도입						●						
…		…	…	…	…	…	…	…	…	…	…	…

8.4 의료 윤리 경영

조사 개요

- 조사 기준: 의료위원회를 운영한다.
- 조사 목적: 최고 책임자는 윤리적 갈등을 해결하기 위해 윤리위원회 규정을 수립하고, 지원 절차를 확립한다.

조사 항목

	조사 항목	구분	조사 결과		
1	생명 존엄성 관련 윤리위원회를 운영한다.	P	□상	□중	□하
2	직원의 윤리적 문제와 관련한 위원회를 운영한다.	P	□상	□중	□하

조사 개념

상황 발생
↓

- 의뢰 환자 유형 구분
  - 원칙적으로 담당 의사가 진료과장과 협의하여 1차 해결 시도

심의 요청	• 윤리위원회 심의 요청 　- 의료윤리실무위원회 심의 요청서 작성 　- 진료과장에게 제출 후 위원회 소집 요청

↓

논의 결정	• 윤리위원회 소집 　- 위원장은 위원회에서 결정할 사안이라고 판단되는 경우 지체 없이 　　회의를 소집함

↓

해결책 제시	• 해결책 발굴 　- 윤리적 갈등 문제에 대해 위원회가 결정 　- 결정사항을 담당 의사에게 통보

↓

종결	• 환자의 요구 만족 　- 결과 보고서를 작성하여 위원장에게 보고

주목할 요소

윤리 관리 체계의 필요성

- 급변하는 의료계 상황에 능동적으로 대응하고 병원계의 각종 비리나 문제점을 자율적으로 시정하여 병원 윤리 의지를 고취해야 한다.
- 의료 윤리 교육 및 정책을 검토하고 개발한다.
- 의료 갈등과 분쟁 사례에 대해, 자문과 심의를 통해 직원이 윤리적 판단과 결정을 내릴 수 있도록 도움을 줘야 한다.
- 생명 존중, 환자 존중의 환자 중심 의료를 구현하는 데 궁극적인 목적이 있다.

윤리 관리 체계의 기능

- 진료 서비스 개선에 관한 사항
- 의료 부조리 척결에 관한 사항
- 진료 질서 개선에 관한 사항 등
- 윤리 관리 체계에서 추구하는 원칙
  - 인간 생명의 존엄성
  - 최선의 환자 이익
  - 악행 금지와 선행
  - 환자의 사생활 보호

- 의료 영역에서의 사회 정의 구현
- 의료진의 전문성 및 윤리관 존중
- 근거에 기반을 둔 의료 수행
- 직원의 윤리적 문제 등

윤리위원회의 구성 및 직무

- 위원회는 위원장을 포함한 6명 내외의 위원으로 구성하며 의료기관의 규모와 특성에 따라 가감이 가능하다.
- 위원장은 의료기관장 혹은 의료기관장이 임명한 자로, 연임이 가능하다. 위원장은 위원회를 대표하며 위원회 회의를 관장한다.
- 위원은 진료과장 및 지원 부서장으로 구성할 수 있다. 위원은 부의된 안건을 심의 의결하고 병원 윤리와 관련된 사항에 대해 지도 및 감독한다.
- 위원회에서는 병원 윤리 확립에 대한 추진 계획과 성과에 대한 분석, 보완 및 향후 계획을 수립한다.
- 간사는 위원회의 회의록을 작성하는 등의 실무를 담당한다.
- 의료 윤리 갈등 및 분쟁 사례가 발생하면 위원회에 회부한다.
  - 특히, 복잡한 이해관계
  - 의료진·환자·가족 사이의 의견 대립
  - 생명 유지 장치 중단과 보류에 대한 사항

윤리위원회의 운영

- 위원장과 위원들에게는 위원회 활동을 하기 전에 윤리 관련 교육(의료 윤리 원칙, 사례 분석)을 이수하여 전문성을 높이는 것이 권고된다.
- 내부 교육 세미나 및 윤리 교육을 연 1회 이상 실시하며, 위원회 구성원 및 직원들을 참여시켜 공유의 장을 만드는 것이 권고된다.
- 위원회는 재적 위원 과반수의 출석과 출석 위원 과반수의 찬성으로 사안에 대한 결정을 내린다.
- 위원장은 표결권을 가지며 가부동수인 경우에는 결정권을 갖는다.
- 정기 회의는 연 4회로 하며 임시 회의는 위원장이 필요하다고 인정할 때 소집할 수 있다.

[정리요약]

윤리위원회 구성 및 직무

- 위원회는 위원장을 포함한 6명 내외의 위원으로 구성
- 의료기관의 규모와 특성에 따라 가감 가능
- 위원장은 의료기관장 혹은 의료기관장이 임명한 자로 연임이 가능
- 위원장은 위원회를 대표하며 위원회 회의를 관장
- 위원은 진료과장 및 지원 부서장으로 구성
- 위원은 부의된 안건을 심의 의결, 윤리와 관련된 사항에 대한 지도 및 감독
- 병원 윤리 확립에 대한 추진 계획과 성과에 대한 분석, 보완 및 향후 계획 수립
- 간사는 위원회의 회의록 작성 등의 실무 담당
- 의료 윤리 갈등 및 분쟁 사례가 발생하면 위원회에 회부

상황 발생	심의 요청	논의 결정	해결책 제시	종결
• 의뢰 환자 유형 구분	• 윤리위원회 심의 요청	• 윤리위원회 소집	• 솔루션 발굴	• 환자의 요구 만족

9. 인적 자원 관리

범주	조사 기준
인적 자원 관리	9.1.1 인사 관리 체계를 갖추고 적절히 운영한다.
	9.1.2 의사(전문의)의 환자 진료 수행에 필요한 자격 요건과 진료 권한을 승인하고 평가한다.
	9.1.3 전문의를 제외한 직원에 대해, 업무 수행을 위해 필요한 자격 요건과 직무를 확인하고 평가한다.
	9.1.4 직원의 인사 정보를 관리한다.
직원 교육	9.2 직원에게 지속적인 교육 및 훈련을 제공한다.
의료인력 적정성	9.3 법적 의료인력 기준을 준수한다.

9.1.1 인적 자원 관리(인사 관리 체계)

조사 개요

■ 조사 기준: 인사 관리 체계를 갖추고 적절히 운영한다.

■ 조사 목적: 의료기관은 환자안전과 양질의 의료 서비스 제공을 위해 인사 관리
체계를 확보한다. 또한 인력 요구도 조사를 통해 적정 인력 규모를 산정하여 직
원을 모집하고 배치하는 합리적인 절차를 갖춘다.

조사 항목

	조사 항목	유형	조사 결과
1	인사 관리를 위한 규정이 있다.	S	□상 □중 □하
2	인사 계획을 정기적으로 수립한다.	S	□상 □중 □하
3	환자안전과 질 향상을 위하여 인력 요구도를 확인한다.	P	□상 □중 □하
4	인사 계획에 따라 직원을 모집한다.	P	□상 □중 □하
5	인사 계획에 따라 인력을 배치한다.	P	□상 □중 □하
6	인사 관리 성과를 지속적으로 관리한다.	O	□상 □중 □하
7	인사 관리 성과를 경영진에게 보고한다.	P	□상 □중 □하

조사 개념

• 효과적 인사 관리를 위한 인사 관리 체계도

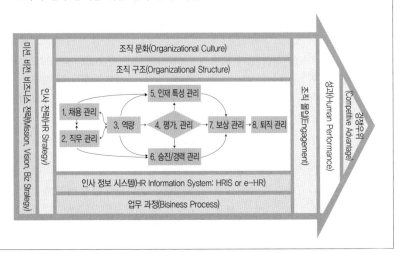

주목할 요소	
인사 관리의 개요	**인사 관리를 위한 규정의 필요성**
• 인적 자원 관리란 조직의 목표를 달성하기 위해 인력을 체계적·과학적으로 확보하고 유지하며, 개발 및 평가와 보상을 하는 등의 일련 과정을 말한다. • 의료기관은 다른 조직에 비해 다양한 직종의 인력이 종사하고 있기 때문에 체계적인 인적 자원 관리가 더욱 필요하다. • 의료기관의 질은 의료인력과 그들이 가진 전문 역량, 의료 인프라를 통해 발휘될 수 있다. 이 중 의료인력은 사람이기 때문에 명확한 지침이 없을 경우 관리의 어려움을 겪을 수 있다는 특성이 있다. • 조직의 목적 달성은 우선적으로 유능한 인재를 확보하고 선발된 인재를 효과적으로 육성하는 것에 성패가 달려 있다. 더불어 육성된 인재를 오랫동안 근무하도록 하는 것이 무엇보다 필요하다.	• 의료기관의 사명과 비전을 달성하고 환자의 요구를 충족시키기 위해 인사 관리 규정을 정하며, 자격을 갖춘 적격한 의료인력을 갖춤으로써 환자의 진료 및 치료 결과에 만전을 기할 수 있도록 효율적인 인사 정보 관리 체계를 갖추어야 한다. • 의료기관이 제공하는 다양한 인사 제도에서 적용 대상, 시기, 방법 및 절차 등에 관한 규정화 관리가 실현되지 않는다면 비체계적으로 인적 자원이 배분되어 조직의 비효율성이 증가할 것이다. 이는 오히려 조직 몰입도를 감소시켜 전략 실행력을 낮추는 원인으로 작용할 것이다. • 효과적인 의료인력 관리에서 최우선적으로 생각할 사항은 인적 자원의 채용, 직무·역량(배치, 전보), 평가, 보상, 승진, 교육·육성에 관한 모든 사항을 명문화하고 이를 체계적으로 관리하는 것이다.
인사 관리를 위한 규정 항목	
• 인사 규정에는 직군, 직종, 직급, 임용, 임용권자, 인사 발령, 신분 보장 등의 사항을 정의하고 부문별로 적용 대상, 원칙, 시기, 방법 등에 대한 세부 내용을 작성해야 한다. 직원은 의사직, 보건직, 일반직, 기능직 등의 직군으로 분류하고, 보건직과 같은 경우에는 간호직, 의료 기사직, 병원 행정직 등의 직종으로 구분하여 세부 관리를 수행해야 한다. 또한 각 직군 및 직종별로 동일한 직무 수준에 따라 직급을 부여하고, 필요에 따라서는 직급 및 직종별 정원을 설정하여 인력 규모를 관리할 수 있다.	

인사 계획의 수립과 실시

- •계획: 기관의 미션과 비전, 환자 구성 및 중증도, 의료 서비스의 종류 및 기술을 고려하여 매 연도별 인사 계획을 수립한다. 인사 계획에는 채용, 직무, 평가, 승진, 교육, 보상, 퇴직 부문별로 연간 계획을 수립하고 이를 실시한다.
- •채용 관리
  - 계획: 인사 부서는 매 연도말에 차년도 인력 요구도를 검토하여 직원 모집 계획을 세우고, 해당 직무별 자격 요건에 따라 직원을 선발한다.
  - 채용 종류: 공개 채용(공고)/특별 채용(미공고), 정규 채용(정해진 일자)/수시 채용(결원 발생 시)
  - 채용 원칙: 직원 모집은 인력 요구도에 부합하는 수준에서 정원 내 모집을 원칙으로 하며, 정해진 시기에 시행하는 공개 채용이 필요하다. 채용 평가 위원에 대한 사전 교육을 통해 비전달성과 필요 역량을 동시에 검증하며 공정성 유지가 요구된다.
- •직무 관리
  - 계획: 인사 부서는 매 연도말에 각 부서장들로부터 부족 인력량을 보고받고, 직무 분석을 통해 적정 인력과 비교하여 인력 배치 계획을 수립해야 한다.
  - 직무 분류: 직종(의사직, 간호직, 보건직, 행정직 등), 직류(의료 기사, 간호, 간호 조무, 원무, 보험 등), 직무(유방 X선 촬영, 혈액 검사, 정형외과 외래 간호 조무 등)를 분류하여 수행 업무, 필요 자격, 적정 직급, 권장 경력 개발 경로 등을 직무 기술서로 규정하고, 이를 바탕으로 부서별 업무 분장을 작성한다.
  - 배치·전보: 신규 및 기존 직원들의 자격, 직급, 업무 경력을 기반으로, 결원이 발생한 직무에서 필요한 업무, 자격, 직급이 유사한 인력 순으로 배치 및 전보를 실시한다. 배치·전보 후 인사 정보 체계에 즉각적으로 업데이트해야 한다.
- •평가 관리
  - 계획: 인사 부서는 반기별로 직원들의 인사 평가를 실시해야 한다.
  - 평가 구조: 인사 평가는 크게 성과 업적과 역량으로 구별하되, 수익과 비용에 직접적으로 연관을 미치는 직원은 성과 업적의 비중을 높게 가져가고, 환자 지원 업무를 수행하는 직원은 역량의 비중을 높게 가중하여 평가해야 한다.
  - 평가군: 직종, 직류, 직급, 부서 등을 중심으로 기준 단위를 만들고 해당 단위를 모집단으로 하여 평가를 실시해야 한다.
  - 평가 구분: 평가군을 만들었다면, 절대·상대 평가 여부를 결정해야 한다.

- 승진 관리
  - 계획: 인사 부서는 연간 1~2회 시기를 설정하여 승진을 실시해야 한다.
  - 승진 원칙: 인사 부서는 해당 부서장과 함께 상위 직급에서 결원이 발생할 경우 해당 직급 인력을 승진이나 채용 중 어느 방법으로 보충할지 결정해야 하며, 정원을 초과하여 승진과 채용을 실시하면 안 된다. 또한 승진 실시에 따른 추가 인건비 소요를 사전에 계산하여 경영에 부담이 가는지의 여부를 파악해야 한다.
  - 승진 평가: 각 연도별로 실시한 인사 평가(성과 업적+역량)를 3~5년간 합산하여 총점이 높은 순서대로 승진자를 결정해야 한다. 상위 직급에 필요한 리더십 확보를 위해 각 직급별로 최소 체류 기간을 정해둘 수 있다.
- 교육 관리
  - 계획: 인사 부서는 연간 실시할 교육 계획을 수립하고 이를 위한 예산을 확보해야 한다.
  - 교육 원칙: 교육은 전문 역량을 강화하기 위한 전문 교육, 각 직급별로 필요한 관리력에 도달하기 위한 리더십 교육으로 구분할 수 있다. 각 직무별로 필요한 수준은 직무 기술서를 바탕으로 명시하고 해당 수준에 도달할 수 있도록 연간 교육 계획을 수립해야 한다.
  - 교육 평가: 교육은 필수와 선택으로 나누어 실시하되, 최소 교육 이수 시간을 설정한다. 교육 후에는 평가를 실시하고 해당 평가를 인사 평가에 일부 반영하는 것이 필요하다.
- 보상 관리
  - 계획: 인사 부서는 전년도 대비 인건비 상승률을 결정하되, 연간 필요한 인건비 지급 계획을 수립하여 지급 가능성을 확인해야 한다.
  - 보상 원칙: 평가에 따른 보상의 차등이 필요하다. 성과 업적과 역량 간의 차이를 성과급에 일부 반영하여 개인 생산성 향상의 동인으로 사용하고 이를 기반으로 비전 달성을 위해 노력해야 한다.
- 퇴직 관리
  - 계획: 직원 일부의 퇴직이 필요한 의료기관의 인사 부서는 적정 인력 수준 유지를 위해 직급별 퇴직 요구량을 산출할 수 있다. 부서 및 직급별 적정 인력에 비해 과중한 인력 보유를 줄이기 위해 연간 퇴직 계획을 수립할 수 있다.
  - 퇴직 유인: 과중한 인력 보유로 인한 비효율을 제거하기 위해 연간 퇴직 계획 달성을 위한 명예 퇴직 수당을 지급하고, 이직 알선 등을 통해 퇴직 유도를 실시하는 것이 필요하다.

인력 요구도를 통한 인사 관리

인력 요구도	• 적정 인력 파악 − 직무 분석과 업무량 조사를 통해 부서 및 직무별 적정 인력 확인 후 정원 조정 건의(최소 필요 및 의료인력의 경우 「의료법」 인력 기준 이상을 충족시켜야 함)

↓

역량 모델링	• 역량 모델링 − 직무별 자격, 경력, 직급 등을 공통 역량(리더십, 성향 등), 전문 역량(경력, 자격 등)으로 구분 관리

↓

역량 중심 배치	• 역량 모델링에 부합하는 인력 배치 − 역량 모델링을 통해 산출된 직무별 필요 역량에 가장 부합하는 인력 순으로 배치를 실시함

↓

채용	• 역량 중심의 채용 − 역량 중심 배치를 실시하되 내부 적합자가 없을 경우 외부 채용 실시 − 퇴직, 사업 확장에 따른 신규 필요 인력은 필요 역량에 따라 신규 및 경력 채용 실시

인력 요구도 파악

• 직무 분석과 업무량 조사(직무 기술서)

부서명	5병동	직무명	간호 조무	성명	김OO
적정 경력	• 1년 이상		적정 직급	5급 이상	
필요 자격	• 간호 조무사 • 간호사		필요 역량	• 기본 간호 기술, 영양 식이, 생리, 병리 • 의사소통, 친절, 정확, 신속	

업무					업무량		
대분류	중분류	소분류	세부 업무	업무 속성	발생 주기	연 발생 횟수	연 소요 시간
간호	간호 조무	검약 보조	채혈 보조		매일	5400	900
간호	간호 조무	투약 보조	IV 보조		매일	7020	1755
...	...	...	...	...	...	...	...

• 부서별 인력 요구도(적정 인력)

부서명	직무명	필요 인력	보유 인력	GAP
3병동	간호	4	3	−1
	간호 조무	5	6	1
	…			
5병동	간호	4	4	0
	간호 조무	5	5	0
	…			
원무팀	원무	6	5	−1
	보험 심사	7	8	1
	…			
…	…	…	…	…

인사 관련 지표 모니터링

• 마아코브체인 분석

직급	직종	입사율	퇴사율	승진율	잔류율	소계
1급	의료직	0.6%	28.5%		70.90%	100%
	관리직	1.2%	27.5%		71.30%	100%
2급	의료직	10.1%	10.1%	15.2%	64.60%	100%
	관리직	5.2%	15.2%	10.4%	69.20%	100%
3급	의사직	15.4%	8.2%	8.1%	68.30%	100%
	간호직	13.5%	6.8%	8.5%	71.20%	100%
	보건직	6.8%	5.4%	7.9%	79.90%	100%
	행정직	5.4%	6.1%	9.2%	79.30%	100%
4급	간호직	17.1%	15.6%	4.5%	62.80%	100%
	보건직	8.2%	6.2%	5.2%	80.40%	100%
	행정직	5.2%	4.8%	6.2%	83.80%	100%
5급	간호직	25.1%	10.5%	5.6%	58.80%	100%
	보건직	10.2%	8.2%	5.7%	75.90%	100%
	행정직	6.8%	6.8%	6.5%	79.90%	100%
…	…	…	…	…	…	…

− 직급 및 직종별 입사율, 퇴사율, 승진율, 잔류율 측정을 통한 인력 계획의 과학적 관리를 추진할 수 있다.

- 입사율은 해당 직급 및 직종 내 전체 인력 중 신규 및 경력으로 채용되는 인력 비율로, 입사율에 근거해 채용 계획을 수립해야 한다(해당 입사율=최근 3년간 해당 직급·직종 내 채용자 수/3년간 해당 직급·직종에 머문 인력 수).
- 퇴사율은 해당 직급 및 직종 내 전체 인력 중 퇴사한 인력 비율이다.
- 승진율은 해당 직급 및 직종 내 전체 인력 중 승진한 인력 비율로, 연간 인건비 산정 계획 수립 시 승진에 따른 추가 비용을 예산과 비교 검토해야 한다.
- 잔류율은 해당 직급, 직종 내 전체 인력 중 지속적으로 체류하는 인력 비율이다.

직원 모집 절차
•공고 전 활동 - 직무 분석과 업무량 조사(2년 단위 실시, 1년 단위 갱신) → 부서별 인력 요구도 파악 → 정기(혹은 수시) 채용 인력 계획 수립 •공고 - 모집 기간, 모집 직종, 모집 직무, 모집 인원, 지원 자격 - 인적성 검사(역량 검사), 필기 전형, 실기 전형, 실무진 면접, 임원 면접 여부 공고 •공고 후 활동 - 공고에 따른 직원 모집 전형 실시 - 채용자 확정 후 의료기관장이 결재 - 합격자 임용 전 교육 실시

[정리요약]

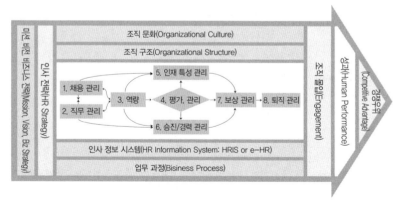

•효과적인 의료인력 관리의 최우선 사항은 인적 자원의 채용, 직무·역량(배치, 전보), 평가, 보상, 승진, 교육·육성에 관한 모든 사항을 명문화하고 이를 체계적으로 관리하는 것이다.

9.1.2 인적 자원 관리(진료 권한 관리)

조사 개요

- 조사 기준: 의사(전문의)가 환자 진료 수행에 필요한 자격 요건과 진료 권한을 승인하고 평가한다.
- 조사 목적: 의료기관은 의사가 환자 진료를 수행하기 위해 필요한 자격 요건을 확인하고 해당 임상 서비스의 제공을 승인하는 체계를 갖춰 정기적으로 관리한다.

조사 항목

	조사 항목	유형	조사 결과		
1	의사의 진료 권한을 승인하고 관리하는 규정이 있다.	S	□상	□중	□하
2	의사의 개별 진료 권한에 대한 정의서가 있다.	S	□상	□중	□하
3	진료 권한은 필수적인 내용을 포함하며, 의료기관 규정에 맞게 검토하고 재설계한다.	P	□상	□중	□하
4	[시범] 진료 권한 정의서에 의거하여 정기적으로 평가한다.	P	□상	□중	□하
5	[시범] 평가 결과를 경영진에게 보고하여 진료 권한에 반영한다.	P	□상	□중	□하

조사 개념

의사 자격 요건	• 의사의 자격 요건 명시 – 규정에 따라 의사 자격 요건 확인 – 의사(전문의) 면허(자격)에 대한 정기적인 확인

↓

진료 권한 정의서	• 의사의 진료 권한 확인 – 전문 지식 – 필수 교육 및 훈련 이수 내용 – 역할과 책임 – 평가지표, 지표별 목표값, 평가 주기 등

↓

진료 권한 승인	• 의사의 진료 권한 승인 – 진료 권한 정의서에 부합하는 역량을 가졌을 경우, 정식 보고 체계에 따라 의료기관장의 승인 실시

↓

진료 권한 평가	• 의사의 진료 권한 평가
	– 진료 권한 정의서에 기입한 평가 주기에 따라 평가지표를 측정하여 목표값과 비교함
	– 개인, 과, 부서, 전체에 따라 평가함
	– 평가 결과는 정식 보고 체계에 따라 경영진에게 보고함

주목할 요소

의사 자격 요건 확인

• 인사 담당자는 채용 및 배치에 앞서, 의사별로 해당 직무에서 요구하는 자격 요건을 사전에 확인할 필요가 있다.

진료 권한 정의서

부서명	방사선종양학과		직무명	과장	성명		김OO
적정 경력	• 전문의 취득 후 5년 이상			적정 직급	2급 이상		
필요 자격	• 의사 • 전문의(신경과)			필요 역량	• 방사선 물리 • 방사선 생물 • 종양학 • 의사소통, 친절, 정확, 신속		
필수 교육 및 훈련	• 의학물리아카데미 수료 • 대한방사선종양학회 및 대한신경 종양학회 보수 교육 연간 8평점 이상			역할과 책임	• 방사선종양학과 총괄 관리 • 과 연간 계획 수립 • 과 계획에 따른 실행 • 소속 방사선사 및 간호사 관리		

업무					업무량		
대분류	중분류	소분류	세부 업무	업무 속성	발생 주기	연 발생 횟수	연 소요 시간
치료 계획	모의 치료	CT 영상	CT 처방		매일	810	810
		종양 정보	3차원 종양 정보 확인		매일	1215	3037
...	...	...	...	...	...	...	...

평가 지표(성과 업적 부문)				
지표명	산식	가중치	측정 시기	목표치
고객 만족도	자체 설문 조사	30%	연 2회(6월말, 12월말)	85%
과 매출 증대율	(당기 매출액 – 전기 매출액) ÷ 전기 매출액 X 100	20%	연 1회(12월말)	62억 원
QI 완성도	QI 활동의 완성도 자체 평가	10%	연 4회(3월말, 6월말, 9월말, 12월말)	100%
방사선 종사자 교육 이수율	교육 이수 직원 ÷ 교육 대상 직원 X 100	10%	연 2회(6월말, 12월말)	100%
장비 가동률	장비 운영 시간 ÷ 장비 운영 가능 시간 X 100	10%	연 2회(6월말, 12월말)	90%
...	...	...	...	...

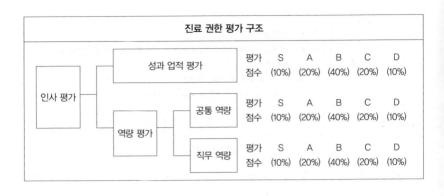

진료 권한 평가 구조

	성과 업적 평가		평가	S	A	B	C	D
인사 평가			점수	(10%)	(20%)	(40%)	(20%)	(10%)
	역량 평가	공통 역량	평가	S	A	B	C	D
			점수	(10%)	(20%)	(40%)	(20%)	(10%)
		직무 역량	평가	S	A	B	C	D
			점수	(10%)	(20%)	(40%)	(20%)	(10%)

[정리요약]

부서명	방사선 종양학과	직무명		과장	성명	김○○
적정 경력	• 전문의 취득 후 5년 이상			적정 직급	2급 이상	
필요 자격	• 의사 • 전문의(신경과)			필요 역량	• 방사선 물리 • 방사선 생물 • 종양학 • 의사소통, 친절, 정확, 신속	
필수 교육 및 훈련	• 의학물리아카데미 수료 • 대한방사선종양학회 및 대한신경종양학회 보수 교육 연간 8평점 이상			역할과 책임	• 방사선종양학과 총괄 관리 • 과 연간 계획 수립 • 과 계획에 따른 실행 • 소속 방사선사 및 간호사 관리	

업무					업무량		
대분류	중분류	소분류	세부 업무	업무 속성	발생 주기	연 발생 횟수	연 소요 시간
치료 계획	모의 치료	CT 영상	CT 처방		매일	810	810
		종양 정보	3차원 종양 정보 확인		매일	1215	3037

평가 지표(성과 업적 부문)				
지표명	산식	가중치	측정 시기	목표치
고객 만족도	자체 설문 조사	30%	연 2회(6월말, 12월말)	85%
과 매출 증대율	(당기 매출액 - 전기 매출액) ÷ 전기 매출액 X 100	20%	연 1회(12월말)	62억 원
QI 완성도	QI 활동의 완성도 자체 평가	10%	연 4회(3월말, 6월말, 9월말, 12월말)	100%
방사선 종사자 교육 이수율	교육 이수 직원 ÷ 교육 대상 직원 X 100	10%	연 2회(6월말, 12월말)	100%
장비 가동률	장비 운영 시간 ÷ 장비 운영 가능 시간 X 100	10%	연 2회(6월말, 12월말)	90%
...	...	...	...	...

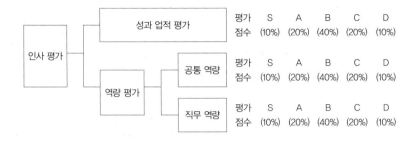

인사 평가	성과 업적 평가		평가	S	A	B	C	D
			점수	(10%)	(20%)	(40%)	(20%)	(10%)
	역량 평가	공통 역량	평가	S	A	B	C	D
			점수	(10%)	(20%)	(40%)	(20%)	(10%)
		직무 역량	평가	S	A	B	C	D
			점수	(10%)	(20%)	(40%)	(20%)	(10%)

9.1.3 인적 자원 관리(직무 관리)

조사 개요

- 조사 기준: 전문의를 제외한 직원에 대해, 업무 수행에 필요한 자격 요건과 직무를 확인하고 평가한다.
- 조사 목적: 의료기관은 의사를 제외한 모든 부서 및 직원에 대해 필요한 지식과 교육, 자격 요건을 확인한다. 또한, 해당 직무에 관련된 내용과 책임에 대해 확인하는 체계를 갖추고, 직무 능력을 정기적으로 평가 및 관리한다.

조사 항목

	조사 항목	유형	조사 결과		
1	직원의 자격 요건과 직무를 확인하고 관리하는 규정이 있다.	S	□상	□중	□하
2	자격 요건과 직무에 따른 직무 기술서가 구비되어 있다.	S	□상	□중	□하
3	직무 기술서는 필수적인 내용을 포함하며, 의료기관 규정에 맞게 검토하고 재설계한다.	P	□상	□중	□하
4	직무 능력은 직무 기술서에 의거하여 정기적으로 평가한다.	P	□상	□중	□하
5	직무 능력 평가 결과를 인력 관리에 활용한다.	P	□상	□중	□하

조사 개념

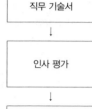

직무 기술서	• 적정 인력 확보에서 인력 요구도 파악 시 함께 작성 – 규정에 따라 직무 분석과 직무 기술서 작성
↓	
인사 평가	• 역량 평가 – 인사 평가는 성과 업적 평가+역량 평가로 구성함 – 역량 평가에서는 직무 기술서에 기재한 필요 역량을 평가
↓	
인사 고과	• 인사 평가의 반영 – 인사 평가는 보상, 승진, 배치에 활용되어 평가 향상 동인으로 활용

주목할 요소

자격 요건 확인	직무 기술서
• 인사 담당자는 채용 및 배치에 앞서 해당 직무별로 요구되는 자격 요건을 사전에 확인할 필요가 있다.	[9.1.3 인적 자원 관리 적정 인력 확보 직무 분석과 업무량 조사 부문 참고]

직무 능력 평가 구조

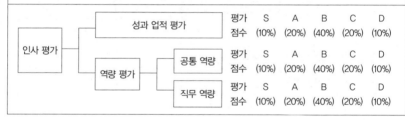

	평가	S	A	B	C	D
성과 업적 평가	점수	(10%)	(20%)	(40%)	(20%)	(10%)
공통 역량	평가	S	A	B	C	D
	점수	(10%)	(20%)	(40%)	(20%)	(10%)
직무 역량	평가	S	A	B	C	D
	점수	(10%)	(20%)	(40%)	(20%)	(10%)

[정리요약]

직무 기술서	• 적정 인력 확보에서 인력 요구도 파악 시 함께 작성 – 규정에 따라 직무 분석과 직무 기술서 작성
인사 평가	• 역량 평가 – 인사 평가는 성과 업적 평가+역량 평가로 구성함 – 역량 평가에서는 직무 기술서에 기재한 필요 역량을 평가
인사 고과	• 인사 평가의 반영 – 인사 평가는 보상, 승진, 배치에 활용되어 평가 향상 동인으로 활용

9.1.4 인적 자원 관리(인사 정보 관리)

조사 개요

- 조사 기준: 직원의 인사 정보를 관리한다.
- 조사 목적: 의료기관은 자격을 갖춘 의료인력을 보유함으로써, 환자의 진료 및 치료 결과에 기여할 수 있도록 효율적인 인사 정보 관리 체계를 운영한다.

조사 항목

	조사 항목	구분	조사 결과		
1	인사 정보 체계를 구축한다.	S	□상	□중	□하
2	의사의 인사 정보를 관리한다.	P	□상	□중	□하
3	간호사의 인사 정보를 관리한다.	P	□상	□중	□하
4	기타 인력의 인사 정보를 관리한다.	P	□상	□중	□하

조사 개념

인사 규정 ↓	• 관리에 필요한 인사 정보를 인사 규정에 명시 – 인적사항, 근무 경력, 임용사항, 발령사항, 교육사항, 자격사항, 상벌사항, 인사 평가 등

인사 기록 카드	• 인사 기록 카드 　- 전산 및 수기를 통해 인사 정보를 관리 　- 매 12월 갱신, 취급자 설정, 보안 관리 철저 　- 인적사항, 근무 경력, 임용사항, 발령사항, 교육사항, 자격사항, 상벌사 　　항, 인사 평가, 직무 기술서 등 관리
↓	
자격 정보 관리	• 「의료법」에 근거한 자격 관리 철저 　- 의료인, 의료 기사 등, 영양사는 면허 및 자격 관리에 만전을 기함

주목할 요소

인사 정보 체계의 필요성	자격 정보 관리의 필요성
• 인사 관리의 공정성과 효율성을 위해 필요한 인사 정보를 인사 규정으로 정하고, 이를 체계적으로 관리해야 한다. • 인사 정보에는 인적사항, 근무 경력, 임용사항, 발령사항, 교육사항, 자격사항, 상벌사항, 인사 평가 등에 관한 내용을 포함할 수 있다. • 인사 정보 관리는 모든 임직원에게 예외 없이 적용되어야 하며, 의료기관의 장이 관장하고 인사 관리 주무 부서에서 행한다. 취급자 외에는 접근을 금하여 외부 유출을 막아야 한다. • 인사와 관련된 정보는 인사 기록 카드에 등록한다. 직원의 인사 정보에 변동이 있을 시에도 진위 여부를 확인한 후 인사 기록 카드에 등록하며, 매년 12월에 갱신하여 최신화를 유지한다.	• 의료기관은 인사 정보 관리 체계를 통해 직원들의 면허, 교육, 훈련, 경험 등의 자격 정보를 관리해야 한다. • 자격 정보 관리를 위해 입사 시 필요한 의료인 및 의료 기사 등의 자격, 면허 확인은 보건복지부 홈페이지를 이용할 수 있다. • 의료인력의 경우 입사 및 퇴사자 발생 시 반드시 건강보험 심사평가원에 등록해야 한다. 　- 해당자는 의료인(의사, 치과 의사, 한의사, 간호사, 조산사), 약사, 의료 기사(임상 병리사, 방사선사, 물리 치료사, 작업 치료사, 치과 기공사, 치위생사), 기타(의무 기록사, 안경사, 영양사, 간호 조무사) 등

[정리요약]

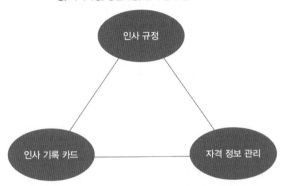

• 관리에 필요한 인사 정보를 인사 규정에 명시
 – 인적사항, 근무 경력, 임용사항, 발령사항, 교육사항, 자격사항, 상벌사항, 인사 평가 등

인사 규정

인사 기록 카드

자격 정보 관리

• 인사 기록 카드
 – 전산 및 수기를 통해 인사 정보 관리
 – 매 12월 갱신, 취급자 설정, 보안 관리 철저
 – 인적사항, 근무 경력, 임용사항, 발령사항, 교육사항, 자격사항, 상벌사항, 인사 평가, 직무 기술서 등 관리

• 「의료법」에 근거한 자격 관리 철저
 – 의료인, 의료 기사 등, 영양사는 면허 및 자격 관리에 만전을 기함

9.2 직원 교육

조사 개요

■ 조사 기준 직원에게 지속적인 교육 및 훈련을 제공한다.

■ 조사 목적: 의료기관은 직원의 직무 능력 발전과 자격 유지 및 업무의 전문성 계발을 위하여 직원의 교육 요구도를 파악하고, 체계적인 교육 시스템을 갖추어 운영한다.

조사 항목		

조사 항목	구분	조사 결과		
1	교육 체계를 구축한다.	S	□상	□중	□하
2	직원의 교육 요구도를 파악한다.	P	□상	□중	□하

3	교육 요구도에 의해 연간 계획을 수립한다.	P	☐상	☐중	☐하
4	신규 직원 교육을 제공한다.	P	☐상	☐중	☐하
5	직원의 직무 수행에 필요한 필수 교육을 제공한다.	P	☐상	☐중	☐하
6	직원의 직무 수행에 필요한 특성화 교육을 제공한다.	P	☐상	☐중	☐하

조사 개념

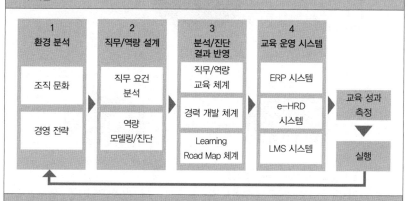

주목할 요소

직원 교육의 필요성	직원 교육 관리 체계
• 의료기관은 직원의 자질 향상 및 직무 역량 강화를 위하여 교육 및 훈련을 실시한다. • 공통 필수 교육, 부서별 직무 교육, 신입 직원 교육, 보수 교육, 기타 교육으로 구분하고 각 교육에 대한 방법, 대상, 절차를 규정으로 관리한다. 규칙 및 내규를 통한 합리적인 운영과 직원 교육에 목적이 있다.	• 계획: 인사 부서는 연간 실시할 교육 계획을 수립하고 이를 위한 예산을 확보해야 한다. • 교육 원칙: 교육은 전문 역량을 강화하기 위한 전문 교육, 각 직급별로 필요한 관리력에 도달하기 위한 리더십 교육으로 구분할 수 있다. 각 직무별로 필요한 수준은 직무 기술서를 바탕으로 명시하고, 해당 수준에 도달하는 직무 기술서를 바탕으로 한 교육 요구도를 파악하여 반영한다. 더불어, 대상 직원들을 상대로 교육 설문 조사를 통해 교육 프로그램에 대한 수요 조사를 실시하고 이를 반영해야 한다.

• 교육 훈련의 과정 및 결과를 인사 제도의 평가, 승진, 보상 등에 반영하여 교육 성과가 극대화될 수 있도록 환류 체계를 갖추어야 한다.	• 교육 평가: 교육은 필수와 선택으로 나누어 실시하되, 최소 교육 이수 시간을 설정한다. 교육 후에는 평가를 실시하고 해당 평가를 인사 평가에 일부 반영하는 것이 필요하다.
교육 요구도(역량 모델링)	**교육 요구도(교육 수요 조사)**
• 직무 기술서에 정의된 각 직무별 필요 역량과 현 근무자 역량의 차이를 분석하여 격차를 산출한다. • 격차를 줄이기 위해서는 공통 역량(리더십, 성향 등)과 전문 역량(직무 전문성, 기술 전문성 등)의 향상 방안 도출을 통한 역량 모델링이 필요하다.	• 교육 계획을 수립하기 전에 해당 직원을 대상으로 하여 공통 역량(리더십, 성향 등), 전문 역량(직무 전문성, 기술 전문성) 향상에 필요한 교육 프로그램을 조사한다. • 역량 모델링과 교육 수요 조사를 포괄하는 종합적인 교육 요구도를 산출하여 이를 교육 계획에 반영힐 필요가 있다.
신규 교육 체계(예시)	**직원 교육 체계(예시)**
• 필수 교육: 환자의 권리와 책임, 질 향상과 환자안전, 소방 안전, 감염 관리, 심폐 소생술 등 • 심폐 소생술(BLS) 교육 대상: 의료직, 의료 기사직, 약무직, 환자 이송직 등 환자와 직접 접촉하는 부서의 근무자 등	• 필수 교육: 환자의 권리와 책임, 질 향상과 환자안전, 소방 안전, 감염 관리, 심폐 소생술 • 특성화 직무 교육: 진정 교육, 약물 교육, 지표 교육, 가정 간호, 감염 관리 간호, 노인 간호, 마취 간호, 보건 간호, 산업 간호, 응급 간호, 정신 간호, 종양 간호, 중환자 간호, 호스피스 간호, 아동 간호, 임상 간호 등 • 교육 주기: 최소 연 1회 이상(단, 심폐 소생술은 2년에 1회 이상)

[표 9-1] 직원 공통 교육 계획표

연번	교육 주제	주관 부서	책임자	담당자	실시 일자	교육 대상자
1	감염 관리					
2	질 향상과 환자안전					
3	심폐 소생술					
4	소방 안전 관리					
5	서비스 향상과 친절					
6	환자의 권리와 책임					
7	…	…	…	…	…	…

[표 9-2] 과목별 의무 이수 시간(예시)

연번	교육 주제		교육 대상	교육 시간	이수 시간	비고
1	공통 교육 (의료)	감염 관리	전 직원	1h/연	연도 내	
		질 향상과 환자안전		1h/연	연도 내	
		심폐 소생술		1h/연	연도 내	
2	공통 교육 (서비스)	소방 안전 관리		1h/연	연도 내	
		서비스 향상과 친절		1h/연	연도 내	
		환자의 권리와 책임		1h/연	연도 내	
3	직무 교육	보수 교육	면허별 해당자	의무 시간	연도 내	
		약물 교육	면허별 해당자	4/연	연도 내	
4	신입 직원 교육	정기 교육	신입 사원	8h/연	입사 후	
		기본 업무 교육		8h/연	입사 후	
	…		…	…	…	…

[정리요약]

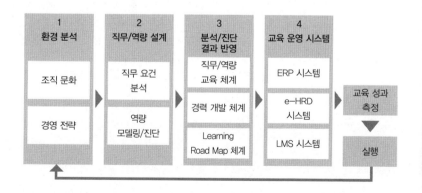

9.3 의료인력 적정성

조사 개요

- 조사 기준: 법적 의료인력 기준을 준수한다.
- 조사 목적: 의료기관은 직원의 수 또는 구성에 대해 법적 인력 기준을 준수함으로써 환자에게 양질의 의료 서비스를 제공한다.

조사 항목

	조사 항목	구분	조사 결과		
1	의사인력 법적 기준을 준수한다.	S	□상	□중	□하
2	응급실 전담 의사 법적 기준을 준수한다.	S	□상	□중	□하
3	간호인력 법적 기준을 준수한다.	S	□상	□중	□하
4	응급실 간호인력 법적 기준을 준수한다.	S	□상	□중	□하
5	중환자실 간호인력 법적 기준을 준수한다.	S	□상	□중	□하
6	기타 의료인력에 대한 법적 기준을 준수한다.	S	□상	□중	□하

조사 개념

의료기관의 형태	• 의료기관의 형태 구분 – 병상 수. 지정 형태에 따라 의료기관 형태 확인

↓

의료인 법적 기준	• 의료인 법적 기준 충족 – 「의료법 시행규칙」 제38조에 근거한 의료기관 형태별 법적 기준 확보

↓

응급 의료 시설 의료인 법적 기준	• 응급 의료 시설 형태에 따른 의료인 법적 기준 충족 – 「응급의료에 관한 법류 시행규칙」 제13조. 제16조. 제17조에 근거한 의료기관 형태별 법적 기준 확보

↓

의료인 외 법적 기준	• 의료인 외 법적 기준 충족 – 「의료법 시행규칙」 제38조에 근거한 의료기관 형태별 법적 기준 확보

주목할 요소	
의료인 법적 기준	응급 의료 시설 의료인 법적 기준
[표 9-3] 참고	[표 9-4] 참고
중환자실 간호인력 법적 기준	의료인 외 법적 기준
• 전담 간호사를 두되, 간호사 1명당 연평균 1일 입원 환자 수는 1.2명(신생아 중환자실의 경우는 1.5명)을 초과하면 안 된다.	[표 9-5~9] 참고

[표 9-3] 의료인의 법적 기준

구분	종합 병원	병원	치과 병원	한방 병원	요양 병원	의원	치과의원	한의원
의사	연평균 1일 입원 환자를 20명으로 나눈 수(이 경우 소수점은 올림). 외래 환자 3명은 입원 환자 1명으로 환산함.	종합 병원과 같음.	추가하는 진료 과목당 1명(법 제43조 제2항에 따라 의과 진료 과목을 설치하는 경우).	추가하는 진료 과목당 1명(법 제43조 제2항에 따라 의과 진료 과목을 설치하는 경우).	연평균 1일 입원 환자 40명마다 1명을 기준으로 함(한의사를 포함하여 환산함). 외래 환자 3명은 입원 환자 1명으로 환산함.	종합 병원과 같음.		
치과 의사	의사의 경우와 같음.	추가하는 진료 과목당 1명(법 제43조 제3항에 따라 치과 진료 과목을 설치하는 경우).	종합 병원과 같음.	추가하는 진료 과목당 1명(법 제43조 제3항에 따라 치과 진료 과목을 설치하는 경우).	추가하는 진료 과목당 1명(법 제43조 제3항에 따라 치과 진료 과목을 설치하는 경우).		종합 병원과 같음.	
한의사	추가하는 진료 과목당 1명(법 제43조 제1항에 따라 한의과 진료 과목을 설치하는 경우).	추가하는 진료 과목당 1명(법 제43조 제1항에 따라 한의과 진료 과목을 설치하는 경우).	추가하는 진료 과목당 1명(법 제43조 제1항에 따라 한의과 진료 과목을 설치하는 경우).	연평균 1일 입원 환자를 20명으로 나눈 수(이 경우 소수점은 올림). 외래 환자 3명은 입원 환자 1명으로 환산함.	연평균 1일 입원 환자 40명마다 1명을 기준으로 함(의사를 포함하여 환산함). 외래 환자 3명은 입원 환자 1명으로 환산함.			한방 병원과 같음.

| 조산사 | 산부인과에 배정된 간호사 정원의 3분의 1 이상. | 종합 병원과 같음(산부인과가 있는 경우에만 둠). | | 종합 병원과 같음(법 제43조 제2항에 따라 산부인과를 설치하는 경우). | | 병원과 같음. | | |
| 간호사 (치과 의료 기관의 경우에는 치과위생사 또는 간호사) | 연평균 1일 입원 환자를 2.5명으로 나눈 수(이 경우 소수점은 올림). 외래 환자 12명은 입원 환자 1명으로 환산함. | 종합 병원과 같음. | 종합 병원과 같음. | 연평균 1일 입원 환자를 5명으로 나눈 수(이 경우 소수점은 올림). 외래 환자 12명은 입원 환자 1명으로 환산함. | 연평균 1일 입원 환자 6명마다 1명을 기준으로 함(다만, 간호 조무사는 간호사 정원의 3분의 2 범위 내에서 둘 수 있음). 외래 환자 12명은 입원 환자 1명으로 환산함. | 종합 병원과 같음. | 종합 병원과 같음. | 한방 병원과 같음. |

*「의료법 시행규칙」 제38조와 관련

[표 9-4] 응급 의료 시설 의료인 법적 기준

구분	의사	간호사	응급 구조사	기타 인력[3]
권역 응급 의료 센터[1]	• 전년도 연간 내원 환자 수 30,000명 이상: 응급의학 전문의 4인 이상을 포함한 응급실 전담 전문의 6인 이상	15인 이상	구급차 1대 당 2인 이상	청원 경찰, 운전 기사(구급차 1대 당 2인 이상)
	• 전년도 연간 내원 환자 수 20,000~29,999명: 응급의학 전문의 3인 이상을 포함한 응급실 전담 전문의 5인 이상	15인 이상	구급차 1대 당 2인 이상	청원 경찰, 운전 기사(구급차 1대 당 2인 이상)
	• 전년도 연간 내원 환자 수 10,000~19,999명: 응급의학 전문의 2인 이상을 포함한 응급실 전담 전문의 4인 이상	15인 이상	구급차 1대 당 2인 이상	청원 경찰, 운전 기사(구급차 1대 당 2인 이상)
전문 응급 의료 센터[1, 2]	• 응급의학 전문의 3인 이상 • 일반외과 전문의 중 외상외과 전담의 3인 이상	15인 이상	구급차 1대 당 2인 이상	청원 경찰, 운전 기사(구급차 1대 당 2인 이상)
지역 응급 의료 센터	• 응급실 전담 전문의 2인 이상을 포함한 전담 의사 4인 이상	10인 이상	해당 없음	해당 없음
응급 의료 시설	• 1명(24시간 근무)	1명(24시간 근무)		

1) 권역 응급 의료 센터에는 24시간 전문의 1인 이상이 근무해야 함
2) 외상외과 전담의는 일반외과 상임 레지던트가 근무 시간 외의 시간에 외상 응급 환자 치료 요청을 하는 경우 20분 이내에 도착이 가능해야 함
3) 병원 실정에 맞게 조정할 수 있음

[표 9-5] 의료인 외 법적 기준

□ 약사

구분		정원
상급 종합 병원		• 연평균 1일 입원 환자를 30명으로 나눈 수와 외래 환자 원내 조제 처방전을 75매로 나눈 수를 합한 수 이상의 약사
종합 병원	500병상 이상	• 연평균 1일 입원 환자를 50명으로 나눈 수와 외래 환자 원내 조제 처방전을 75매로 나눈 수를 합한 수 이상의 약사
	300~500병상	• 연평균 1일 입원 환자를 80명으로 나눈 수와 외래 환자 원내 조제 처방전을 75매로 나눈 수를 합한 수 이상의 약사
	300병상 미만	• 1인 이상의 약사
병원		• 1인 이상의 약사, 다만, 100병상 이하의 경우에는 주당 16시간 이상의 시간제 근무 약사를 둘 수 있다.
치과 병원 (30병상 이상에 한정)		• 1인 이상의 약사, 다만, 100병상 이하의 경우에는 주당 16시간 이상의 시간제 근무 약사를 둘 수 있다.
한방 병원		• 1인 이상의 약사, 다만, 100병상 이하의 경우에는 주당 16시간 이상의 시간제 근무 한약사를 둘 수 있다.
요양 병원		• 1인 이상의 약사 또는 한약사, 다만, 200병상 이하의 경우에는 주당 16시간 이상의 시간제 근무 약사 또는 한약사를 둘 수 있다.

□ 의료 기사 등

직종	정원
의료 기사	• 의료기관에는 보건복지부장관이 정한 바에 따라 각 진료 과목별로 필요한 수의 의료 기사를 둔다.
의무 기록사(醫務記錄士)	• 종합 병원에는 보건복지부장관이 정한 바에 따라 필요한 수의 의무 기록사를 둔다.
영양사	• 입원 시설을 갖춘 종합 병원·병원·치과 병원·한방 병원 또는 요양 병원에는 1명 이상의 영양사를 둔다.

사회복지사	• 「사회복지사업법」에 따른 사회복지사 자격을 갖춘 자 중 환자의 갱생·재활과 사회 복귀를 위한 상담 및 지도 업무를 담당하는 요원을 1명 이상 둔다.

[표 9-6] 당직 의료인 법적 기준

	입원 환자 200명 이내	입원 환자 200명 초과
의사, 치과 의사, 한의사	1명	200명 초과할 때마다 1명 추가
간호사	2명	200명 초과할 때마다 2명 추가

*정신 병원, 재활 병원, 결핵 병원 등은 입원 환자를 진료하는 데에 지장이 없도록 해당 병원의 자체 기준에 따라 배치할 수 있다.
*인증 조사 기준: 법을 준수한 경우(상주 의사만 해당)에는 '상', 병상 수에 관계없이 상주 의사 1인 이상(간호사는 무관)이나 간호사 1인 이상이 근무하면서 응급 호출 의사가 있는 경우는 '중', 그 외의 모든 경우는 '하'를 적용한다.

[표 9-7] 일반 병동 간호 관리료 차등제(보건복지부 고시 제2008-9호)

□ 소재지 구분의 7등급 (종합) 병원 입원료 차등화(고시 제2008-9호)

구분	지역 형태	산정 코드
기본 입원료 100%	의료 취약 지역(「소득세법시행규칙」 제7조 4호)	AB300
기본 입원료의 -2%	광역시의 군 지역	AB317
	도의 시, 구 지역	
	도의 의료 취약 지역을 제외한 군 지역	
기본 입원료의 -5%	서울특별시, 광역시의 구	AB307

□ 병·의원급 간호 등급 산정표

등급	간호사 : 병상 수	차등률		입원료	
		병원	의원	병원	의원
1등급	2.5 미만	직전의 10%	50%	AB301	AB401
2등급	2.5 이상~3.0 미만		40%	AB302	AB402
3등급	3.0 이상~3.5 미만		30%	AB303	AB403
4등급	3.5 이상~4.0 미만	20%	AB304	AB404	

등급	간호사 : 병상 수	차등률		입원료	
5등급	4.0 이상~4.5 미만	직전의 15%	10%	AB305	AB405
6등급	4.5 이상~6.0 미만	기본 수가	기본	AB300	AB400
소재지별 7등급	6.0 이상		-5%	AB307	–
			-2%	AB317	
	의료 취약 지역	기본 수가	기본	AB300	

□ 상급 종합·종합 병원 간호 등급 산정표

등급	간호사 : 병상 수		차등률		입원료	
	상급 종합	종합 병원	상급 종합	종합 병원	상급 종합	종합 병원
1등급	2.0 미만	2.5 미만	50%	직전 등급의 10%	AB101	AB201
2등급	2.0 이상~2.5 미만	2.5 이상~3.0 미만	40%		AB102	AB202
3등급	2.5 이상~3.0 미만	3.0 이상~3.5 미만	30%	직전의 15%	AB103	AB203
4등급	3.0 이상~3.5 미만	3.5 이상~4.0 미만	20%	직전 등급의 10%	AB104	AB204
5등급	3.5 이상~4.0 미만	4.0 이상~4.5 미만	10%		AB105	AB205
6등급	4.0 이상	4.5 이상~6.0 미만	기본	기본	AB100	AB200
소재지별 7등급	6.0 이상			-5%		AB207
				-2%		AB217
	의료 취약 지역			기본		AB200

[표 9-8] 요양 병원 입원료 차등제(보건복지부 고시 제2009-216호)

□ 간호인력 차등 등급

등급	평균 환자 수 : 간호인력 수	가산율	18:1 초과
1등급	4.5 미만	60%	
2등급	4.5 이상~5 미만	50%	
3등급	5 이상~5.5 미만	35%	-15%
4등급	5.5 이상~6 미만	20%	
5등급	6 이상~6.5 미만	기본	
6등급	6.5 이상~7.5 미만	-20%	-30%
7등급	7.5 이상~9 미만	-35%	-45%
8등급	9 이상	-50%	

*환자 수 대 간호사 수가 18 : 1 초과 시 코드(의사2, 간호5등급 기준)
 - AB500 → AB600, A2100 → A2500
 - A2200 → A2600, A2300 → A2700
*1~5등급 중 간호인력의 간호사가 2/3(0.66) 이상일 경우, 1일당 2,000원 별도 산정(코드: AB001, 15001),
 6등급 중 의료 취약 지역 소재의 기관은 5% 감산(AB605) 및 18 : 1 감산 미적용

□ 의사인력 차등 등급

등급	평균 환자 수 : 의사 수		가산율
1등급	35 이하	전문의 50% 이상	20%
1등급		전문의 50% 미만	10%
2등급	35 초과~40 이하		기본
3등급	40 초과~50 이하		-15%
4등급	50 초과~60 이하		-30%
5등급	60 초과		-50%

*1등급 코드 전문의 50% 이상: AB590, A2190   전문의 50% 미만: AB510, A2110
*대상 전문의: 내과, 일반외과, 재활의학과, 정신과, 가정의학과, 신경과, 정형외과, 신경외과 등

[표 9-9] 정신과 입원 수가 차등제(보건복지부 고시 제2008-84호)

□ 인력 확보 수준에 따른 기관 등급 산정표

기관 등급	기관 등급별 점수	인력별 배점	기여 가중치		
			0.5	0.35	0.15
			의사 1인당 입원 환자	간호인력 1인당 입원 환자	전문 요원 1인당 입원 환자
G1	5점	5점	21명 미만	6명 미만	51명 미만
G2	3점 이상~ 5점 미만	4점	21명이상~ 41명 미만	6명 이상~ 10명 미만	51명이상~ 76명 미만
G2	3점 이상~ 5점 미만	3점	41명이상~ 61명 미만	10명 이상~ 14명 미만	76명이상~ 101명 미만
G3	2점 이상~ 3점 미만	2점	61명이상~ 81명 미만	14명 이상~ 18명 미만	101명이상~ 126명 미만
G4	1점 이상~ 2점 미만	1점	81명이상~ 101명 미만	18명 이상~ 22명 미만	126명이상~ 151명 미만
G5	1점 미만	0점	101명 이상	22명 이상	151명 이상

□ 정신과 입원 수가 등 세부 현황

구분		G1	G2	G3	G4	G5
입원 기간 · 수가	1~180일 (100%)	51,000 (AR311)	47,000 (AR312)	37,000 (AR313)	33,000 (AR314)	30,800 (AR315)
입원 기간 · 수가	181~360일 (95%)	48,450 (AR321)	44,650 (AR322)	35,150 (AR323)	31,350 (AR324)	29,260 (AR325)
입원 기간 · 수가	361일 이상 (90%)	45,900 (AR331)	42,300 (AR332)	33,300 (AR333)	29,700 (AR334)	27,720 (AR335)
낮 병동 수가 (1식 포함)		36,000 (AR201)	33,000 (AR202)	26,000 (AR203)	23,000 (AR204)	22,000 (AR205)
외박 수가		9,100 (AR401)	8,400 (AR402)	6,600 (AR403)	5,900 (AR404)	5,500 (AR405)

*입원 기간 30일 이내에 재입원 시 종전 입원 기간 및 외박 일수를 합산하여 산정
*정신과 입원 진료 후의 퇴원 투약 비용은 투약 1일당 정액 수가(2,770원) × 투약 일수(퇴원일 제외)로 산정
*낮 병동 수가는 정신과 전문 의료 급여 기관에서 정신 질환자를 1일 6시간 이상 진료한 후 당일 귀가 시 산정
*외박 수가는 정신 질환으로 입원 중인 환자가 담당의 인정 외박 시에 산정하되, 1회당 6일 이내에 실시

[정리요약]

구분	종합 병원	병원	치과 병원	한방 병원	요양 병원	의원	치과의원	한의원
의사	연평균 1일 입원 환자를 20명으로 나눈 수(이 경우 소수점은 올림). 외래 환자 3명은 입원 환자 1명으로 환산함.	종합 병원과 같음.	추가하는 진료 과목당 1명(법 제43조 제2항에 따라 의과 진료 과목을 설치하는 경우).	추가하는 진료 과목당 1명(법 제43조 제2항에 따라 의과 진료과목을 설치하는 경우).	연평균 1일 입원 환자 40명마다 1명을 기준으로 함(한의사를 포함하여 환산함). 외래 환자 3명은 입원 환자 1명으로 환산함.	종합 병원과 같음.		
치과 의사	의사의 경우와 같음.	추가하는 진료 과목당 1명(법 제43조 제3항에 따라 치과 진료 과목을 설치하는 경우).	종합 병원과 같음.	추가하는 진료 과목당 1명(법 제43조 제3항에 따라 치과 진료 과목을 설치하는 경우).	추가하는 진료 과목당 1명(법 제43조 제3항에 따라 치과 진료 과목을 설치하는 경우).		종합 병원과 같음.	
한의사	추가하는 진료 과목당 1명(법 제43조 제1항에 따라 한의과 진료 과목을 설치하는 경우).	추가하는 진료 과목당 1명(법 제43조 제1항에 따라 한의과 진료 과목을 설치하는 경우).	추가하는 진료 과목당 1명(법 제43조 제1항에 따라 한의과 진료 과목을 설치하는 경우).	연평균 1일 입원 환자를 20명으로 나눈 수(이 경우 소수점은 올림). 외래 환자 3명은 입원 환자 1명으로 환산함.	연평균 1일 입원 환자 40명마다 1명을 기준으로 함(의사를 포함하여 환산함). 외래 환자 3명은 입원 환자 1명으로 환산함.			한방 병원과 같음.
조산사	산부인과에 배정된 간호사 정원의 3분의 1 이상.	종합 병원과 같음(산부인과가 있는 경우에만 둠).			종합 병원과 같음(법 제43조 제2항에 따라 산부인과를 설치하는 경우).	병원과 같음.		
간호사 (치과 의료기관의 경우에는 치과위생사 또는 간호사)	연평균 1일 입원 환자를 2.5명으로 나눈 수(이 경우 소수점은 올림). 외래 환자 12명은 입원 환자 1명으로 환산함.	종합 병원과 같음.	종합 병원과 같음.	연평균 1일 입원 환자를 5명으로 나눈 수(이 경우 소수점은 올림). 외래 환자 12명은 입원 환자 1명으로 환산함.	연평균 1일 입원 환자 6명마다 1명을 기준으로 함(다만, 간호 조무사는 간호사 정원의 3분의 2 범위 내에서 둘 수 있음). 외래 환자 12명은 입원 환자 1명으로 환산함.	종합 병원과 같음.	종합 병원과 같음.	한방 병원과 같음.

*「의료법 시행규칙」 제38조와 관련

10. 감염 관리

범주	조사 기준
감염 관리 체계	10.1.1 감염 관리 프로그램을 설계하고, 수행한다.
	10.1.2 감염 발생 감시 프로그램을 운영한다.
	10.1.3 의료 기구와 관련된 환자의 감염 관리 활동을 수행한다.
	10.1.4 의료 기구의 세척, 소독, 멸균 과정과 세탁물을 적절히 관리한다.
부서 감염 관리	10.2.1 부서별로 적절한 감염 관리 활동을 한다.
	10.2.2 수술장 감염 관리 활동을 수행한다.
	10.2.3 시술장 감염 관리 활동을 수행한다.
	10.2.4 조리장에서 발생할 수 있는 감염을 관리한다.

10.1.1 감염 관리 체계(감염 관리 체계)

조사 개요

- 조사 기준: 감염 관리 프로그램을 설계하고 수행한다.

■ 조사 목적: 의료기관의 감염 발생 위험을 감소시키기 위해 감염 예방 및 관리 프로그램을 운영한다.

조사 항목

	조사 항목	구분	조사 결과		
1	감염 관리 규정이 있다.	S	□상	□중	□하
2	감염관리위원회를 운영한다.	P	□상	□중	□하
3	적격한 자가 감염 관리를 수행한다.	P	□상	□중	□하
4	계획에 따라 감염 관리를 수행한다.	P	□상	□중	□하
5	감염 관리 성과를 지속적으로 관리한다.	O	□상	□중	□하
6	감염 관리 성과를 경영진에게 보고한다.	P	□상	□중	□하
7	감염 관리 성과를 관련 직원과 공유한다.	P	□상	□중	□하

조사 개념

감염 관리 규정 제정	• 의료기관 자체 규정 수립 • 관련 위원회, 담당자 지정

↓

감염 관리 계획 수립	• 연간 관리 프로그램, 연간 개선 프로그램 수립 • 핵심성과지표 수립

↓

감염관리위원회 활동	• 연간 계획에 근거한 감염관리위원회 및 감염 관리실 활동 실시

↓

감염 관리 프로그램 교육	• 감염 관련 직원 건강 관리, 직원 감염 관리 교육 • 의료기관의 전반적인 환경 관리 등

↓

감염 관리 실적 분석·평가	• 연간 관리 프로그램 및 핵심성과지표 실적 확인 • 미비점 및 개선사항 발굴, 차기 연도 계획에 반영 • 경영진에게 보고하며 관련 직원과 공유

감염 관리의 개요	감염 관리 조직
•효과적인 감염 관리를 위해서는 우선적으로 감염 관리 조직 체계가 있어야 한다. •대표적인 조직 체계로는 정책 방향을 제시하는 감염관리위원회, 실무 부서로는 감염 관리실을 들 수 있다. •감염 관리실의 병원 감염 관리 업무의 실제적 수행을 위하여 전담 감염 관리사와 감염 관리 담당 의사를 둔다. •감염 관리 조직을 통해 병원 감염의 실상을 파악한 후 우선순위를 결정하고, 병원 감염 관리 사업이나 교육을 진행하는 등 병원 감염 발생 감시 체제를 구축해야 한다. •감염 관리는 다음의 주요 내용을 포함해야 한다. 　- 병원 감염 관리 규정 　- 감염 관리 연간 계획 수립 　- 감염 관리 조직의 활동 　- 직원 감염 관리 교육 　- 직원 건강 관리 　- 의료기관 환경 관리 　- 감염 관리 실적 분석 및 평가 　- 감염병 환자 관리 등 •감염 관리는 세계보건기구(WHO), 미국질병관리본부(CDC) 등 공인된 감염관리학회 및 질병관리본부에서 제시하는 지침과 과학적 지식에 따라 관리해야 할 필요가 있다.	•감염관리위원회 　- 간호부, 수술실, 중환자실, 병실, 진단검사의학과, 약제과, 영양실, 병원 행정직 등 감염이 일어날 수 있는 모든 부서의 임상 의사와 환자 접점 근무 직원으로 구성한다. 　- 환자와 직원들의 감염을 감시하며, 감염의 원천과 전파 과정을 규명하여 적절한 우선순위를 통한 대책 수립이 필요하다. 　- 감염 관리 실무자에 대한 활동을 지원하고, 실무자나 부서에서의 제안을 심의·결제하며, 논의된 사항을 각 부서에 전달한다. •감염 관리 실무자 　- 대형 종합 병원은 병원역학 담당자(Infection Control Office)를 두며, 250병상당 1명의 감염 관리 간호사를 두는 것이 권고된다. 　- 감염 관리 실무자는 국내외 관련 학회의 연수 과정을 거쳤거나 유관 분야에 대한 경력자가 담당하며, 적정 직무 역량을 가지고 있어야 한다. 　- 감염 관리 수행에 따른 내외부 이해관계자들의 목표를 확인하여 계획을 수립한다. 　- 의료기관에 맞는 감염 관리 세부 활동을 수행한다. 　- 환자와 직원의 건강 상태 및 질환의 상태를 지속적으로 추적 분석하여 감염에 관한 자료를 축적한다.

감염 관리의 주요 내용	연간 개선 프로그램(예시)
	– 감염 관리 지침서를 개발하고 이를 직원 대상으로 교육한다.

• 환자와 직원 감염의 감시와 보고 체계
• 신규 직원 및 기존 직원 대상의 감염 관리 교육
• 병실 내 환자 격리에 관한 방침과 방법
• 특수 부서(ICU, NICU, Dialysis Unit 등)에서의 감염 관리 방침과 방법
• 각 부서별 감염 관리 방침과 방법
• 감염 가능성이 높은 수기에 대한 감염 방지 지침
• 의료기관 내 시설에 관한 환경 관리 사항
• 상시 성과 관리 체계를 구축하며 이를 통해 산출되는 결과를 관련 직원 및 경영진과 공유하여 피드백 체계를 만드는 것이 중요하다.
	• 연간 1건 이상의 개선 프로그램을 선정하여 중점 관리한다.
	  – 감염 위험성 저감을 위한 개선 활동
	  – 환경 관리를 위한 개선 활동
	  – 의료 폐기물의 적절한 관리를 위한 개선 활동
	  – 감염병 확산 방지를 위한 개선 활동
	  – 급식 감염 저감을 위한 개선 활동
	  – 장비 세척과 소독, 세탁물과 린넨의 적절한 관리를 위한 개선 활동
	  – 공사로 인한 감염 위험성을 저감시키기 위한 개선 활동
	  – 직원 감염 예방을 위한 개선 활동
	• 관련 위원회 혹은 경영진 회의에 해당 내용을 보고하여 경영 계획에 반영을 시도한다.

[정리요약]

감염 관리 규정 제정	• 의료기관의 자체 규정 수립 • 관련 위원회, 담당자 지정
감염 관리 계획 수립	• 연간 관리 프로그램, 연간 개선 프로그램 수립 • 핵심성과지표 수립
감염관리위원회 활동	• 연간 계획에 근거한 감염관리위원회 및 감염 관리실 활동 실시

프로그램 및 교육	• 감염 관련 직원 건강 관리, 직원 감염 관리 교육
	• 의료기관의 전반적인 환경 관리 등
실적 분석, 평가	• 연간 관리 프로그램 및 핵심성과지표 실적 확인
	• 미비점 및 개선사항 발굴, 차기 연도 계획에 반영
	• 경영진에게 보고하며 관련 직원과 공유

10.1.2 감염 관리 체계(감염 발생 감시 프로그램)

조사 개요

■ 조사 기준: 감염 발생 감시 프로그램을 운영한다.
■ 조사 목적: 의료 관련 감염 발생 위험을 감소시키기 위하여 감염 문제를 모니터링하고, 감염성 질환의 발병을 주기적으로 조사하여 개선 활동을 수행한다.

조사 항목

	조사 항목	구분	조사 결과		
1	감염 발생 감시 프로그램이 있다.	S	□상	□중	□하
2	감염 발생 감시 대상에 대하여 감시 활동을 수행한다.	P	□상	□중	□하
3	수행한 감시 활동 결과를 관련 직원과 공유한다.	P	□상	□중	□하
4	감시 활동 결과에 따라 개선 활동을 수행한다.	P	□상	□중	□하
5	감염 발생 감시 활동 및 개선 활동 결과를 경영진에게 보고한다.	P	□상	□중	□하

조사 개념

감염 발생 감시 연간 계획 수립	감염 발생 감시 우선순위 선정	**감염 발생 감시 프로그램 구축**
감염 발생 감시 활동 실시	감염 발생 감시 자료 분석	▶ • 수행, 조사, 환류, 유지 활동을 중심으로 연간 계획 수립과 실시 과정을 수행한다. • 전국병원감염감시체계(KONIS), 미국 질병통제센터 전국병원감염감시체계(NHSN) 기준을 준수한다. • 월 단위로 관리하며 주관 부서(감염 관리팀) 책임하에 직접 관리를 수행한다.
감염 발생 감시 효과 평가	결과는 전 부서 공유 및 경영진에 보고	

주목할 요소

감염 발생 감시의 개요
• 감염 발생에 대한 감시 계획 활동의 수행 체계를 의미한다. • 해당 활동에는 계획, 수행, 조사, 환류 및 유지 활동 등이 포함된다. • 병원 감염의 발생과 분포, 발생 위험의 증감 요인이 되는 조건이나 상황을 체계적·지속적으로 관찰하는 것이 요구된다. • 병원 감염을 감시하며 감염 원인을 규명할 수 있는 체계를 마련해, 의료 관련 감염 발생 위험을 최소화하는 것이 목적이다.

우선순위 및 연간 계획 수립
• 우선순위 선정 　- 중환자실에서 발생할 가능성이 높은 감염을 반드시 포함한다. 　- 삽입 형태의 의료 기구를 통해 발생할 가능성이 높은 감염을 포함한다. 　- 수술 창상을 포함한다. 　- 요로 감염, 수술 부위 감염, 폐렴, 균혈증, 다제 내성균 등 해당 의료기관에서 　　발생하는 주요 감염 질환을 대상으로 선정한다. • 연간 계획 수립 　- 조사 대상 정의 　- 감염 발생률 지표 정의(주로, 조사 기간 중 신규 병원 감염 건수/조사 시간 중 전체 　　환자 수 × 100) 　- 감염 발생률 지표 결과 보고 　- 지표 결과에 따른 감염 관리 방법 등

감염 발생 감시 활동 및 자료 분석	감염 발생 감시 효과 평가 및 전 부서 공유
• 감시 활동 　- 감염 발생 조사 　- 자료의 데이터화 　- 결과 분석 　- 감염 관리 등 • 자료 분석 　- 감염발생률지표 통계적 검증 　- 조사 대상 특성별 통계적 검증 　- 감염 발생률 추이 비교 등	• 효과 평가 　- 감염 발생 감시 추후 조사 　- 감염 관리 방법에 대한 평가 　- 연 단위 감염발생률지표 시계열 　　분석 등 • 전 부서 공유 및 경영진 보고 　- 관련 및 유관 부서는 필히 공유 　- 의료기관의 인트라넷, 원내 게시 　　판, 소식지, 공문 등을 통하여 전 　　부서에 공유사항 전파

– 전국병원감염감시체계 지표와 비교 시 90퍼센타일(하위 10%에 해당) 범주에 해당한다면 감염률을 낮추기 위한 적극적 활동이 필요	– 관련 위원회 혹은 경영진 회의에 해당 내용을 보고하여 경영 계획에 반영 • 개선 활동 – 차년도 계획 수립에 감염 특성, 부서 특성을 반영 – 높은 질 향상 추진 부서에 대한 포상 실시 등

[정리요약]

감염 발생 감시 프로그램	• 해당 활동으로는 계획, 수행, 조사, 환류 및 유지 활동 등이 포함
감염 발생 감시 활동 실시	• 병원 감염의 발생과 분포, 발생 위험의 증감 요인이 되는 조건이나 상황을 체계적, 지속적으로 관찰하는 것이 요구됨 • 감시 활동 – 감염 발생 조사 – 자료의 데이터화 – 결과 분석 – 감염 관리 등
감염 발생 감시 자료 분석	• 자료 분석 – 감염발생률지표 통계적 검증 – 조사 대상 특성별 통계적 검증 – 감염 발생률 추이 비교 등 – 전국 병원 감염 감시 체계 지표와 비교 시 90퍼센타일(하위 10%에 해당) 범주에 해당한다면 감염률을 낮추기 위한 적극적인 활동 필요
감염 발생 감시 효과 평가	• 효과 평가 – 감염 발생 감시 추후 조사 – 감염 관리 방법에 대한 평가 – 연간 단위 감염발생률지표 시계열 분석 등
결과 전 부서 공유	• 전 부서 공유 및 경영진 보고 • 관련 및 유관 부서는 필히 공유 • 의료기관의 인트라넷, 원내 게시판, 소식지, 공문 등을 통하여 전 부서에 공유사항 전파 • 관련 위원회 혹은 경영진 회의에 해당 내용을 보고하여 경영 계획에 반영

10.1.3 감염 관리 체계(의료 기구 감염 관리)

조사 개요

- 조사 기준: 의료 기구와 관련된 환자의 감염 관리 활동을 수행한다.
- 조사 목적: 의료 기구와 관련된 감염 발생의 위험을 예방하기 위해 적절한 감염 관리 활동을 수행한다.

조사 항목

	조사 항목	구분	조사 결과		
1	의료 기구 관련 감염 관리 규정이 있다.	S	□유		□무
2	호흡기 치료 기구 관련 폐렴 관리를 수행한다.	P	□상	□중	□하
3	유치(인공) 도뇨관 관련 요로 감염 관리를 수행한다.	P	□상	□중	□하
4	혈관 내 카테터 관련 감염 관리를 수행한다.	P	□상	□중	□하
5	의료 기구 관련 감염 관리 성과를 지속적으로 관리한다.	O	□상	□중	□하
6	의료 기구 관련 감염 관리 성과를 경영진에게 보고한다.	P	□상	□중	□하
7	의료 기구 관련 감염 관리 성과를 관련 직원과 공유한다.	P	□상	□중	□하

조사 개념

의료 기구 관련 감염 관리 규정	의료 기구 관련 감염 성과 관리	**주요 의료 기구 감염 예방 및 관리 활동** • 손 위생 활동 및 일회용 폴리장갑 착용 • 멸균된 의료 기구 사용
호흡기 치료 기구 감염 관리	유치 도뇨관 감염 관리	• 오염과 비오염 지역을 구분하여 기구 관리 • 개별 기구는 환자마다 구분하여 사용 • 외과적 시술의 경우 무균술 시행
말초정맥관 감염 관리	중심정맥관 감염 관리	• 시술 실시 및 경과에 대한 철저한 기록 관리 • 임상 질 지표를 통한 성과 관리 및 경영진 보고, 관련 직원 공유 실시

주목할 요소

의료 기구 감염 관리 규정

- 공인된 감염관리학회 및 질병관리본부 등에서 제시하고 있는 지침이나 권고사항을 고려하여 의료기관에 알맞은 규정을 수립한다.

- 규정에는 다음 사항을 포함한다.
  - 호흡기 치료 기구 관련 폐렴 예방 및 관리
  - 유치(인공) 도뇨관 관련 감염 예방 및 관리
  - 혈관 내 카테터 관련 감염 예방 및 관리
  - 의료 기구 관련 감염 관리 임상 질 지표 관리
  - 경영진 보고 및 관련 직원과 공유
- 특히 각 부문별 감염 관리 임상 질 지표(성과지표)를 도출하여 관리하며, 연간 목표치를 수립하고 분기 혹은 반기별 관리를 실시한다. 임상 질 지표를 측정함과 동시에 경영진에게 보고하며 그 결과가 경영 계획에 충분히 반영되어야 한다. 또한 관련 직원들은 해당 내용을 공유하여 실무에서도 개선 활동을 추진해야 한다.

호흡기 치료 기구 감염 관리

- 기도 흡인 전과 후에는 반드시 손 위생 활동을 실시한다.
- 일회용 장갑을 사용하며 흡인 뒤 타 환자에게 실시할 경우에도 장갑을 교환하고 손 위생을 실시한다. 장갑은 의료 폐기물 박스에 버려야 한다.
- 멸균 카테터는 1회 사용을 원칙으로 하고 사용 후 폐기하며, 멸균 카테터는 구강용과 기관 절개 및 기관 내 삽관 튜브용으로 구분하여 관리한다.
  - 개방성 흡인: 멸균 1회용 장갑과 멸균 카테터 사용, 1회 사용 후 폐기
  - 폐쇄성 흡인: 청결한 1회용 장갑 사용, 6일마다 교환
  - 흡인병은 환자마다 소독된 것을 사용하며 1일 1회 이상 비울 필요가 있다.
  - 구강용과 기관 흡인 카테터는 구분하여 사용한다.
- 배변(Toileting) 및 튜브 세척(Irrigation) 시에는 멸균 생리식염수 혹은 멸균증류수를 사용하며 매회 새것을 사용한다. 1L 증류수 통에 석션 팁(Suction Tip)을 담가놓고 사용하는 것은 오히려 감염 예방 활동을 방해하는 행위이다. 증류수나 생리식염수는 개봉 후 24시간 이내로 사용을 제한한다.
- 산소 마스크, 비강 캐뉼라, 앰부 백·앰부 마스크(Ambu-bag, Ambu-mask) 등은 개인별로 사용하고, 산소 공급기와 인공 호흡기 가습용 증류수는 반드시 멸균증류수를 사용해야 한다.
- 가습기가 달린 호흡기 회로는 5일마다 혹은 오염이 됐다고 판단했을 시 교체한다. 교체품은 소독액에 담가 말린 후 멸균 소독하여 다시 사용한다.
- 호흡기 회로에 고인 농축물은 주기적으로 배출시켜 환자에게 들어가지 않도록 한다.

유치(인공) 도뇨관 감염 관리

- 유치 도뇨관은 환자에게 반드시 필요한 때에만 삽입해야 한다.
- 삽입 전과 후, 조작 전과 후에는 손 위생 활동을 실시한다.
- 삽입 과정에서는 멸균 도구를 이용한 무균술을 실시해야 한다.
- 소변 백은 항상 방광보다 아래에 위치하게 하고 바닥에 닿지 않도록 관리하여, 요로 카테터를 통한 상행성 감염을 예방해야 한다.
- 도뇨관에서부터 소변 백 끝까지 모두 폐쇄하여 외부와의 질환 및 감염에 대한 전파가 없어야 한다.
- 소변을 비울 때는 멸균이 유지되어야 하며 손 위생을 실시하고 장갑을 착용해야 한다.
- 소변을 비운 후에는 투입구를 알코올 솜으로 닦고, 배액관 포트에 끼운다.
- 소변색이 변한 경우, 카테터가 오염된 것으로 판단되는 경우에만 카테터를 교체한다. 주기적인 교체는 권고하지 않는다.
- 삽입 일시, 교체일, 간호 행위 등을 의무 기록으로 남기고, 삽입의 필요성이 소실되면 즉시 제거해야 한다.
- 소변 검체 채취 시에는 손 위생 후 멸균 장갑을 착용한다. 20cc 이하의 소량 검체가 필요한 경우는 도뇨관의 채취 포트를 소독한 후 멸균 주사기로 무균 채취한다.
- 다량의 검체가 필요한 경우는 소변 백의 소변을 무균 상태에서 지정된 용기에 옮겨 담아 사용하며 밀폐 시스템을 개방해서는 안 된다.
- 회음부는 1일 1회 이상 물, 비누, 생리식염수를 이용하여 닦아준다. 감염이 있을 경우에는 0.05% 클로헥시딘(Chlorhexidine)을 이용하여 소독을 실시한다.

말초정맥관 감염 관리

- 말초정맥관 확보를 위해 카테터 삽입 전과 후, 카테터 조작 전과 후에 손 위생 활동을 실시한다.
- 손 위생은 정맥 카테터 관련 부위의 오염을 예방하여 혈류 감염을 감소시킨다.
- 알코올 솜 등으로 피부를 소독한 후 처치하며 이 과정에서 무균술이 유지되어야 한다.
- 말초정맥관 카테터 삽입 후 삽입 일시를 기록하여 교환 관리가 가능하게 해야 한다.
- 말초정맥관 교환 주기는 성인을 기준으로 72~96시간이지만, 합병증 징후와 정맥 확보가 어려운 경우는 담당 의료인의 판단에 따라 교환 주기를 늘릴 수 있다. 소아의 경우는 합병증이 없는 한 지속적인 사용이 가능하다.

- 감염 증상이 발생한 경우는 즉시 제거한다.
- 혈액 제제 및 지질액제의 경우, 바늘 및 수액 세트의 교환 주기도 정하여 관리하도록 한다.

중심정맥관 감염 관리

- 중심정맥관 카테터 삽입 및 조작의 전과 후에는 손 위생 활동을 실시한다.
- 광범위 멸균 주의(Maximal Barrier Precaution)를 준수한다. 의료진은 시술 시 가운, 모자, 마스크, 장갑의 멸균 상태를 유지해야 하며 대공포 및 소공포를 통해 최대한 멸균 영역을 크게 확보하는 것이 필요하다.
- 삽입 부위는 쇄골 하정맥, 경정맥, 대퇴정맥 순으로 이용하여 감염률 저하를 도모해야 한다.
- 2% 클로헥시딘, 10% 요오드 등으로 피부를 소독한 후 처치하며 이 과정에서 무균술이 유지되어야 한다.
- 중심정맥관 카테터 삽입 후에는 삽입 일시를 기록하고 삽입 부위의 이상 여부(발적, 부종, 삼출물 등)를 매 근무 시마다 관찰하며 이상 발생 시 기록하여 보고해야 한다.
- 감염 예방을 위해, 멸균 거즈를 통한 드레싱은 2일마다 시행하고, 투명 필름 드레싱도 최소 7일에 1회 교체한다. 육안을 통해 드레싱의 오염이 예상되면 바로 교체해야 한다.
- 드레싱 시행 후에는 시행 일시를 기록하여 교환 관리가 가능하게 해야 한다. 드레싱의 상태를 매일 관찰하고 육안을 통해 건조 및 부착 상태를 확인·기록한다.
- 더 이상 중심정맥관의 삽입이 필요하지 않다고 판단되면 즉시 제거해야 한다.
- 카테터가 오염된 것으로 판단되는 경우, 혈역학적으로 불안정한 경우에만 카테터를 교체한다. 주기적인 교체는 권고하지 않는다.

[정리요약]

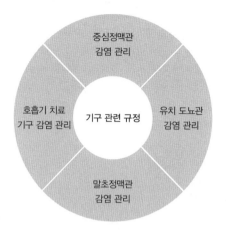

• 주요 의료 기구 감염 예방 및 관리 활동
  - 손 위생 활동 및 일회용 폴리장갑 착용
  - 멸균된 의료 기구 사용
  - 오염과 비오염 지역을 구분하여 기구 관리
  - 개별 기구는 환자마다 구분하여 사용
  - 외과적 시술의 경우 무균술 시행
  - 시술 실시 및 경과에 대한 철저한 기록 관리
  - 임상 질 지표를 통한 성과 관리 및 경영진 보고, 관련 직원과 공유 실시

10.1.4 감염 관리 체계(소독/멸균 및 세탁물 관리)

조사 개요

■ 조사 기준: 의료 기구의 세척, 소독, 멸균 과정과 세탁물을 적절히 관리한다.
■ 조사 목적: 의료기관은 수술 및 시술의 적절한 세척, 소독, 멸균 및 세탁물 관리를 통해 의료 관련 감염의 발생 위험을 최소화하기 위해 노력해야 한다.

조사 항목

	조사 항목	구분	조사 결과		
1	의료 기구의 세척, 소독, 멸균 과정에 대한 감염 관리 규정이 있다.	S	□상	□중	□하
2	사용한 기구의 세척 및 소독을 수행한다.	P	□상	□중	□하
3	멸균기를 정기적으로 관리한다.	P	□상	□중	□하
4	멸균 물품을 관리한다.	P	□상	□중	□하
5	세척 직원은 보호구를 착용한다.	P	□상	□중	□하
6	세탁물 관리에 대한 감염 관리 규정이 있다.	P	□상	□중	□하

7	세탁물을 적절하게 관리한다.	P	□상　　□중　　□하

조사 개념

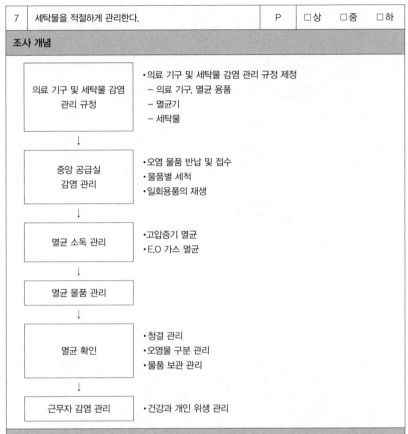

의료 기구 및 세탁물 감염 관리 규정	• 의료 기구 및 세탁물 감염 관리 규정 제정 　－ 의료 기구, 멸균 용품 　－ 멸균기 　－ 세탁물

↓

중앙 공급실 감염 관리	• 오염 물품 반납 및 접수 • 물품별 세척 • 일회용품의 재생

↓

멸균 소독 관리	• 고압증기 멸균 • E.O 가스 멸균

↓

멸균 물품 관리	

↓

멸균 확인	• 청결 관리 • 오염물 구분 관리 • 물품 보관 관리

↓

근무자 감염 관리	• 건강과 개인 위생 관리

주목할 요소

의료 기구 감염 관리 용어 정의

• 세척(Cleaning): 대상물로부터 모든 이물질을 제거하는 과정으로, 소독과 멸균의 가장 기초 단계이다. 일반적으로 물과 기계적인 마찰, 세제를 같이 사용한다.

• 소독(Disinfection): 생물체가 아닌 환경으로부터 세균의 아포를 제외한 미생물을 제거하는 과정이다.

　－ 높은 수준의 소독(High-level Disinfection): 모든 미생물 사멸, 일부 아포 사멸

　－ 중간 수준의 소독(Intermediate Disinfection): 대부분의 세균, 일부 진균 및 바이러스 사멸, 결핵균 사멸, 단, 아포는 사멸하지 못함

　－ 낮은 수준의 소독(Low-level Disinfection): 대부분의 세균, 일부 진균 및 바이러스 사멸, 단, 결핵균과 아포는 사멸하지 못함

- 멸균(Sterilization): 물리·화학적 과정을 통해 모든 미생물을 완전하게 제거하고 파괴시키는 것을 말한다. 고압증기 멸균법, 가스 멸균법 등을 이용한다.
- 고위험 기구(Critical Instrument): 세균의 아포를 포함한 어떠한 미생물에라도 오염이 되었다면 감염의 위험이 매우 높은 기구이다. 무균 상태의 조직 또는 혈관계에 삽입되는 것들로, 수술 기구나 심도관, 요로 카테터, 이식물 및 무균적 체강 내로 삽입되는 초음파 탐침(Probe) 등이 여기에 속한다. 중앙 공급실을 통해 멸균 의뢰가 요구된다.
- 준위험 기구(Semi-critical Instrument): 점막이나 손상이 있는 피부에 접촉하는 물품으로, 모든 미생물이 존재하지 않아야 하지만 일부 세균의 아포는 있을 수 있다. 손상이 없는 점막은 일반적으로 세균의 아포에는 저항력이 있지만 결핵균이나 바이러스 같은 다른 미생물에는 저항력이 없기 때문이다. 호흡 치료 기구와 마취 기구, 일부 내시경, 후두경 날(Laryngoscope Blade), 식도 내압 검사 조사(Esophageal Manometry Probes), 직장 내압 측정 검사 카테터(Anorectal Mmanometry Catheter), 횡격막 피팅링(Diaphragm Fitting Ring) 등이 이 범주에 포함된다. 높은 수준의 소독을 위해 Cidex OPA(5분), 와이덱스(20분), 바이오스팟(30분), 1,000ppm 차이염소산나트륨 수용약(30분)의 소독제가 필요하며, 중간 수준의 소독을 위해서는 메디톡스(15분), 알코올 소독제 사용이 필요하다.
- 비위험 기구(Non-critical Instrument): 손상이 없는 피부와 접촉하며 점막에는 사용하지 않는 품목으로, 혈압 측정기, 변기, 목발, 물컵, 린넨, 쟁반, 심전도 도구, 침상 테이블, 방사선 촬영용 가운, 병실 가구 등이 여기에 해당된다. 손상이 없는 피부 자체는 대부분의 미생물에 대해 효과적인 방어벽으로 작용하므로, 손상이 없는 피부와 접촉하는 기구들은 멸균이 필요하지 않다. 일반적으로 비위험 기구에 의해 환자에게 감염이 전파될 위험은 거의 없지만 의료진의 손을 오염시키거나 의료 기구와의 접촉으로 이차 감염이 발생할 수 있다. 낮은 수준의 소독을 위해서는 메디톡스(3분), 설파니오스(15분)의 소독제 사용이 필요하다(결핵균에 살균력이 없는 환경 소독제).

의료 기구 감염 관리 규정 포함사항

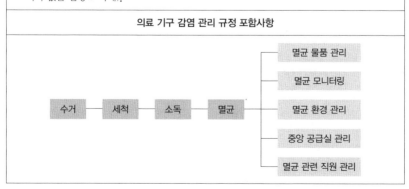

- 수거: 오염 기구는 우선적으로 사용 후 가능한 빨리 흐르는 물에 헹구어, 남아 있는 오염물을 제거하는 1차 세척을 실시한 후 살균 소독제에 10분 이상 담근 뒤 헹구어 물기를 제거한다. 사용한 기구 및 물품은 오염원으로 간주한다. 교차 감염의 위험을 방지하기 위해 사용한 기구 및 물품은 뚜껑이 있어 새지 않는 용기에 담아 안전하게 세척대로 옮겨야 한다. 모든 기구의 반납물은 오염된 것으로 간주해 뚜껑이 있는 트레이에 적재하고, 뚜껑을 덮은 채로 반납해야 한다. 사용된 물품도 모든 단계에서 오염된 것으로 간주하고 규정에 맞는 보호 장비를 착용하여 취급해야 한다.
- 세척: 오염된 것으로 간주된 기구는 미생물이 성장하는 배지가 될 수 있기 때문에 빠른 시간 내에 세척해야 한다. 15~30℃의 흐르는 물에서 초기 세척한 후 싱크대 등에서 약 45℃ 정도의 따뜻한 물에 지정 농도의 세제를 희석한다. 그 다음, 오염된 것으로 추정되는 물품을 모두 분해하거나 열어서 추가 세척을 실시한다. 고체 상태로 굳은 오물의 경우는 부드러운 패드나 전용 제거 세제를 사전에 사용할 수 있다. 세척이 완료되면 흐르는 물에 여러 차례 헹군 뒤 물기를 제거하여 종류별로 구분 포장한다.
- 소독: 감염이 확실할 것으로 추정되는 물품은 기구 특성 및 오염원의 종류에 맞는 살균 소독제를 사용해야 한다. 보건복지부 고시 '의료기관 사용 기구 및 물품소독 지침'을 참고하여 기구의 특성(고위험 기구, 준위험 기구, 비위험 기구)과 오염원(예를 들어 일반 세균, 진균, 결핵균 등)에 따라 소독제를 선정한다. 소독제도 기구 및 균에 따라 높은 수준의 소독제, 중간 수준의 소독제(차아염소산나트륨 1,000ppm 이상), 낮은 수준 소독제(차아염소산나트륨 100ppm 이상)가 있다.
- 멸균: 병원에서 주로 사용하는 멸균 방법은 고압증기, 가스, 건열, 과산화수소 가스 플라즈마, 과초산과 같은 화학 멸균제 등이 있다. 이 중 고압증기 멸균과 E.O 가스 멸균이 가장 흔히 사용된다.
  - 고압증기 멸균: 예를 들어 기구와 세트류, 거즈 및 린넨류 등을 멸균할 때 온도는 132℃(270°F), 멸균 시간은 25~45분 정도를 유지해야 한다. 고압으로 끓는점을 높여 고온의 수증기로 멸균을 수행한다. 멸균의 조건은 수증기의 압력, 온도, 시간에 따라 조절되며 온도와 압력이 높은 경우 멸균 시간을 감소시킬 수 있다. 물품을 넣기 전 기록 장치, 도어 개스킷, 챔버 드레인, 스크린, 챔버 내·외부, 밸브 등의 이상 여부를 점검하며, 멸균 시작 전 증기, 재킷, 챔버의 압력이 정상인지 확인한다. 우선, 진공 고압증기 멸균기는 멸균 시작 전에 보이딕 검사(Bowie Dick Test) 등을 실시하여 멸균기의 정상 작동을 확인한

다. 물품을 소독포에 싸고 멸균기 확인 체계인 화학적 표지자(Chemical Indicator, CI)를 소독포 겉면에 부착한 뒤 멸균기에 적재한다. CI는 기구나 물품을 소독포에 포장하기 전에도 부착하여 기구를 사용하기 전에 멸균 확인 여부를 알 수 있어야 한다. 고압증기 멸균이 종료된 후에는 기록지를 확인한 후 도어를 개방하며 증기가 물로 응축되지 않도록 서둘러 배출한다. 압력을 대기와 동일한 수준으로 내린 뒤 안전한 상태에서 물품을 회수한다. 회수된 물품에 부착된 멸균 테이프(Indicator)의 색 변화로 멸균 여부를 확인하고 멸균 물품들의 상태가 양호한지를 확인한다. 추가 적정 멸균 여부에 대한 확인은 배양기를 통해 할 수 있다. 또한 제조사의 지침에 따라 일정 주기를 기준으로 예방 정비를 시행하며 1주일에 1회 릭 검사(Leak Test)를 실시한다. 기록지, 펜, 배수구, 챔버 내·외부, 표면은 매일 청소와 관리를 하고 압력 및 온도 게이지, 타이머, 각종 노브, 기록 장치도 주기적인 계측을 통해 교정하여 정확한 수치와 조절이 가능하도록 유지 관리해야 한다. 예방 정비는 해당 업무에 대한 자격을 갖춘 사람이 실시하며, 정비 및 수리 사항은 기록하여 문서로 관리한다.

- E.O(Ethylene Oxide) 가스 멸균: 저온인 38℃(100°F)~55℃(130°F)에서 멸균되기 때문에 고열이나 습도에 민감한 섬세한 물품이나 예리한 기구 등 고압증기 멸균이 불가능한 물품의 멸균에 사용한다. 모든 종류의 미생물에 효력이 있고, 특히 물품에 부식 및 손상을 일으키지 않는다는 장점으로 인해 널리 사용된다. 그러나 멸균 처리에는 장시간 노출이 필요하고, 증기 멸균에 비해 비용이 많이 소모된다. 멸균 방법은 물품을 봉하고 멸균 테이프를 부착하여 지정된 망에 넣은 뒤, 멸균기의 E.O 가스를 새것으로 교체하여 시작한다. 가열(Heat), 천자(Puncture), 폭기(Aeration) 과정을 확인하고 멸균 과정이 완료되어도 폭기를 위해 문을 열지 않고 8시간 환기한 후 개방한다. 멸균기에서 꺼낸 뜨거운 멸균 물품은 건조 후 식을 때까지 만지지 않으며, 폭기가 종료되지 않은 물품은 반드시 장갑 및 마스크 등의 개인 보호구를 착용한 후 꺼낸다. 멸균 처리된 물품의 유효 기간은 멸균 종류, 포장 재료, 보관 상태, 취급 방법에 따라 규칙을 정하여 관리해야 한다. 습기는 멸균된 물품 오염의 가장 큰 원인이기 때문에 보관실 온도는 18~24℃, 상대 습도는 35~70%를 유지해야 한다. 또한 사람을 통한 오염을 방지하기 위해 출입자를 통제한다.

• 멸균 물품 관리: 용기나 선반은 젖은 걸레로 먼지를 제거하여 항상 청결을 유지해야 한다. 멸균 물품 관리에서 중점적으로 확인해야 하는 사항은 멸균 종료 후 물품의 건조 상태, 멸균 테이프의 색상 변화, 멸균 테이프에 멸균 일자, 유효 기간, 멸균기 번호의 작성 여부, 멸균 물품만을 적재하는 문이 있는 전용장 여부,

멸균 물품의 선입·선출, 보관소의 청결 여부와 주기적인 소독 여부 등이다. 사용한 물품은 오염 물품으로 간주하여 불결품 반납 창구에 반납한다. 멸균 물품과 오염 물품은 구분해두며, 멸균 물품은 멸균 지역에서 보관하고 멸균 물품 창구를 통해서만 불출해야 한다. 물품 보관 및 관리의 경우, 내부 창고에 보관되므로 포장 박스는 제거하고, 선반 하단에는 청소 시 오염물 전파를 막기 위해 일정 높이에 미달일 경우 튐 방지 기구를 설치해야 한다.

- 멸균 모니터링: 정확한 멸균 여부를 확인하기 위해 기계적·물리적 모니터링, 화학적 표지자(BI)를 이용한 화학적 모니터링, 고도내성 미생물을 이용하는 생물학적 모니터링 등이 있다.

  - 물리적 모니터링: 고압증기 멸균기에 내장된 계측기와 자동으로 수행되는 기록지에 자료를 검토하여 멸균 조건이 만족되었는지 확인하고, 해당 기록은 병원 규정에 따라 최소 1년간 보관해야 한다.

  - 생물학적 모니터링: 가장 내성이 강한 표준화 미생물 균주를 이용한 방법이다. 초기 설치 시 정기 모니터링을 실시해야 한다. 정기 모니터링은 1주에 최소 3회 시행하며 아포를 이용하여 멸균 효과를 측정할 것을 권고한다. 고압증기 멸균기와 E.O 가스 멸균기는 극호혈성 미생물(Bacillus Stearothermophilus)을 사용하고, 건열 멸균기는 고초균(Bacillus Subtilis)으로 멸균 효과를 측정한다. 인큐베이터(Incubator) 배양 시, 1개는 시험용으로 멸균하고 다른 1개는 대조군으로 멸균하지 않고 배양하며, 고압증기 멸균기용은 55℃에서 3시간, E.O 가스용은 37℃에서 4시간 배양한다. 배양 후에는 판독을 하며, 판독한 지시제는 적출물통에 처분한다. 정기 검사에서 아포가 사멸되지 않은 경우에는 멸균기의 사용 방법과 기능을 점검하고, 검사를 반복한다. 반복 검사에서도 양성으로 나타날 경우 수술실과 감염 관리실을 통해 환자안전 보고 프로그램을 가동하며, 사건 발생 보고서를 작성해야 한다. 기계적 결함으로 의심될 경우에는 사용을 중지하고 전문업체를 통해 점검과 수리를 의뢰해야 한다.

- 멸균 환경 관리: 중앙 공급실은 미생물이 전파되지 않도록 청결을 유지해야 한다. 해당 지역의 통행은 허락된 사람만 가능하고 외부인 출입 시에는 정해진 복장과 위생 규칙을 지켜야 한다. 청결 지역과 오염 지역의 도구 및 청소 용품도 구분하여 사용해야 하며, 각종 폐기물도 오염성 물질과 비오염성 물질로 구분하여 수집해야 한다. 오염성 물질인 의료 폐기물은 지정된 용기에 모은 후 정해진 절차에 따라 수거를 의뢰하고, 독성 물질의 경우는 약국을 통해 폐기를 의뢰한다.

- 중앙 공급실 관리: 1일 1회 이상 진공 청소를 실시하며 청소 및 작업대, 멸균 장비는 1일 1회 이상 세척 소독을 실시한다. 선반, 벽, 천장, 각종 배기관 및 각종 부착물 등은 월 1회 이상 청소해야 한다.

- 멸균 관련 직원 관리: 오염 물품, 의료 행위 및 개인 활동 등을 통해 감염되었거나 감염의 우려가 있는 직원은 해당 부서 및 감염 관리실을 통해 보고한다. 해당 감염에 따른 치료와 병가 혹은 근무 재배치 등을 통해 환자 및 다른 근무자에게 질병이 전파되는 것을 막아야 한다. 개인의 건강과 위생을 확보하기 위해 근무자는 개인 위생에 관한 규정을 알고 있어야 하며, 혈액이나 체액 등을 통해 오염된 물품을 주기적으로 취급하는 근무자는 B형 간염 백신을 접종하고 업무에 임해야 한다. 중앙 공급실 근무자는 규정된 복장(의류, 모자, 신발 등)을 착용하고 내부와 외부에서 사용하는 신발을 구분하여 관리해야 한다. 복장이 젖거나 오염되었다고 판단이 되면 즉시 새로운 복장으로 다시 착용해야 한다. 또한 오염된 기구를 취급하거나 세척할 때는 방수 앞치마, 안면 보호대, 고무장갑 등의 보호 장구를 착용한다.

세탁물 감염 관리 규정 포함사항

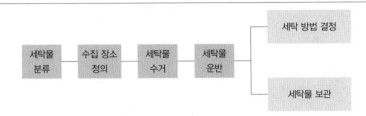

- 세탁물 분류
  - 일반 세탁물: 오염 세탁물 이외의 세탁물로, 흰색 햄퍼에 분리 보관한다.
  - 오염 세탁물: 법정 감염병 환자가 사용한 세탁물, 병원균의 오염이 우려되는 세탁물, 체액 및 분비물에 오염이 우려되는 세탁물, 젖은 세탁물로 구분하여 관리한다. 적색 햄퍼에 분리 보관한다.
- 수집 장소 정의: 병동 단위로 별도 구획된 수집 장소를 마련하고, 병동 외 기타 부서의 경우 사람의 왕래가 적은 장소에 수집 용기를 비치해야 한다. 항상 뚜껑을 닫아 놓으며 세탁물이 넘치지 않도록 관리해야 한다.
- 세탁물 수거: 세탁물은 일반 세탁물과 오염 세탁물을 구분하여 수거하고 이물질이 섞이지 않도록 유의해야 한다. 세탁물 수집 용기는 방수가 가능하며 세탁이 용이한 재질로 구성되어야 한다. 오염 세탁물 수집 용기에는 뚜껑이 있으며 오염 세탁물임을 표시하여 모든 사람이 쉽게 인지할 수 있도록 해야 한다.
- 세탁물 운반: 세탁물의 운반은 세탁물이 보이지 않도록 입구를 밀봉하여 시행해야 하며 일반 세탁물과 오염 세탁물은 구분하여 운반해야 한다. 운반 과정에서 주변이 오염되지 않도록 세심한 주의를 기울여야 하고, 운반 후 운반 용기는 소독제로 소독하여 재사용해야 한다.

- 세탁 방법 결정: 세탁 방법은 원내 세탁실을 이용하는 방법과 외부 전문 기관에 위탁하는 방법이 있으며, 이는 각 병원의 사정에 맞게 정하여 운영 및 관리해야 한다.
- 세탁물 보관: 세탁물 보관은 의료 시설 내 세탁실에서 위생적으로 보관해야 하고, 부서별 린넨의 보관은 뚜껑이 있는 보관장에 위생 커버를 덮어서 보관한다.
- 세탁 관련 직원 관리: 세탁물 취급 관리 직원의 보호를 위해 수집 세탁물을 분류할 때는 마스크, 고무장갑 등의 보호 용구를 착용한다. 근무가 종료되면 작업용 보호 용구를 탈의한 후 퇴근하며, 작업과 작업 사이에도 항상 손 위생을 실시해야 한다. 대다수의 병원에서 세탁물 수거 시 주사침 자상(Needle Stick Injury)이 발생하는 경우가 종종 있으므로 세탁물을 수거하는 직원에게 주사침 자상에 대한 지도·감독을 해야 한다. 의료기관은 세탁물 취급 관리 직원과 협력업체 직원에게 감염 예방 교육을 실시하고, 내용과 결과를 일지화하여 기록·관리해야 한다.

[정리요약]

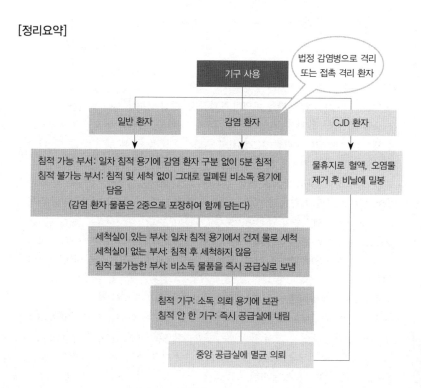

10.2.1 부서 감염 관리(부서별 감염 관리)

조사 개요

- 조사 기준: 부서별로 적절한 감염 관리 활동을 한다.
- 조사 목적: 의료 관련 감염 발생의 위험을 예방하기 위해 부서별 적절한 감염 관리 활동을 수행한다.

조사 항목

	조사 항목	구분	조사 결과
1	부서별 감염 관리 규정이 있다.	S	□상　□중　□하
2	중환자실 감염 관리를 수행한다.	P	□상　□중　□하
3	내시경실 감염 관리를 수행한다.	P	□상　□중　□하
4	인공 신장실 감염 관리를 수행한다.	P	□상　□중　□하
5	재활 치료실 감염 관리를 수행한다.	P	□상　□중　□하
6	신생아실 감염 관리를 수행한다.	P	□상　□중　□하
7	분만실 감염 관리를 수행한다.	P	□상　□중　□하
8	조혈모세포 이식 치료실 감염 관리를 수행한다.	P	□상　□중　□하 □미해당
9	치과 외래 감염 관리를 수행한다.	P	□상　□중　□하 □미해당

조사 개념

부서별 감염 관리 체계	
•감염 관리 　– 환자 관리 　– 소독 시행 　– 기구 관리	•환경 관리 　– 부속물 관리 　– 소독 및 멸균 관리 　– 직원의 개인 위생 　– 방문객 관리 　– 기타 환경 관리

주목할 요소
중환자실 감염 관리

- 감염
  - 공인된 감염관리학회 및 질병관리본부 등에서 제시하고 있는 지침이나 권고 사항을 고려하여 의료기관에 알맞은 규정을 수립한다.
- 기구
  - 기도 흡인 및 호흡 장비 관리, 유치 도뇨관 관리, 말초정맥관 관리, 중심정맥 관 관리에 관한 부분을 규정으로 정하고 이를 시행해야 한다.

중환자실 환경 관리

- 시설
  - 병상 면적(1병상당 10㎡ 이상)을 확보하도록 하며, 격리실은 개별마다, 다인실은 구역마다 분리된 세면 시설을 갖추도록 한다.
  - 병상 간 간격은 중환자실의 경우 환자와 환자 사이에 충분한 간격(최소 1.5m 이상)을 유지해야 하며 커튼이나 벽과 같은 물리적 차단 시설이 있어야 한다. 모든 출입문은 항상 닫아 두어야 한다.
  - 세면 시설에는 물비누와 종이 타월이 비치되어 있어야 하며 각 침대마다 손 소독제가 구비되어 있어야 한다.
  - 중환자실의 바닥은 매일 최소 2회 이상, 환자의 침상과 주변 물품은 매일 1회 이상 소독제를 통한 청소가 요구되며, 청소 후 사용된 도구들은 세탁한 뒤 건조시켜 보관한다.
  - 중환자실 청소는 체크 리스트를 작성하여 해당사항의 준수 여부를 지속적으로 확인할 필요가 있다.
- 멸균
  - 중환자실에서 비교적 멸균 상태에 가까운 곳은 '청결 지역(Clean Area)'으로 지정하고, 이곳에 깨끗한 린넨과 소독된 물품들을 보관해야 한다. 청결 지역 이외의 부분을 '오염 지역(Dirty Area)'로 구분하여 오염되었거나 사용한 물품을 보관하도록 한다.
- 격리
  - 공기 전파 주의: 결핵, 수두, 홍역 등이 해당되며 격리실의 우선 사용과 음압 유지가 필요하다.
  - 역격리: 장기 이식, ANC 500 이하 등의 면역 저하에 해당하며 격리실 사용과 양압 유지가 필요하다.

- 비말 전파 주의: 인플루엔자, 호흡기 바이러스 등이 해당되며 가능한 격리실을 사용하고 코호트 격리가 요구된다.
- 접촉 전파 주의: VRE, MRSA, C.difficile 등이 해당되며, 코호트 격리 또는 있는 자리에서의 격리가 요구된다.

• 방문객
- 중환자실 환자의 면회 시간은 병원의 규정 및 규칙으로 정하고 해당 시간을 준수해야 한다. 면회자 중 질병의 감염 가능성이 높은 고령자와 유소아는 면회를 금지시켜야 한다.
- 중환자실 부근에 면회자용 대기실을 일정 부분 정하여 운영해야 하며 대기실은 매일 청소를 실시해야 한다. 중환자실에 있는 보호자용 실내화 및 오염에 취약한 물품들은 매주 1회 100ppm 차아염소산 희석용액으로 세척을 실시해야 한다.
- 면회자는 출입 전과 후에 손 소독제를 통해 손 위생을 실시하고 지정된 실내화를 착용해야 한다.

내시경실 감염 관리

• 감염
- 체내에 기구를 직접적으로 삽입하여 질환을 검사하기 때문에 감염 관리의 중요성이 높다.
- 내시경실은 세척, 소독, 헹굼, 건조, 보관의 각 단계에서 수준 높은 감염 관리 및 환경 관리를 통해 병원 감염을 방지해야 한다.
- 높은 수준의 소독(High Level Disinfection)을 하며, 무균 조직을 통과하는 경우에는 멸균을 실시한다.
- 접촉 주의 대상 환자(VRE, MRSA 등)를 검사할 때는 지정된 검사실에서 실시한다.
- 시술자와 보조자는 반드시 장갑과 가운을 착용한다.
- 내시경실 종사자의 필수 교육 과정을 지정하고 연 1회 이상 교육을 실시한다. 더불어 관련 학회 및 교육 활동을 적극 장려해야 한다.

• 기구
- 세척: 검사 후 표면 분비물을 흐르는 물로 제거하고, 효소 세정제가 희석된 물로 외부와 내강을 청소한다. 200배 희석한 애니오자임에 15분간 침적시킨다. 송수 및 송기 채널 등 모든 밸브를 분리하여 철저히 세척하며, 세척이 어려운 부위는 초음파를 통한 추가 세척을 실시한다.

- 소독: 세척된 내시경과 부속물에 빈 공간이 없도록 소독액(Ortho-phthal Aldehyde 0.55%)을 주입한다. 사용된 소독제 종류, 농도, 침적 시간, 사용 주기, 특이사항을 일지화하여 관리한다.
- 건조: 압축된 공기로 남은 물기를 제거하고 75% 에탄올로 표면을 닦아낸다. 송수/송기 버튼은 매일 새것으로 교체하고, 마우스피스는 일회용품을 사용한다. 겸자공 밸브는 검사마다 교환한다.
- 보관: 부속물을 분리시키고 지정된 부속장에 정리하며, 내시경은 바닥에 닿지 않게 수직으로 걸어 보관한다. 문은 닫아 보관하여 교차 감염의 위험을 없앤다. 내시경 보관장은 매일 소독제를 이용해 내부와 바닥을 청소하며, 바닥은 멸균포를 매일 교체하여 관리한다.
- 작업자: 작업복, 장갑, 수술 가운, 마스크나 보안경을 착용한다.

내시경실 환경 관리

• 청소
- 일과 전, 후에 주기적으로 청소를 실시하여 먼지, 유기물, 미생물로부터의 오염을 방지한다. 매일 소독제를 통한 소독 실시가 필요하다.
- 청소 전 감염성 폐기물로부터 보호하기 위한 개인 보호구를 착용하며 내시경 도중 혈액과 체액 오염이 예상되면 즉시 청소를 실시한다.

인공 신장실 감염 관리

• 감염
- 도관 삽입 전에 황색 포도상구균(S.aureus), 표피 포도상구균(Staphylococcus Epidermidis) 등의 피부 상재균에 대한 감염 방지를 위해 손 위생 및 피부 소독이 필요하다.
- 직원 중 만성 비후염, 반피성 피부염 등이 있는 직원은 질환이 완치될 때까지 직접적 투석 치료에 참가하는 것을 제한해야 한다.
- 투석 과정에서 환자 혈액을 통한 감염 방지를 위하여 보호 장구를 철저히 착용해야 한다. 또한 오염된 장구는 즉시 새것으로 교체해야 한다.
- 신대체요법은 모두 심혈관계에 큰 영향을 미친다. 캐뉼라를 통해 실시되어 감염 위험이 매우 높으므로, 해당 시술에서는 전 과정에서 멸균이 실시되어야한다. 더불어 2% 클로렉시딘을 통한 캐뉼라 소독을 실시한다.
- 복막 투석의 경우는 감염 위험이 더욱 크기 때문에 정확한 무균 처리와 멸균 용액의 사용이 필요하다.

- 투석 시에는 도관 관련 감염(Exit Site Infection), 피하층 감염(Subcutaneous Tunnel Infection), 복막염(Peritonitis), 균혈증(Bacteremia), 간염(Hepatitis) 등의 감염성 질환이 발생하기 쉬우므로, 이에 대한 철저한 준비가 필요하다.
- 혈액 투석과 관련해 유의해야 할 사항으로는 투석 통로 관리, 투석액 혈행성 감염원 환자 기구 관리 및 소독이 있다.
- 직원이 주사 바늘에 찔리는 사고(Needle Stick Injury)에 대비하여 〈감염 관리 규정〉을 통해 신속하고 적절한 조치를 받을 수 있게 해야 한다. 만약 혈액 등을 통한 오염이 있을 경우, 차아염소산 희석액 등을 통해 즉시 소독 작업을 실시해야 한다.
- 손 위생을 철저히 실시하고 직원을 통한 감염을 방지하기 위해 음식물 섭취를 금지한다.
• 기구
- 복막 투석 교환 세트는 6개월마다 교환하며 오염이 의심될 경우는 즉시 교체한다.
- 발열 등의 감염 증상이나 균혈증(Bacteremia)이 의심되면 도관 제거 후 혈액 배양 검사와 카테터 팁의 반정량적 배양 검사(SQC)를 통해 정확한 원인을 찾아야 한다.
- 복막 투석 도관은 2일 간격으로 소독을 실시하며 소독제로는 2% 클로헥시딘 혹은 10% 요오드의 사용이 가능하다.

인공 신장실 환경 관리

• 시설
- 화장실은 환자용과 직원용을 구분하여 설치할 필요가 있다.
- 무릎과 발로 수도 수량과 세제 사용이 가능해야 한다.
• 청소
- 벽과 바닥은 소일 닦으며 침대, 의자, 의료 장비 등은 정기적 세척을 실시한다.
• 멸균
- 린넨류와 멸균 용품은 사용 후 처분하거나 멸균 후 재사용해야 하며 그 외 제품은 상시 소독이 필요하다.
• 방문객
- 방문객을 제한하고 방문객과 직원 모두 규정된 가운, 덧신을 항시 착용한다. 특히 감염성 환자 처치 시에는 보호구(마스크, 장갑, 가운, 안면 보호대 등)를 착용할 필요가 있다.

- 투석기
  - 투석기 관련 용품은 일회용을 사용하며 감염에 대한 만반의 대비가 필요하다. 특히 혈액을 통한 감염병이 의심될 때는 분리 사용이 반드시 필요하다.
  - 투석액으로 사용되는 초산의 경우 대사성 알칼리증, 중탄산염의 경우 박테리아 오염에 대한 대비책이 필요하다.
  - 사용을 마친 기구는 분리 후 0.1% 차아염소산 희석용액(50배 희석, 유효 염소 1,000ppm), 2% 글루타알데하이드(Glutaaldehyde) 등의 강력한 소독제를 사용해야 한다.
  - 투석액은 인체 내 발열 물질 감소를 위해 역삼투압이나 여과 후 멸균수를 사용하며, 투석액에 대한 수질 검사(미생물 배양 검사), 내독소 검사, 미세 물질 검사로 혈액 투석액의 적정성을 평가해야 한다.
  - 투석액과 물은 최소 한 달에 1회 이상 미생물수를 계산하여, 1㎖당 물은 100~200개, 투석액은 1,000~2,000개 이하로 유지해야 한다.
  - 간염 보균자, 감염 환자는 전용 투석 기계를 사용한다.
  - VDRL, HIV는 투석 기계의 분리 사용이 필요하지 않으며, 1년마다 재검사가 필요하다.

신생아실 감염 관리

- 감염
  - 감염은 신생아의 유병과 사망의 가장 큰 원인이며 제태 기간이나 분만 과정을 통해 산모나 지역 사회로부터 감염이 전파될 수 있다.
  - 병원 환경에서 신생아들에게 발생하는 감염의 대부분은 감염되었거나 병원균이 집락화된 환아, 직원으로부터의 접촉에 의해 전파되기 때문에, 손 위생을 비롯한 감염 관리의 기본적인 원칙들의 준수가 더욱 강조되는 곳이다.
  - 감염의 원인이 산모인지, 병원 환경인지 정확하게 구분하는 것이 어렵기 때문에 분만 과정에서 발생하는 감염과 입원하고 있는 동안 발생하는 감염은 모두 병원 감염으로 간주한다.
  - 분만 과정에서 산모로부터 전파되는 감염으로 알려진 그룹 B연쇄상구균(Group B Streptococci), B형 간염, 헤르페스 심플렉스 바이러스(Herpes Simplex Virus) 등의 경우는 병원 감염으로 간주하지 않는다.
- 간호
  - 눈 간호: 목욕 전에 멸균 생리식염수 솜으로 양안을 안쪽에서 바깥쪽으로 닦아준다. 1% 질산은(AgNO3) 용액을 한 방울 떨어뜨린다. 페니실린에 내성을 보이는 임균에 의한 안질환을 예방하거나 치료하기 위해 세프트리악손 125mg을 근육 주사한다.

- 제대 관리: 멸균 장갑을 착용하고 시행하며, 출생 후의 제대를 멸균된 테이프로 묶은 후 멸균된 가위로 자르도록 한다. 70% 알코올로 결찰 부위를 매일 닦아주며 소독액이 결찰 부위 이외의 피부에 닿지 않도록 주의한다.
- 목욕 및 피부 간호: 출생 후 빠른 시간 내에, 따뜻한 물에 적신 멸균된 솜을 이용해 모체로부터 묻은 혈액이나 태변 등의 분비물을 닦아주도록 한다. 산모가 HBV(+), HSV(+), HIV(+) 또는 급성 장관의 감염이 있을 경우는 가능한 빠른 시간 내에 목욕시켜 오염물에 의한 감염 위험을 줄이도록 한다. 소독제는 1회용을 사용하는 것이 이상적이나, 그렇지 못하면 개인마다 소독제 용기를 따로 준비하여 사용하도록 한다.

• 영양
- 조유: 조유하기 전에 손을 씻으며, 조유실 환경은 항상 청결히 유지한다. 우유병을 중탕(소독)한 후 우유물은 5분간 끓여서 식힌 물을 사용한다. 기도 흡인되지 않도록 상체를 높여 수유하고, 수유 후 트림을 시킨다.
- 모유 수유: 수유를 하기 전에 손을 씻으며 모유 수유를 원하는 산모는 깨끗한 덧가운을 입고 수유를 하도록 한다. 감염(피부 병변이나 농양, 장염, 간염, HIV(+) 등)이 되지 않은 건강한 산모의 모유만 수유한다. 수유 전에는 유두를 깨끗한 물이나 물수건으로 닦아 이물질을 제거한다. 신생아에게 직접 수유하지 않을 경우에는 멸균된 용기에 담아 사용할 때까지 냉장 보관하면 48시간까지 보관이 가능하다.
- 분유 수유: 수유 전에 소독제로 손을 씻고 우유병을 소독한다. 우유물은 멸균수나 5분 이상 끓여서 식힌 물을 사용한다. 흡인되지 않도록 상체를 높여서 먹이고 수유 후 트림을 시킨다.
- 위관영양: 위관영양을 위하여 튜브를 삽입하고 있는 경우는 1주에 2회 정도 교환한다. 위관영양에 사용하는 주사기는 매번 교환하도록 한다.

• 감염 예방
- 산모가 분만 5일전부터 분만 후 48시간 이내에 수두 증상이 나타나면 수두 대상포진 면역 블로블린(Varicella Zoster Immune Globulin)을 투여한다.
- 산모가 HBsAg(+)이면 출생 즉시 B형 간염에 대한 수동 면역(HBIG)과 능동 면역(HBvax) 예방 접종을 시작한다.
- A형, C형 간염은 면역 혈청 글로블린(Immune Serium Globulin)을 투여한다.

• 격리
- 수두나 HSV는 격리실에 격리되어야 한다.

- 24시간 이상 빠르게 양막이 파수된 산모에게서 태어난 신생아나 감염병을 가지고 있는 산모에게서 태어난 신생아는 집중 치료실에서 24~48시간 동안 관찰하고 치료하도록 한다.
- 위장염이나 설사, S.aureus에 의한 개방된 상처, 화농성 결막염이 있는 신생아는 격리실로 옮기도록 한다.
- 질병의 원인에 따라 다르지만 대부분 접촉에 의한 경우가 많으므로 질병의 전파 방법별 격리 중 접촉 경계를 적용하도록 한다. 감염된 신생아를 간호할 때는 가운을 입고 장갑을 착용하도록 하며, 사용 후에는 이중으로 된 자루에 넣어 처리한다.
- 혈관 주사
  - 필요시 요골동맥(Radial Artery)이나 제대혈관 카테터를 삽입하게 되는데 이는 감염의 위험이 높다. 특히 제대혈관인 경우는 많은 주의가 필요하다.
  - 혈관 내 카테터를 삽입하고 있는 신생아에게서 감염 증상이 보이면 삽입하고 있는 카테터를 통해 혈액 배양을 의뢰하도록 한다.
  - 카테터 부위가 감염되었다면 혈액 배양 검사와 함께 카테터 팁, 상처 배양 검사를 의뢰하도록 한다.
  - 제대는 오염되어 있기 쉽기 때문에 혈액 배양의 소견 없이 나온 상처 부위의 배양 검사 결과는 큰 의미가 없다.

신생아실 환경 관리

- 청소
  - 진공 청소기로 먼지를 제거하도록 하며 공기 중으로 먼지가 분산되는 방법은 피해야 한다. 바닥, 벽과 창문 등에 쌓인 먼지에는 병원균이 포함되어 있을 수 있으므로 가능한 한 먼지가 쌓이지 않도록 정기적으로 청소와 소독을 한다.
  - 청소원은 신생아실만을 담당하도록 하며 깨끗한 덧가운과 모자를 쓰고 청소하도록 한다.
  - 매일하는 일상적인 청소는 수유 시간과 겹치지 않도록 한다.
- 손 위생
  - 일반적인 손 위생 방법에 의하여 씻도록 하며 15초간 소독제가 함유된 비누로 마찰하도록 한다.
  - 신생아실에 들어갈 때 시행하는 손 위생은 팔꿈치까지 완전히 닦도록 한다.
  - 신생아나 환아를 만지기 전·후, 환아의 기저귀를 갈아준 후, 오염된 물품이나 기구를 만지고 난 후에 아기를 만지게 될 때, 직원의 개인적인 위생 활동을 하고 난 후, 신생아실에 들어갈 때에는 손 위생을 실시한다.

- 직원 복장
  - 신생아실 직원은 지정된 가운을 입으며 신생아실 안에서만 입는다. 가운은 일상적인 간호 수행 시 자주 손을 씻기 위하여 짧은 소매로 한다. 격리 환아를 간호하거나 침습적인 절차를 시행할 때에는 모자와 마스크, 장갑을 착용하도록 한다.
  - 잠시 신생아실을 떠날 때는 외부용의 깨끗한 덧가운을 입으며, 신생아실을 방문하는 모든 방문객은 깨끗한 덧가운을 입고 들어간다.
- 보육기
  - 보육기는 환아가 사용한 후에 청소와 소독을 철저히 하도록 하며 소독은 가스 소독이 이상적이다. 가스 소독을 한 보육기나 장비는 사용하기 전에 24시간 동안 공기 중에 노출시키도록 한다.
  - 보육기 청소 시 분리되는 부분은 모두 떼어내어 세심히 닦아야 하며, 보육기의 창과 비닐 뚜껑은 오염이 잘되는 부분이므로 매일 닦고 소독한다.
  - 환아가 보육기를 장기간 계속 사용할 경우는 적어도 1주일에 한 번 청결히 소독한 다른 보육기로 옮겨준다.
  - 보육기의 공기 여과기는 청소 시마다 교환할 수는 없지만 매주 분리하여 멸균 소독하도록 한다. 3개월마다 필터를 교환한다.
  - 사용하지 않은 보육기는 소독 후 24시간 동안 가습기 저장소(Humidity Reservoir)에 물을 붓지 않은 상태에서 'Hot' 버튼을 작동시킨 후 건조 상태를 유지하도록 한다.
- 방문객
  - 신생아실 환자의 면회 시간은 병원의 규정 및 규칙으로 정하고 해당 시간을 준수해야 한다. 면회자 중 질병의 감염 가능성이 높은 사람의 면회는 제한할 필요가 있다.
  - 신생아실 부근에 면회자용 대기실을 일정 부분 정하여 운영해야 하며 대기실은 매일 청소해야 한다. 신생아실에 있는 보호자용 실내화 및 오염에 취약한 물품들은 매주 1회 100ppm 차아염소산 희석용액으로 세척해야 한다.
  - 면회자는 출입 전과 후에 손 소독제를 통해 손 위생을 실시하고 지정된 실내화를 착용해야 한다.

분만실 감염 관리

- 감염
  - 분만 시 사용하는 예방적 항균제로 인해 감염의 위험은 많이 감소되었으나 여전히 분만 과정의 많은 부분이 감염에 노출되어 있으므로, 많은 주의와 예방 노력이 필요하다.

- 기구
  - 쉽게 세척하고 소독, 멸균할 수 있어야 하며 재사용하는 물품은 다른 환자에게 사용하기 전에 반드시 적절하게 세척, 소독한다.
  - LDR(Labor/Delivery/Recovery)실은 개인적인 위생 상태를 유지하는 것이 감염 예방에 중요하므로 목욕실, 화장실, 직원 싱크대, 손 위생 시설, 변기 세척을 하는 기구 및 장소 등이 갖추어져야 한다. 이러한 시설물은 환자의 방과 인접한 곳에 위치해야 한다.
- 질식 분만 시 감염 관리
  - 여러 번의 내진으로 인해 질이나 장에 있는 균이 자궁 내로 들어가거나 진통 기간이 연장되고 막이 파열되어 감염 기회가 증가하므로, 7회 이하로 횟수를 제한한다.
  - 치모 제거는 감염률을 낮추는 데 직접적인 관계가 없다. 그러나 시야를 좋게 하기 위하여 필요하면 제거를 시행하도록 한다. 그러나 이때도 가능하면 면도 칼을 사용하지 않도록 하고 클리퍼(Clipper) 등을 사용하도록 한다.
- 제왕절개 시 감염 관리
  - 제왕절개 분만은 수술실에서 이루어지므로 일반적인 사항은 수술실의 감염 관리에 준하여 절차를 시행하도록 한다.
  - 혈액이 튈 것에 대비하여 보안경이나 안면 가리개를 착용한다. 특히 HBV(+) 산모나 HIV(+) 산모의 경우에는 더욱 필요하다.
  - 제왕절개를 하는 동안 산모의 자궁경관이나 양수로부터 수술 부위, 복강 등이 오염되지 않도록 주의한다.
  - 외과의의 손이 산모의 질이나 골반 근처에 접촉한 경우, 태아의 선진부 하강이 이루어져 외과의가 아기의 머리나 발을 산도 쪽에서 만진 경우에는 산도에 있는 상재균이 자궁으로 옮겨질 수 있기 때문에 장갑을 교환해야 한다.
  - 수술 부위에 태변이나 감염된 양수가 노출될 시 관리 항균제가 섞인 생리식염수로 골반강(Pelvic Cavity)을 세척하도록 한다.
- 산후 감염 관리
  - 산모의 패드나 오로, 회음 부위나 제왕절개 수술 부위 등을 만지거나 관리하는 사람은 전·후로 손 위생을 철저히 하도록 한다.
  - 환자에게 회음부 관리의 중요성과 방법을 교육시키도록 한다. 위생적인 관리는 감염 예방뿐만 아니라 상처의 회복을 촉진시킨다.
  - 유방염의 발생 예방을 위하여 유두의 손상을 예방할 수 있는 방법들을 교육한다.

- 호흡기계 감염이 있는 산모가 출산한 경우 산모로부터 신생아로의 감염을 예방하기 위한 충분한 감염 관리 교육을 하도록 한다.

분만실 환경 관리

• 시설
- 모든 환경은 쉽게 오염이 제거될 수 있는 재료로 마감되어야 하며 분만 과정에 따라 여러 부서로 나뉘어져 구성되어야 한다.
• 손 위생
- 반지, 시계, 팔찌는 손 위생 전 또는 분만실이나 간호사실에 들어올 때 빼도록 하고, 근무 중에는 착용하지 않는다.
- 분만 전 소독제를 이용해서 3분 정도 손 위생을 실시한다.
- 분만실에 들어가는 모든 직원은 손 위생을 실시한다.
- 삼출물이 있는 피부 병변 또는 피부염이 있는 직원은 환자와의 직접적인 접촉을 피해야 한다.
• 방문객
- 분만실 방문객의 관리는 병원의 규정 및 규칙으로 정하고 대상자에 한하여 선별적으로 출입을 허용해야 한다. 방문객 중 질병의 감염 가능성이 높은 사람의 면회는 제한할 필요가 있다. 또한 불필요한 직원의 출입도 제한해야 한다.
- 분만실 부근에 방문객용 대기실을 일정 부분 정하여 운영해야 하며 대기실은 매일 청소해야 한다.
- 분만실에서는 감염 방지를 위해 멸균이 유지될 수 있도록 방문객이 출입하기 전과 후에 손 소독제를 통한 손 위생을 실시하고, 지정된 보호 장구를 착용하게 한다.

조혈모세포 이식 치료실 감염 관리

• 감염
- 동종 이식을 하는 경우, 환자가 기존에 가지고 있던 면역 기능을 완전히 제거시키기 때문에, 공여자의 조혈모세포가 생착되어 정상적인 기능을 할 때까지 상당 기간 동안 감염의 위험성에 노출된다.
- 조혈모세포 이식 환자의 감염 양상은 시기적으로 차이가 있다. 이식 후 골수가 생착되는 4~6주간은 항암 치료 시와 마찬가지로 감염 질환을 유발하는 균과 싸울 수 있는 호중구가 절대적으로 부족한 시기이다.

- 이 시기 감염의 가장 흔한 원인은 항암 치료 시와 마찬가지로 환자 자신이 가지고 있는 장내 세균, 피부 상재균, 진균이며 임상적으로는 균혈증, 폐렴, 장염, 부비동염, 피부감염 등과 히크만 카테터의 감염 등이 주를 이룬다. 면역력이 전혀 없는 상태로, 이 시기의 감염은 매우 치명적이며 특히 공기 중에 떠도는 진균 감염(Aspergillus) 사망률은 90~100%로 가장 치명적이다.

조혈모세포 이식 치료실 환경 관리

- 청소
  - FDA 승인된 소독제로 바닥과 화장실을 최소 하루에 한 번 청소한다. 특히, 링거 폴대(IV Stand) 바닥을 중점적으로 청소를 실시한다.
  - 방에는 카펫을 깔지 않고, 진공 청소기의 사용을 피한다.
  - 물이 새면 수리를 하고 청소하도록 한다.
  - 바닥과 마감재는 구멍이 없고 문질러 닦을 수 있는, 청소가 쉬운 재질로 한다. 커튼이나 버티컬의 경우는 주 1회 이상 청소가 필요하다.
  - 린넨은 매일 교환한다.
  - 환자 퇴원 시 병실 전체를 청소한다.
- 방문객
  - 분만실 방문객의 관리는 병원의 규정 및 규칙으로 정하고 대상자에 한하여 선별적으로 출입을 허용해야 한다. 방문객 중 질병의 감염 가능성이 높은 사람의 면회는 제한할 필요가 있다. 또한 불필요한 직원의 출입도 제한해야 한다.
  - 분만실 부근에 방문객용 대기실을 일정 부분 정하여 운영해야 하며 대기실은 매일 청소를 실시해야 한다.
  - 분만실에서는 감염 방지를 위해 멸균이 유지될 수 있도록 방문객이 출입하기 전과 후에 손 소독제를 통한 손 위생을 실시하고 지정된 보호 장구를 착용하게 한다.

치과 외래 감염 관리

- 감염
  - 치과에서 종사하는 직원들과 환자들은 혈액이나 구강 또는 호흡기 분비물과의 접촉으로 다양한 미생물에 노출된다.
  - 노인과 정신 장애 환자들은 불량한 구강 위생과 약물 치료로 인하여 잇몸 질환에 걸리거나 감염될 위험이 높고, 발작이 있는 환자들은 흡인과 질식의 위험이 높다.

- 교차 감염을 예방하기 위해 감염의 연쇄 고리를 차단한다.
- 모든 환자나 기구를 잠재적인 감염원으로 다룬다.
- 병원 감염과 직원 감염으로부터 환자와 개인을 보호한다.
- 기구
  - 마스크, 보안경, 안면 보호구: 치료 중 눈과 코, 입의 점막에 혈액이나 체액이 튀는 것을 방지한다. 새로운 환자를 볼 때는 마스크를 교환하고 처치 중이라도 마스크가 젖은 경우에는 마스크를 교환한다.
  - 보호 가운: 옷과 피부를 덮을 수 있는 보호 가운을 착용하며, 가운이 오염되었다고 추정될 경우에는 가운을 교환한다.
  - 장갑: 감염성 물질이나 점막 접촉 시 혹은 장갑 손상 시, 새로운 장갑을 착용하며 환자가 바뀔 때마다 장갑은 새것으로 교환한다.

치과 외래 환경 관리

- 시설
  - 환자와 접촉하는 표면은 덮개를 씌우고, 환자가 바뀔 때마다 교환한다. 덮개를 씌우지 않은 표면은 환자가 바뀔 때마다 소독한다.
  - 대걸레나 걸레를 사용한 후에는 세척을 하고, 재사용 전에는 말려서 사용하거나 일회용 걸레를 사용한다.
  - 수술실, 검사실과 기구의 소독 장소에는 카펫이나 천 소재의 가구를 배치하지 않는다.
  - 수관의 경우, 노후화와 오염에 대해 간과할 수 있기 때문에 매일 일상적인 확인과 매월 정밀 확인의 과정을 거치는 것이 필요하다.
- 멸균
  - 고위험 및 준위험 기구는 사용할 때마다 세척 후 고압증기로 멸균하며, 멸균기에서 건조 과정까지 마쳐야 한다.
  - 고위험 기구는 포장하지 않은 채로 보관하지 않는다.
  - 청결 지역을 오염시키지 않도록 하는 실무 지침에 대하여 직원 교육을 실시한다.
  - 기구 특성에 따라 기계적·화학적·생물학적 멸균을 감시하며, 장부화하여 기록 관리한다.

[정리요약]

부서별 감염 관리 체계

•감염 관리
   – 환자 관리
   – 소독 시행
   – 기구 관리
	•환경 관리
	   – 부속물 관리
	   – 소독 및 멸균 관리
	   – 직원의 개인 위생
	   – 방문객 관리
	   – 기타 환경 관리

10.2.2 부서 감염 관리(수술장 감염 관리)

조사 개요

■ 조사 기준: 수술장 감염 관리 활동을 수행한다.

■ 조사 목적: 의료 관련 감염 발생의 위험을 예방하기 위해 적절한 수술장 감염 관리 활동을 수행한다.

조사 항목

	조사 항목	구분	조사 결과		
1	수술장 감염 관리 규정이 있다.	S	□상	□중	□하
2	수술 기구의 멸균과 소독을 관리한다.	P	□상	□중	□하
3	마취 기구의 멸균과 소독을 관리한다.	P	□상	□중	□하
4	수술장의 환경을 관리한다.	P	□상	□중	□하
5	수술장 인력의 마스크, 보안경, 복장의 착용을 관리한다.	P	□상	□중	□하
6	수술장의 오염 세탁물 및 의료 폐기물을 관리한다.	P	□상	□중	□하

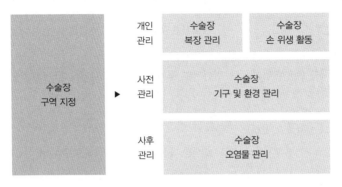

*전 과정에서 감염 관리 및 표준 격리 절차를 준수해야 한다.

주목할 요소

수술장 구역 지정

- 제한 구역: 제한 구역은 청결 지역과 준청결 지역으로 구성한다.
  - 청결 지역: 수술장, 소독 물품 보관실 등
  - 준청결 지역: 수술장 복도, 스크럽(Scrub) 지역, 마취 준비실 등
- 준제한 구역: 환자 확인 지역, 회복실, 경의실, 직원 휴게실, 마취과 의사실, 의국 등

수술장 복장 관리

- 마스크: 제한 구역 내에서는 입과 코를 완전히 덮어야 한다.
- 모자: 머리카락이 가려지도록 착용해야 한다.
- 수술복: 상의는 하의에 넣어 입거나 몸에 밀착시켜 멸균 부위에 닿지 않도록 한다. 준제한 구역의 경우는 수술복만 착용한다.
- 수술 가운: 멸균 가운으로 무균적 상태를 유지해야 하며 오염이 되지 않게 입을 수 있는 방식으로 접혀 있어야 한다.
- 장갑: 외과적 손 위생을 실시한 후 수술 가운을 입고 장갑을 착용한다. 수술 중 구멍이 나거나 오염이 의심되면 바로 새것으로 교체한다.
- 신발: 수술장 내부와 외부에서 신는 신발은 구분하여 사용하고 별도로 지정한 곳에 보관해야 한다.
- 기타: 수술 중 혈액이 튈 가능성이 높은 경우에는 보호 안경이나 안면 보호대를 착용해야 한다.

- 탈의: 수술장을 나갈 때에는 사용한 관련 의복을 지정된 장소에 분리하여 수거한다.

수술장 손 위생 활동

- 브러시를 이용한 손 위생(2~5분 이상)을 실시할 수 있다.
- 브러시를 이용하지 않는 손 위생(네일 클리너를 사용하며 완전히 건조될 때까지 문질러야 한다)을 실시할 수 있다.
- 당일 첫 번째 소독 시에는 손톱 밑을 보다 깨끗이 실시한다.
- 장신구 착용을 금지한다.
- 손 건조 시 팔꿈치 위쪽으로 올라간 타월을 다시 팔목 쪽으로 내려 사용해서는 안 된다.

수술장 환경 관리 개요

- 수술장의 출입문에는 안내 표식이 있어야 하며, 수술 중에는 출입문의 개방을 금지한다.
- 공조 시스템은 양압 관리를 실시하여 외부 공기가 내부로 유입되는 것을 방지한다. 또한 먼지와 세균 등이 제거된 청정한 공기를 공급할 수 있는 공기 정화 설비가 있어야 한다.
- 공조 시스템은 시간당 15회 이상 공기 교환을 실시해야 한다.
- 내부 벽면은 불침투질로 해야 하며, 적당한 난방, 조명, 멸균 수세, 수술용 피복, 붕대 재료, 기계 기구, 의료 가스, 소독 및 배수 등의 필요 시설을 갖추어야 한다.
- 바닥은 접지가 되어야 하며, 콘센트의 높이는 1m 이상을 유지한다. 호흡 장치의 안전 관리 시설을 갖추어야 한다.
- 적정 온도는 18~24℃, 적정 습도는 50~55%를 유지한다.
- 무균 수술장은 분기별로 미생물 검사를 실시하며 검사 결과에 따라 감염 관리실의 관리를 받는다.

수술장 환경 관리(청소, 기구 세척 및 멸균)

- 매일: 수술 전후, 수술 사이, 수술에 상관없이 주요 표면의 청소를 실시한다. 특히 수술장 내 수평면과 조명 장치는 매일 먼지를 제거하고 청소하도록 한다.
- 매주: 주중에 하기 어려운 부분까지 청소를 실시한다.
- 정기: 분기별 왁스 청소, 반기별 흡진 청소를 실시한다.

- 세척: 장갑, 마스크, 방수 앞치마를 착용하여 세척을 실시한다. 감염 환자에게 사용한 기구에는 기구 소독제를 사용하며 15분 침적한 후 자동 세척기를 사용한 추가 세척이 필요하다.
- 멸균
  - 관리 방법: 월 1회 생물학적 표지자(BI, Biological Indicator)를 통한 미생물 감시를 실시한다.
  - 관리 주기: 플라즈마는 매일, 증기와 과초산 멸균기는 매주 관리를 실시한다.
  - 사용 방법: 각 기구와 의료기관의 특성에 따라 플라즈마, E.O 가스, 증기, 과초산 등으로 멸균이 가능하며, 멸균 후에는 화학적 표지자(CI, Chemical Indicator)를 통한 멸균 상태 확인이 필요하다.
  - 사용 순서: 선입·선출에 따라 사용하며, 멸균 용품은 별도로 지정된 청결 지역에 보관한다.

수술장 오염물 관리 방법

- 수술장에서 발생한 쓰레기는 모두 혈액 오염 폐기물로 간주하고 전용 용기에 수거한다.
- 날카로운 바늘이나 기구는 손상성 폐기물로 분리수거한다.
- 오염된 린넨은 방수가 가능한 비닐봉지에 담은 후 내용물을 표시(붉은색 띠가 있는 햄퍼에 담음)하여 세탁실로 운반한다.
- 수술 중 환자에게서 발생한 적출물은 분류하여 병리과로 전달한다.
- 오염물에 따른 오염을 사용 위치의 특성에 따라 구별하여 관리해야 한다.
  - 환경 소독제(셀파니오스 등): 수술 전·후·중 벽과 장비 청소에 사용한다. 72시간마다 교환한다.
  - 기구 소독제(애니오자임 등): 감염 환자 기구의 세척에 사용한다. 24시간마다 교환한다.
  - 염소계 소독제(메디록스 등): 바닥 청소에 사용한다. 24시간마다 교환한다.

공기 주의 환자 감염 관리	접촉 주의 환자 감염 관리
• 환경 소독제로 침상과 주변 환경을 청소하고 15분 이상 건조시킨다. • 환자가 접촉한 물품은 기구 소독제에 침수시키고 15분 이상 소독한다. 추가로 멸균 과정을 시행할 필요도 있다.	• 환경 소독제로 침상과 주변 환경을 청소하고 15분 이상 건조시킨다. 클로스트리디움 디피실레(Clostridium Difficile) 등에 감염된 경우는 염소계 소독제로 추가 청소를 실시해야 한다.

| ・음압, 코호트 격리, 옆 환자와 최소 1m 이상의 이격, 커튼 등의 물리적 차단막이 필요하다.
・담당 의료인은 N95 수준의 마스크를 착용하고, 필요에 따라 안면 보호대, 보호 안경을 착용해야 한다. | ・환자가 접촉한 물품은 기구 소독제에 침수시키고 15분 이상 소독한다. 추가로 멸균 과정을 시행할 필요도 있다.
・담당 의료인은 필요에 따라 안면 보호대, 보호 안경을 착용해야 한다. |

[정리요약]

・수술장 복장 관리
　- 마스크, 모자, 시술복, 시술 가운, 장갑, 신발, 기타 보호 안경 등 착용
　- 탈의: 시술장을 나갈 때는 사용한 관련 의복을 지정된 장소에 분리하여 수거
・수술장에서의 손 위생 활동

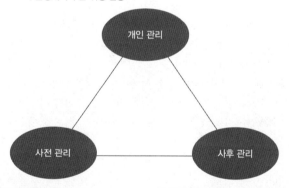

개인 관리

사전 관리

사후 관리

・수술장 기구 및 환경 관리
　- 수술장 출입문에는 안내 표식이 필요
　- 수술 중에는 출입문 개방 금지
　- 공조 시스템은 양압 관리를 실시
　- 청정한 공기를 공급할 수 있는 공기 정화 설비 구비
　- 적정 온도는 18~24℃
　- 적정 습도는 50~55%
　- 무균 수술장은 분기별로 미생물 검사 실시
　- 검사 결과에 따라 감염 관리실 관리

・수술장 오염물 관리
　- 매일, 매주, 정기적으로 대상을 나누어 청소 실시
　- 세척: 장갑, 마스크, 방수 앞치마를 착용하여 세척 실시. 감염 환자에게 사용한 기구는 기구 소독제를 사용. 15분 침적 후 자동 세척기를 통한 추가 세척 필요
　- 멸균: 월 1회 생물학적 표지자를 통한 미생물 감시 실시. 각 기구와 의료기관의 특성에 따라 플라즈마, E.O 가스, 증기, 과초산 등으로 멸균 가능. 멸균 후 화학적 표지자를 통한 멸균 상태 확인 필요

10.2.3 부서 감염 관리(시술장 감염 관리)

조사 개요

- 조사 기준: 시술장 감염 관리 활동을 수행한다.
- 조사 목적: 의료기관 내 다양한 시술장에서의 감염 발생 위험을 예방하기 위해 적절한 시술장 감염 관리 활동을 수행한다.

조사 항목

	조사 항목	구분	조사 결과		
1	시술장 감염 관리 규정이 있다.	S	□상	□중	□하
2	기구의 멸균과 소독을 관리한다.	P	□상	□중	□하
3	시술장의 환경을 관리한다.	P	□상	□중	□하
4	시술장 인력의 마스크, 보안경, 복장을 관리한다.	P	□상	□중	□하
5	시술장의 오염 세탁물 및 의료 폐기물을 관리한다.	P	□상	□중	□하

조사 개념

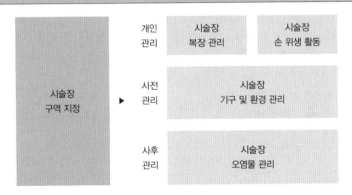

*전 과정에서 감염 관리 및 표준 격리 절차를 준수해야 한다.

주목할 요소

시술장 구역 지정

- 구역 선정은 시술의 중증도, 빈도, 중증 감염 발생(균혈증, 창상 감염 등) 빈도, 마취 및 진정과 관련된 위험도를 고려하여 의료기관에서 정한다.

시술장 복장 관리

- 마스크: 제한 구역 내에서는 입과 코를 완전히 덮어야 한다.
- 모자: 머리카락이 가려지도록 착용해야 한다.
- 시술복: 상의는 하의에 넣어 입거나 몸에 밀착시켜 멸균 부위에 닿지 않도록 한다. 준제한 구역의 경우는 시술복만 착용한다.
- 시술 가운: 멸균 가운으로 무균적 상태를 유지해야 하며 오염이 되지 않게 입을 수 있는 방식으로 접혀 있어야 한다.
- 장갑: 외과적 손 위생을 실시한 후 시술 가운을 입고 장갑을 착용한다. 시술 중 구멍이 나거나 오염이 의심되면 바로 새것으로 교체한다.
- 신발: 시술장 내부와 외부에서 신는 신발을 구분하여 사용하고, 별도로 지정한 곳에 보관해야 한다.
- 기타: 시술 중 혈액이 튈 가능성이 높은 경우에는 보호 안경이나 안면 보호대를 착용해야 한다.
- 탈의: 시술장을 나갈 때에는 사용한 관련 의복을 지정된 장소에 분리하여 수거한다.

시술장 손 위생 활동

- 브러시를 이용한 손 위생(2~5분 이상)을 실시할 수 있다.
- 브러시를 이용하지 않는 손 위생(네일 클리너를 사용하며 완전히 건조될 때까지 문질러야 한다)을 실시할 수 있다.
- 당일 첫 번째 소독 시에는 손톱 밑을 보다 깨끗이 실시한다.
- 장신구 착용을 금지한다.
- 손 건조 시 팔꿈치 위쪽으로 올라간 타월은 다시 팔목 쪽으로 내려 사용해서는 안 된다.

시술장 환경 관리 개요

- 시술장의 출입문에는 안내 표식이 있어야 하며, 시술 중에는 출입문 개방을 금지한다.
- 적정 온도는 18~24℃, 적정 습도는 50~55%를 유지한다.
- 무균 시술장은 분기별로 미생물 검사를 실시하며 검사 결과에 따라 감염 관리실의 관리를 받는다.

시술장 환경 관리(청소 및 기구 세척)

- 매일: 시술 전후, 시술 사이, 시술에 상관없이 주요 표면의 청소를 실시한다. 특히, 시술장 내 수평면과 조명 장치는 매일 먼지를 제거하고 청소를 실시한다.

- 매주: 주중에 하기 어려운 부분까지 청소를 실시한다.
- 정기: 분기별 왁스 청소, 반기별 흡진 청소를 실시한다.
- 세척: 장갑, 마스크, 방수 앞치마를 착용하여 세척을 실시한다. 감염 환자에게 사용한 기구에는 기구 소독제를 사용하며, 15분 침적한 후 자동 세척기를 이용한 추가 세척이 필요하다.
- 멸균
  - 관리 방법: 월 1회 생물학적 표지자(BI, Biological Indicator)를 통한 미생물 감시를 실시한다.
  - 관리 주기: 플라즈마는 매일, 증기와 과초산 멸균기는 매주 관리를 실시한다.
  - 사용 방법: 각 기구와 의료기관의 특성에 따라 플라즈마, E.O 가스, 증기, 과초산 등으로 멸균이 가능하며 멸균 후에는 화학적 표지자(CI, Chemical Indicator)를 통한 멸균 상태 확인이 필요하다.
  - 사용 순서: 선입·선출에 따라 사용하며, 멸균 용품은 별도로 지정된 청결 지역에 보관한다.

시술장 오염물 관리 방법

- 시술장에서 발생한 쓰레기는 모두 혈액 오염 폐기물로 간주하고 전용 용기에 수거한다.
- 날카로운 바늘이나 기구는 손상성 폐기물로 분리수거한다.
- 오염 린넨은 방수가 가능한 비닐봉지에 담은 후 내용물을 표시(붉은색 띠가 있는 햄퍼에 담음)하여 세탁실로 운반한다.
- 시술 중 환자에게서 발생한 적출물은 분류하여 병리과로 전달한다.
- 오염물에 따른 오염은 사용 위치의 특성에 따라 구별하여 관리해야 한다.
  - 환경 소독제(설파니오스 등): 시술 전·후·중 벽과 장비 청소에 사용한다. 72시간마다 교환한다.
  - 기구 소독제(애니오자임 등): 감염 환자의 기구 세척에 사용한다. 24시간마다 교환한다.
  - 염소계 소독제(메디록스 등): 바닥 청소에 사용한다. 24시간마다 교환한다.

공기 주의 환자 감염 관리	접촉 주의 환자 감염 관리
• 환경 소독제로 침상과 주변 환경을 청소하고 15분 이상 건조시킨다.	• 환경 소독제로 침상과 주변 환경을 청소하고 15분 이상 건조시킨다. 클로스트리디움 디피실레(Clostridium Difficile) 등에 감염된 경우는 염소계 소독제로 추가 청소를 실시해야 한다.

• 환자가 접촉한 물품은 기구 소독제에 침수시키고 15분 이상 소독한다. 추가로 멸균 과정을 시행할 필요도 있다. • 음압, 코호트 격리, 옆 환자와 최소 1m 이상의 이격, 커튼 등의 물리적 차단막이 필요하다. • 담당 의료인은 N95 수준의 마스크를 착용하고, 필요에 따라 안면 보호대, 보호 안경을 착용해야 한다.	• 환자가 접촉한 물품은 기구 소독제에 침수시키고 15분 이상 소독한다. 추가로 멸균 과정을 시행할 필요도 있다. • 담당 의료인은 필요에 따라 안면 보호대, 보호 안경을 착용해야 한다.

[정리요약]

• 시술장 복장 관리
  - 마스크, 모자, 시술복, 시술 가운, 장갑, 신발, 기타 보호 안경 등을 착용
  - 탈의: 시술장을 나갈 때 사용한 관련 의복을 지정된 장소에 분리하여 수거
• 시술장에서의 손 위생 활동

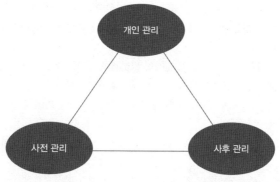

• 시술장 기구 및 환경 관리
  - 시술장 출입문에는 안내 표식 필요
  - 시술 중에는 출입문 개방 금지
  - 적정 온도는 18~24℃
  - 적정 습도는 50~55%
  - 무균 수술장은 분기별로 미생물 검사 실시
  - 검사 결과에 따라 감염 관리실 관리

• 시술장 오염물 관리
  - 매일, 매주, 정기적으로 대상을 나누어 청소를 실시
  - 세척: 장갑, 마스크, 방수 앞치마를 착용하고 세척 실시. 감염 환자에게 사용한 기구는 기구 소독제를 사용하며 15분 침적 후 자동 세척기를 통한 추가 세척 필요
  - 멸균: 월 1회 생물학적 표지자를 통한 미생물 감시 실시. 각 기구와 의료기관의 특성에 따라 플라즈마, E.O 가스, 증기, 과초산 등으로 멸균 가능. 멸균 후 화학적 표지자를 통한 멸균 상태 확인 필요

10.2.4 부서 감염 관리(조리장 감염 관리)

조사 개요

- 조사 기준: 조리장에서 발생할 수 있는 감염을 관리한다.
- 조사 목적: 의료기관은 적절한 식재료, 기구, 장비 및 환경 관리를 통해 의료 관련 감염 발생의 위험을 감소시키기 위해 노력해야 한다.

조사 항목

	조사 항목	구분	조사 결과		
1	조리장의 감염 관리 규정이 있다.	S	□상	□중	□하
2	식재료를 관리한다.	P	□상	□중	□하
3	조리장 기구 및 장비를 관리한다.	P	□상	□중	□하
4	조리장 환경을 관리한다.	P	□상	□중	□하
5	직원의 개인 위생을 관리한다.	P	□상	□중	□하

조사 개념

조리장 관리 규정

- 식재료 관리
  - 검수 및 보관
    - 납품물 품질사항, 적온 납품 등 확인
    - 식재료별 분리 보관, 선입·선출 철저
  - 전처리 및 조리
    - 작업대 및 기구는 식재료별 구분 사용
    - 위생 관리 및 조리 과정 준수
- 경관 유동식 관리
  - 정량 배분, 정시 폐기 요구
  - 용기 소독 철저
- 식기 및 조리 기구 관리
  - 교차 감염 방지
  - 식기 및 관련 기자재 소독 철저
- 냉장 및 냉동실 관리
  - 적정 보관 온도 관리 필요
  - 분리 보관, 확인 보관, 유통 기간 확인
- 조리장 환경 관리
  - 구역의 구획 관리
  - 적정 실내 온도 및 위생 철저
- 급식 종사자 교육 및 개인 위생
  - 위생 교육, 정기 건강 진단 실시
  - 위생 복장 및 손 위생 준수

주목할 요소	
식재료 관리(검수 및 보관)	**식재료 관리(전처리 및 조리)**
• 식재료 납품 상태를 확인한다. 냉동 식품은 0℃ 이하에서 녹은 흔적이 없어야 하며, 냉장 식품은 10℃ 이하의 상태로 적온 납품을 확인한다. 또한 납품물 종류, 규격, 수량, 원산지, 포장 상태, 신선도, 품질사항 등을 확인하고 검수 일지를 통해 관리해야 한다. • 보관은 상호 교차 오염을 방지하기 위해 육류 및 채소류, 식품 및 비식품, 조리 전과 조리 후의 식재료를 구분하여 분리 보관한다. 각 식재료의 특성에 맞게 청결과 적정 온습도하에서 보관한다. • 적정 온습도는 냉동실 −18℃ 이하, 냉장실 5℃ 이하, 주식 및 부식 창고 25℃ 이하이며 동시에 습도는 60% 이하의 조건을 만족해야 한다. • 불출에서는 선입·선출(FIFO, First In First Out)원칙을 기본으로 하며 식재료별 포장 보관, 유통 기한을 반드시 준수해야 한다.	• 전처리 및 조리 구역을 구분하며, 전처리 구역 내에 위치한 작업대 및 싱크대는 식재료별로 구분하여 사용하거나 시차를 두고 작업해야 한다. 전처리된 식재료와 전처리하지 않은 식재료는 분리 취급하며, 전처리 식재료는 조리 전까지 냉장 및 냉동 보관을 원칙으로 한다. • 칼과 도마는 빨간색(육류) 및 파란색(어류), 녹색(야채), 노란색(김치), 흰색(도마, 완제품), 검은색(칼, 조리 후 제품, 완제품)으로 구분하여 교차 오염을 방지한다. • 사용 전과 후에는 깨끗이 세척하고 소독 후 사용해야 한다. • 해동은 5℃ 이하의 냉장고에서 자연 해동하거나 흐르는 물을 통해 실시한다. • 날것으로 먹는 채소와 과일류는 전처리 후 염소 유효 농도가 100ppm인 희석액에서 5분간 소독이 필요하다. • 보존식은 채취 일시, 폐기 일시, 채취자, 메뉴명 등을 기록하여 100g(1인 식 기준) 단위로 채취한다. −18℃ 이하 냉동고에서 144시간 이상 보관할 필요가 있다.

경관 유동식 관리
• 완제품은 제조사의 보관 설명에 근거하여 상온에서 관리한다. 자체적으로 제조한 경관 유동식은 〈식사 처방 지침서〉에 따라 정확한 분량으로 계량하여 용기에 담고, 환자별로 이름표를 라벨링하여 열탕 소독한 용기에 제공한다. • 미음은 조리 후 3시간이 경과하면 폐기한다.

식기 및 조리 기구 관리

- 자동 세척기를 이용하여 전용 세제로 세척한다. 최종 헹굼 단계에서는 온도를 82℃ 이상으로 유지시켜야 한다. 만약 수작업일 경우 80℃의 식기 소독고에서 20분 이상 소독해야 한다.
- 전용 세제가 「산업안전보건법」 및 「유해 화학 물질관리법」에 의한 유해 물질이라면 물질안전보건자료(MSDS, 8장 위험 물질 관리 부문 참고)를 통한 관리가 필요하다.
- 감염병 환자는 식기를 구분하여 관리하며 세척에 대한 세부 지침을 만들어 관리해야 한다.
- 도마와 칼은 구분해 사용함으로써 교차 감염을 방지하고, 사용 후 깨끗이 삶아 건조킨 뒤 사용한다. 각종 조리용 소도구 및 작업대도 사용 후 세제를 통해 세척한 뒤 건조시켜 사용한다.
- 식품 운반 카트는 사용 후 매회 세척하며, 배식 카트는 사용 후 행주로 안팎을 닦고 소독액으로 소독한 뒤 건조시킨다.

냉장 및 냉동실 관리

- 냉장실 및 냉동실은 매일 온도를 측정하여 정해진 보관 온도를 지키도록 관리한다.
- 냉장실 및 냉동실에 보관된 식품은 개별 분리 보관, 확인 보관, 보관 날짜 및 유통 기한 기재 등을 통해 해당사항의 준수 여부를 항시 확인한다.

조리장 환경 관리

- 오염 구역과 위생 구역으로 구획 관리하며, 오염 구역은 식품 검수, 전처리, 세척이 가능한 지역이고 위생 구역은 조리, 상차림이 가능한 지역이다.
- 전처리, 세척, 국 조리, 쌀 세정 지역을 제외한 모든 곳은 건조 상태가 유지되어야 한다.
- 조리장은 실내 온도를 28℃ 이하로 유지해야 하고, 조리장 내에는 전용 수세 시설이 구비되어 있어야 한다.
- 배수 라인과 배수구는 덮개 시설이 필요하며 주기적으로 청소해야 한다.
- 조리장 방역은 의료기관 사정에 맞게 하되, 주로 월 1회 전문가에 의해 실시되는 것이 바람직하다.
- 음식물 쓰레기는 세척 장소에 두며, 음식 잔반통은 내수성 재질의 전용 용기를 사용해 조리실 외부에 분리 비치한다. 잔반은 매일 처리하며 주기적으로 세척해야 한다.

감염 환자 급식 관리

- 대상
  - 법정 1군 감염병 환자: 콜레라, 장티푸스, 파라티푸스, 세균성 이질, 장출혈성 대장균 감염증, A형 간염 등으로 격리실에 있는 환자
  - 다제 내성균 환자: VRE, MRSA 등의 다제 내성균등으로 격리된 환자
- 급식
  - 식기 소독을 통한 식사 발행을 한다.
  - 일반 환자와는 다른 색상을 가진 식품을 사용하여 제공한다.
  - 퇴식 시에는 비닐로 식기를 감싸 배식 카트에서도 분리하여 운반한다.
  - 세정실에서도 감염 환자 식판은 분리 세척한다.
  - 방사선 치료요법을 위해 격리된 환자의 경우는 일회용 식기를 통해 급식을 실시한다.

급식 종사자 교육 및 개인 위생

- 위생 교육
  - 월 1회 교육
- 건강 관리
  - 연 1회 정기 건강 진단을 실시하며 장티푸스, 폐결핵, 감염성 피부 질환 등에 대한 검사가 이뤄져야 한다.
  - 「감염병의 예방 및 관리에 관한 법률」에 의한 제1군 감염병, 제3군 감염병 중 감염의 위험이 있는 결핵, 피부병 및 화농성 질환, 고열, 설사, 구토, 배농병소의 경우 급식 업무를 제한해야 하며, 기타 건강에 이상이 있을 경우에는 관리자에게 신속히 보고하고 적절한 조치를 받아야 한다.
- 위생 관리
  - 조리 및 배식 시에는 위생복, 위생모, 위생화를 착용한다.
  - 감염 관리실에서 제시하는 손 위생 실시법을 준수한다.
  - 〈조리장 감염 관리 지침서〉를 수립하고, 감염 관리의 모든 절차와 세부 지침을 마련하여 운영해야 한다.

[정리요약]

조리장 관리 규정			
	식재료 관리	검수 및 보관	• 납품물 품질사항, 적온 납품 등 확인 • 식재료별 분리 보관, 선입·선출 철저
		전처리 및 조리	• 작업대 및 기구는 식재료별 구분 사용 • 위생 관리 및 조리 과정 준수
	경관 유동식 관리		• 정량 배분, 정시 폐기 요구 • 용기 소독 철저
	식기 및 조리 기구 관리		• 교차 감염 방지 • 식기 및 관련 기자재 소독 철저
	냉장 및 냉동실 관리		• 적정 보관 온도 관리 필요 • 분리 보관, 확인 보관, 유통 기간 확인
	조리장 환경 관리		• 구역의 구획 관리 • 적정 실내 온도 및 위생 철저
	급식 종사자 교육 및 개인 위생		• 위생 교육, 정기 건강 진단 실시 • 위생 복장 및 손 위생 준수

11. 시설 및 환경 관리

범주	조사 기준
시설 환경 안전 관리 체계	11.1 시설 및 환경과 관련된 안전 관리를 수행한다.
설비 시스템	11.2 설비 시스템에 대한 감시 체계를 구축하고 관리한다.
위험 물질 관리	11.3 위험 물질 관리를 위한 절차를 설계하고 수행한다.
보안 관리	11.4 환자의 안전을 위한 보안 체계를 갖추고 운영한다.
의료 기기 관리	11.5 의료 기기를 정기적으로 점검한다.
재난 관리	11.6 지역 사회에서 발생할 수 있는 재난 상황에 대한 관리 계획을 수립하고 이에 대해 훈련한다.

11.1 시설 환경 안전 관리 체계

조사 개요

- 조사 기준: 시설 및 환경과 관련된 안전 관리를 수행한다.
- 조사 목적: 의료기관은 환자, 내원객 및 직원의 안전을 보장함으로써 최상의 의료 서비스가 제공될 수 있는 기반을 만들기 위해 노력해야 한다.

조사 항목

	조사 항목	구분	조사 결과
1	시설 및 환경 안전에 대한 규정이 있다.	S	□상 □중 □하
2	의료기관 차원의 시설환경안전관리위원회를 운영한다.	P	□상 □중 □하
3	의료기관 차원의 시설 및 환경 안전에 대한 계획을 수립한다.	S	□상 □중 □하
4	시설 및 환경 안전 관련 업무를 구분해 책임자를 선정한다.	S	□상 □중 □하
5	시설 및 환경 안전 관리에 대해 직원 교육을 실시한다.	P	□상 □중 □하
6	직원은 시설 및 환경 안전 사고 발생 시의 보고 체계를 알고 있다.	P	□상 □중 □하
7	시설 및 환경 안전 사고 발생 시 경영진에게 보고한다.	P	□상 □중 □하
8	계획에 따라 시설 및 환경 안전을 관리한다.	P	□상 □중 □하

조사 개념

분야별 시설 현황 파악 및 규정 관리 실시	• 관련 시설의 종류, 수량, 위치, 운영 특성 등을 파악 • 주요 특성에 따라 분야별로 구분, 규정화하여 관리

↓

분야별 담당자 및 관리자 지정	• 분야별 설비 세분화 - 분야 및 세부 분야로 설비 구분 - 면허, 전공, 경력을 고려하여 담당자 및 관리자 지정

↓

분야별 안전 관리 계획 수립 및 실시	• 안전 관리 계획 수립 - 담당자, 관리자, 행정부원장이 상호 협의하여 수립 - 운전, 유지 및 보수, 안전 점검의 내용 포함

↓

분야별 사고 발생 시 보고 체계 구축	• 사고 보고 체계 수립 - 주요 발생 가능한 사고에 대한 유형별 보고 체계 - 즉각적인 응급 조치 및 대응 방법 수립

↓

분야별 안전 교육 계획 수립 및 실시	• 전 직원 관련자 교육 실시 - 연 1회 이상 교육 계획에 의거한 교육 실시

주목할 요소	
시설 안전 관리 개요	시설 안전 관리 계획

• 목적: 환자 치료와 직원 근무 환경에 대한 안전을 유지하기 위해 시설 점검 및 유지 관리를 통해 환자, 보호자, 직원의 위험을 예방하고 피해를 최소화하는 것이다.
• 관리 영역
  – 법적 관리 영역
  – 자체 관리 영역
• 계획 범위
  – 시설 안전: 담당 부서 및 담당자 지정, 해당자의 업무 책임, 안전 순찰, 작업 안전 수칙 등
  – 보안: 신분증 착용, 통제 구역 출입 통제, 보안 사고·도난 등의 발생 예방, 사고 발생 시 처리 절차, 직원 보안 교육 등
  – 유해 물질 관리: 위험 물질 목록 관리, 보관 및 취급, 직원 교육 등
  – 소방 관리: 소방 점검, 신고 체계, 직원 업무 분담, 피난 계획(피난층 위치, 안전 구획 위치, 피난 시설의 위치와 피난 경로 설정), 환자 및 직원 등의 대피 장소 배치, 환자 유형별 대피 및 환자 후송 등
  – 재난 관리: 소집 방법, 조치, 훈련에 관한 사항 등
  – 의료 장비 관리
  – 설비 시스템 관리
  – 관련사항 교육 등
	• 담당자 및 관리자
	  – 시설 안전 관리 담당자(계획 수립)
	  – 시설 안전 관리 부서장(계획 관리)
	  – 행정부원장(총괄 책임)
	  – 의료기관장(최종 책임)
	• 규정 마련
	  – 시설환경안전관리위원회를 두어 안전 관리 연간 계획 및 활동을 정의하고 모니터링해야 한다.
	  – 각 부분별로 관련 법령에 필히 만족하며 관리 편의성을 도모할 수 있는 수준으로 규정을 마련한다.
	  – 시설물의 안전한 사용과 유지, 보수, 개선 등에 관한 활동은 담당 부서에서 담당한다.
	  – 세부 운영사항을 지침으로 수립하여 관련 직원에게 공지해야 한다.
	• 절차
	  – 분야별 담당자와 행정부원장이 매년 계획 수립 및 검토를 한다.
	  – 안전 사고 발생 시 시설 안전 관리 담당 부서에 즉각 보고한다.
	• 교육
	  – 교육 내용: 안전 교육, 시설 안전 교육, 소방 교육, 유해 물질 취급 교육, 응급 발생 시 행동 요령 등
	  – 교육 방법: 담당 부서의 담당자 및 전문가 혹은 외부 전문가를 초빙해 교육을 실시한다. 연 1회 교육 계획서에 의거하여 실시하고 교육 관련 기록은 1년간 담당 부서에서 보관한다.

[표 11-1] 시설 안전 관리 관련 법령

구분	법령
화재 안전 관리	「소방시설 설치·유지 및 안전관등에 관한 법률」 및 동법 시행령, 동법 시행규칙
시설물 안전 관리	「시설물의 안전관리에 관한 특별법」 • 제6조 안전 점검의 실시 • 제7조 정밀 안전 진단의 실시
설비 안전 관리	「전기사업법」 • 제65조 정기 검사 • 제66조의 2 여러 사람이 이용하는 시설 등에 대한 전기 안전 점검
	「전기사업법 시행규칙」 • 제32조 정기 검사의 대상·기준 및 절차 등
	「수도법」 • 제33조 위생상의 조치
	「수도법 시행규칙」 • 제22조의 5 청소, 위생 점검, 수질 검사 및 조치 결과의 기록·보관
	「다중이용시설 등의 실내공기질관리법」 • 제5조 실내 공기 질 유지 기준 등 • 제6조 실내 공기 질 권고 기준 • 제12조 실내 공기 질의 측정
위험 물질 안전 관리	「고압가스 안전관리법」 및 동법 시행령, 동법 시행규칙
	「위험물안전관리법」 및 동법 시행령, 동법 시행규칙
	「산업안전보건법」 및 동법 시행령, 동법 시행규칙
	「폐기물관리법」 및 동법 시행령, 동법 시행규칙

11.2 설비 시스템

조사 개요

■ 조사 기준: 설비 시스템에 대한 감시 체계를 구축하고 관리한다.

■ 조사 목적: 환자 진료에 필수적인 전기 및 물 공급, 수질 감시, 의료 가스, 공기 정화, 환기 등의 설비 시스템에 대한 정기적인 검사, 유지, 보수, 개선 계획을 수립하고, 관련된 위험 요인을 파악하여 안전한 의료 서비스 환경을 제공한다.

	조사 항목	구분	조사 결과
1	설비 시스템에 대한 감시 체계가 있다.	S	□상　　□중　　□하
2	전기 설비 안전 관리를 수행한다.	P	□상　　□중　　□하
3	급수 설비 및 수질 감시 관리를 수행한다.	P	□상　　□중　　□하
4	의료 가스 및 진공 설비 안전 관리를 수행한다.	P	□상　　□중　　□하
5	실내 공기 질 관리를 수행한다.	P	□상　　□중　　□하

조사 개념

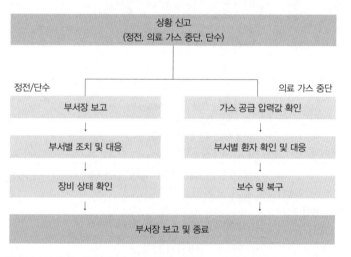

*시설과 설비 시스템에는 예방 점검과 유지 관리를 효율적으로 운영하기 위한 절차를 수립해야 하며, 각 부문별로 담당 부서와 세부 담당자를 지정하여 이를 지원해야 한다.

주목할 요소

급수 설비 유지 관리	비상 전력 설비 유지 관리
• 급수 설비 검사 및 점검 　– 주요 급수 설비와 의료기관 내 용수의 수질을 정기적으로 점검하고 모니터링한다.	• 무정전 시스템(UPS) 검사 및 점검 　– UPS 운영 흐름도를 만들어 보관한다.

- 급수 설비의 위생 점검은 월 1회 정기적으로 실시한다.
- 저수조는 6개월마다 1회 이상 청소한다.
- 수질 검사는 매년 1회 이상 실시한다.
- 급수 설비 위생 점검, 저수조 청소(해당 기초 지자체에 추가로 보고할 필요 있음, 2년 이상 보관), 수질 검사는 실시 후 결과와 조치사항을 기록하여 보관한다.

• 단수에 대한 대응
- 인공 신장실, 병동, 외래는 단수에 대비하여 비상 용수에 대한 중앙 공급이 가능해야 한다.
- 투석용 물은 필터 공급을 통한 물(RO수)을 사용한다.
- 약 1주일간 사용할 수 있는 비상 용수 저장 설비가 요구된다.

• 폐수에 대한 관리
- 인공 신장실에서 투석실의 모든 하수구는 폐수 처리장으로 연결되어 있어야 한다.
- 폐수 처리장은 방류 전 수질 검사를 실시하고 폐수 방류를 결정해야 한다.

• 수인성 감염 예방
- 저수조 주위, 본체, 맨홀, 월류관, 통기관 등의 위생 점검을 실시하며 냄새, 맛, 색도, 탁도 등을 관리하여 질병 발생을 방지해야 한다.

- 근무자에서 관리자(Unit Manager), 부서장으로 이어지는 보고 절차를 마련한다. 「전기사업법」 및 시행령에 따라 전기 안전 관리자와 전기 안전 관리 보조원을 선임해야 한다.
- 사고 및 다른 이유로 UPS에 문제가 발생했을 때는 응급 조치를 시행하고, 원인을 파악하여 재발을 방지해야 한다.
- UPS 점검 일지를 마련하고 일주일 단위로 작성하며 3년간 보관한다. 포함하는 내용은 점검 주기, 점검 내용, 운용에 관한 사항 등이다.
- UPS 장비 이력 카드를 마련하여 유지 관리에 관한 사항을 따로 기재한다.

• 비상 전원 콘센트 색깔로 상황 확인
- 황색: 일반 비상
- 적색: 의료 비상
- 녹색: UPS 사용

• 비상 전원의 가동
- 비상 전원: 정전 40초 후부터 전원 투입(의료기관 자체 발전)
- UPS 전원: 순간 정전에 대비한 무정전 시스템

– 냉각탑의 경우, 다양한 병원균이 존재할 수 있기 때문에 병원균별 특성에 맞게 주기적으로 관리해야 한다. 특히, 감염의 위험이 높은 여름철에는 철저한 관리가 요구된다.	
의료 가스 설비 유지 관리	**공조 설비 유지 관리**

• 의료 가스 설비 검사 및 점검
  – 관리 책임자는 의료기관 내의 상주 근무를 원칙으로 한다. 비상 상황을 대비하여 연락 체계를 수립하고 공지한다.
  – 안전 유지에 관한 사항, 비축량, 장비 상태 등은 안전 점검을 실시하고, 그에 대한 기록을 보관한다.
  – 의료 가스 일일 점검 항목은 의료 가스(LO_2, O_2, N_2O, CO_2, LN_2), 건물별 LNG이며, 적정 압력과 공병 및 실병 현황, 주요 밸브의 작동 상태를 1일 4회 점검하고 고압가스 일지에 기록해 관리한다.
  – 진공 설비 일일 점검 항목은 컴프레서, 진공 펌프, 압력 탱크이며 공급 압력 점검, 진공 펌프의 진공압 및 운전 전환을 1일 3회 점검한다. 의료용 에어 컴프레서 및 진공 시설은 점검 일지를 통해 관리한다.
• 포터블 산소가스 충전 관리
  – 포터블 산소가스는 공병과 실병을 구분하여 관리한다.
  – 부서별 라벨을 확인하여 충전 상태를 지속적으로 관리한다.
	• 공조(공기 조화) 설비 검사 및 점검
	  – 근무자에서 관리자(Unit Manager), 부서장으로 이어지는 보고 절차를 마련한다.
	  – 사고 및 다른 이유로 공조 설비에 문제가 발생했을 때는 응급 조치를 시행하고, 원인을 파악하여 재발을 방지해야 한다.
	  – 의료기관의 사정에 맞게 공기 청정도 수준을 설정하고 지속적인 모니터링으로 해당 수준을 유지해야 한다.
	  – 의료기관 내 필터가 부착된 공조기는 별도로 리스트를 만들어 주기적으로 필터 관리를 실시한다.
	  – 공조 설비별 점검 리스트를 만들어 주기적인 관리를 실시한다. 점검 리스트는 계절별 교체사항을 기록하여 관리가 가능토록 해야 한다.
	• 온도 및 공조에 대한 관리
	  – 온도 및 공조(공기 조화)는 시설 담당 부서에서 중앙 관리를 실시한다.

• 가스병 보관 방법 　－ 그늘에 보관 　－ 세워서 보관 　－ 고정시켜 보관 　－ 포터블 산소병에 연결된 병에는 물 　　을 채워 놓지 않는다.	－ 온도 및 공조는 구역 단위로 조 　절되기 때문에 개별실 단위 변경 　은 불가능하다. － 음압 및 양압은 부서별 지정 병 　상 단위로 조절이 가능하도록 　구성되어야 한다.

[표 11-2] 설비별 안전 점검 계획표(예시)

설비 구분	세부 설비	형태	시기
전기	전기 일반	일상 점검	일 1회
		정기 점검	2년에 1회
	비상 발전기	시운전 및 점검	2주에 1회
급수	급수 설비	일상 점검	일 1회
		정기 점검	월 1회
	저수조	청소	연 2회
		수질 검사	연 1회
	지하수	수질 검사	3년에 1회
	정수기	수질 검사	연 1회
의료 가스 및 진공		일상 점검	일 1회
		정기 점검	월 1회
		정기 검사	연 1회
공조		일상 점검	일 1회
		정기 점검	월 1회
		실내 공기 오염도 검사	연 1회
오·폐수	오·폐수 일반	일상 점검	일 1회
	정화조	청소	연 1회
기계	기계 일반	일상 점검	일 1회
		정기 점검	월 1회
	보일러	개방 검사	연 1회
		세관 작업	연 1회
		냉난방 절환	연 1회
승강기		일상 점검	일 1회
		정기 점검	월 1회
		정기 검사	연 1회

11.3 위험 물질 관리

- 조사 기준: 위험 물질 관리를 위한 절차를 설계하고 수행한다.
- 조사 목적: 위험 물질을 안전하게 관리하고, 위험 사태에 즉각 대처하여 위험을 최소화한다.

조사 항목

	조사 항목	구분	조사 결과		
1	위험 물질 안전 관리 절차가 있다.	S	□상	□중	□하
2	유해 화학 물질 목록을 정기적으로 관리한다.	P	□상	□중	□하
3	유해 화학 물질 안전 관리를 수행한다.	P	□상	□중	□하
4	의료 폐기물 안전 관리를 수행한다.	P	□상	□중	□하

조사 개념

보건 관리자 및 관리 감독자 지정	• 의료기관의 장은 유해 화학 물질 보건 관리자를 지정하고, 각 유해 화학 물질 사용 단위 부서장을 감독 관리자로 두어 운영
↓	
유해 화학 물질 현황 파악	• 「산업안전보건법」 및 「유해 화학 물질 관리법」에 의해 정의된 유해 물질 현황 파악
↓	
유해 화학 물질 목록 작성 및 비치	• 기관 및 부서 단위로 정의된 유해 화학 물질 목록을 작성한 후 열람 가능하도록 비치
↓	
물질안전보건자료 작성 및 비치	• 유해 화학 물질 명칭, 저장, 취급, 운반, 폐기, 폭발 및 화재 대처 방법, 응급 조치 요령 등을 기재
↓	
보호 장비 배부	• 부서별로 사용하는 유해 화학 물질에 적용되는 보호 장비 배부
↓	
직원 교육	• 연 1회 이상 정기 교육, 필요에 따라 수시 교육 실시 • 유해 화학 물질 종류, 안전 취급법, 누출 시 처리법 등을 교육

위험 물질 안전 관리 개요

- 정의
  - 유해 화학 물질: 「산업안전보건법」 및 「유해 화학 물질관리법」에 의해 정의된 유해 물질이다. 유해 화학 물질은 폭발성·산화성·극인화성·고인화성·금수성 등의 물리적 위험성, 고독성·독성·유해성·부식성·자극성·과민성·발암성·변이원성·생식독성 등의 건강상 장해성, 기타 환경적 유해성을 가진 물질이다. 단, 「원자력법」에 따른 방사성 물질, 「약사법」에 따른 의약품과 의약 외품, 「마약류 관리에 관한 법률」에 따른 마약류, 「화장품법」에 따른 화장품, 「농약관리법」에 따른 원제와 농약, 「비료관리법」에 따른 비료, 「사료관리법」에 따른 사료, 「고압가스 안전관리법」에 따른 독성 가스는 제외한다.
  - 물질안전보건자료(MSDS, Material Safety Data Sheet): 의료기관은 물리적 위험성, 강상 장해성, 환경적 유해성과 기관 의료 상황을 고려해 MSDS를 작성하고 관리한다. 물질안전보건자료에는 유해 화학 물질의 명칭, 저장, 취급, 운반, 폐기, 폭발 및 화재에 따라 대처 방법과 응급 조치 요령을 기재해야 한다.
- 관리자 지정
  - 의료기관의 장은 기관의 유해 화학 물질 보건 관리자를 지정하고, 각각의 유해 화학 물질을 사용하는 단위 부서의 장을 관리 감독자로 두어 운영한다.
  - 관리 감독자는 연 2회 유해 화학 물질 사용 실태 조사를 통해 유해 화학 물질 목록을 보건 관리자에게 보고한다.
  - 보건 관리자는 부서별 방문을 통해 추가 조사를 실시할 수 있다. 또한 특정 부서의 요청이 있을 경우 수시로 유해 화학 물질 목록을 수정할 수 있다.

물질안전보건자료(MSDS)

- 예방적 프로그램(Preventive Safety Program)을 위해 물질안전보건자료(MSDS), 유해 화학 물질 보관 지침을 마련하여 관리해야 한다. 물질안전보건자료는 「산업안전보건법」 제41조에 근거하며, 각 부서장은 새로운 유해 화학 물질을 도입하기 전 공급 회사로부터 물질안전보건자료를 받아 비치하고 보건 관리자에게 물질안전보건자료와 유해 화학 물질 목록 등재를 건의한다.

- 부서에서 취급하는 유해 화학 물질은 목록화하여 관리하고 보건 관리자는 물질 안전보건자료를 비치하여 누구든지 열람이 가능케 해야 한다. 또한 그 목록과 물질안전보건자료는 상시 갱신을 통해 최신의 자료로 유지해야 한다. 부서별 관리 감독자는 물질안전보건자료를 기반으로 하여, 경고 표지 물질은 보관 용기에 해당 표지를 부착해야 한다.
- 보건 관리자는 직원의 안전을 위해 물질안전보건자료를 바탕으로 하여 보호 장비를 필요 부서에 배부해야 한다. 방독 마스크와 카트리지, 1급 방진 마스크, 보안경 등을 불출하고 관리대장을 통해 그 현황을 기록한다. 보건 관리자는 불출한 보호 장비의 착용법, 보관법, 교환 주기, 신청 방법을 관리 감독자에게 교육하며, 불출된 보호 장비는 관리 감독자가 책임을 맡아 관리해야 한다.

유해 화학 물질 노출

- 유해 화학 물질에 노출된 직원이 있을 경우 신속한 응급 처치를 실시해야 한다. 피부·눈에 유해 화학 물질이 접촉되면 흐르는 물에 15분간 세척하며, 의복에 유해 물질이 묻었을 경우에는 즉시 의복을 벗어 피부를 물로 씻어내야 한다. 흡인 시에는 오염되지 않은 곳으로 이동하여 신선한 공기를 호흡하도록 하고, 먹거나 마신 경우 의식이 있으면 다량의 물을 마시게 하여 토하지 않게 해야 한다.
- 유해 화학 물질에 노출(Exposure) 혹은 누출(Spill) 시, 부서에 비치된 물질안전보건자료에 따라 대처하고 누출된 화학 물질은 전용 공구를 통해 흡수 제거해야 한다.
- 사건이 발생하면 바로 부서장을 통해 보고하고 보건 관리자에게 알리며, 경중에 따라 필요시에는 유해 화학 물질 노출 보고서를 작성하여 보건 관리자에게 일주일 이내에 제출한다. 각 부서장은 사고 원인을 파악하고 대책 수립 및 예방 활동을 해야 하며, 보건 관리자는 이를 지원하기 위해 필요한 조치를 취해야 한다.

의료 폐기물 관리

1) 격리 의료 폐기물(적색 도형)
- 격리 의료 폐기물
  - 정의: 「감염병의 예방 및 관리에 관한 법률」 제2조 제1항에 따른 감염병 환자를 타인으로부터 격리 및 의료 행위를 했을 때 발생한 일체의 폐기물
  - 전용 용기: 적색 도형이 기재된 합성수지류 용기
  - 주요 발생 부서: 격리 병실
  - 보관 기간: 4일

2) 위해 의료 폐기물(황색 도형)

• 일반 의료 폐기물
  – 정의: 혈액, 체액, 분비물, 배설물 등이 함유된 탈지면, 붕대, 거즈, 일회용 기
    저귀, 일회용 수사기(주사 바늘 제외), 수액 세트 등
  – 전용 용기: 황색 도형이 기재된 골판지 및 봉투형 용기
  – 주요 발생 부서: 병동, 외래, 검사실, 공용 지역 등
  – 보관 기간: 10일

• 준의료 폐기물
  – 정의: 폐의약품과 병동, 외래, 검사실의 일반 쓰레기통에서 발생된 폐기물
  – 전용 용기: 황색 도형이 기재된 골판지 및 봉투형 용기
  – 주요 발생 부서: 병동, 외래, 검사실, 공용 지역 등
  – 보관 기간: 10일

• 혼합 의료 폐기물
  – 정의: 의료 폐기물과 일반 폐기물이 혼합되거나 의료 폐기물에 접촉된 폐기물,
    「원자력안전법」에 의한 방사성 폐기물 중 자체 처분 심사를 통과한 폐기물
  – 전용 용기: 황색 도형이 기재된 골판지 및 봉투형 용기
  – 주요 발생 부서: 병동, 외래, 검사실, 공용 지역 등
  – 보관 기간: 10일

• 손상성 폐기물
  – 정의: 바늘이 달린 폐기물(주사 바늘, 봉합 바늘, 수술용 칼날, 치과용 침, 한방침,
    파손된 유리 시험 기구 등)
  – 전용 용기: 황색 도형이 기재된 합성수지 용기
  – 주요 발생 부서: 병동, 외래, 검사실, 연구소 등
  – 보관 기간: 20일

• 병리계 폐기물
  – 정의: 시험 및 검사에 사용된 각종 폐기물(슬라이드, 커버 글라스, 폐배지, 배양
    용기, 배양액, 보관 균주, 폐시험관, 폐장갑 등)
  – 전용 용기: 황색 도형이 기재된 골판지 용기(단, 액상 폐기물의 경우 합성수지 용기
    에 폐기함)
  – 주요 발생 부서: 병리과, 진단검사의학과, 연구실
  – 보관 기간: 10일

- 혈액 오염 폐기물
  - 정의: 폐혈액 백, 혈액 투석 시 사용된 폐기물, 그 밖에 혈액 유출이 가능하여 특별 관리가 필요한 폐기물
  - 전용 용기: 황색 도형이 기재된 골판지 용기
  - 주요 발생 부서: 혈액 은행, 투석실, 수술실
  - 보관 기간: 10일
- 생물화학 폐기물
  - 정의: 폐백신, 폐화학 치료제
  - 전용 용기: 황색 도형이 기재된 골판지 용기(단, 폐항암제와 주사 바늘이 있는 경우는 합성수지류 용기에 폐기함)
  - 주요 발생 부서: 항암 병동, 약제부
  - 보관 기간: 10일
- 조직물류
  - 정의: 인체(혹은 동물)의 사체, 장기, 조직, 기관, 신체의 일부, 고름, 혈액, 혈액 생성물(혈장, 혈청, 혈액 제제 등)
  - 전용 용기: 황색 도형이 기재된 합성수지류 용기
  - 주요 발생 부서: 수술장, 치과, 병리과, 분만장 등
  - 보관 기간: 10일
3) 기타 유해 폐기물
- 폐유기용제
  - 정의: 다른 물질을 녹이는 성질이 있는 휘발성 폐유기 화합물(에탄올, 메탄올, 자이렌, 아세톤, 벤젠 등)
  - 전용 용기: 전용 수거 용기
  - 주요 발생 부서: 병리과, 진단검사의학과, 연구실
  - 보관 기간: 45일

유해 화학 물질 정기 교육
• 유해 화학 물질을 취급하는 근로자는 연 1회 정기 교육을 받은 후 교육 시간·교육 내용을 기록하여 보관해야 한다. 또한 신규 직원 채용 및 배치 시에는 수시 교육을 실시해야 한다.
• 유해 화학 물질을 사용하는 부서 전체를 대상으로, 근로자에게 장해를 유발할 수 있는 화학 물질의 종류, 안전 취급법, 누출 시 처리법, 보고서 작성법, 물질안전보건자료 및 경고 표지, 유해 물질별 적합 보호 장비, 보호 장비 신청법·사용법·관리법, 발암성 물질 취급 일지 작성 등에 관한 내용을 교육해야 한다.

- 병원에서 사용하고 있는 유해 화학 물질에 대한 유해 정도는 안전보건공단의 'MSDS(물질안전보건자료) 검색 바로가기', '화학 사고 응급 대응 정보 시스템—응급 대응 정보 검색' 등을 참고하면 된다. 또는 유해 화학 물질을 취급하는 제조업체나 중간 공급업체에 요청해도 된다.

[표 11-3] 물질안전보건자료(MSDS)의 기재사항

구분	내용	
제품 및 제조사 정보	제품명	유해성 분류
	일반적인 특성	제조자·공급자·유통자 정보
	제품의 용도	
구성 성분의 명칭 및 조성	명칭	함유량
	CAS No	
유해·위험성	긴급 시 필수적인 정보	잠재적인 건강 영향
응급 조치 요령	눈에 들어갔을 때	먹었을 때
	피부에 접촉했을 때	
폭발·화재 시 대처 방안	인화점	연소 시 발생 유해 물질
	자연 발화점	소화제
	최저 인화 한계치	소화 방법 및 장비
	최고 인화 한계치	「소화법」에 의한 분류
	화재 및 폭발 위험	
누출 사고 시 대처 방법	대처 방법	정화 또는 제거 방법
취급 및 저장 방법	안전 취급 요령	저장 방법 및 주의사항
노출 방지 및 보호구 관련 정보	눈 보호	신체 보호
	손 보호	
물리·화학적 특성	외관	증기압
	냄새	비중
	pH	분배계수
	용해도	증기 밀도
	끓는점	점도
	녹는점	분자량
	산화성	

안정성 및 반응성	화학적 안정성	분해 시 생성되는 유해 물질
	피해야 할 조건	유해 중합의 가능성
독성에 관한 정보	노출 기준	LD 50 경피
	LD 50 경구	LD 50 흡인
환경 영향 정보	유해 여부	잔류 및 분해성
	수생 및 생태 독성	생체 내 축적 가능성
	토양 이동성	
폐기 시 주의사항	「폐기물관리법」상 규제 현황	폐기 시 주의사항
	폐기 방법	
운송에 필요한 정보	위험물 선박 운성 규제	운송 시 주의사항
	ICA/IATA, ADR RID 규제	
법규에 관한 사항	「산업안전보건법」	「유해화학물질관리법」 등
기타 참고사항	참고 및 인용 문헌 등	

[그림 11-1] 유해 물질 경고 표시 그림 문자

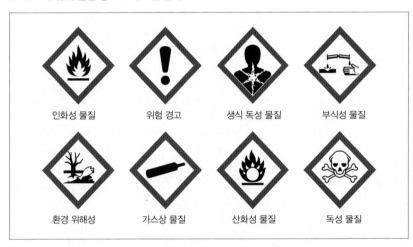

※테두리는 반드시 붉은색으로 표시해야 한다.

[표 11-4] 의료 폐기물 관리 중점사항

의료 폐기물 도형 및 색상

의료 폐기물의 종류		전용 용기	도형 색상
격리 의료 폐기물	「감염병의 예방 및 관리에 관한 법률」의 제 2조 제1항에 의거, 감염병으로부터 타인을 보호하기 위해 격리된 사람에게 행한 의료 행위에서 발생한 일체의 폐기물	합성수지류 상자형 용기	붉은색
위해 의료 폐기물	조직물류 폐기물(치아 제외), 손상성 폐기물, 액체 상태의 폐기물	합성수지류 상자형 용기	노란색
	병리계 폐기물, 생물·화학 폐기물, 혈액 오염 폐기물(재활용하는 태반 제외)	합성수지류 상자형 용기	노란색
		골판지류 상자형 용기	노란색
		봉투형 용기	검은색
	재활용하는 태반	흰색 투명 주머니에 1개씩 포장하여 합성수지류 상자형 용기에 보관	녹색
일반 의료 폐기물	혈액, 체액, 분비물, 배설물이 함유되어 있는 탈지면, 붕대, 거즈, 일회용 기저귀, 생리대, 일회용 주사기, 수액 세트 등	골판지류 상자형 용기	노란색
		봉투형 용기	검은색

의료 폐기물 취급 시 주의사항

이 폐기물은 감염의 위험성이 있으므로 주의하여 취급하시기 바랍니다.

배출자		종류 및 성질과 상태	
사용 개시 연월일		수거 연월일	
수거자		중량(kg)	

※ 사용 개시 연월일은 전용 용기에 의료 폐기물을 최초로 투입한 날을 말한다.

보관 시설(보관 창고) 세부 기준

- 주요 내용
  - 주 1회 이상 약물 소독
  - 밖에서 볼 수 없는 구조, 외부인의 출입 제한
  - 보관 중인 의료 폐기물의 종류·양 및 보관 기간 등을 적어 넣은 표지판 설치(아래 그림 참조)
  - 바닥과 내벽은 타일·콘크리트 등 물에 견디는 성질의 자재로 설치해야 하며 세척이 쉬워야 한다. 항상 청결을 유지해야 한다.
  - 소독 약품 및 장비 비치

	의료 폐기물 보관 표시	
	① 폐기물 종류	② 총 보관량:　　　　kg
	③ 보관 기간	④ 관리 책임자
	⑤ 취급 시 주의사항 ○ 보관 시 ○ 운반 시	
	⑥ 운반 장소	

- 설치 요령
  - 보관 창고와 냉장 시설의 출입구 또는 출입문에 각각 부착
  - 규격: 가로 60cm 이상 × 세로 40cm 이상(냉장 시설의 경우 가로 30cm 이상 × 세로 20cm 이상)
  - 색: 흰색 바탕에 녹색 선과 녹색 글자

11.4 보안 관리

조사 개요

- 조사 기준: 환자의 안전을 위한 보안 체계를 갖추고 운영한다.
- 조사 목적: 환자의 사고와 상해를 예방하기 위하여 보안 체계를 수립하고, 이를 운영함으로써 환자안전에 기여한다.

조사 항목

	조사 항목	구분	조사 결과		
1	환자안전을 위한 보안 체계가 있다.	S	□상	□중	□하
2	환자안전을 위한 통제 구역을 지정하고 모니터링한다.	P	□상	□중	□하
3	직원은 보안 사고 발생 시 보고 체계에 따라 보고한다.	P	□상	□중	□하

보안 취약 지역/ 통제 구역 설정	• 보안 관리가 취약한 지역을 보안 취약 지역으로 설정 • 안전을 위해 환자 출입을 금하는 통제 구역 설정

↓

CCTV 관리	• 병동, 주 출입구, 보안 취약 지역에 CCTV 설치 • 통합 감시 장비를 통한 체계적 보안 시스템 구축

↓

보안 교육	• 입원 시 환자 및 보호자에게 보안 사고와 도난 예방 교육 실시 • 병원 주요 지역에 도난 예방과 신고 방법 스티커 부착

↓

상시 감시 체계 구축 (정기 순찰)	• 보안 근무자 – 총무팀 – 보안업체의 상시 감시 체계 구축

↓

위급 감시 체계 구축 (수시 순찰)	• 보안 사건 발생 시 보안 근무자의 초동 조치 및 순찰 강화 결정 • 총무팀, 보안업체, 경찰을 통한 통합적 대응 체계 구축

주목할 요소

보안 관리의 목적

• 환자의 보안과 관련된 위험이 사고와 상해로 이어지는 것을 방지하는 활동이다.
• 안전한 의료 서비스 제공을 지원하기 위한 보안 체계를 수립·운영하는 것에 목적이 있다.
• 보안 관리는 위험이나 망실에 대비하여 환자를 보호하고 안전한 상태를 유지하기 위한 각종 방범, 진료 체계 유지를 지원하는 활동을 말한다.
• 보안 사고는 내·외부 인적 위험으로부터 발생하는 사고로, 각종 분실·도난·폭력 사고 등이 있다.
• 의료기관은 환자안전을 위해 보안 계획을 수립하며 환자 안정을 위한 통제 구역을 지정하고 모니터링해야 한다.

보안 근무자 관리

• 보안 근무자
 - 24시간 지정된 장소에서 경비 및 안내 업무를 수행한다.

- 의료기관 시설과 인원을 보호하고 질서를 유지하며, 직원 및 내원객이 의료기관을 쾌적하게 이용할 수 있도록 노력해야 한다.
- 야간 근무 시간 중에는 보안 관리를 위해 출입문을 통제하고, 3회의 정기 순찰과 필요에 따른 수시 순찰을 실시해야 한다.
- 순찰 시 현장 조치가 가능한 것은 즉시 실시하되, 불가능한 것은 보안팀장 혹은 총무팀에 보고한다.
- 단, 휴일과 야간의 응급 센터 부문은 응급실 근무자가 질서 유지 및 출입자 통제, 차량 주차통제 등을 담당한다.
• 보안 관리 업무 처리 절차
- 외래 및 병실에서 도난 사고가 발생한 경우, 최초 접수 직원은 총무팀에 사건을 통보한다.
- 통보받은 총무팀 직원은 부서장에게 보고하고 관할 경찰서에 신고한다.
- 보안 근무자와 총무팀 직원은 현장을 확인하고 상황을 파악하며, 현장 보전 및 주변 수색을 실시한다.
- 경찰이 도착하면 피해 사실을 경찰에 인계하고 경찰의 요청에 협조한다.
- 담당 부서는 사건 발생 경위서를 작성하여 보고하고, 사건의 보안 체계와 개선점을 찾아 반영한다.

보안 인프라 관리

• CCTV 관리
- 병실에 사람이 없을 때 보호자 및 의료진을 사칭한 보안 및 도난 사고가 빈번히 발생한다.
- 각 병동 및 주 출입구, 취약 구역에는 통합 감시 장비(혹은 CCTV)를 구축하고 상시 운용한다.
- 보안 근무자의 정기 및 수시 순찰을 통해 각종 공간의 보안 여부를 재차 확인한다.
• 보안 취약 지역 및 통제 구역 설정
- 비상계단, 휴게실 등 보안이 취약한 지역을 설정하여 순찰 시 집중적으로 관리한다.
- 보안 취약 지역에는 직원 호출 버튼을 비치하여 상시 출동 체계를 구축한다.
- 환자의 안전을 위해 환자 출입을 금하는 통제 구역을 설정하고, 이를 환자에게 공지해야 한다.

- **열쇠 관리**
  - 비상 상황을 대비해, 비상 열쇠는 시설 관리팀에서 특수 보관해야 한다. 전자식 잠금장치의 비밀번호는 3개월마다 변경하도록 한다.
- **보안 교육**
  - 환자 입원 시, 환자와 보호자에게 보안 사고 및 도난 예방에 대한 교육을 병행한다.
  - 병실 출입문, 병동 휴게실, 진료 대기실, 화장실 등 주요 지역에 도난 예방 및 신고 전화 스티커를 부착한다.
- **기타 보안 관리**
  - 비상 연락망과 비상 보고 체계를 구축하여 비상 근무 체제를 항시 유지한다.
  - 손전등과 촛불 등 비상 용품을 정해진 장소에 보관하며, 인화 물질의 보관은 피해야 한다.

[정리요약]

보안 취약 지역/ 통제 구역 설정	• 보안 관리가 취약한 지역을 보안 취약 지역으로 설정 • 안전을 위해 환자 출입을 금하는 통제 구역 설정
CCTV 관리	• 병동, 주 출입구, 보안 취약 지역에 CCTV 설치 • 통합 감시 장비를 통한 체계적 보안 시스템 구축
보안 교육	• 입원 시 환자 및 보호자에게 보안 사고와 도난 예방 교육 실시 • 병원 주요 지역에 도난 예방과 신고 방법 스티커 부착
상시 감시 체계 구축 (정기 순찰)	• 보안 근무자 – 총무팀 – 보안업체의 상시 감시 체계 구축
위급 감시 체계 구축 (수시 순찰)	• 보안 사건 발생 시 보안 근무자의 초동 조치 및 순찰 강화 결정 • 총무팀, 보안업체, 경찰을 통한 통합적 대응 체계 구축

11.5 의료 기기 관리

- 조사 기준: 의료 기기를 정기적으로 점검한다.
- 조사 목적: 의료기관은 의료 기기가 적시에, 정확하게 작동될 수 있도록 예방 점검 및 지속적인 유지 관리를 수행하여, 오작동을 예방하고 안전한 의료 서비스 환경을 제공한다.

조사 항목

	조사 항목	구분	조사 결과		
1	의료 기기의 안전 관리 계획이 있다.	S	□상	□중	□하
2	의료기기(심의)위원회를 운영한다.	P	□상	□중	□하
3	적격한 자가 의료 기기 안전 관리를 수행한다.	P	□상	□중	□하
4	의료 기기 목록을 관리한다.	P	□상	□중	□하
5	의료 기기를 예방 점검한다.	P	□상	□중	□하
6	철회할 의료 기기는 절차에 따라 회수한다.	P	□상	□중	□하
7	관련 직원은 의료 기기의 안전 관리에 대해 알고 있다.	P	□상	□중	□하
8	의료 기기 관련 운영에 대해 경영진에게 정기적으로 보고한다.	P	□상	□중	□하

조사 개념

의료 기기 안전 관리 계획	• 관련 법규 충족 • 의료 기기 안전 관리 예산 수립 • 의료 기기 정기 안전 관리의 시행 시기 및 방법

↓

의료기기 심의위원회 운영	• 의료 기기 전반에 대한 의사결정 실시 　– 의료 기기 도입 및 선정 　– 의료 기기 목록 관리 　– 의료 기기 운영 및 예방 점검, 회수 절차 　– 의료 기기 안전 관리 모니터링 　– 고위험 의료 기기 관리 등

↓

의료 기기 안전 관리 담당자 선정	•자격과 면허에 충족하는 직원을 의료 기기 안전 관리 담당자로 선정 •의료 기기 안전 관리 담당자에 대한 전문 교육 실시

↓

의료 기기 예방 점검 및 안전 관리	•일상 점검 시행 및 관리대장 기록 •정기 점검 시행 및 관리대장 기록 •고위험 의료 기기 정기 점검 및 관리대장 기록

↓

관련 직원 공유 및 경영진 보고	•의료 기기 안전 관리 사용자 교육 실시 •의료 기기 안전 관리 현황 보고

주목할 요소

의료 기기 안전 관리 계획	의료기기심의위원회
•목적 - 의료 기기 운영 중에는 환자 및 사용자의 안전을 우선적으로 보호한다. - 의료 기기의 운용 목적에 적합한 성능을 유지하도록 한다. - 진료, 수술, 검사 및 치료가 안전하고 정확하게 진행될 수 있도록 관리한다. •관리 부서 업무 - 의료 기기가 효율적으로 도입되도록 구조, 성능, 특성을 검토한다. - 사양과 용도에 맞는 의료 기기가 정확히 입고 및 설치되었는지 기술 검수한다. - 고위험, 중요(중위험) 의료 기기 등 예방 점검 대상으로 분류된 의료 기기의 연간 예방 점검 계획을 수립하고, 시행 시 보고서를 작성하고 점검 스티커를 부착한다.	•목적 - 의료 기기 운영에 필요한 사항을 규정한다. - 의료 기기 도입에 대한 업무 처리의 합리화를 기하고, 도입 기기의 효율적인 유지 관리를 도모함에 목적이 있다. •기능 - 의료 기기 도입의 기본 계획에 관한 사항 - 의료 기기 도입 예산의 배정에 관한 사항 - 구매가 요구된 의료 기기의 필요성 검토 및 조정 - 투자에 대한 교육, 연구 및 진료 면에서의 효과와 실적 분석 - 의료 기기 도입의 우선순위 결정 - 보유 의료 기기의 전용, 공동 사용 및 관리 전환 등에 관한 종합적인 조정

– 협력업체에 의뢰하고 PM 계약 대상인 의료 기기의 점검사항을 관리한다.
– 의료 기기의 사용법 및 취급 주의사항, 사용자의 예방 점검(사용 전 점검) 등에 대해 사용 부서에게 교육을 시행한다.
– 불용, 반납 및 폐기 등 회수 절차의 기술을 검토·평가한다.
• 사용 부서 업무
– 청결을 유지하고 필요시 소독 작업을 한다.
– 의료 기기의 외관을 확인한다.
– 전원 On/Off(배터리)를 확인한다.
– 성능 및 기능 선택 세팅을 확인한다.
– 의료 기기 액세서리를 검사한다.
– 고정 및 지지의 안전 상태를 확인한다.
– 의료 기기 고장 시 의공팀에게 수리를 의뢰한다.
– 고위험 의료 기기는 사용 전 점검을 실시한다.

– 의료 기기의 유지 관리에 관한 사항 등
• 사전 심의
– 의료 기기(공동 운영 장비 포함)의 개당 구입 가격이 한화 1억 원 이상인 장비는 예산 편성 시점 이전에 위원회에서 사전 심의를 개최한다. 주요 장비 도입의 우선순위를 심의하는 절차 등이 필요하다.
• 구매 요구 및 관계자 출석
– 위원회에서 결의된 사항을 해당 부서에 알리고, 기자재 구입 요청서를 소정의 절차에 따라 구매팀에 제출한다.
– 위원회는 부의사항의 심의를 위해 필요한 경우 관계자를 출석시켜 의안에 대한 설명과 의견을 진술케할 수 있다.

의료 기기 안전 관리 담당자	의료 기기 목록 관리
• 의료 기기 안전 관리 담당자의 지정 – 의료기관의 장은 의료 기기 안전 관리 총괄자로서 의료기관의 전반적인 의료 기기 안전 관리를 총괄한다. – 의공학팀장은 의료 기기 안전 관리 책임자로서 의료 기기 안전 관리 총괄자를 보좌하며 의료 기기 안전 관리 활동을 관리 감독한다.	• 목록 관리 – 의료기관 자산 목록에 등재되어 있는 의료 기기를 목록화하여 관리한다. • 관리 기준 – 의료 기기는 고위험, 중위험, 저위험으로 분류하며 관리 기준에 따라 별도로 관리한다.

– 의공학팀원은 의료 기기 안전 관리 담당자로서 의료 기기의 신규 입고, 회수 절차, 데이터에 대한 관리를 실시한다. 더불어 〈의료 기기 안전 관리 규정〉에 따라 예방 점검 및 수리 업무를 진행한다. • 의료 기기 안전 관리 담당의 자격 요건 – 대한의공협회의 의료 기기 안전 관리자 자격증 소지자 – 한국산업인력관리공단의 의공기사 자격증 소지자 – 대한의용생체공학회의 의료공학 전문가 소지자 등	• 갱신 – 매년 정기 갱신을 원칙으로 한다. – 신규 장비 도입과 기존 장비 철회 시 수시 갱신을 실시한다. • 고위험 의료 기기 구분 – 식약청 고시에 따라 4등급에 속한 의료 기기 – 환자의 생명에 직접적인 영향을 미칠 수 있는 의료 기기 – 전기적·기계적·생물학·화학적 요인 등 중대한 잠재적 위험 요소를 가진 의료 기기

고위험 의료 기기 예방 점검

• 의공팀은 부서/기기별 예방 점검 계획을 수립하여 사용 부서에 통보하고, 부서별 고위험 의료 기기 목록을 전달하여 교육한다.
• 사용 부서가 연 2회 일상 점검을 시행하고 의공팀이 연 1회 이상 예방 점검을 시행하는 것을 원칙으로 하되, 제조사에서 제시하는 기준이 있으면 이에 따른다.
• 의공팀은 예방 점검 결과에 대한 보고서를 작성하고 점검 결과를 예방 점검 절차에 따라 등록한다. 예방 점검 결과는 전산 프로그램을 통해 조회할 수 있다.
• 예방 점검이 완료된 기기에는 사용자가 점검 이력을 확인할 수 있도록 예방 점검 스티커(고위험)를 부착하고 점검자 서명을 실시한다. 단, 부착 위치는 좌측 상단, 하단, 우측 상단, 하단, 뒷면을 우선순위로 하여 부착한다.
• 연 1회 예방 점검 평가 회의를 통해 예방 점검 통계 자료를 작성하고, 예방 점검 결과를 의료 기기 안전 관리 책임자가 결재한다.
• 자체 의공인력이 부족하거나 없는 경우, 외부에 의뢰할 수 있다.

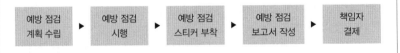

중위험 의료 기기 예방 점검

• 의공팀은 부서별 예방 점검 계획을 수립하여 사용 부서에 부서별 중위험 의료 기기 목록을 전달하고 교육한다.

- 의공팀은 연 1회 점검을 원칙으로 하되, 제조사에서 제시하는 기준이 있으면 이에 따른다.
- 예방 점검 결과에 대한 보고서를 작성하고 점검 결과를 예방 점검 절차에 등록한다. 예방 점검 결과는 전산을 이용하여 조회할 수 있다.
- 예방 점검이 완료된 기기에는 점검 이력을 사용자가 확인할 수 있도록 예방 점검 스티커를 부착한다(고위험 의료 기기와 구분되는 스티커). 단, 부착 위치는 좌측 상단, 하단, 우측 상단, 하단, 뒷면을 우선순위로 하여 부착한다.
- 연 1회 예방 점검 평가 회의를 통해 예방 점검 통계 자료를 작성하고, 예방 점검 결과를 의료 기기 안전 관리 책임자가 결재한다.

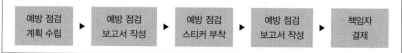

| 예방 점검 계획 수립 | ▶ | 예방 점검 보고서 작성 | ▶ | 예방 점검 스티커 부착 | ▶ | 예방 점검 보고서 작성 | ▶ | 책임자 결재 |

저위험 의료 기기 예방 점검

- 의공팀은 의료 기기 관리 사용자 지침과 부서별 저위험 의료 기기 목록을 작성하여 사용 부서에 전달하고 관련 내용을 교육한다.
- 사용 부서는 저위험 의료 기기 체크 리스트를 기준으로 점검을 실시하고 결과를 기록한다.
- 사용 부서는 연 1회 점검을 원칙으로 한다.
- 사용 부서 점검을 통해 고장이 발견되면 수리 등록을 하고 의공팀에 통보한다.
- 의공팀은 순회 점검을 통해 저위험 의료 기기 체크 리스트를 확인하고 고장 의료 기기를 수리한다.
- 의공팀과 사용 부서는 연 1회 순회 점검 평가 회의를 통해 예방 점검 절차를 개선한다.

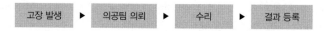

| 고장 발생 | ▶ | 의공팀 의뢰 | ▶ | 수리 | ▶ | 결과 등록 |

의료 기기 PM 관리(Preventive Maintenance)

- 협력업체와 협조하여 연간 PM 스케줄을 작성하고 서류 보관 및 사용 부서에 관련 내용을 통보한다.
- 의료 기기 PM 관리 방법은 협력업체의 점검 방법을 따르는 것을 원칙으로 하나, 제조사 서비스 매뉴얼이나 식품의약품안전처에서 제시하는 내용을 추가할 수 있다.
- 의료 기기 PM 관리는 협력업체와 의공팀이 실시한다.

- 해당 결과를 예방 점검 절차에 의해 등록하고 사용 부서와 공유한다.

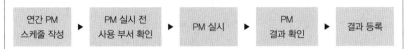

철회 의료 기기 관리

- 회수 결정
  - 의료 기기 철회(회수)는 제조사 회수와 의공팀 회수(자체 반납 및 폐기)로 구분된다. 제조사 회수는 결함이 있는 의료 기기에 대해 제조사에서 회수를 결정하여, 의공팀에 통보한 뒤 회수 절차가 실시된다. 자체 반납 및 폐기는 의공팀과 사용 부서의 결정으로 회수가 실시된다.
- 반납 및 폐기 기준
  - 도입 10년 이내: 연 동일 고장 10회 이상
  - 도입 11~15년: 연 동일 고장 5회 이상
  - 수리 부품 단종 등 제조사의 사정으로 수리 불가 시
  - 반납 및 폐기 기준에 부합하더라도 의공팀 판단으로 반납 및 폐기하지 않고 수리하여 사용할 수 있음
- 제조사 회수
  - 회수를 결정한 제조사로부터 관련 공문을 접수 받은 구매팀, 의공팀은 회수 의료 기기의 사용 현황을 조사하고 회수 시 해당 의료 기기 부재에 따른 대처 방법을 마련한다.
  - 회수 관련 내용을 최종 결재권자이자 의료 기기 안전 관리 총괄자인 의료기관장에게 보고한 후, 의공팀은 사용 부서에 해당 공문을 발송하여 회수 계획을 공유한다.
  - 회수 의료 기기를 사용 부서로부터 회수하여 제조사로 반납한다.
  - 회수가 끝나면 관련 서류를 작성하여 보관하고 구매팀은 이를 근거로 자산을 정리한다.

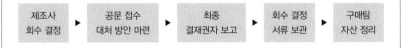

[제조사 회수 절차]

- 의공팀 회수
  - 의료 기기 고장으로 사용 부서에서 수리를 의뢰하면 이를 접수받은 의공팀은 해당 의료 기기를 점검하여 현재 상태를 확인한다.
  - 점검 결과가 나온 뒤 해당 의료 기기의 수리를 실시하고 전체 기능을 점검한다. 이상이 없을 경우 의공팀으로 이관하여 재사용이 가능하도록 한다.
  - 점검 결과가 나온 뒤 해당 의료 기기의 사용 연장이 불가능하거나 수리가 불가능한 경우, 수리가 되어도 재사용이 불가능한 경우는 해당 의료 기기를 폐기한다.

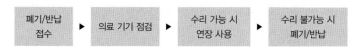

[의공팀 회수 절차]

직원 공유 및 교육

- 목적
  - 의료 기기의 안전하고 효율적인 사용을 위해 사용 부서별 교육을 실시한다.
  - 해당 의료 기기와 교육 대상자는 해당 의료 기기의 중요도와 사용 수량 등을 기준으로 의공팀에서 결정한다.
  - 의료 기기의 사용법 및 주의사항을 정확히 인지하고, 의료 서비스를 안전하게 제공하기 위해 사용 부서별 장비 사용법, 취급 주의사항, 사용자 점검사항 등의 교육을 실시한다.
- 의공팀 직원 교육
  - 외부 교육: 협력업체에 의뢰하여 교육을 실시한다. 교육 결과 보고서를 작성하고 자료를 공유한다.
  - 수시 교육: 필요시 협력업체에 의뢰하여 교육을 실시한다.
- 사용 부서 직원 교육
  - 신규 도입 의료 기기: 의공팀 또는 해당 협력업체에서 사용 부서 교육을 실시한다.
  - 사용 조작 미숙: 사용자의 조작 미숙으로 발생한 고장인 경우, 의공팀은 현장에서 즉시 사용 부서에게 교육을 실시한다.
  - 자주 발생하는 고장: 해당 의료 기기를 사용하는 부서를 대상으로 교육을 실시한다.
  - 교육 실시 후 결과를 정리하여 보관한다.

경영진 보고

- 의료 기기를 사용하던 도중 환자가 사망하거나 인체에 심각한 부작용이 발생한 경우, 또는 발생할 우려가 있음을 인지한 경우에는 「의료기기법」 제31조(부작용 관리) 제1항에 의거하여 확인 부서는 의공팀 또는 〈환자안전 관련 전산 보고〉에 접수한다. 이는 환자안전 사고 보고 및 적신호 사건으로 관리한다.
- 의공팀은 사실 여부를 확인하여 최종 경영자에게 보고한 후, 식품의약품안전처장 또는 해당 의료 기기 업체에 즉시 통보하고 그 기록을 유지한다.
- 해당 의료 기기 업체는 의료 기기가 품질 불량 등으로 인체에 위해를 끼치거나 끼칠 위험이 있다는 사실을 알게 되었을 때 해당 의료 기기를 회수하거나 회수에 필요한 조치를 시행한다.

부작용 및 안전 사고 발생	▶	확인 부서가 수리 등록/환자안전 관련 전산 보고 실시	▶	의공팀 확인 및 대응	▶	최종 결재권자 및 식약처 보고	▶	점검 및 회수 요청

[정리요약]

의료 기기 관리	
의료 기기 목록 관리	**의료 기기 예방 점검**
• 의료 기기는 의료기관 자산 목록에 등재되어 있는 기기를 목록화하여 관리하고, 고위험, 중위험, 저위험으로 분류하여 관리 기준에 따라 별도로 관리한다. • 매년 정기 갱신을 원칙으로 한다.	• 일상 점검 시행 및 관리대장 기록 • 정기 점검 시행 및 관리대장 기록 • 고위험 의료 기기 정기 점검 및 관리대장 기록
의료 기기 철회 절차	**직원 공유 및 관리**

• 회수 결정
  – 제조사 회수: 결함이 있는 의료 기기에 대해 제조사가 회수 결정
  – 의공팀 회수(자체 반납 및 폐기): 의공팀과 사용 부서가 결정
• 반납 및 폐기 기준
  – 도입 10년 이내: 연 동일 고장 10회 이상
  – 도입 11~15년: 연 동일 고장 5회 이상
  – 수리 부품 단종 등 제조사의 사정으로 수리 불가 시
	• 의료 기기 안전 관리 사용자 교육 실시
	• 의공팀 직원 교육
	  – 외부 교육과 수시 교육 실시
	• 사용 부서 직원 교육
	  – 신규 도입하는 의료 기기, 사용 조작 미숙, 자주 발생하는 고장 등 해당 의료 기기를 사용하는 부서를 대상으로 교육 실시
	• 교육 실시 후 결과를 정리하여 보관한다.

[별첨 1] 의료 기기 위험 등급 분류

고위험군 의료 기기 분류표

등급	분류 코드	품목명	영문명	점검 주기	비고 (보관 부서명)
3등급	A07010.01	인공 호흡기	Ventilator	1년 2회	
3등급	A17010.01	제세동기	Defibrillator	1년 2회	
3등급	A35010.10	전기 수술기	Electrosurgical System	1년 2회	
3등급	A06010.01	마취기	Anaesthesia System	1년 2회	
3등급	A79110.01	인퓨전 펌프	Infusion Pump Control Unit	1년 1회	
3등급	A79010.02	실린지 펌프	Syringe Pump Control Unit	1년1회	

[별첨 2] 의료 기기 부작용 등 안전성 정보 보고서

(앞쪽)

의료 기기 부작용 등 안전성 정보 보고서		
구 분	보고 종류	□ 안전성 정보　　□ 부작용 보고 □ 최초 보고　　□ 추가 보고　　□ 최종 보고
보 고 자 정 보	대 표 자	
	상 호 명 (업 체 명)	
	유　　형	□ 의료 기기 제조업자　□ 의료 기기 수입업자　□ 의료 기기 수리업자 □ 의료 기기 판매업자　□ 의료 기기 임대업자　□ 의료기관 개설자 □ 동물 병원 개설자　□ 소비자　　　　　□ 기타 (　　　　　)
	주　　소	

	연락처	담당자명		전 화	
		FAX		E-mail	
의료기기정보	제품명	품목명		형 명	
	분류번호		등 급		
	허가번호				
	제조번호 (Lot 번호)				
	제조원 (수입의 경우)				
환자정보	성 명				
	성 별	□남 □여	나 이		
	기타 특이사항				

(뒤쪽)

	안전성정보	보고 사유	
		개요	
		생산(수입) 실적 및 판매(재고) 현황	
		경과 및 후속 조치	

부 작 용 정 보	부작용 발생 기간	인지일(년 월 일) 발생일(년 월 일) 종료일(년 월 일) □ 현재 진행중	
	부작용 결과	□ 사망이나 생명에 위협 □ 입원 또는 입원 기간의 연장 □ 회복이 불가능하거나 심각한 불구 또는 기능 저하 □ 선천적 기형 또는 이상을 초래 □ 기타( )	
	부작용 개요 등 / 유형	□ 사망이나 생명에 위협을 주는 결과를 초래한 경우 □ 영구적 손상을 초래한 경우 □ 심각한 공중 보건 위협이나 확대의 우려가 있는 경우 □ 사망·생명의 위협 예방을 위해 필수로 추가적·의료적 개입이 필요 □ 기타( )	
		개요	
		세부 내용	
	경과 및 후속 조치		
	부작용 발생 시설/기관명		
	주소		
	연락처	전 화	FAX
	연락처		
	첨부 자료		

11.6 재난 관리

조사 개요

- 조사 기준: 지역 사회에서 발생할 수 있는 재난 상황에 대한 관리 계획을 수립하고, 이에 대해 훈련한다.

■ 조사 목적: 의료기관은 발생 가능성이 높은 응급 재난을 파악하고, 이에 대한 재난 관리 계획을 수립하여 훈련 및 대비책을 평가함으로써 손상과 피해를 최소화하기 위해 노력한다.

조사 항목

조사 항목	구분	조사 결과		
1 재난 관리 계획이 있다.	S	□ 상	□ 중	□ 하
2 지역 사회에서 발생 가능성이 높은 재난에 대해 파악한다.	P	□ 유		□ 무
3 재난 관리 계획에 따라 모의 훈련을 수행한다.	P	□ 상	□ 중	□ 하

조사 개념

재난 상황 정의	•지역 사회에서 발생 가능성이 높은 재난 상황을 정의
↓	
재난별 감염병 정의	•재난 상황별로 호발할 가능성이 높은 감염병을 정의
↓	
부서별 행동 수칙	•주요 재난별로 부서별 행동 수칙을 정함
↓	
숙지 및 모의 훈련	•주기적인 교육을 통해 계지시키며, 직무가 변경되었을 경우 주요사항을 인수 인계함 •연 1회 이상의 모의 훈련을 실시할 경우 효과적임

주목할 요소

다중 환자 발생 대비 관리 체계

• 정의
 − 천 명 이상의 인원이 모일 것으로 예상되는 집회
• 다중 손상 의료 지원팀의 구비 물품
 − 구급차 1대
 − 자동 제세동기 1대
 − 외상 처치 세트 1세트
 − 외상 처치 물품 5세트

- 대응 체계
  - 담당 보건소와 지역 응급 의료 정보 센터가 연계하여 비상 연락 체계를 확보하고, 통신 수단을 사전에 확인한다.
  - 담당 보건소와 사전 이송 계획을 수립하여 관리한다.

현장 의료 지원 체계

- 정의
  - DMAT(재난 의료 지원팀, Disaster Medical Assistant Team): 현장에서 발생한 환자의 규모가 일정 크기 이상일 경우 현장에 의료 지원팀을 직접 파견할 수 있다. DMAT는 응급 상황이 발생하면 접근성이 좋은 각 지역 보건소를 중심으로 응급 의료소를 만들고, 응급 의료 센터를 중심으로 DMAT팀을 구성한다. 각 의료기관은 응급 의료소와 DMAT를 지원해야 한다.
- 절차
  - 현장에서 의료 지원이 필요하다는 요청이 오면 보건 당국은 의료 지원 규모를 결정한다.
  - 시·군·구 규모일 경우 보건소장은 시·군·구 DMAT를, 광역 규모일 경우는 보건 당국 책임자가 광역 DMAT를, 국가 규모일 경우는 보건복지부 장관이 국가 DMAT를 출동시킨다.
  - 실효성 있는 출동을 위해, 현장에서 보건 당국에 필요한 DMAT를 요청하면 출동 요청은 응급 의료 정보 센터를 통해 수행한다. 응급 의료 정보 센터는 사전에 정해진 통신 및 정보 유통 수단을 이용하여 필요한 규모의 DMAT를 현장에 출동시킨다.

- 규모

구분	소규모 재난	중규모 재난	대규모 재난
환자 발생 규모	50~200명	200~1000명	1000명 이상
책임 단위	지자체	광역 지자체	중앙 정부
반응 DMAT	시·군·구 DMAT	광역 DMAT	국가 DMAT
구성	5명	15~30명	80~120명
기능과 역할	현장 응급 처치	응급실 수준	이동 병원 수준

재난 의료 관리 체계

- 정의
  - 현장 의료 지원에 대한 출동 시 예측된 환자가 해당 지역의 자원을 초과할 경우, 이에 대한 대응 계획을 사전에 수립한다. 예를 들어 지자체·시도 등은 관할 지역 내 발생 환자에 대한 기준을 정하여 기준 이상의 환자가 발생했을 시 병원 단계 반응이 시작되도록 한다.
- 절차
  - 재난이 발생하여 현장 지원 체계가 시작되면, 해당 보건 당국(지자체-광역-국가)은 발생 환자 규모를 고려한다.
  - 병원 단계 대응을 지시하며, 병원 단계 반응을 위해 병원별로 통신 체계 및 책임자를 상시 배치한다. 이에 관한 정보는 응급 의료 정보 센터에 등록하여 관리한다.
  - 보건 당국의 요청이 있을 경우, 응급 의료 정보 센터는 해당 병원에 신속하게 병원 단계 반응을 요청한다.
- 병원 대응 단계
  - 예비 병상 확보(응급실 병상 확보, 수술실 확보, 병실 및 중환자실 확보 등)
  - 예비 인력 확보(응급 센터, 수술실, 병실 등 추가 인력 확보)
  - 예비 시설 확보 계획(해당 병상을 초과할 경우 대안으로 수립할 수 있는 예비 시설 등으로 구성)
  - 환자, 보호자, 의료인, 직원 등 모든 이해관계자가 쉽게 이동할 수 있도록 부서장 및 관리자는 부서별 대피 장소를 지정하며, 상황 발생에 대비한 이동 동선을 숙지한다. 실제 상황 발생 시 부서장 및 관리자는 즉각적으로 대피를 실시하며 동시에 경영진에게 보고한다.

구분	시·군·구 재난 의료 지원 센터	시도 재난 의료 지원 센터	국가 재난 의료 지원 센터
인구 규모	15~20만 명	100만 명	1000만 명
역할	시·군·구 DMAT 시설 장비 운영	시도 DMAT 시설 장비 운영	국가 DMAT 시설 장비 운영
예비 병상 및 시설	예비 병상 10병상 예비 시설 20병상	예비 병상 50병상 예비 시설 100병상	예비 병상 200병상 예비 시설 500병상

특수 재난 의료 관리 체계

- 정의
  - 화학 물질, 생물학 물질, 방사능 및 핵 물질, 의도적 폭발은 그 사건이 감지된 시점에서부터 발생 환자와는 무관하게 대처한다.
- 절차
  - 특수 재난에 따라 해당 분야별 기관에 의한 의료 지원이 요청되면 특수 재난은 시도 보건 당국 혹은 보건복지부장관이 결정한다.
  - 특수 재난 발생은 응급 의료 정보 센터를 통하여 전파되며, 이에 대한 현장 특수 재난 의료 지원팀 출동 및 병원 단계 특수 재난 의료 지원 체계는 각 분야별 특수 재난 지원 체계에 의해 수행되도록 한다.
  - 특수 재난 대응 의료 지원 센터는 개별 재난 특성에 맞게 지정하되, 이에 대한 정보는 응급 의료 정보 센터가 사전에 확보하여 운영한다.
  - 특수 재난 의료 지원 시설 및 장비의 경우, 국가 및 시도 재난 의료 지원 센터는 병원 단계 반응을 위해 제염 제독 시설을 설치한다. 개인 보호 장비 등 해당 장비 및 물품을 보급함으로써 특수 재난 발생에 따른 대응 능력을 유지해야 한다.
  - 환자, 보호자, 의료인, 직원 등 모든 이해관계자가 쉽게 이동할 수 있도록 부서장 및 관리자는 부서별 대피 장소를 지정하며, 상황 발생에 대비한 이동 동선을 숙지한다. 실제 상황 발생 시 부서장 및 관리자는 즉각적으로 대피를 실시하며 동시에 경영진에게 보고한다. 더불어 제염 등이 필요한 경우에는 의료 기관 담당자에게 해당 시설의 즉각적인 설치와 운영을 건의한다.

구분	화학 물질	생물학 물질	방사선 등
대응 부처	환경부, 고용노동부	보건복지부	미래창조과학부
필요 시설	제염 제독 시설	제염 제독 시설 격리 시설	제염 제독 시설 격리 시설 오염수 수집 시설
필요 장비 및 물품	개인 보호 장비 (Level C) 해독제	개인 보호 장비 (마스크) 진단 검사 장비	개인 보호 장비 (Level D) 오염 측정 장비

*참고 문헌: 〈국가 재난의료관리체계 설계 및 재난의료관리 표준매뉴얼 개발〉, 2012, 보건복지부

[정리요약]

재난 상황 정의	• 지역 사회에서 발생 가능성이 높은 재난 상황을 정의
재난별 감염병 정의	• 재난 상황별로 호발할 가능성이 높은 감염병을 정의
부서별 행동 수칙	• 주요 재난별로 부서별 행동 수칙을 정함
숙지 및 모의 훈련	• 주기적인 교육을 통해 계지시키며, 직무가 변경되었을 경우는 주요사항을 인수 인계함 • 연 1회 이상의 모의 훈련을 실시할 경우 효과적임

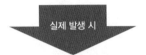

실제 발생 시

재난 관리 절차	병원 대응 단계
• 재난이 발생하여 현장 지원 체계가 시작되면 해당 보건 당국(지자체-광역-국가)은 발생 환자 규모를 고려한다. • 병원 단계 대응을 지시하며, 병원 단계 반응을 위해 병원별로 통신 체계 및 책임자를 상시 배치한다. 또한 이에 관한 정보가 응급 의료 정보 센터에 등록, 관리되도록 한다. • 보건 당국의 요청이 있을 경우, 응급 의료 정보 센터는 해당 병원에 신속하게 병원 단계 반응을 요청한다.	• 예비 병상 확보 • 예비 인력 확보 • 예비 시설 확보 계획 • 환자, 보호자, 의료인, 직원 등 모든 이해관계자가 쉽게 이동할 수 있도록 부서장 및 관리자는 부서별 대피 장소를 지정한다. • 상황 발생에 대비해 이동 동선을 숙지한다. • 실제 상황 발생 시 부서장 및 관리자는 즉각적으로 대피를 실시함과 동시에 경영진에게 보고한다.

12. 의료 정보/의무 기록 관리

범주	조사 기준
의료 정보/ 의무 기록 관리	12.1 의료 정보/의무 기록에 대한 규정을 수립하고 관리 한다.
의무 기록 완결도 관리	12.2 의무 기록 작성을 완결한다.
의료 정보 수집 및 정보 공유 활용	12.3 의료 정보의 수집, 생성 및 활용을 위한 체계를 운 영한다.
개인 정보 보호 및 보안	12.4 개인 정보 보호 및 보안을 위한 체계를 운영한다.

12.1 의료 정보/의무 기록 관리

조사 개요

- 조사 기준: 의료 정보/의무 기록에 대한 규정을 수립하고 관리한다.
- 조사 목적: 의료기관은 정확하고 효율적인 의사소통을 위해 의료 정보/의무 기록에 관한 규정을 수립하고 관리한다.

조사 항목

	조사 항목	유형	조사 결과		
1	의료 정보/의무 기록 관리 규정이 있다.	S	□ 상	□ 중	□ 하
2	의료정보/의무기록관리위원회를 운영한다.	P	□ 상	□ 중	□ 하
3	적격한 자가 의료 정보/의무 기록 관리를 수행한다.	P	□ 상	□ 중	□ 하
4	의무 기록 수정, 추가 기록 등의 정정 관리를 수행한다.	P	□ 상	□ 중	□ 하
5	의료 정보/의무 기록의 접근을 제한하고 관리한다.	P	□ 상	□ 중	□ 하
6	의무 기록 사본 발급을 관리한다.	P	□ 상	□ 중	□ 하
7	의무 기록 대출 및 열람, 반납을 관리한다.	P	□ 상	□ 중	□ 하
8	금기 약어 및 금기 기호를 관리한다.	P	□ 상	□ 중	□ 하
9	의무 기록 관리의 성과를 지속적으로 관리한다.	O	□ 상	□ 중	□ 하
10	의무 기록 관리의 성과를 경영진에게 보고한다.	P	□ 상	□ 중	□ 하
11	의무 기록 관리의 성과를 관련 직원과 공유한다.	P	□ 상	□ 중	□ 하

조사 개념

의료 정보 관리 규정	• 관리에 필요한 의료 정보를 규정에 명시 　- [표 12-1] 참고

↓

의료 정보 관리 서식	• 규정에서 근거한 내용을 포괄하는 서식 마련

↓

접근 제한 및 사본 발급 등	• 의료 정보의 접근 관리 　- 접근 권한 및 사본 발급의 명확화 　- 개인 정보 보호에 관한 법률 사항 준수

↓

의무 기록 성과 관리	• 의무 기록 관리 부문에 대한 성과 관리 수행 　- 지속적 측정과 분석 　- 경영진에게 보고 　- 관련 직원과 공유

주목할 요소

의료 정보 관리의 필요성

- 의료 정보에 관한 지침은 의무 기록의 작성 및 보관, 열람, 대출, 출력, 정정, 접근 및 이용 권한 등의 체계적 관리를 통해 의료진과 직원들이 의료 서비스에 대한 정확하고 효율적이며 통합적인 의사소통을 하고, 환자의 의료 정보 및 병원의 정보 자산을 보호하는 데 목적이 있다.
- 의료 정보 관리와 개인 정보 보호에 관한 사항은 주기적인 교육 및 훈련을 통해 직원들에게 숙지시켜야 한다.

규정을 통한 관리

- 의무 기록 관리를 위해 별도의 지침을 만들어 사용한다. 필요한 지침은 의무 기록 작성, 의무 기록 접근 권한, 의무 기록 보존·파기·폐기·정정, 표준화 진단·시술 코드 및 기호·약어, 주 진단 선정, 의무 기록 완결도 관리, 의무 기록 열람·사본 발급, 대출 및 반납 관리, 의무 기록의 신규 서식 등록·개정·수정, 의료 정보 수집 및 활용, 정보 보호 및 보안 등을 포함해야 한다. 지침은 의료 정보팀에서 관리하고 각 업무의 주요사항을 문서화하여 전 부서에서 공식적으로 준수하도록 한다.

공식화된 기구를 통한 관리

- 의료 정보 관리를 위해 의무기록위원회를 두어 의사결정을 실시하고 의료 정보팀을 통해 결정된 사항을 추진 및 지원한다.
- 의료 정보팀에서는 의료 정보 관리, 임상 및 학술 연구 자료 지원, 질병 및 의료 행위 분류, 진료 통계 작성 및 의료 정보 가공, 퇴원 의무 기록에 대한 정성 및 정량 분석, 의료 정보 완전성 검토, 미비 기록 관리, QI(Quality Improvement) 정보 지원 및 부서 질 향상 활동, 의무 기록 열람 관리, 정보 보호 및 보안 유지, 암 등록, 서식 제정 및 개정, 관련 전산 개발 및 DB 관리, 질병 코드 및 수술(처치) 코드 관리, 전자 의무 기록(EMR) 관리, 의무 기록 사본 발급, 진료 회신서 관리 등 의무 기록과 의료 정보 전반에 관한 사항을 관장한다. 의료 정보팀은 매년 연간 업무 계획과 매월, 매 분기 진료 통계와 관련된 활동 결과를 작성하여 위원회 및 주요 관리 회의에 보고해야 한다.

의무기록위원회의 역할

- 의료 정보/의무 기록 관리 규정, 의무 기록 서식의 제정 및 개폐에 관한 사항
- 의료 정보/의무 기록의 이용 기준 및 관련 범위 설정에 관한 사항

- 의료 정보/의무 기록의 기록 항목과 내용 평가에 관한 사항
- 의료 정보/의무 기록의 정보 수집 및 활용에 관한 사항
- 양질의 의무 기록 유지 및 평가에 관한 사항
- 개인 정보 보호에 관한 사항
- 의무 정보/의무 기록 관리의 성과 결과를 경영진에게 보고하고, 관련 직원에게 전달하여 공유한다.

서식을 통한 의료 정보 관리

- 의료 정보 권한 담당자는 사용자에게 부여된 접근 권한을 주기적으로 검토하고 변경사항이 있으면 즉시 변경 조치한다.
- 의무 기록의 운영을 위해 별도의 서식을 만들어 사용한다. 필요한 서식은 입원 기록지, 경과 기록지, 전과 기록지, 수술 기록지, 마취 기록지, 회복실 기록지, 타 과 의뢰서, 임상 관찰 기록지, 의사 지시 기록지, 투약 기록지, 퇴원 간호 요약지, 간호 정보 조사지, 간호 기록지, 영양 기록지, 응급실 기록지, 외래 기록지, 퇴원 요약지 등이다. 의무 기록의 신규 서식 등록·개정·수정 지침에 따라 관리되며, 의무 기록 작성 지침에 따라 운영되어야 한다.

의료 정보 관리에의 접근

- 의료 정보팀의 직원 중 권한을 인정받은 직원만이 의무 기록을 취급할 수 있으며, 해당 직원은 의무 기록의 손실·변조·훼손·불법 이용 등을 방지할 책임과 안전하게 보관할 의무를 지닌다. 만일 분실 또는 훼손이 발생한 경우 분실 및 훼손 보고서를 작성하며 기록의 복원이 불가능할 경우에는 사고 경위서를 추가로 작성해야 한다.
- 의무 기록 열람 지침에 따라 열람을 실시하고 단일 환자 번호로 취급해야 한다. 의무 기록의 조회, 작성, 출력 등의 접근 권한은 직종별, 목적별로 구분하여 의무 기록 접근 권한 지침을 통해 관리해야 한다.
- 외부자 접근 권한은 의무 기록 열람 지침을 통한 별도 관리가 필요하다. 환자는 본인의 의무 기록에 접근할 권한을 가지며, 「의료법」 제21조 및 〈의무 기록 사본 발급 지침〉에 의거하여 기록 사본의 발급 및 열람이 가능하다.
- 의무 기록에 대한 정보 수집 및 가공은 법과 지침이 허용하는 한도에서 사용자 요구에 맞게 생성 및 가공하여 지원해야 한다.

- 의무 기록 접근 권한에 대한 관리 예시를 보면 의사, 간호인력, 의료 기사, 원무 및 심사 청구 관계자, 약사, 영양사에게 해당 부서의 필요 정도에 따라 의무 기록의 열람 및 사용 권한을 부여한다.
- 개인 정보 보호 및 보안 정책 위반 시 해당 법률에 따른 처벌을 실시해야 한다.

의료 정보에 관한 교육 훈련

- 표준화된 기록의 형식과 내용 작성
- 주 진단명 표기 방법 및 표준화된 질병(시술) 코드 사용
- 금기 약어, 기호 목록
- 의무 기록의 완결도 관리
- 의무 기록의 수정, 추가 기록 등에 대한 정정 관리
- 의무 기록의 보관 및 유지, 파기 방법
- 대출, 열람 및 반납 관리, 영상/전자 의무 기록의 열람 관리
- 의무 기록과 관련한 성과 관리 및 경영진 보고

금기 약어 및 금기 기호 관리

- 의료 정보/의무 기록 규정에 따라 금기 약어 및 금기 기호 목록을 관리한다.

등록된 금기 약어(예시)		
금기 약어	주된 문제점	권장되는 용어
m.g	mg으로 오인	mcg.
.5mg	5mg으로 오인	0.5mg
TIW or tiw	Three times a day (하루 3회로 오인)	Three times a Week (1주 3회)
U	O, Four, cc로 오인	Unit
IU	IV, 10으로 오인	International Unit
D/C	투약 중지로 오인	Discharge

금기 약어 사용 빈도(예시)		
금기 약어	건수(건)	비율
TIW or tiw	5	3%
U	3	2%
D/C	16	10%
소계	24	15%

[표 12-1] 의료 정보 관리 체계의 주요사항

구분	내용	
의사결정 기구	의무기록위원회	
주관 부서	의료 정보팀	
주요 기능	의무 기록 작성·열람·출력·정정·접근·이용 권한 관리	
	임상 및 학술 연구 자료 지원	
	질병 및 의료 행위 분류	
	진료 통계 및 의료 정보 가공	
	퇴원 의무 기록 분석	
	의료 정보의 완전성 검토	
	QI 정보 지원 및 부서 질 향상 활동	
	정보 보호 및 보안	
	관련 전산 개발 및 DB 관리	
주요 지침	의무 기록 작성 지침	
	의무 기록 접근 권한 지침	
	의무 기록 보존·파기·폐기·정정 지침	
	표준화된 진단·시술 코드 및 기호·약어 지침	
	주 진단 선정 지침	
	의무 기록 완결도 관리 지침	
	의무 기록 열람·사본 발급 지침	
	의무 기록의 신규 서식 등록·개정·수정 지침	
	의료 정보 수집 및 활용 지침	
	정보 보호 및 보안 지침	
주요 서식	입원 기록지	경과 기록지
	전과 기록지	수술 기록지
	마취 기록지	회복실 기록지
	타 과 의뢰서	임상 관찰 기록지
	의사 지시 기록지	투약 기록지
	퇴원 간호 요약지	간호 정보 조사지
	간호 기록지	영양 기록지
	응급실 기록지	외래 기록지
	퇴원 요약지	

[정리요약]

구분	내용	
의사결정 기구	의무기록위원회	
주관 부서	의료 정보팀	
주요 기능	의무 기록 작성·열람·출력·정정·접근·이용 권한 관리	
	임상 및 학술 연구 자료 지원	
	질병 및 의료 행위 분류	
	진료 통계 및 의료 정보 가공	
	퇴원 의무 기록 분석	
	의료 정보의 완전성 검토	
	QI 정보 지원 및 부서 질 향상 활동	
	정보 보호 및 보안	
	관련 전산 개발 및 DB 관리	
주요 지침	의무 기록 작성 지침	
	의무 기록 접근 권한 지침	
	의무 기록 보존·파기·폐기·정정 지침	
	표준화된 진단·시술 코드 및 기호·약어 지침	
	주 진단 선정 지침	
	의무 기록 완결도 관리 지침	
	의무 기록 열람·사본 발급 지침	
	의무 기록의 신규 서식 등록·개정·수정 지침	
	의료 정보 수집 및 활용 지침	
	정보 보호 및 보안 지침	
주요 서식	입원 기록지	경과 기록지
	전과 기록지	수술 기록지
	마취 기록지	회복실 기록지
	타 과 의뢰서	임상 관찰 기록지
	의사 지시 기록지	투약 기록지
	퇴원 간호 요약지	간호 정보 조사지
	간호 기록지	영양 기록지
	응급실 기록지	외래 기록지
	퇴원 요약지	

12.2 의무 기록 완결도 관리

[프로세스상에서 발생 가능한 이슈 파트]
의료 정보 관리

조사 개요

- 조사 기준: 의무 기록의 작성을 완결한다.
- 조사 목적: 의료기관은 진단과 치료 과정의 기록 및 진료의 연속성을 증진시킬 수 있도록 퇴원 환자의 의무 기록을 충실하게 완결하며, 의무 기록에 기록된 진단명의 정확도를 관리한다.

조사 항목

	조사 항목	구분	조사 결과		
1	의학적 초기 평가 기록을 작성한다.	P	□상	□중	□하
2	간호 초기 평가 기록을 작성한다.	P	□상	□중	□하
3	경과 기록을 작성한다.	P	□상	□중	□하
4	간호 기록을 작성한다.	P	□상	□중	□하
5	수술/시술 기록을 작성한다.	P	□상	□중	□하
6	마취 기록을 작성한다.	P	□상	□중	□하
7	동의서를 작성한다.	P	□상	□중	□하
8	전과 기록을 작성한다.	P	□상	□중	□하
9	퇴원 요약지를 작성한다.	P	□상	□중	□하
10	주 진단명 및 진단 코드를 기록한다.	P	□상	□중	□하
11	표준화된 질병(시술) 코드를 사용한다.	P	□상	□중	□하

조사 개념

의무 기록 관리 규정	• 관리에 필요한 의무 기록 관리를 규정에 명시

↓

주 진단명 및 진단 코드 관리	• 규정과 업계 표준에 근거한 주 진단명 및 진단 코드 관리

↓

표준 질병 코드	• 표준화된 질병(수술) 코드 정의 　－ 한국표준질병사인 분류, 수술 및 처치 코드는 국제의료행위 분류 　　(ICD-9-CM Vol.3) 등
↓	
개선 활동 수행	• 정기적인 의무 기록 열람 　－ 미비사항 발생에 대한 점검을 정기적으로 실시

주목할 요소

관리 대상 의무 기록	주 진단명, 진단 코드, 질병 코드 관리
• 의학적 초기 평가 • 간호 초기 평가 • 경과 기록 • 간호 기록 • 수술 및 시술 기록 • 마취 기록 • 동의서 • 전과 기록 • 입·퇴원 기록 또는 퇴원 요약 • 주 진단명 및 진단 코드 • 표준화된 질병(시술) 코드 • 작성일 및 작성자 서명 등	• 의료 정보/의무 기록 관리 규정에 따라 주 진단명과 진단 코드를 기록한다. • 의료 정보/의무 기록 관리 규정에 따라 표준화된 질병 코드(한국표준질병사인 분류), 수술 및 처치코드(국제의료행위 분류, ICD-9-CM) 등을 사용한다.

의무 기록 완결도 개선 활동

• 의무 기록을 발생시키는 부서의 장은 매월 임의의 샘플을 추출하여 의무 기록의 완결도를 확인한다.
• 미비사항을 개선하고 완결도 관리에 대한 부서 내 인식을 강화시킨다.

[정리요약]

관리 대상 의무 기록	주 진단명, 진단 코드, 질병 코드 관리
• 의학적 초기 평가 • 간호 초기 평가 • 경과 기록 • 간호 기록 • 수술 및 시술 기록 • 마취 기록 • 동의서 • 전과 기록 • 입·퇴원 기록 또는 퇴원 요약 • 주 진단명 및 진단 코드 • 표준화된 질병(시술) 코드 • 작성일 및 작성자 서명 등	• 의료 정보/의무 기록 관리 규정에 따라 주 진단명과 진단 코드를 기록한다. • 의료 정보/의무 기록 관리 규정에 따라 표준화된 질병 코드(한국표준질병사인 분류), 수술 및 처치 코드(국제의료행위 분류, ICD-9-CM) 등을 사용한다.

12.3 의료 정보 수집 및 정보 공유 활용

조사 개요

■ 조사 기준: 의료 정보의 수집, 생성 및 활용을 위한 체계를 운영한다.

■ 조사 목적: 의료기관 내외 직원의 요구를 확인하여 자료와 정보를 정기적으로 수집 및 생성한다. 이를 통해 환자 진료, 교육, 연구, 질 관리 및 경영 관리를 지원하고, 외부 기관에 정보를 제공한다.

조사 항목

	조사 항목	구분	조사 결과		
1	자료와 정보를 수집하여 활용하는 규정이 있다.	S	□상	□중	□하
2	환자 진료를 지원한다.	P	□상	□중	□하
3	교육 및 연구, 질 관리를 지원한다.	P	□상	□중	□하
4	경영 관리를 지원한다.	P	□상	□중	□하
5	보건정책기관에 정보를 제공한다.	P	□상	□중	□하

조사 개념

의료 정보 관리 규정	• 자료와 정보 수집 절차 　－ 환자 진료, 교육, 연구, 경영, 질 관리 활동에서 산출되는 정보를 수집하는 절차를 규정화한다.

↓

환자 진료 지원 정보	• 진료 관련 정보 수집 　－ 출생 및 사망 통계 　－ 외래, 입원, 수술, 응급실 통계 산출 및 재가공

↓

교육 및 연구 지원 정보	• 교육 및 연구 관련 정보 수집 　－ 교육 및 연구 정보를 통합해 차기 교육 및 연구 관리에 효과적으로 사용하도록 한다.

↓

경영 관리 지원 정보	• 경영 관리를 위한 수익/비용 정보 수집 　－ 활동 원가 산출을 위해 효과적으로 수익/원가 동인을 설정하며, 합리적인 간접비 배부 기준을 마련한다.

↓

질 관리 지원 정보	• 정기적 의무 기록 열람 　－ 경영지표 및 임상 질 지표를 수립한다. 이를 전산화하여 측정·관리하는 성과 관리 시스템을 구축해, 의료 질 관리 지원을 실시한다.

↓

보건정책기관 지원 정보	• 외부 보건정책기관 지원 　－ 보건복지부, 국민건강보험공단, 건강보험 심사평가원, 지자체 등 　－ 한국보건산업 진흥원, 한국보건사회 연구원, 한국보건의료 연구원, 한국의료분쟁조정 중재원, 건강증진재단 등

주목할 요소

자료와 정보 수집 절차	환자 진료 지원 정보
• 활동에 따라 필요한 자료와 정보를 사전에 정의한다. • 정의한 자료와 정보를 규정에 명시하고, 해당 부서를 통해 지속적인 정보 산출을 실시한다.	• 진료 관련 정보는 출생·사망 통계, 외래, 입원, 수술, 응급실 통계 등을 포함한다.

• 부서별 담당 지표를 확정하고, 지표명, 지표 산식, 산출 주기, 목표치, 실적치 등을 문서화하여 관리한다. • 수집된 정보와 이를 가공한 자료는 환자 진료, 교육, 연구, 경영, 질 관리 부문에서 사용할 수 있도록 해당 실무자가 요청할 경우 적극적으로 공개해야 한다.	• 환자 진료 지원 정보는 EMR, OCS, PACS, HIS, 보험 관리 시스템과 유기적으로 연동되어야 하며 핵심 동인별로 구분하여 정보를 산출할 수 있도록 구분 관리되어야 한다.
교육 및 연구 지원 정보	**경영 관리 지원 정보**
• 교육 및 연구 정보는 진료과의 요청에 따라 진행된 통계 분석 자료를 의미한다. • 연간 교육 계획, 교육 실적에 대한 세부사항은 시스템을 통해 통합 관리하여 구성원의 역량 강화에 활용해야 한다. • 임상 시험, 연구비 관리, 오픈 이노베이션 등의 시스템을 유기적으로 연계하여 사업 단위로 분절된 연구가 아닌, 체계적이고 유기적인 의료기관의 연구 로드맵을 가질 필요가 있다.	• 경영 관리 정보는 재무지표, 의료수익지표 등 경영 분석을 위해 생성된 자료 등을 의미한다. • 정보는 진료과, 센터, 개별 의료인 단위로 수익/원가 동인을 설정하고, 이를 통해 수익과 비용을 산출할 필요가 있다. • 영상의학과 등과 같이 독자적인 의료 활동이 어려운 부서, 진료 지원 부서, 행정 부서 등의 원가와 수익에 대해 각 수익/원가 동인을 합리적으로 배부할 수 있는 기준의 마련도 고려해야 한다.
질 관리 지원 정보	**보건정책기관 지원 정보**
• 질 관리 정보는 진단 관련 정보 등 의무 기록에서 생성되는, 질 향상 활동에 요구되는 데이터 및 통계 자료를 의미한다. • 질 관리 정보는 EMR과 HIS 시스템에 통합하여 관리하면 효과적으로 정보를 산출할 수 있다.	• 보건정책기관 정보는 암 환자 등록, 모성 및 영유아(미숙아) 사망 보고, 감염병 보고 등을 의미한다. • 정부, 공공 기관, 정책지원기관 등에서 필요한 의료 관련 정보를 요청할 경우 정확한 데이터를 산출하여 제공한다. • 보건정책기관 지원 정보는 EMR과 HIS 시스템에 통합하여 관리하면 효과적으로 정보를 산출할 수 있다.

[정리요약]

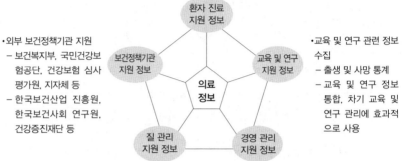

• 진료 관련 정보 수집
 – 출생 및 사망 통계
 – 외래, 입원, 수술, 응급실, 통계 산출 및 재가공

환자 진료 지원 정보

보건정책기관 지원 정보

교육 및 연구 지원 정보

의료 정보

질 관리 지원 정보

경영 관리 지원 정보

• 외부 보건정책기관 지원
 – 보건복지부, 국민건강보험공단, 건강보험 심사평가원, 지자체 등
 – 한국보건산업 진흥원, 한국보건사회 연구원, 건강증진재단 등

• 교육 및 연구 관련 정보 수집
 – 출생 및 사망 통계
 – 교육 및 연구 정보 통합, 차기 교육 및 연구 관리에 효과적으로 사용

• 정기적 의무 기록 열람
 – 경영지표 및 임상 질 지표를 수립, 전산화하여 측정, 관리하는 성과 관리 시스템을 구축, 의료 질 관리 지원을 실시함

• 경영 관리를 위한 수익/비용 정보 수집
 – 활동 원가 산출을 위해 효과적으로 수익/원가 동인을 설정, 합리적인 간접비 배부 기준을 마련함

12.4 개인 정보 보호 및 보안

조사 개요

- 조사 기준: 개인 정보 보호 및 보안을 위한 체계를 운영한다.
- 조사 목적: 의료기관은 진료 과정에서 얻어진 개인 정보를 안전하게 보호하기 위한 체계를 수립하고, 이를 안정적으로 운영한다.

조사 항목

	조사 항목	구분	조사 결과		
1	개인 정보 보호 및 보안에 관한 규정이 있다.	S	□상	□중	□하
2	개인 정보 보호 책임자와 실무 담당자를 선정한다.	S	□상	□중	□하
3	개인 정보 보호를 위한 보안 체계가 있다.	S	□상	□중	□하
4	접근 통제 구역에 대한 출입을 관리한다.	P	□상	□중	□하
5	정보 시스템 접근 통제 및 접근 권한을 관리한다.	P	□상	□중	□하
6	정보 시스템 접속 기록을 보관하고 관리한다.	P	□상	□중	□하

조사 개념

개인 정보 보호 규정	• 관리에 필요한 의료 정보를 규정에 명시한다. 　- 의료기관은 개인 정보 보호를 위한 기술적·관리적 수단을 정하고, 각 담당 부서와 담당자를 지정하여 이를 규정에 명시한 뒤 지속적으로 관리해야 한다.

↓

기술적 보호	• 개인 정보 보호를 위해 기술적 보호 조치를 취해야 한다. 　- 정보 통신망 접근 통제 　- 개인 정보 암호화 　- 시스템 보안 관리, 직무 접근 권한 적정화 등

↓

관리적 보호	• 개인 정보 보호를 위해 관리적 보호 조치를 취해야 한다. 　- 개인 정보 보호의 내부 관리 계획 수립 　- 정기 자체 감사 　- 출력·복사 시 보호와 이력 기록(Log) 　- 규정 위반 사례 관리 등

개인 정보의 개념

- 헌법 재판소에서는 개인 정보를 개인의 신체, 신념, 사회적 지위, 신분 등과 같이 개인의 인격 주체성을 특정 짓는 사항으로서 개인의 동일성을 식별할 수 있게 하는 일체의 정보라고 할 수 있다. 반드시 개인의 내밀한 영역이나 사사(私事) 영역에 속하는 정보에 국한하지 않고 공적 생활에서 형성되었거나 이미 공개된 정보까지 포함하는 것으로 정의하고 있다(99헌마513, 2004헌마190).

- 「공공기관의 개인정보보호에 관한 법률」에서는 개인 정보라 함은 생존하는 개인에 관한 정보로서 당해 정보에 포함되어 있는 성명·주민등록번호 및 화상 등의 사항에 의해 당해 개인을 식별할 수 있는 정보(당해 정보만으로는 특정 개인을 식별할 수 없더라도 다른 정보와 용이하게 결합하여 식별할 수 있는 것)를 포함한다.

- 「정보통신망 이용촉진 및 정보보호 등에 관한 법률」에서는 개인 정보란 생존하는 개인에 관한 정보로서 성명·주민등록번호 등에 의해 특정한 개인을 알아볼 수 있는 부호·문자·음성·음향 및 영상 등의 정보(해당 정보만으로는 특정 개인을 알아볼 수 없어도 다른 정보와 쉽게 결합하여 알아볼 수 있는 경우에는 그 정보를 포함한다)를 말한다.

자기 정보 통제권

- 개인이 스스로 자기 정보의 유통을 통제할 수 있는 권리를 말한다. 즉, 자신에 관한 정보가 언제, 어떻게, 누구에게, 얼마나, 왜, 언제까지 수집·이용·제공·저장되는지 등의 자기 정보에 대한 처리 현황을 파악하고 스스로 통제할 수 있는 권리이다. 정보화 사회에 이르러 더욱 부각되고 있는 권리 개념이다.

개인 정보 보호 및 보안 규정

- 개인 정보 취급 관리 및 책임
- 개인 정보 보호 정책 및 관련 법률과의 부합성
- 교육 훈련 지침
- 개인 정보 보호 및 보안 감사
- 개인 정보 외부 위탁 관리 지침
- 정보 자산 분류 지침
- 물리적 보안 지침
- 시스템 개발 보안 지침
- 접근 통제 관리 지침
- PC 및 개인용 휴대 단말기 보안 관리 지침
- 전산 운영 관리 지침
- 침해 사고 관리 지침 등

개인 정보 보호 담당자

- 개인 정보 보호 책임자
  - 개인 정보 보호 계획의 수립 및 시행
  - 개인 정보 처리 실태 및 관행에 대한 정기적인 조사 및 개선
  - 개인 정보 처리와 관련한 불만 처리 및 피해 구제
  - 개인 정보 유출 및 오·남용 방지를 위한 내부 통제 시스템 구축
  - 개인 정보 보호 교육에 대한 계획 수립 및 시행
  - 개인 정보 파일의 보호 및 관리·감독
  - 개인 정보의 처리 현황, 처리 체계 등에 대한 수시 조사 및 보고 등
- 개인 정보 보호 실무자
  - 개인 정보 보호 책임자의 업무 보조
  - 관련 법령 및 규범 등에 대한 문서화 및 유지 관리
  - 환자의 개인 정보 보호 관련 불만 및 고충 처리 관련 업무 등
- 보안 실무자
  - 외부로부터의 침입, 접근 및 해킹 등으로부터 개인 정보 시스템을 보호하여 개인 정보가 유출되지 않도록 하는 업무
  - 기관의 개인 정보 시스템이 관련 법률과 기관의 개인 정보 보호 규정에 적합하도록 관리하는 업무 등

기술적 보호 조치	관리적 보호 조치	

• 정보 통신망 접근 통제
  - IP 주소 등으로 인가받지 않은 접근을 제한한다.
  - 정보 통신망을 통해 외부 접속 시 가상 사설망(VPN 등)을 경유한다.
• 개인 정보 암호화
  - 중요한 개인 정보, 생체 정보, 비밀번호는 암호화하여 저장한다.
  - 정보 통신망을 통한 개인 정보를 송·수신할 때는 암호화하여 운용한다.
  - 업무용 컴퓨터에 개인 정보가 저장될 시에는 암호화한다.
• 시스템 보안 관리
  - 개인 정보 처리 시스템에 대한 접근 권한을 차등 부여한다.
	• 개인 정보 보호 관리 계획을 통해 보호 역량을 강화한다.
	
	↓
		지침
		  - 조직 내 개인 정보 보호 규정
		  - 개인 정보 보호 책임자 지정(의무와 책임사항 명시)
		  - 개인 정보 보호 조치 규정
		  - 개인 정보 수집·처리 규정

	↓
	
	↓
		절차
		  - 자체 감사 절차
		  - 개인 정보 취급 계정 절차
		  - 개인 정보 이용·제공 절차 등

제3장 지원 체계 **475**

– 개인 정보 취급자별 계정을 부여하고 비밀번호를 관리한다. – 개인 정보 처리 시스템의 접속 기록을 보관 및 백업한다. – 접근 통제 구역을 지정하고 출입을 통제한다.	**양식** – 보안 서약서(개인 정보 취급자) – 직종별 접근 권한 부여 – 접근 권한에 따른 출입증 제공 – 개인 정보 출력·복사 기록서 – 개인 정보 폐기대장 등

[표 7-2] 개인 정보의 구분

등급	개인 정보의 유형
1급	신조, 의료, 성생활, 인종, 혈통, 범죄, 국가 안보와 관련된 비밀 정보
2급	교육, 고용, 금융 신용, 주민등록번호, 자격 증명, 지문, 혈액형, DNA, 출입국 정보 등
3급	개인이 제출한 정보, 프로파일링된 개인 정보, 법령에 의한 수집 정도 등
4급	기관의 견해, 타인의 견해, 정부 기관의 응답, 공개 가능한 통신문 등
5급	연구 목적, 통계 목적, 학술 자료 등 집합적으로 활용되는 정보 등

*〈개인정보 구분표-안전한 전자정부 구현을 위한 개인정보 보호 및 정보보안 대책〉, 2002, 전자정부특별위원회

[정리요약]

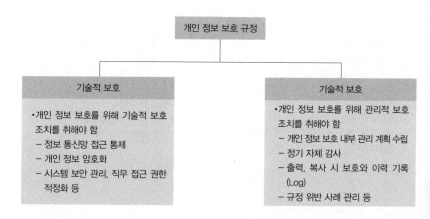

개인 정보 보호 규정

기술적 보호
- 개인 정보 보호를 위해 기술적 보호 조치를 취해야 함
  - 정보 통신망 접근 통제
  - 개인 정보 암호화
  - 시스템 보안 관리, 직무 접근 권한 적정화 등

기술적 보호
- 개인 정보 보호를 위해 관리적 보호 조치를 취해야 함
  - 개인 정보 보호 내부 관리 계획 수립
  - 정기 자체 감사
  - 출력, 복사 시 보호와 이력 기록 (Log)
  - 규정 위반 사례 관리 등

| 제4장 |

성 과 관 리 체 계

본 영역에서 다룰 내용은 '성과 관리 체계' 부분이며 '환자안전 지표', '질환 영역 지표', '진료 영역 지표', '관리 영역 지표'의 세부 내용으로 구성된다.

성과 관리란 조직 목표(비전)를 위해 재무, 기술, 고객 부문에서 순환적 관리를 실시하는 것이다. 올바른 성과 관리를 위해서는 균형 잡힌 목표 수립과 실행을 위한 메커니즘 구축이 필요하다.

의료기관 인증에서 요구하는 성과 관리는 이 중에서 환자안전, 질환, 진료, 관리 영역을 검토하며, 인증을 위해서는 균형 잡힌 목표 수립과 실행력 강화를 위한 다양한 진료 및 경영 관리 기법을 동원해야 한다.

성과 관리는 업무 목표 설정-업무 수행-평가/피드백-환자에 대한 적정 의료와 의료기관(더불어 의료인)의 개인 역량 강화를 동시에 추구해야 한다. 또한 업무 수행 과정과 결과에 대한 피드백을 거치면서 개선점을 도출하고 문제를 해결할 수 있어야 한다. 그러나 성과 관리는 조직과 직원에 대한 평가를 통해 서열화 또는 차등화하기 위한 도구로만 잘못 인식되는 경우가 많다. 하지만 성과 관리의 차원을 국민과 국가로 확대시켜 보면, 이는 국민 보건 향상과 국가 의료 역량 강화를 위해 개별 의료기관이 수행해야 하는 목표를 정의하는 것이라고 볼 수 있다. 이러한 체계는 보건 당국과 의료기관의 양측 입장에서 매우 효과적으로 보건 수준을 향상시킬 수 있는, 모두에게 유리한 수단일 것이다.

효과적으로 성과 관리를 수행하기 위해서는 개별 직원들에게 '국민 보건 향상', '국가 의료 역량 강화', '의료기관 역량 강화', '개인 의료 역량 강화'를 하기 위한 명분과 역할을 명확히 인지시키고, 이를 달성할 수 있도록 구체적인 목표를 설정해야 한다. 또한 지속적으로 성과를 높이기 위해 적극적으로 동기를 부여하고 목표 달성 수준을 평가하며, 그 결과를 피드백하는 일련의 활동을 수행해야 한다.

더불어 성과 관리 체계를 성공적으로 운영하기 위해서는 개별 직원들이 지표 수립과 목표 수립 과정에 적극적으로 참여하고 이를 조직 내에서 공유함으로써 자연스럽게 조직 내부에 흡수시키는 것이 무엇보다 중요하다. 실패한 성과 관리 체계의 대부분은 개별 직원들이 자신들이 해야 하는 핵심 목표가 무엇인지 모르는 것이 요인이었다. 이러한 사실에 비추어 보면, 효과적인 성과 관리의 공유는 수립보다 더 중요한 위치를 차지한다고 볼 수 있다.

지표는 정량 지표를 중심으로 하되, 일부 정성 지표를 반영하고 기술—프로세스—고객—역량 강화 부문별 요소를 균형 있게 반영하여 종합적인 관리가 가능하도록 해야 한다.

'환자안전 지표'는 의료기관이 환자안전을 확보하기 위해 관리해야 할 지표를 선정하여 모니터링 및 분석을 하고, 개선 활동에 활용함으로써 환자안전과 질 향상을 도모할 수 있어야 한다. 이를 위해 환자 확인, 의사소통, 손 위생, 욕창, 수술, 낙상, 카테터, 인공 호흡기 부문에서 지표를 수립하고 관리해야 한다.

'질환 영역 지표'는 의료기관이 질환 개선 역량을 확보하기 위해 관리해야 할 지표를 선정하여 모니터링하고, 이 자료를 분석하여 개선 활동에 활용함으로써 환자안전과 질 향상을 도모할 수 있어야 한다. 이를 위해 중점 질환인 폐렴, 뇌졸중, 급성 심근경색증, 암, 예방적 항생제 부문에서 지표를 수립하고 관리해야 한다.

'진료 영역 지표'는 의료기관이 진료 역량을 확보하기 위해 관리해야 할 지표를 선정하여 모니터링하고, 이 자료를 분석하여 개선 활동에 활용함으로써 환자안전과 질 향상을 도모할 수 있어야 한다. 이를 위해 환자 평가, 심폐 소생술, 혈액 제제, 의약품 사용, 사망률, 모성 및 신생아, 협의 진료, 의무 기록, 진단 검사, 영상 검사, 병리 검사, 마취 및 진정 부문에서 지표를 수립하고 관리해야 한다.

'관리 영역 지표'는 의료기관이 효율적으로 기관을 운영하기 위해 관리 영역 지표를 관리하는 것이다. 재무, 인사, 교육, 안전, 만족도 등에 대한 지표를 수립하고 관리해야 한다.

[그림 13-1] 의료기관 인증의 지원 체계

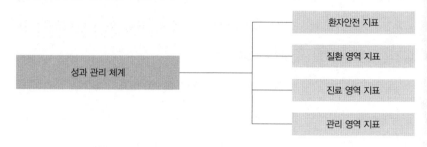

13. 성과 관리

범주	조사 기준
환자안전 지표	13.1 환자안전 지표를 관리한다.
질환 영역 지표	13.2 환자안전과 질 향상을 위한 질환 영역 지표를 관리한다.
진료 영역 지표	13.3 환자안전과 질 향상을 위한 진료 영역 지표를 관리한다.
관리 영역 지표	13.4 효율적인 기관 운영을 위한 관리 영역 지표를 관리한다.

13.1 환자안전 지표

조사 개요

- 조사 기준: 환자안전 지표를 관리한다.
- 조사 목적: 의료기관은 환자안전 지표를 선정하여 모니터링하고, 이 자료를 분석하여 개선 활동에 활용함으로써 환자안전과 질 향상을 도모한다.

조사 항목

	조사 항목	구분	조사 결과		
1	[시범] 환자 확인 관련 지표를 관리한다.	O	□상	□중	□하

2	[시범] 의사소통 관련 지표를 관리한다.	O	□ 상	□ 중	□ 하
3	[시범] 수술, 침습적 시술 관련 지표를 관리한다.	O	□ 상	□ 중	□ 하
4	[시범] 낙상 관련 지표를 관리한다.	O	□ 상	□ 중	□ 하
5	[시범] 손 위생 수행 관련 지표를 관리한다.	O	□ 상	□ 중	□ 하
6	[시범] 욕창 관련 지표를 관리한다.	O	□ 상	□ 중	□ 하
7	[시범] 카테터 관련 혈류 감염 지표를 관리한다.	O	□ 상	□ 중	□ 하
8	[시범] 카테터 관련 요로 감염 지표를 관리한다.	O	□ 상	□ 중	□ 하
9	[시범] 인공 호흡기 관련 폐렴 지표를 관리한다.	O	□ 상	□ 중	□ 하

조사 개념

부문별 전략 목표 설정

- 각 부문별 전략 목표 설정
  - 비전 달성, 의료기관 평가 인증, 부서 목표 달성을 위해 필요한 전략 목표를 설정한다.

↓

부문별 성과지표 및 산식 설정

- 부문별 전략 목표 달성을 위한 성과지표 결정
  - 부문별로 설정된 전략 목표를 효과적으로 달성하기 위해 관리가 필요한 성과지표를 설정한다.
  - 정량화를 위해 산식을 도출하여 관리를 실시한다.

↓

성과지표별 측정 시기 및 목표 설정

- 성과지표별 측정 시기 및 목표 설정
  - 성과지표의 특성을 반영하며 현업에 무리한 부담을 주지 않으면서 자료 산출이 용이한 성과 측정 시기를 결정한다.
  - 성과 목표는 비교적 도전적이고 높으면서, 노력을 통해 충분히 달성 가능한 수치를 설정해야 효과적으로 동기부여가 된다.

↓

성과지표별 모니터링

- 모니터링 체계 구축
  - 성과지표별 관리 부서 및 관리 담당자를 지정하며 전산 시스템을 활용하여 손쉽게 취합한다. 의사결정 자료로 활용할 수 있어야 한다.

↓

성과지표 실적값 확정

- 성과지표별 실적값 확정
  - 연 단위로 수립된 성과지표에 대한 실적을 확인한다.

↓

성과 평가	• 성과지표별 달성률 산출 – 측정되어 확정된 실적값을 초기 목표값과 비교하여 달성률을 산출한다.

↓

성과 보상	• 성과지표별 달성률을 개인 인사 관리에 적용 – 성과 달성에 따라 인사 평가, 승진 평가, 보상 수준 결정에 반영하여 개인의 동기 부여를 강화시킨다.

↓

성과 환류	• 성과 환류 체계 가동 – 성과 평가 결과로 당해 연도 업무를 분석해보고, 이를 차기 연도의 업무 개선 및 목표 수립 등에 활용한다.

주목할 요소

성과 관리의 개요

- 성과 관리는 전략적 목표를 달성하기 위해 지표를 이용하는 체계적인 관리법이다. 성과지표는 조직과 조직 구성원들이 각 부문에 맞게 전략적으로 설정한 방향을 위해 바람직한 조직 행동을 유발하도록 하는 데에 일차적인 목적이 있다.
- 성과 관리를 위해서는 관리가 필요한 영역별로 지표를 생성하고, 지표의 이름, 산식, 측정 시기, 측정 시기별 목표 등의 설정과 이후 실적에 따른 등급 부여 등의 방법으로 성과지표 관리를 실시해야 한다.
- 경영진은 성과지표를 사용함으로써 전략적 목표를 어느 정도 달성했는가에 대한 진척 사항을 평가할 수 있다. 성과지표는 전략적 목표와 연계되면 효과적으로 전략을 '검증'하는 역할을 수행하게 된다.
- 성과지표에는 선행 혹은 후행 지표가 있다. 성과의 결과를 나타내는지(후행 성과지표) 혹은 성과의 동인(선행 성과지표)을 나타내는지를 설명하는 부분이다. 선행 지표는 다른 지표 등과 연관되어 있고, 다른 지표들의 성과를 예측할 수 있으며 다른 성과를 유발시키는 지표이다. 반면, 전형적인 후행 지표로는 의료기관의 고객 만족도 등을 들 수 있다.
- 측정 주기(성과지표의 측정 및 분석을 관리하는 기간)는 기업의 전략을 관리함에 있어 중요하며, 성과지표값에 행위 빈도, 수량, 금액, 비율 등이 어떻게 표현되는가를 의미하는 측정 단위도 중요하다. 성과지표의 성과를 평가할 때는 지표값이 높을수록 바람직한 성과인지 그렇지 않은지를 판단해야 한다.

- 산식은 성과지표를 계산하는 계산식 혹은 상세 요소이다. 이러한 산식과 함께 지표값 산정을 위한 기본 데이터의 원천이 명확하게 정의되어야 한다. 또한, 성과 결과에 대한 보고서를 작성할 때는 이용하려는 데이터들의 상태에 관한 정보가 얼마나 신뢰성이 높은가 하는 것과 데이터 수집에 대한 책임자를 누구로 할 것인가 역시 매우 중요하다.

성과지표의 측정 단위

- 성과지표의 유형은 장단점을 가지고 있기 때문에 전략 목표의 성격에 따라 어떤 유형의 지표를 사용할 것인지 선택해야 한다.

	구분	특징	사례
A	절대값(Absolute Number)	절대적, 단순, 명료, 측정 용이	지출액
B	지수(Index)	절대적 및 상대적, 다각적	국가 고객 만족도
C	퍼센트(Percentage)	절대적 및 상대적, 전년 대비	전년 대비 증가율
E	비율(Ratio)	절대적 및 상대적, 연관성	손 위생율 100%
D	등급(Rating)	상대적, 정성적	우수-보통-미흡
F	순위(Ranking)	상대적, 목표 지향, 산출 용이	국가 고객 만족도 1위

과정/통제 가능성에 따른 성과지표 구분

- 전략 목표를 달성하기 위해 필요한 투입물(Input), 과정과 활동(Activity/Process)을 통해 달성하고자 하는 산출물(Output), 결과(Outcome)를 고려하여 성과지표를 도출해야 한다.

- 예산, 인력 등 투입물의 양
- 업무 진행 과정에서 나타나는 산출물의 양 및 사업 달성도
- 전략적 목표 달성 후 나타나는 1차적 산출물
- 산출을 통해 2차적으로 발생하는 효과

투입(Input)	과정(Process)	산출(Output)	결과(Outcome)
예산 준수율 수행 기간	진도율 수행 빈도	진료 환자 수 인당 처리 건수	고객 만족도 증가율 매출액 증가율

효율성(Efficiency)

효과성(Effectiveness)

성과 관리 시스템

성과지표 도출 시 주의사항

- 특정 목표를 달성하기 위해 성과지표를 구성할 때는 투입-과정-산출-결과의 과정에서 선행 지표와 후행 지표를 균형 있게 고려하여 선정해야 한다.
- 성과지표의 핵심 성격은 진료 강화-프로세스 개선-환자 만족도 향상-구성원의 학습 관점이 균형 있게 설정되어 의료기관의 역량 강화에 긍정적 영향을 미칠 수 있도록 설정해야 한다.

성과지표의 관리

- 성과지표를 수립할 때는 해당 분야의 전문 인력과 실무 인력이 함께 참여하여 지표를 선정하는 것이 의료기관 내 공유와 확산을 위해 좋다. 목표치를 설정할 때에도 조직 내 높은 수용도를 가져올 수 있다.
- 측정은 규정과 지침에 따라 전담 부서에서 실시하며, 각 실무 부서에서는 성과지표 담당자를 두어 체계적으로 정보를 획득할 수 있도록 해야 한다.
- 월별, 분기별, 반기별로 모니터링 체계를 갖추어 지속적인 추적 관찰을 할 필요가 있다. 주요 내용은 부서장 혹은 경영진에게 보고하여 핵심 관리 요소로 활용함이 요구된다.
- 수립, 운영, 측정, 결과 분석의 모든 과정에서 직원들이 적극적으로 참여할 수 있는 채널을 마련해 주는 것이 좋다. 해당 내용은 사내 게시판 등을 통해 공유하는 것이 중요하다.
- 위와 같은 과정을 기반으로 해당 분야에 대해 지속적으로 개선 활동을 수행해야만 성과 관리의 본래 효과를 누릴 수 있다.

임상 질 지표의 특이성

- 임상 질 지표의 정의: 특정 의료 서비스의 과정 또는 결과를 평가하는 방법으로, 진료 및 진료 지원 기능의 질을 모니터링하고 평가하는 계량적 측정 방법이다.
- 임상 질 지표 관리의 필요성: 대부분의 연구에 따르면 의료기관 인증과 의료의 질적 수준에는 유의미한 상관관계가 없기 때문에 임상 질 지표 기반의 질 평가와 질 향상 활동이 부가적으로 필요하다.
- 임상 질 지표의 바람직한 특성: 합의된 정의에 대한 근거, 측정에 필요한 기술 요소, 높은 민감도와 특이도, 타당도와 신뢰도, 높은 변별력, 사용자와 명확한 관련성, 비교 가능성, 근거 기반의 특성을 갖추어야 우수한 임상 질 지표라고 할 수 있다.
- 임상 질 지표의 분류
  - 서비스의 형태: 예방 관련 지표, 급성 관련 지표, 만성 관련 지표
  - 기능: 스크리닝지표, 진단지표, 치료지표, 폴로 업(Follow Up)지표

항목	성과지표명[1]	지표 산식	측정 주기	성과 목표[2]	성과 실적
환자 확인	환자 확인율	환자 이름, 등록 번호, 진료과, 주치의 등의 방법 중 2가지 이상으로 환자를 확인한 건수 ÷ 총 진료 및 시술 건수 X 100	분기		
	잘못된 환자 확인율	환자 확인 절차 중 잘못된 건수 ÷ 총 진료 및 시술 환자 수 X 100	분기		
의사 소통	구두 처방 후 24시간 이내의 의사 처방률	구두 처방 후 24시간 이내의 의사 처방률 ÷ 총 구두 처방 건수 X 100	분기		
	인수 인계 누락 건수	고중요도 요소 중 인수 인계 누락 건수	분기		
	의무 기록 누락 건수	고중요도 요소 중 의무 기록 누락 건수	분기		
	수술 부위 표시 오류 건수	수술 부위 표시 오류 건수	분기		
	수술 스케줄 입력 오류 건수	수술 스케줄 입력 오류 건수	분기		
	약물 중복 처방 비율	약물 중복 처방 건수 ÷ 총 처방 건수 X 100	분기		
수술, 침습적 시술	수술 절개 직전 타임 아웃 수행률	수술 직전 수술실 내 타임 아웃 실시 건수 ÷ 총 수술 건수 X 100	월		
	계획에 없던 재수술률	계획에 없던 재수술 건수 ÷ 총 수술 건수 X 100	월		
	직원의 주사침 자상 발생률	직원의 주사침 자상 건수 ÷ 총 직원 수 X 100	월		
	진료과별 수술 건수	진료과별 수술 건수	월		
	수술 의사별 수술 건수	수술 의사별 수술 건수	월		

	마취 유형별 수술 건수	마취 유형별 수술 건수	월		
	정규 수술 건수	정규 수술 건수	월		
	응급 수술률	응급 수술 건수 ÷ 정규 수술 건수 X 100	월		
	재수술률	재수술 건수 ÷ 수술 환자 수 X 100	월		
	정규 수술 취소율	정규 수술 취소 건수 ÷ 정규 수술 계획 건수 X 100	월		
	수술 개시 시각 준수율	정시 준수 수술 건수 ÷ 총 수술 건수 X 100	월		
	수술 대기 시간	Σ수술당 대기 시간 ÷ 총 수술 건수	월		
	수술 처치료 누락률	수술 처치료 누락 건수 ÷ 총 수술 건수 X 100	월		
	만 65세 이상 환자 중 낙상 보고율	만 65세 이상 환자 중 낙상 건수 ÷ 만 65세 이상 환자 수 X 100	분기		
	낙상 평가 도구 적용률	낙상 평가 도구를 적용한 입원 환자 수 ÷ 입원 환자 수 X 100	분기		
	낙상 고위험 환자 표시율	낙상 표식 사용 건수 ÷ 낙상 고위험 환자 수 X 100	분기		
	낙상 환자 및 보호자 교육률	낙상 관련 환자 및 보호자 교육 건수 ÷ 낙상 고위험 환자 수 X 100	분기		
낙상	낙상 후 손상률	치료가 필요한 낙상 손상 건수 ÷ 낙생 발생 건수 X 100	분기		
	낙상 고위험 환자 점유율	낙상 고위험 환자 수 ÷ 입원 환자 수 X 100	분기		
	낙상 고위험 환자의 낙상 발생률	치료가 필요한 낙상 고위험 환자 손상 건수 ÷ 낙상 고위험 환자 수 X 100	분기		
	병상당 낙상 횟수	낙상 건수 ÷ 병상 수 X 100	분기		
	병상당 Level 3 이상 낙상 횟수	Level 3 이상의 낙상 건수 ÷ 병상 수 X 100	분기		

손 위생	손 위생 수행률	손 위생 수행 건수 ÷ 손 위생 관찰 건수(부서 및 병동별 30건 이상) X 100	반기		
	손 위생 캠페인 횟수	병원 내 손 위생 캠페인 실시 횟수	반기		
	손 위생 용품 구입액	손 위생 관련 용품 구입액	반기		
욕창	욕창 발생률	원내 욕창 환자 발생 수 ÷ 입원 환자 수 X 100	분기		
	욕창 관련 간호사 인식도	Σ간호사 인식도 ÷ 간호사 수 X 100	분기		
	욕창 관련 간호사 수행도	Σ간호사의 욕창 체크 리스트 수행도 ÷ 간호사 수 X 100	분기		
카테터 관련 혈류 감염	혈류 카테터 감염률	혈류 카테터 감염 환자 수 ÷ 총 진료 환자 수 X 100	분기		
	MBP(Maximal Barrier Precaution) 사용률	MBP 패키지 사용 건수 ÷ 총 혈류 카테터 시술 건수 X 100	분기		
	멸균법 실시 교육	멸균법 교육 수료자 ÷ 의료인 X 100	분기		
	손 위생 실시 교육	손 위생 교육 수료자 ÷ 의료인 X 100	분기		
카테터 관련 요로 감염	요로 카테터 감염률	요로 카테터 감염 환자 수 ÷ 총 진료 환자 수 X 100	분기		
	부적절한 요로 카테터 삽입 건수	요실금, 자발적 배뇨 환자 중 요로 카테터가 삽입된 건수	분기		
	손 위생 실시 교육	손 위생 교육 수료자 ÷ 의료인 X 100	분기		
인공 호흡기 관련 폐렴	인공 호흡기 착용자 중 폐렴 발생률	인공 호흡기 착용자 중 폐렴 발생 환자 수 ÷ 인공 호흡기 착용 자 수 X 100	분기		
	인공 호흡기 회로 교환 주기	12 ÷ (연간 총 인공 호흡기 회로 교환 수 ÷ 연간 운용된 인공 호 흡기 수)	연간		

	구강 소독 실시율	(48시간 이상 인공 호흡기를 사용한 환자 중 구강 소독을 실시한 환자 수 ÷ 48시간 이상 인공 호흡기를 사용한 환자 수) X 100	분기			
	설하 분비물 배액률	(48시간 이상 인공 호흡기를 사용한 환자 중 설하 분비물 배액을 실시한 환자 수 ÷ 48시간 이상 인공 호흡기를 사용한 환자 수) X 100	분기			

1) 성과지표는 저자의 권고안이며, 의료기관의 현황과 자료 수집 가능성을 고려하여 설정할 필요가 있다.
2) 성과 목표는 의료기관의 현황과 미래 목표에 따라 자체적인 수립이 필요하다.

[별첨 1] 환자안전 지표 정의

ME	지표명		설명
1	환자 확인율	정의	– 환자 확인 시행 시점에서 환자 확인을 관찰한 건수 중 두 가지 이상의 환자 정보를 이용하여 환자 확인을 시행한 건수의 비율
		분자	– 두 가지 이상의 환자 정보를 이용하여 환자 확인을 시행한 건수
		분모	– 환자 확인 시행 시점에서 환자를 확인한 총 관찰 건수
		조사 방법	– 분기별로 평일 1일 이상, 5개 장소*에서 표본 조사 *응급실, 병동, 외래, 중환자실, 검사실별 각각 10건 이상 – 표본 수: 전년도 일평균 재원 환자의 10% 이상(단, 최소 50건)
2	구두 처방 후 24시간 이내의 의사 처방 완수율	정의	– 구두 처방이 허용되는 상황*에서 24시간 이내에 의사 처방이 완수된 건수**의 비율 *구두 처방이 허용되는 상황: 응급 상황 및 수술/시술 중 등과 같이 처방이 제한된 상황 **처방 완수 건수: 의사가 처방을 작성하거나 전산에 입력한 건수

		분자	– 구두 처방 후 24시간 이내에 의사 처방을 완수한 건수
		분모	– 구두 처방이 허용되는 상황에서의 총 구두 처방 건수 *구두 처방 근거 자료(예: 구두 처방 기록지 등)가 없는 경우는 분모에서 제외
		조사 방법	– 분기별 평일 중 1일 선택, 구두 처방 건 전수 조사
3	수술 전 타임 아웃 (Time out) 시행률	정의	– 수술실에서 수술 절개 직전(또는 마취 유도 전)에 타임 아웃을 시행한 건수의 비율
		분자	– 수술 절개 직전(또는 마취 유도 전) 타임 아웃 시행 건수
		분모	– 수술 절개 직전(또는 마취 유도 전)에 타임 아웃을 시행해야 하는 총 수술 건수 *국소 마취는 분모에서 제외
		조사 방법	– 모니터링 방법: 직접 관찰 – 표본 수: 전년도 일평균 수술 건수의 50% 이상(단, 최소 30건)
4	낙상 발생 보고율 (1,000재원 일당)	정의	– 1,000재원 일당 낙상 발생 보고 건수의 비율 *낙상이란 갑작스럽고 비의도적인 자세 변화로 인해 몸의 위치가 본래의 위치보다 낮아지거나 바닥에 떨어지는 사고를 의미함
		분자	– 낙상 발생 보고 건수 *동일한 환자에게서 여러 번 발생한 경우에도 각각 분자에 포함
		분모	– 총 재원 일수(분기별 일일 재원 환자 수를 모두 합한 수)
		조사 방법	– 분기별 낙상 발생 보고 전체 건수
5	손 위생 수행률	정의	– 손 위생 수행 시점에 손 위생을 관찰한 건수 중 손 위생을 수행한 건수의 비율 *손 위생 수행 시점 ① 환자 접촉 전 ② 청결/무균 처치 전 ③ 체액/분비물에 노출될 위험이 있는 행위를 하고 난 후 ④ 환자 접촉 후 ⑤ 환자 주변 접촉 후
		분자	– 손 위생 수행 건수

		분모	- 손 위생 수행 시점의 손 위생 총 관찰 건수
		조사 방법	- 분기별로 평일 1일 이상, 5개 장소*에서 표본 조사 *응급실, 병동, 외래, 중환자실, 검사실별로 각각 10건 이상 - 표본 수: 전년도 일평균 재원 환자의 10% 이상(단, 최고 50건)
6	욕창 발생 보고율 (1,000재원 일당)	정의	- 1,000재원 일당 욕창이 발생한 보고 건수의 비율
		분자	- 욕창 발생 보고 건수 *입원 시점에서 발생한 욕창은 분자에서 제외 *동일 환자에게서 발생한 모든 욕창은 발생 시마다 각각 분자에 포함
		분모	- 총 재원 일수(분기별 일일 재원 환자 수를 모두 합한 수)
		조사 방법	- 분기별 욕창 발생 보고 전체 건수
7	+ 중심정맥관 관련 혈류 감염 발생률 (1,000기구- 명-일당)	정의	- 1,000기구-명-일당 중심정맥관 삽입 후 혈류 감염의 발생 건수 *혈류 감염이 발생한 환자의 심장 내부나 심장 부근 또는 큰 혈관증 의 하나에 감염일로부터 과거 48시간 이내에 중심정맥관이 위치하 고 있었던 경우
		분자	- 중심정맥관을 사용하는 환자의 혈류 감염 발생 건수 *동일한 환자에게서 발생한 혈류 감염은 감염 시마다 각각 분자에 포함
		분모	- 중심정맥관을 사용한 일일 재원 환자 수의 합
		조사 방법	- 조사 대상: 중환자실에 재원한 환자 - 조사 기간: 분기별
8	+ 요로 카테터 관련 요로 감염 발생률 (1,000기구- 명-일당)	정의	- 1,000기구-명-일당 요로 카테터 삽입 후 요로 감염의 발생 건수 *요로 감염 진단을 받은 환자가 감염일로부터 과거 48시간 이내에 요로 카테터를 가지고 있었던 경우
		분자	- 요로 카테터를 사용하는 환자의 요로 감염 발생 건수 *동일한 환자에게서 발생한 요로 감염은 감염 시마다 각각 분자에 포함
		분모	- 요로 카테터를 사용한 일일 재원 환자 수의 합
		조사 방법	- 조사 대상: 중환자실에 재원한 환자 - 조사 기간: 분기별

9	+ 인공 호흡기 관련 폐렴 발생률 (1,000기구- 명-일당)	정의	- 1,000기구-명-일당 인공 호흡기를 사용하는 환자 중 폐렴 발생 건수 *폐렴이 발생한 환자가 감염일로부터 과거 48시간 이내에 기관 내 삽관 또는 기관지루를 통해 지속적인 호흡 보조기를 이용하고 있었 던 경우
		분자	- 인공 호흡기를 사용하는 환자의 폐렴 발생 건수 *동일한 환자에게서 발생한 폐렴 감염은 감염 시마다 각각 분자에 포함
		분모	- 인공 호흡기를 사용한 일일 재원 환자 수의 합
		조사 방법	- 조사 대상: 중환자실에 재원한 환자 - 조사 기간: 분기별

13.2 질환 영역 지표

조사 개요

- 조사 기준: 환자안전과 질 향상을 위한 질환 영역 지표를 관리한다.
- 조사 목적: 의료기관은 질환 영역의 지표를 선정하여 모니터링하며, 이 자료를 분석하여 개선 활동에 활용함으로써 환자안전과 질 향상을 도모한다.

조사 항목

	조사 항목	구분	조사 결과
1	폐렴(CAP) 관련 지표를 관리한다.	O	□상 □중 □하 □미해당
2	뇌졸중 관련 지표를 관리한다.	O	□상 □중 □하
3	급성 심근경색증 관련 지표를 관리한다.	O	□상 □중 □하
4	예방적 항생제 관련 지표를 관리한다.	O	□상 □중 □하
5	혈액 투석 관련 지표를 관리한다.	O	□상 □중 □하
6	[시범] 암 관련 지표를 관리한다.	O	□상 □중 □하

조사 개념

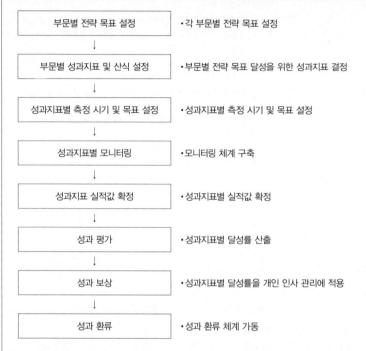

부문별 전략 목표 설정	• 각 부문별 전략 목표 설정
부문별 성과지표 및 산식 설정	• 부문별 전략 목표 달성을 위한 성과지표 결정
성과지표별 측정 시기 및 목표 설정	• 성과지표별 측정 시기 및 목표 설정
성과지표별 모니터링	• 모니터링 체계 구축
성과지표 실적값 확정	• 성과지표별 실적값 확정
성과 평가	• 성과지표별 달성률 산출
성과 보상	• 성과지표별 달성률을 개인 인사 관리에 적용
성과 환류	• 성과 환류 체계 가동

*자세한 사항은 [5.1.1. 환자안전 지표] 참고

주목할 요소

질환 영역 지표의 예시

항목	성과지표명	지표 산식	측정 주기	성과 목표	성과 실적
폐렴	병원 도착 후 24시간 이내에 혈중 산소포화도 검사를 시행한 비율(ABGA or Pulse Oximetry)	병원 도착 후 24시간 이내에 혈중 산소포화도 검사를 시행한 건수(ABGA or Pulse Oximetry) ÷ 폐렴 추정 내원 환자 수 X 100	분기		
	혈액 배양 검사 시행 환자 중 첫 항생제 투여 전 검사 시행 비율	혈액 배양 검사 시행 환자 중 첫 항생제 투여 전 검사를 시행한 건수 ÷ 폐렴 추정 내원 환자 수 X 100	분기		

항목	성과지표명	지표 산식	측정 주기	성과 목표	성과 실적
	병원 도착 후 8시간 이내에 첫 항생제를 투여받은 폐렴 환자 비율	병원 도착 후 8시간 이내에 첫 항생제를 투여받은 폐렴 환자 수 ÷ 폐렴 추정 내원 환자 수 X 100	분기		
	입원 전 1개월 이내에 흡연력이 있는 환자 대상의 금연 상담 시행 비율	입원 전 1개월 이내에 흡연력이 있는 환자 중 금연 상담을 받은 환자 수 ÷ 폐렴 추정 입원 환자 수 X 100	분기		
(급성기) 뇌졸중	흡연력 조사율	의사의 흡연력 조사 건수 ÷ 급성기 뇌졸중 건수 X 100	분기		
	입원 결정 소요 시간	Σ(입원 결정 시각 – 병원 도착 시각) ÷ 급성기 뇌졸중 건수 X 100	분기		
	입원 배치 소요 시간	Σ(입원 배치 시각 – 입원 결정 시각) ÷ 급성기 뇌졸중 건수 X 100	분기		
	신경학적 검사 실시율	신경학적 검사 실시 건수 ÷ 급성기 뇌졸중 건수 X 100	분기		
	1시간 이내 뇌 영상 검사 실시율	병원 도착 후 1시간 이내에 뇌 영상 검사를 실시한 건수 ÷ 증상 발생 시각으로부터 3시간 이내에 내원한 급성기 뇌졸중 건수 X 100	분기		
	60분 이내 정맥 내 혈전 용해제 투여율	병원 도착 후 60분 이내에 정맥 내 혈전 용해제를 투여한 건수 ÷ 증상 발생 시각으로부터 3시간 이내에 내원한 급성기 뇌졸중 건수 X 100	분기		
	48시간 이내 항혈전제 투여율	병원 도착 후 48시간 이내에 항혈전제를 투여한 건수 ÷ 급성기 허혈성 뇌졸중 건수 X 100	분기		
	퇴원 시 항혈전제 처방률	퇴원 시 항혈전제를 처방한 건수 ÷ 급성기 허혈성 뇌졸중 건수 X 100	분기		
	건당 입원 일수	Σ뇌졸중에 따른 의료기관 입원 일수 ÷ 뇌졸중 건수	분기		

		입원 30일 이내 뇌졸중 사망률	입원 30일 이내에 뇌졸중으로 사망한 건수 ÷ 급성기 뇌졸중 건수 X 100	반기	
		병원 도착 시 아스피린 투여율	병원 도착 후 24시간 이내에 아스피린을 투여받은 AMI 환자 수 ÷ 응급실을 경유하여 입원한 AMI 환자 수 X 100	분기	
		병원 도착 30분 이내 혈전 용해제 투여율	재관류 대상자로 병원 도착 후 60분 이내에 혈전 용해제를 투여받은 환자 수 ÷ 재관류 대상자로 병원 도착 후 6시간 이내에 혈전 용해제를 투여받은 환자 수 X 100	분기	
		P.PCI 시술 시 병원 도착 후부터 벌룬 인플레이션(Ballon Inflation)까지의 중앙값	재관류 대상 AMI 환자가 병원에 도착한 뒤 벌룬 인플레이션(Ballon Inflation)까지 소요된 시간의 중앙값	분기	
	급성 심근 경색증	입원 30일 이내 급성 심근경색증 사망률	입원 30일 이내에 뇌졸중으로 사망한 건수 ÷ 급성 심근경색증 건수 X 100	분기	
		퇴원 후 1년 이내 급성 심근경색증 사망률	퇴원 후 1년 이내에 사망한 환자 수 ÷ 응급실 경유 입원 환자 수 X 100	분기	
		심근경색증 환자의 혈전 용해제 투여율	혈전 용해제를 투여받은 환자 수 ÷ 응급실을 경유하여 입원한 재관류 대상 환자 수 X 100	분기	
		심근경색증 환자의 P.PCI 실시율	P.PCI 실시 환자 수 ÷ 응급실을 경유하여 입원한 재관류 대상 환자 수 X 100	분기	
		퇴원 시 베타 차단제 처방률	퇴원 시 베타 차단제를 처방받은 AMI 환자 수 ÷ 응급실을 경유하여 입원한 AMI 환자 수	분기	
		퇴원 시 아스피린 처방률	퇴원 시 아스피린을 처방받은 AMI 환자 수 ÷ 응급실을 경유하여 입원한 AMI 환자 수	분기	

			분기		
	건당 입원 일수	Σ급성 심근경색증에 따른 의료 기관 입원 일수 ÷ 급성 심근경색증 건수	분기		
	수술 절개 전 1시간 이내 예방적 항생제 투여 비율	수술 절개 전 1시간 이내에 예방적 항생제를 투여한 건수 ÷ 총 수술 환자 수 X 100	분기		
	수술 완료 후 예방적 항생제 투여 중단 시간	수술 완료 후 예방적 항생제 투여를 중단한 시간	분기		
	'피해야 할[1]' 수술 감염에 대한 예방적 항생제 사용 비율	'피해야 할' 수술 감염에 대한 예방적 항생제 사용 건수 ÷ '피해야 할' 수술 건수 X 100	분기		
	3세대 이상 세팔로스포린 계열 투여율	3세대 이상 세팔로스포린 계열 항생제를 투여받은 환자 수 ÷ 예방적 항생제를 투여받은 전체 환자 수 X 100	분기		
	ASA class 기록률	ASA class 기록이 있는 환자 수 ÷ 평가 대상 수술을 받은 전체 환자 수 X 100	분기		
예방적 항생제	아미노글리코사이드 계열 투여율	아미노글리코사이드 계열 항생제 투여 환자 수 ÷ 예방적 항생제를 투여받은 전체 환자 수 X 100	분기		
	예방적 항생제 총 평균 투여 일수	(예방적 항생제를 투여받은 환자의 총 원내 투여 일수 + 퇴원 처방 중 총 항생제 투여 일수) ÷ 예방적 항생제를 투여받은 전체 환자 수 X 100	분기		
	피부 절개 전 1시간 이내 최초 예방적 항생제 투여율	피부 절개 전 1시간 이내에 비경구로 예방적 항생제를 최초 투여받은 환자 수 ÷ 예방적 항생제를 투여받은 전체 환자 수 X 100	분기		
	항생제 알러지 기왕력 기록률	항생제 알러지 기왕력을 확인한 기록이 있는 환자 수 ÷ 예방적 항생제를 투여받은 전체 환자 수 X 100	분기		

혈액 투석	2년 이상 혈액 투석 경력을 가진 간호사 비율	2년 이상 혈액 투석 경력이 있는 간호사별 재직 일수의 합 ÷ 혈액 투석실 전체의 간호사별 재직 일수의 합 X 100	분기		
	B형 간염 환자용 격리 혈액 투석기의 최소 보유 대수 충족 여부	B형 간염 격리용 혈액 투석기 수 ≥ B형 간염 환자 수 ÷ [(3*야간 투석 일수) + (2*주간 투석 일수)] ÷ 3	분기		
	간호사 1인당 1일 평균 투석 횟수	총 투석 횟수 ÷ 혈액 투석실 전체 간호사별 실근무 일수의 합	분기		
	동정맥루 협착증 모니터링 충족률	동정맥루 협착증 모니터링을 정기적으로 측정한 환자 수 ÷ 외래 대상 환자 중 동정맥루(AVF, AVG) 환자 수 X 100	분기		
	수질 검사 실시 주기 충족률	수질 검사 중 실시 주기를 충족한 항목 수 ÷ 수질 검사 항목 수 X 100	분기		
	의사 1인당 1일 평균 투석 횟수	총 투석 횟수 ÷ 혈액 투석실 전체 의사별 실근무 일수의 합	분기		
	혈액 투석을 전문으로 하는 의사 비율	혈액 투석을 전문으로 하는 의사별 재직 일수의 합 ÷ 혈액 투석실 전체 의사별 재직 일수의 합 X 100	분기		
	정기 검사 실시 주기 충족률	정기 검사 실시 주기를 충족한 항목 수 ÷ 정기 검사 총 항목 수 X 100	분기		
	혈액 투석 적절도 검사의 실시 주기 충족률	혈액 투석 적절도 검사의 실시 주기를 충족한 환자 수 ÷ 외래 대상 환자 수 X 100	분기		
	혈액 투석 적절도 재검사의 실시 충족률	미충족 검사 결과 이후 최소 2개월 이내에 재검사를 실시한 환자 수 ÷ 혈액 투석 적절도 검사 결과가 미충족된 환자 수 X 100	분기		

	혈액 투석 적절도 충족률	spkt/v ≥ 1.2 또는 URP ≥ 65%로 혈액 투석 적절도를 충족한 환자 수 ÷ 혈액 투석 적절도 검사를 실시한 환자 수 X 100	분기		
	12개 이상의 국소 임파절 절제 및 검사율	12개 이상의 국소 임파절을 절제하고 병리 검사를 시행한 환자 수 ÷ 암 절제술을 시행한 환자 수 X 100	분기		
	플로우 시트(Flow Sheet) 사용률	플로우 시트를 사용한 환자 수 ÷ 항암 화학요법을 시행한 암 환자 수 X 100	분기		
	권고된 항암 화학요법 시행률	시행한 항암 화학요법이 권고된 요법과 일치하는 환자 수 ÷ 항암 화학요법을 시행한 암 환자 수 X 100	분기		
	암 가족력 확인 비율	직계 가족의 암 가족력을 확인한 환자 수 ÷ 암 절제술을 시행한 환자 수 X 100	분기		
암	방사선종양 전문의 (및 외과의)의 암 병기 기록률	방사선종양 전문의가 암 병기를 의무 기록에 기록한 환자 수 ÷ 방사선 치료를 받은 암 절제술 환자 수 X 100	분기		
	병기 보고에 대한 기록 충실률	병리 보고서가 충실하게 기록되어 있는 환자 수 ÷ 암 절제술을 시행한 환자 수 X 100	분기		
	수술 사망률	암 절제술을 시행한 후 입원 기간 내 또는 수술 후 30일 내에 사망한 환자 수 ÷ 암 절제술을 시행한 환자 수 X 100	분기		
	수술 전 통증 평가율	수술 전에 통증 평가 도구를 이용하여 통증을 평가한 환자 수 ÷ 암 절제술을 시행한 환자 수 X 100	분기		

수술 후 8주 이내 항암 화학요법 시행률	수술 후 8주 이내에 권고하는 첫 보조적 항암 화학요법을 시행한 환자 수 ÷ 암 절제술을 받은 환자 수 X 100	분기		
절제술의 완전성 평가 기록률	외과의가 절제술의 완전성에 대해 평가하고 의무 기록에 기록한 환자 수 ÷ 암 절제술을 시행한 환자 수 X 100	분기		
건당 입원 일수	Σ암 절제술에 따른 의료기관 입원 일수 ÷ 암 절제술 건수	분기		
항암 화학요법 계획을 설명한 환자 비율	환자(또는 가족)에게 항암 화학요법 계획을 설명한 기록이 있는 환자 수 ÷ 항암 화학요법을 시행한 암 환자 수 X 100	분기		
항암 화학요법 주치의의 암 병기 기록률	항암 화학요법을 담당하는 주치의가 암 병기를 의무 기록에 기록한 환자 수 ÷ 항암요법을 시행한 암 환자 수 X 100	분기		

1) 피해야 할 수술: 심장 수술(CABG 포함), 고관절 전치환술, 슬관절 전치환술, 대중 수술, 자궁적출술, 위절제술

[별첨 1] 질환 영역 지표

ME			지표명	참고
1	폐렴 (4개)	1	병원 도착 후 24시간 이내에 혈중 산소포화도 검사를 시행한 비율(ABGA/Pulse Oxymetry)	의료기관 평가 (2007~2009년) 〈붙임2 참고〉
		2	혈액 배양 검사 시행 환자 중 첫 항생제 투여 전 검사 시행 비율	
		3	병원 도착 후 8시간 이내에 첫 항생제를 투여받은 폐렴 환자 비율	
		4	입원 전 1개월 이내에 흡연력이 있는 환자를 대상으로 금연 상담을 시행한 비율	
		* 건강보험 심사평가원 요양 급여 적정성 평가 폐렴 영역 지표 활용 가능		
2	뇌졸중 (21개)	1	전문 인력 구성 여부	심평원 요양 급여 적정성 평가
		2	금연 교육 실시율(의사 기록)	
		3	첫 식이 전 연하 장애 선별 고려율	
		4	뇌 영상 검사 실시율(1시간 이내) (응급 의료기관 평가 지표 선택 가능: 급성 뇌혈관 질환자에 대한 뇌 영상 검사의 신속성)	
		5	지질 검사 실시율	
		6	조기 재활 치료 고려율(5일 이내)	
		7	정맥 내 혈전 용해제(tPA) 투여 고려율	
		8	정맥 내 혈전 용해제(tPA) 투여율(60분 이내)	
		9	항혈전제 투여율(48시간 이내)	
		10	항혈전제 퇴원 처방률	
		11	항응고제 퇴원 처방률(심박세동 환자)	
		12	증상 발생 후 응급실에 도착한 시간의 중앙값	

		13	입원 배치 소요 시간의 중앙값	
		14	뇌졸중 치료실(Stroke Unit)의 운영 여부	
		15	뇌졸중 척도(Stroke Scale) 실시율(입원 2일 이내)	
		16	기능적 결과 척도(Functional Outcome Scale) 실시율 (퇴원 시)	
		17	정맥 내 혈전 용해제(tPA) 투여율	
		18	조기 재활 치료 실시율	
		19	조기 재활 치료를 실시해 소요한 일자의 중앙값	
		20	원내 사망률	
		21	입원 30일 내 사망률	
3	급성 심근 경색증 (9개)	1	병원 도착 30분 이내 혈전 용해제 투여율 (응급 의료기관 평가 지표 선택 가능: 급성 심근경색 환자 에서 재관류요법의 적절성)	심평원 요양 급여 적정성 평가
		2	병원 도착 90분 이내 Primary PCI 실시율 (응급 의료기관 평가 지표 선택 가능: 급성 심근경색 환자 에서 재관류요법의 적절성)	
		3	구급차 이용률	
		4	퇴원 시 아스피린 처방률	
		5	퇴원 시 베타 차단제 처방률	
		6	LDL-C 100 이상 퇴원 환자의 스타틴 처방률	
		7	심근경색 환자의 P.PCI 실시율	
		8	P.PCI 시술 시 병원 도착 후부터 벌룬 인플레이션 (Balloon Inflation)까지의 중앙값(분)	
		9	사망률(원내, 퇴원 1년 내)	

4	수술의 예방적 항생제 (10개)	1	피부 절개 전 1시간 이내 최초 예방적 항생제 투여율 (위, 대장, 담낭, 고관절, 슬관절, 자궁적출, 제왕절개, 심장, 개두술, 전립선)	심평원 요양 급여 적정성 평가
		2	아미노클리코사이드(Aminoglycoside) 계열 투여율 (위, 대장, 담낭, 고관절, 슬관절, 자궁적출, 제왕절개, 심장, 개두술, 전립선, 녹내장)	
		3	3세대 이상 세팔로스포닌(Cephalosponin) 계열 투여율 (위, 대장, 담낭, 고관절, 슬관절, 자궁적출, 제왕절개, 심장, 개두술, 전립선, 녹내장)	
		4	예방적 항생제 병용 투여율 (위, 대장, 담낭, 고관절, 슬관절, 자궁적출, 제왕절개, 심장, 개두술, 전립선, 녹내장)	
		5	퇴원 시 항생제 처방률 (위, 대장, 담낭, 고관절, 슬관절, 자궁적출, 제왕절개, 심장, 개두술, 전립선, 녹내장)	
		6	예방적 항생제의 총 평균 투여 일수(병원 내 투여 + 퇴원 처방) (위, 대장, 담낭, 고관절, 슬관절, 자궁적출, 제왕절개, 심장, 개두술, 전립선, 녹내장)	
		7	항생제 알레르기 기왕력 기록률 (위, 대장, 담낭, 고관절, 슬관절, 자궁적출, 제왕절개, 심장, 개두술, 전립선, 녹내장)	
		8	ASA class 기록률 (위, 대장, 담낭, 고관절, 슬관절, 자궁적출, 제왕절개, 심장, 개두술, 전립선)	
		9	수술 중, 후 정상 체온 유지 환자 비율 (위, 대장, 담낭, 고관절, 슬관절, 자궁적출, 제왕절개, 심장, 개두술, 전립선)	
		10	수술 후 감염 관련 제외율 (위, 대장, 담낭, 고관절, 슬관절, 자궁적출, 제왕절개, 심장, 개두술, 전립선, 녹내장)	

5	혈액 투석 (12개)	1	혈액 투석을 전문으로 하는 의사 비율	심평원 요양 급여 적정성 평가
		2	의사 1인당 1일 평균 투석 횟수	
		3	2년 이상 혈액 투석 경력을 가진 간호사 비율	
		4	간호사 1인당 1일 평균 투석 횟수	
		5	B형 간염 환자용 격리 혈액 투석기의 최소 보유 대수 충족 여부	
		6	인공 신장실의 응급 장비 보유 여부	
		7	수질 검사 실시 주기 충족률	
		8	혈액 투석 적절도 검사의 실시 주기 충족률	
		9	혈액 투석 적절도 충족 관리율	
		10	동정맥루 모니터링 충족률	
		11	정기 검사 실시 주기 충족률	
		12	철분제 투여율	

질환 영역(뇌졸중, 급성 심근경색증, 예방적 항생제, 혈액 투석)의 지표는 건강보험 심사평가원(HIRA, Health Insurance Review and Assessment Service)의 요양 급여 적정성 평가 매뉴얼 참고(www.hira.or.kr)

13.3 진료 영역 지표

조사 개요

■ 조사 기준: 환자안전과 질 향상을 위한 진료 영역 지표를 관리한다.
■ 조사 목적: 의료기관은 진료 영역 지표를 선정하여 모니터링하며, 이 자료를 분석하여 개선 활동에 활용함으로써 환자안전과 질 향상을 도모한다.

조사 항목

	조사 항목	구분	조사 결과
1	환자 평가 관련 지표를 관리한다.	O	□상 □중 □하
2	협의 진료 관련 지표를 관리한다.	O	□상 □중 □하
3	심폐 소생술 관련 지표를 관리한다.	O	□상 □중 □하
4	진단 검사 관련 지표를 관리한다.	O	□상 □중 □하
5	영상 검사 관련 지표를 관리한다.	O	□상 □중 □하
6	병리 검사 관련 지표를 관리한다.	O	□상 □중 □하
7	마취 및 진정 관련 지표를 관리한다.	O	□상 □중 □하
8	혈액 제제 관련 지표를 관리한다.	O	□상 □중 □하
9	모성 및 신생아 관련 지표를 관리한다.	O	□상 □중 □하
10	사망률 관련 지표를 관리한다.	O	□상 □중 □하
11	의약품 사용 관련 지표를 관리한다.	O	□상 □중 □하
12	의무 기록 관련 지표를 관리한다.	O	□상 □중 □하

조사 개념

부문별 전략 목표 설정	• 각 부문별 전략 목표 설정
↓	
부문별 성과지표 및 산식 설정	• 부문별 전략 목표 달성을 위한 성과지표 결정
↓	
성과지표별 측정 시기 및 목표 설정	• 성과지표별 측정 시기 및 목표 설정
↓	

```
┌─────────────────────────┐
│    성과지표별 모니터링      │   •모니터링 체계 구축
└─────────────────────────┘
            ↓
┌─────────────────────────┐
│    성과지표 실적값 확정     │   •성과지표별 실적값 확정
└─────────────────────────┘
            ↓
┌─────────────────────────┐
│       성과 평가           │   •성과지표별 달성률 산출
└─────────────────────────┘
            ↓
┌─────────────────────────┐
│       성과 보상           │   •성과지표별 달성률을 개인 인사 관리에 적용
└─────────────────────────┘
            ↓
┌─────────────────────────┐
│       성과 환류           │   •성과 환류 체계 가동
└─────────────────────────┘
```

*자세한 사항은 [5.1.1. 환자안전 지표] 참고

주목할 요소

진료 영역 지표의 예시

항목	성과지표명	지표 산식	측정 주기	성과 목표	성과 실적
환자 평가	환자 평가 실시율	환자 평가 실시 건수 ÷ 총 환자 수 X 100	분기		
	환자 평가 의무 기록 기재율	환자 평가 의무 기록 기재 건수 ÷ 총 환자 수 X 100	분기		
협의 진료	협의 진료 건수	총 협의 진료 건수	분기		
	협의 진료 관련 교육 시간	총 협의 진료 관련 교육 시간	분기		
심폐 소생술	심정지 후 심폐 소생술 시행까지의 소요 시간	Σ심정지 후 심폐 소생술 시행까지의 소요 시간 ÷ 심정지 건수	분기		
	직원 심폐 소생술 교육률	연간 심폐 소생술 교육 참가 인원 수 ÷ 총 직원 수 X 100	분기		

	혈액 불출 후 폐기율, 응급 혈색소 수치 검사 결과가 40분 미만으로 보고된 비율	응급 혈색소 수치 검사 결과가 40분 미만으로 보고된 총 건수 ÷ 시행된 응급 혈색소 수치 검사의 총 건수 X 100	분기		
	응급 혈색소 수치 검사 결과가 60분 미만으로 보고된 비율	응급 혈색소 수치 검사 결과가 60분 미만으로 보고된 총 건수 ÷ 시행된 응급 혈색소 수치 검사의 총 건수 X 100	분기		
	응급 혈액 응고 검사 결과가 40분 미만으로 보고된 비율	응급 혈액 응고 검사의 결과가 40분 미만으로 보고된 총 건수 ÷ 시행된 응급 혈액 응고 검사의 총 건수 X 100	분기		
	응급 혈액 응고 검사 결과가 60분 미만으로 보고된 비율	응급 혈액 응고 검사의 결과가 60분 미만으로 보고된 총 건수 ÷ 시행된 응급 혈액 응고 검사의 총 건수 X 100	분기		
진단 검사	응급 혈청 칼륨 수치 검사 결과가 60분 미만으로 보고된 비율	응급 혈청 칼륨 수치 검사 결과가 60분 미만으로 보고된 총 건수 ÷ 시행된 응급 혈청 칼륨 수치 검사의 총 건수 X 100	분기		
	검사 소요 시간(TAT)	검사별 소요 시간 ÷ 총 검사 건수	분기		
	재검률	재검 및 에러 건수 ÷ 총 검사 건수 X 100	분기		
	안전 사고 발생 건수	안전 사고 발생 건수	분기		
	시약 검사 누락 건수	시약 검사 누락 건수	분기		
	외부 정도 관리 평가 결과	외부 정도 관리 평가 결과	분기		
	내부 정도 관리 평가 결과	내부 정도 관리 평가 결과	분기		
	장비 점검 기록 누락률	[1 − (장비 점검 기록 건수 ÷ 총 장비 점검 건수)] X 100	분기		
	검체 접수 목록 누락 건수	검체 접수 누락 건수 ÷ 총 검사 건수 X 100	분기		

영상 검사	처치를 동반하지 않은 비급성 방사선 촬영 결과가 24시간 내로 나오지 않은 비율	처치를 동반하지 않은 비급성 방사선 촬영 결과가 24시간 내로 나오지 않은 건수 ÷ 방사선 촬영 요청 건수 X 100	분기		
	조영제를 투여한 CT 검사 중 요오드화 조영제의 혈관 밖 유출이 발생한 비율	조영제를 투여한 CT 검사 중 요오드화 조영제의 혈관 밖 유출이 발생한 환자의 총 수 ÷ 조영제를 투여한 CT 검사의 총 건수 X 100	분기		
	폐와 중격동의 경피적 횡흉막 생검을 시행받은 환자 중 중재가 요구되는 기흉이나 혈흉 기록이 있는 비율	폐와 중격동의 경피적 횡흉막 생검을 시행받은 환자 중 중재가 요구되는 기흉이나 혈흉의 기록이 있는 환자의 총 수 ÷ 폐와 중격동의 경피적 횡흉막 생검을 시행받은 환자의 총 수 X 100	분기		
	혈관 촬영 검사를 시행한 환자 중 혈관 조영 검사 후 천자 부위 혈관 손상이 발생한 비율	혈관 촬영 검사를 받은 환자 중 혈관 조영 검사 후 천자 부위에 혈관 손상이 발생한 환자의 총 수 ÷ 혈관 촬영 검사를 시행한 환자의 총 수 X 100	분기		
	사지 혈관 성형술 중 말초 색전 합병증이 발생한 환자 비율	사지 혈관 성형술 중 말초 색전 합병증이 발생한 환자의 총 수 ÷ 사지 혈관 성형술 총 건수 X 100	분기		
	재검사 비율	재검사를 받은 대상자 수 ÷ 총 검사 대상자 수 X 100	분기		
	장비 가동률	장비 총 운영 시간 ÷ 총 가동 가능 시간 X 100	분기		
	안전 사고 발생 건수	안전 사고 발생 건수	분기		
	장비 점검 기록 누락률	[1 − (장비 점검 기록 건수 ÷ 총 장비 점검 건수)] X 100	분기		
병리 검사	응급 내시경하에 시행된 뇌척수액 검사 결과가 40분 미만으로 보고된 비율	응급 내시경하에 시행된 뇌척수액 검사 결과가 40분 미만(검체 접수에서 확인까지)으로 보고된 총 건수 ÷ 응급 내시경하에 시행된 뇌척수액 검사의 총 건수 X 100	분기		

	응급 내시경하에 시행된 뇌척수액 검사 결과가 60분 미만으로 보고된 비율	응급 내시경하에 시행된 뇌척수액 검사 결과가 60분 미만(검체 접수에서 확인까지)으로 보고된 총 건수 ÷ 응급 내시경하에 시행된 뇌척수액 검사 총 건수 X 100	분기		
	대생검 검사 결과 보고가 92시간 미만으로 보고된 비율	대생검 검사 결과가 92시간 미만(검체 채집에서 확인까지의 소요 시간)으로 보고된 총 건수 ÷ 시행된 대생검 검사의 총 건수 X 100	분기		
	소생검 검사 결과 보고가 48시간 미만으로 보고된 비율	소생검 검사 결과가 48시간 미만(검체 채집에서 확인까지의 소요 시간)으로 보고된 총 건수 ÷ 시행된 소생검 검사의 총 건수 X 100	분기		
	장비 점검 기록 누락률	[1 − (장비 점검 기록 건수 ÷ 총 장비 점검 건수)] X 100	분기		
	검사 소요 시간(TAT)	검사별 소요 시간 ÷ 총 검사 건수	분기		
	재검률	재검 및 에러 건수 ÷ 총 검사 건수 X 100	분기		
	안전 사고 발생 건수	안전 사고 발생 건수	분기		
마취 및 진정	간호사에 의해 정기적으로 통증 강도를 측정받는 환자 비율	간호사에 의해 정기적으로 통증 강도를 측정받은 총 환자 수 ÷ 급성 통증 관리를 받은 총 환자 수 X 100	분기		
	급성 통증 관리 기간 동안 마취 기법의 변화로 심한 저혈압이 발생한 환자 비율	급성 통증 관리 기간 동안 마취 기법의 변화로 심한 저혈압이 발생한 총 환자 수 ÷ 급성 통증 관리를 받은 총 환자 수 X 100	분기		
	급성 통증 관리 기간 동안 오심과 구토가 발생하여 항구토 치료를 처방받은 환자 비율	급성 통증 관리 기간 동안 오심과 구토가 발생하여 항구토 치료를 처방받은 환자의 총 수 ÷ 급성 통증 관리 기간 동안 오심과 구토가 발생한 환자의 총 수 X 100	분기		

급성 통증 관리와 관련된 교육을 받은 간호사의 비율	급성 통증 관리와 관련된 교육을 받은 간호사의 총 수 ÷ 급성 통증 관리에 관여된 간호사의 총 수 X 100	분기	
급성 통증 프로토콜을 숙지한 간호사의 비율	급성 통증 프로토콜을 숙지한 간호사의 총 수 ÷ 급성 통증 관리에 관여된 간호사의 총 수 X 100	분기	
환자에게 서면, 구두, 시각적인 마취 관련 정보 제공 기재율	환자에게 마취와 관련된 정보를 서면, 구두, 시각적으로 제공한 사항이 의무 기록에 기재된 환자의 총 수 ÷ 마취를 받은 환자의 총 수 X 100	분기	
현재의 통증 경감에 만족한 환자 비율	현재의 통증 경감에 만족한 환자의 총 수 ÷ 급성 통증 관리를 받은 환자의 총 수 X 100	분기	
의학적 상태보다 마취와 관련된 사유로 수술 당일 수술이 취소된 환자 비율	의학적 상태보다 마취와 관련된 사유로 수술 당일 수술이 취소된 환자의 총 수 ÷ 낮 수술(Day Surgery)로 마취를 받은 환자의 총 수 X 100	분기	
수술실, 마취실 또는 처치실에 들어가기 전 마취과 전문의에게 상담 받은 비율	수술실, 마취실 또는 처치실에 들어가기 전 마취과 전문의에게 상담을 받은 환자의 총 수 ÷ 마취과 전문의가 참여하여 수술을 받은 환자의 총 수 X 100	분기	
시술 중 질병관리본부 수혈 가이드라인을 준수하여 수혈한 비율	시술 중 질병관리본부 수혈 가이드라인을 준수하여 수혈한 환자의 총 수 ÷ 마취과 전문의가 참여한 시술 중 수혈받은 환자의 총 수 X 100	분기	
혈액제제	저혈량성 쇼크 환자에 대한 혈액 투여 시간의 적절성	내원 후 90분 이내에 적절히 실시된 사례의 수(추정되는 실혈량이 1500이상이며, 활력 징후 측정상 분당 맥박수 〉120회 또는 〈 50회이거나, 수축 기혈압이 90mmhg 이하인 경우) ÷ 측정 대상 사례 수 X 100	분기	

	골반저 복구술 환자 중 수술 기간이나 수술 후 2주간 주요 장기 복구와 관련된 손상 환자율	골반저 복구 시술을 받은 환자 중 골반저 복구 시술 기간 또는 수술 후 2주 동안 주요 장기 복구와 관련된 손상을 입은 환자의 총 수 ÷ 골반저 복구 시술을 받은 환자의 총 수 X 100	분기		
	복강경하 부인과 수술 환자 중 수술 기간이나 수술 후 2주간 주요 장기 복구와 관련된 손상 환자율	복강경하 부인과 수술 환자 중 수술 기간 또는 수술 후 2주 동안 주요 장기 복구와 관련된 손상을 입은 환자의 총 수 ÷ 복강경하 부인과 수술 환자의 총 수 X 100	분기		
	복강경하 자궁적출술 환자 중 수술 기간이나 수술 후 2주간 주요 장기 복구와 관련된 손상 환자율	복강경하 자궁적출술 환자 중 수술 기간 또는 수술 후 2주 동안 주요 장기 복구와 관련된 손상을 입은 환자의 총 수 ÷ 복강경하 자궁적출술 환자의 총 수 X 100	분기		
모성 및 신생아	부인과 수술 환자 중 수술 기간이나 수술 후 2주간 주요 장기 복구와 관련된 손상 환자율	부인과 수술 환자 중 수술 기간 또는 수술 후 2주 동안 주요 장기 복구와 관련된 손상을 입은 환자의 총 수 ÷ 복강경하 자궁적출술 환자의 총 수 X 100	분기		
	악성 및 양성 질환으로 부인과 수술을 받은 환자 중 입원 기간 동안 예측되지 않은 수혈을 받은 환자율	악성 및 양성 질환으로 부인과 수술을 받은 환자 중 입원 기간 동안 예측되지 않은 수혈을 받은 환자의 총 수 ÷ 양성 질환으로 부인과 수술을 받은 환자의 총 수 X 100	분기		
	자궁적출술을 받은 환자 중 수술 전 예방적 항생제를 투여받은 환자 비율	자궁적출술을 받은 환자 중 수술 전 예방적 항생제를 투여받은 환자의 총 수 ÷ 자궁적출술을 받은 환자의 총 수 X 100	분기		
	경막 천자 후 두통을 경험한 산모 비율	경막 천자 후 두통을 경험한 산모의 총 수 ÷ 경막 천자 시술을 받은 산모의 총 수 X 100	분기		

	즉각적인 하엽 제왕절 개술을 요청받고 30분 이내 출산한 산모 비율	즉각적인 하엽 제왕절개술을 요청받고 30분 이내에 출산한 산모의 총 수 ÷ 즉각적인 하엽 제왕절개술을 받은 산모의 총 수 X 100	분기		
사망률	외과 입원 환자의 사망률	분모 포함 및 제외 기준을 충족하는 환자 중 사망한 환자 수 ÷ 퇴원 환자 중 18세 이상이면서 폐렴, 심부정맥 혈전증, 폐색전증, 폐혈증, 급성 신부전, 쇼크, 심정지, 위장 계통의 출혈/급성 궤양 합병증이 있는 환자 수 X 100	분기		
	사망률이 낮은 DRG 환자의 사망률	입원 환자 중 치료 결과가 '사망'으로 처리된 환자 수 ÷ 사망률 0.5% 미만인 DRG군으로 분류된 환자군에서 18세 이상 혹은 MDC 14(임신, 분만, 산욕)에 해당되는 퇴원 환자 수 X 100	분기		
	수술 사망률	입원 기간 또는 수술 후 30일 이내에 사망한 환자 수 ÷ 평가 대상 환자 수 X 100	분기		
	응급실에서 입원이 예정되어 있었으나 응급실 체류 시간이 8시간 이상이며 입원/전원을 못하고 퇴원 혹은 사망한 환자 비율	응급실에서 입원이 예정되어 있었으나 응급실 체류 시간이 8시간 이상이며 입원/전원이 되지 못하고 퇴원하거나 사망한 환자의 총 수 ÷ 응급실에서 입원이 예정되어 있었으나 입원/전원되지 못하고 퇴원하거나 사망한 환자의 총 수 X 100	분기		
	사망 사례에 대해 검토한 비율	사망 사례에 대해 검토한 건수 ÷ 총 사망 환자 수 X 100	분기		
	신생아 사망률	포함 및 제외 기준에 부합하는 모든 사망 건수 ÷ 퇴원한 모든 원내 및 원외 출생아 수 X 100	분기		

	처방 오류 건수	총 처방 오류 건수	분기		
	조제 오류 건수	총 조제 오류 건수	분기		
	투여 오류 건수	총 투여 오류 건수	분기		
	와파린 투여 후 퇴원 시 서면화된 약품 정보를 받은 비율	퇴원 환자 중 와파린과 관련이 있는 서면화된 약품 정보를 제공받은 환자의 총 수 ÷ 퇴원 환자 중 와파린 투여를 시작한 환자의 총 수 X 100	분기		
의약품 사용	고가 약제(성분별 최고가)의 약품비 비중	고가 약제의 총 처방 약품비 ÷ 고가 약제 평가 대상 성분의 약제 총 처방 약품비 X 100	분기		
	처방 건당 약 품목 수	원외 처방된 약 품목의 총 수 ÷ 원외 처방 총 건수 X 100	분기		
	신약 숙지 수준 평가	신약 관련 정기 교육 평가 점수	분기		
	유효 기간이 초과된 약품 취급률	유효 기간이 초과된 약품 건수 ÷ 총 취급 약품 수 X 100	분기		
	의약 정보 제공 건수	의약 정보 제공 건수	분기		
	복약 지도 시행률	복약 지도 건수 ÷ 총 처방 건수 X 100	분기		
의무 기록	퇴원 후 2주일 내로 의무 기록에 퇴원 요약 기록을 기재한 비율	퇴원 후 2주 내로 의무 기록에 퇴원 요약 기록을 기재한 환자의 총 수 ÷ 입원 환자의 총 퇴원 건수 X 100	분기		
	수술 관련 정보 기록률	수술 관련 정보가 모두 기록된 환자의 수 ÷ 평가 대상 수술을 받은 총 환자 수 X 100	분기		
	항생제 알러지 기왕력 기록률	항생제 알러지 기왕력을 확인한 기록이 있는 환자 수 ÷ 예방적 항생제를 투여받은 총 환자 수 X 100	분기		
	항생제 투여 정보 기록률	항생제 투여 정보가 모두 기록된 환자 수 ÷ 예방적 항생제를 투여받은 총 환자 수 X 100	분기		

	응급 환자를 제외한 치과 환자 중 전반적인 치료 경과와 관련하여 초기 평가를 기록한 비율	응급 환자를 제외한 환자 중 전반적인 치료 경과와 관련하여 초기 평가를 기록한 환자의 총 수 ÷ 응급 환자를 제외한 환자의 총 수 X 100	분기		
	병기가 기록된 암 환자 비율	병기가 기록된 암 환자 수 ÷ 전체 암 환자 수 X 100	분기		

[정리요약]

항목	성과지표명	지표 산식	측정 주기	성과 목표	성과 실적
마취 및 진정	간호사에 의해 정기적으로 통증 강도를 측정받은 환자 비율	간호사에 의해 정기적으로 통증 강도를 측정받은 총 환자 수 ÷ 급성 통증 관리를 받은 총 환자 수 X 100	분기		
	...	...		...	
혈액 제제	시술 중 질병관리본부 수혈 가이드라인을 준수하여 수혈한 비율	시술 중 질병관리본부 수혈 가이드라인을 준수하여 수혈한 환자의 총 수 ÷ 마취과 전문의가 참여한 시술 중 수혈받은 환자의 총 수 X 100	분기		
	...	...		...	
모성 및 신생아	경막 천자 후 두통을 경험한 산모 비율	경막 천자 후 두통을 경험한 산모의 총 수 ÷ 경막천자 시술을 받은 산모의 총 수 X 100	분기		
	...	...		...	
사망률	사망 사례에 대해 검토한 비율	사망 사례에 대해 검토한 건수 ÷ 총 사망 환자 수 X 100	분기		
	...	...		...	

의약품 사용	의약 정보 제공 건수	의약 정보 제공 건수	분기		
	...	...	...		
의무 기록	응급 환자를 제외한 치과 환자 중 전반적인 치료 경과와 관련하여 초기 평가를 기록한 비율	응급 환자를 제외한 환자 중 전반적인 치료 경과와 관련하여 초기 평가를 기록한 환자의 총 수 ÷ 응급 환자를 제외한 환자의 총 수 X 100	분기		
	...	...	...		

13.4 관리 영역 지표

조사 개요

■ 조사 기준: 효율적인 기관 운영을 위한 관리 영역 지표를 관리한다.
■ 조사 목적: 의료기관은 진료 이외의 기관 운영을 위한 지표를 선정하여 모니터링하며, 이 자료를 분석하여 개선 활동에 활용함으로써 효과적인 기관 관리를 도모한다.

조사 항목

	조사 항목	구분	조사 결과		
1	이용도 관련 지표를 관리한다.	O	□상	□중	□하
2	재무 관리 관련 지표를 관리한다.	O	□상	□중	□하
3	인사 관리 관련 지표를 관리한다.	O	□상	□중	□하
4	직원 교육 관련 지표를 관리한다.	O	□상	□중	□하
5	직원 안전 관련 지표를 관리한다.	O	□상	□중	□하
6	환자 만족도 관련 지표를 관리한다.	O	□상	□중	□하
7	직원 만족도 관련 지표를 관리한다.	O	□상	□중	□하

부문별 전략 목표 설정	• 각 부문별 전략 목표 설정
↓	
부문별 성과지표 및 산식 설정	• 부문별 전략 목표 달성을 위한 성과지표 결정
↓	
성과지표별 측정 시기 및 목표 설정	• 성과지표별 측정 시기 및 목표 설정
↓	
성과지표별 모니터링	• 모니터링 체계 구축
↓	
성과지표 실적값 확정	• 성과지표별 실적값 확정
↓	
성과 평가	• 성과지표별 달성률 산출
↓	
성과 보상	• 성과지표별 달성률을 개인 인사 관리에 적용
↓	
성과 환류	• 성과 환류 체계 가동

*자세한 사항은 [5.1.1. 환자안전 지표] 참고

주목할 요소

관리 영역 지표의 예시

항목	성과지표명	지표 산식	측정 주기	성과 목표	성과 실적
이용도	환자 증가율	(당기 환자 수 − 전기 환자 수) ÷ 전기 환자 수 X 100	분기		
	해외 환자 수 증가율	(당기 유치 해외 환자 수 − 전기 유치 해외 환자 수) ÷ 전기 유치 해외 환자 수 X 100	분기		

	수술 환자 증가율	(당기 수술 환자 수 – 전기 수술 환자 수) ÷ 전기 수술 환자 수 X 100	분기		
	협진 의뢰율	협진 건수 ÷ 총 진료 건수 X 100	분기		
	병상 회전율	실입원 환자 수 ÷ 평균 가동 병상 수 X 100	분기		
재무 관리	매출액 증대율	(당기 매출액 – 전년 매출액) ÷ 전기 매출액 X 100	연간		
	영업 이익률	영업 이익 ÷ 매출액 X 100	연간		
	자기 자본 이익률	당기 순이익 ÷ 자기 자본 X 100	연간		
	보험 삭감률	삭감 금액 ÷ 급여 총 진료비 X 100	분기		
	비급여 수입 증가율	(당기 비급여 수입 – 전기 비급여 수입) ÷ 전기 비급여 수입 X 100	분기		
	선택 진료비 수입 증가율	(당기 선택 진료 수입 – 전기 선택 진료 수입) ÷ 전기 선택 진료 수입 X 100	분기		
	자금 운용 수익률	(자금 운용 수익률 – 기준 수익률) X 100	분기		
	미수금 발생률	미수금 발생액 ÷ 총 진료 수입 X 100	분기		
	무인 수납기 활성률	무인 수납기 사용 건수 ÷ 총 수납 건수 X 100	분기		
	재원 심사율	재원 심사 건수 ÷ 재원 환자 수 X 100	분기		
	응급 의료 대불 청구율	청구 건수 ÷ 청구 의뢰 건수 X 100	분기		
	진료비 반송률	반송 금액 ÷ 청구 금액 X 100	분기		
인사 관리	핵심 인재 이직률	당해 연도에 퇴사한 핵심 인재 수 ÷ 연초 핵심 인재 수 X 100	분기		

	적시 채용률	30일 이내 정규 혹은 임시 직원으로 채용된 직원 수 ÷ 부족한 직원 수 X 100	분기		
	연차 사용률	연차 사용 일수 ÷ 총 연차 발생 일수 X 100	분기		
	직원 면담 건수	인사 관리를 위한 면담 건수	분기		
직원 교육	교육 계획 이행률	교육 계획에 의해 실시된 교육 과정 수 ÷ 교육 계획에 명시된 교육 과정 수 X 100	분기		
	노동부 교육 환급률	환급받은 금액 ÷ 환급 가능 금액 X 100	분기		
	보수 교육 이수율	보수 교육 이수자 ÷ 총 보수 교육 대상자 X 100	분기		
	QI 교육 이수율	QI 교육 이수자 ÷ 총 QI 교육 대상자 X 100	분기		
직원 안전	안전 교육 실시율	안전 교육 실시 건수 ÷ 안전 교육 계획 건수 X 100	분기		
	예방 접종 실시율	예방 접종 실시 건수 ÷ 예방 접종 대상 건수 X 100	분기		
	감염 방지 교육 실시율	감염 방지 교육 실시 건수 ÷ 감염 방지 교육 계획 건수 X 100	분기		
	안전 점검 실시율	안전 점검 실시 건수 ÷ 안전 점검 계획 건수 X 100	분기		
	물질안전보건자료 (MSDS) 구축률	MSDS 건수 ÷ 총 유해 화학 물질 보유 건수 X 100	분기		
환자 만족도	고객 만족도	고객 만족도 평균 점수	분기		
	민원 제기 건수	민원 제기 건수	분기		
	민원 수리율	(처리 건수 ÷ 민원 건수) X 100	분기		
	다국어 서식지 보유율	2개 국어 이상 번역된 환자 관련 서식지 수 ÷ 환자와 관련된 서식지의 총 수 X 100	분기		

	초진 환자의 단축된 대기 시간	Σ(진료 시작 시간 − 진료 접수 시간) ÷ 총 초진 진료 건수	분기		
	예약 환자의 단축된 대기 시간	Σ(진료 시작 시간 − 예약에 따른 진료 예정 시간) ÷ 총 예약 진료 건수	분기		
	평균 입원 수속 시간	Σ(입원 수속 시간 − 입원 접수 시간) ÷ 총 입원 건수	분기		
	연간 재해/안전 사고 건수	재해 안전 사고 건수 ÷ 목표한 연간 재해 안전 사고 건수 X 100	분기		
	보험 미수 업무 처리 일수	Σ(처리 일자 − 심결 도착 일자) ÷ 총 처리 건수	분기		
	문서 처리 기한 내 처리율	Σ(마감 일자 − 처리 일자) ÷ 총 제출 건수	분기		
직원 만족도	내부 직원 만족도	직원 만족도 평균 점수	분기		
	조직 몰입도	조직 몰입도 평균 점수	분기		

[정리요약]

항목	성과지표명	지표 산식	측정 주기	성과 목표	성과 실적
이용도	환자 증가율	(당기 환자 수 − 전기 환자 수) ÷ 전기 환자 수 X 100	분기		
	...	...	...		
재무 관리	매출액 증대율	(당기 매출액 − 전년 매출액) ÷ 전기 매출액 X 100	연간		
	...	...	...		

인사 관리	핵심 인재 이직률	당해 연도에 퇴사한 핵심 인재 수 ÷ 연초 핵심 인재 수 X 100	분기		
	…	…	…		
직원 교육	교육 계획 이행률	교육 계획에 의해 실시된 교육 과정 수 ÷ 교육 계획에 명시된 교육 과정 수 X 100	분기		
	…	…	…		
직원 안전	안전 교육 실시율	안전 교육 실시 건수 ÷ 안전 교육 계 획 건수 X 100	분기		
	…	…	…		
환자 만족도	고객 만족도	고객 만족도 평균 점수	분기		
	…	…	…		
직원 만족도	내부 직원 만족도	직원 만족도 평균 점수	분기		
	…	…	…		

색인

일류 병원 인증 교과서

펴   냄 2014년 10월 25일 1판 1쇄 박음 | 2014년 11월 1일 1판 1쇄 펴냄
지 은 이 조용구, 공혜연, 김광하
펴 낸 이 김철종
펴 낸 곳 (주)한언
등록번호 제1-128호 / 등록일자 1983. 9. 30
주   소 서울시 종로구 삼일대로 453(경운동) KAFFE 빌딩 2층(우 110-310)
          TEL. 02-723-3114(대) / FAX. 02-701-4449
책임편집 권기우, 이수희
디 자 인 송유미, 이찬미
마 케 팅 오영일, 정윤정
홈페이지 www.haneon.com
e - m a i l haneon@haneon.com

ISBN 978-89-5596-701-2 93510

한언의 사명선언문

Since 3rd day of January, 1998

Our Mission – 우리는 새로운 지식을 창출, 전파하여 전 인류가 이를 공유케 함으로써 인류 문화의 발전과 행복에 이바지한다.

 – 우리는 끊임없이 학습하는 조직으로서 자신과 조직의 발전을 위해 쉼 없이 노력하며, 궁극적으로는 세계적 콘텐츠 그룹을 지향한다.

 – 우리는 정신적, 물질적으로 최고 수준의 복지를 실현하기 위해 노력 하며, 명실공히 초일류 사원들의 집합체로서 부끄럼 없이 행동한다.

Our Vision   한언은 콘텐츠 기업의 선도적 성공 모델이 된다.

저희 한언인들은 위와 같은 사명을 항상 가슴속에 간직하고 좋은 책을 만들기 위해 최선을 다하고 있습니다. 독자 여러분의 아낌없는 충고와 격려를 부탁 드립니다.

· 한언 가족 ·

HanEon's Mission statement

Our Mission – We create and broadcast new knowledge for the advancement and happiness of the whole human race.

 – We do our best to improve ourselves and the organization, with the ultimate goal of striving to be the best content group in the world.

 – We try to realize the highest quality of welfare system in both mental and physical ways and we behave in a manner that reflects our mission as proud members of HanEon Community.

Our Vision   HanEon will be the leading Success Model of the content group.